EL UNIVERSO DE LAS FLORES DE BACH

UN ESTUDIO PROFUNDO DE LAS 38 ESENCIAS FLORALES

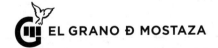
EL GRANO Ð MOSTAZA

Título: El universo de las Flores de Bach
Subtítulo: Un estudio profundo de las 38 esencias florales
Autor: Ricardo Orozco

Primera edición: enero de 2023
Impreso en España
ISBN PAPEL: 978-84-126297-1-2
ISBN EBOOK: 978-84-126297-2-9
Depósito legal: B 23013-2022

EDICIONES EL GRANO DE MOSTAZA, S. L.
Carrer de Balmes 394, principal, primera
08022 Barcelona
www.elgranodemostaza.com

EL UNIVERSO DE LAS FLORES DE BACH

UN ESTUDIO PROFUNDO DE LAS 38 ESENCIAS FLORALES

POR RICARDO OROZCO

A la memoria de Carlos Cruz Leplat
A todos aquellos que luchan por la libertad

Índice

PRÓLOGO

«[...] tal y como describe el Dr. Ricardo Orozco [...]», «[...] desarrollado por el Dr. Ricardo Orozco en su libro [...]».

Frases así o similares pueden hallarse en infinidad de artículos, trabajos y libros sobre las esencias florales del Dr. Edward Bach. Los autores dotan de solidez y seriedad a sus argumentos citando las rigurosas aportaciones que el Dr. Ricardo Orozco lleva haciendo a la Terapia Floral desde hace décadas.

Está de más que yo desgrane su trayectoria profesional y literaria. La podéis encontrar en la red. Basta teclear su nombre en internet y accederéis a su andadura. Un andar sin prisa, pero sobre todo sin pausa, que no ha cesado de enriquecer el legado de esta medicina del futuro en la que ya estamos inmersos.

Tampoco se va a basar este prólogo en una valoración personal sobre este libro. Que el Dr. Orozco proponga y despliegue el Sistema Floral a la luz del trabajo de Theodore Millon –de su experiencia clínica y docente durante muchos años y de su interacción con tantos terapeutas florales, autores y alumnos– destila una obra sublime, magistral, que nos exhorta a descubrir qué hay más allá de las modestas y a veces crípticas descripciones que en su apresurado partir de este plano nos dejó Edward Bach.

Así pues, no voy a hablaros del referente internacional que es el Dr. Orozco, ni tampoco de lo imprescindible que es esta obra, revisada, actualizada y reformulada para que sea el manual de consulta de todo terapeuta floral y, en general, de todo amante de las esencias florales.

Me apetece contaros que cuando Ricardo me ofreció la oportunidad de regalarle estas palabras, ¡no dudé ni un solo segundo en decirle que sí! Sentí que por fin podría devolverle una pequeña parte de la inmensidad que él me ha aportado a mí.

Recién despertaba yo en 2004 a lo sutil de la existencia, después de casi 30 años de densidad capricorniana, cuando en mi retorno de Saturno di con Ricardo y con Anthemon, su centro de formación en Barcelona. Ricardo y las esencias florales de Bach fueron el inicio de mi salvación. Después, encontré a más maestros que siguieron alimentando mi alma y mi espíritu, pero Ricardo fue mi puerta de entrada. Una entrada a lo grande.

A través de él, conocí SEDIBAC (Sociedad para el Estudio y la Difusión de la Terapia del Dr. Bach de Cataluña), y pertenecí a su Junta, a su Comité Científico y a su Equipo de Supervisión Terapéutica; a esa hermandad maravillosa que formamos todos los socios y socias, y en la que, tal y como deseó el Dr. Bach en una de sus últimas cartas a sus colaboradores, nadie es más que nadie y no hay rangos ni categorías.

Ricardo Orozco y Edward Bach. Puede sonar pretencioso y rimbombante compararles. ¡Y qué más da! Desde el territorio real, que es el del Ser, se percibe con suma claridad la complejidad humana que los configura a ambos, las almas gentiles al servicio de sus personalidades y la valentía de mantenerse fieles al dañado y vilipendiado *primum non nocere*.

En las afueras de un monasterio budista, en las montañas del Himalaya, hay una piedra con un acertijo inscrito en ella: «¿Qué hay que hacer para que una gota de agua no se seque?». Detrás de la misma piedra, aparece la respuesta: «Dejarla caer al mar». Y yo añado: Ofrecerla a quien tenga sed. Bebamos, pues.

Sin miedo, libres y sencillos, los dos parten «como los caballeros de antaño, para destruir al dragón del miedo» y, sobre todo, al monstruo de la ignorancia, esa incapacidad de aprender y de ver la Verdad cuando se nos ofrece la oportunidad. Y ante eso, no puedes sino seguir admirándoles y amándoles profundamente desde el fondo del corazón por su gran aportación a la humanidad.

Llenémonos de ese conocimiento que nos insuflan, uno desde aquí y el otro desde allá, para otorgar al sistema floral el valor que se merece; que es mucho más del que podamos llegar siquiera a imaginar.

Muchísimo más.

Amparo Treig
Psicóloga y Terapeuta Floral Profesional
Els Hostalets de Pierola, Barcelona
Finales de agosto de 2022

PREFACIO

Antes de escribir mi primer libro, *Flores de Bach. Manual para terapeutas avanzados* (1996), ya existía una bibliografía floral bastante importante. En esa época, comprendí que no tenía objeto sumar nuevos títulos de tipo divulgativo y que mi función parecía consistir en escribir para personas que ya conocieran algo de las Flores de Bach.

El paso del tiempo me fue llevando a ofrecer temas sobre la terapia floral de Bach bastante especializados, como el Patrón Transpersonal® y las aplicaciones locales de las flores, el diagnóstico diferencial entre esencias, la inteligencia emocional, los territorios tipológicos, las estrategias de entrevista...

Estos temas encontraron muy buena acogida en España y en países de lengua española como Argentina, Chile, México, Cuba..., así como en Italia, país en el que me encuentro como en casa y, en los últimos años, en Francia, donde a día de hoy han traducido varios de mis principales libros. Muy recientemente he firmado contrato con una editorial brasileña para la traducción al portugués.

También constaté el hecho de que bastantes escuelas de terapia floral o de naturopatía se basaron en mis trabajos para dictar las asignaturas sobre las Flores de Bach. Todo esto me ratificó en lo que anunciaba al principio del capítulo, sobre la intención de dejar para otros los lineamientos básicos de las flores.

Pero un poco cegado por la decisión anterior, y más bien tarde, como buen capricorniano, me di cuenta de que nunca había escrito un libro donde detallase mi visión completa sobre las Flores de Bach. Y digo tarde, porque no fue hasta 2010 que publiqué en español la primera edición de *Flores de Bach: 38 Descripciones dinámicas*, con una importante revisión en 2012.[1] La primera edición italiana apareció en 2011,[2] y su equivalente en francés en 2019.[3] Pero ahora, mis amables editores españoles me proponen una revisión actualizada de este libro tan importante para mí, en el que reformulo conceptos, quito por aquí y añado por allá y, sobre todo, reordeno y actualizo contenidos para que siga siendo un verdadero manual de consulta.

Esto me permite añadir unos apartados muy importantes para mí, la biografía del Dr. Bach y su filosofía, porque la una y la otra son el pilar donde se anuncian y estructuran las flores que vendrán después. Por otra parte, le doy al Patrón Transpersonal® la importancia que merece.

La vida de Bach y las miradas filosóficas que va desgranando prepararán y abonarán la tierra de la cual brotarán después las flores. Así, estas últimas guardan una relación necesaria, y son la consecuencia, con unas vivencias y unos factores germinales íntimamente ligados. Decididamente, las esencias florales están al servicio de una filosofía que les da sentido y las mantiene vivas, por lo que no se puede desligar lo uno de lo otro.

Tantas veces he oído lo siguiente: «Las Flores de Bach son muy simples». Sin embargo, jamás he escuchado esto: «El mundo de la mente, las emociones y la conducta es muy simple». No, no lo es, y por ello en este libro me he propuesto aportar una visión profunda y accesible que ayude a sacar a nuestras amigas, las esencias florales, del campo de lo anecdótico y las lleve a la profundidad psicológica que merecen. Todo ello intentando no perder ni un milímetro de la dimensión espiritual y filosófica, por lo que acabo de comentar más arriba.

Quiero aclarar que de ningún modo me considero el «heredero» ni el «continuador» de la obra del Dr. Bach, como en ocasiones me han comentado. Simplemente, pretendo compartir mi experiencia en el terreno floral, la cual comenzó en 1982 y espero continúe unos años más. El

1. Orozco, R. (2012). *Flores de Bach. 38 Descripciones dinámicas*. El Grano de Mostaza.

2. Orozco, R. (2011). *Fiori di Bach. 38 Descrizioni dinamiche*. Centro di Benessere Psicofisico.

3. Orozco, R. (2019). *Fleurs de Bach. 38 Descriptions dynamiques*. Ambre Editions.

lector sabrá qué tomar de este libro y qué desechar o posponer quizá para otro momento.

Sin duda, las Flores de Bach son un aporte maravilloso a la humanidad y, a medida que conozco nuevos detalles, poco o nada divulgados, de la vida del Dr. Bach, su persona me resulta más entrañable y generosa. Me conmueve tanto la parte mundana, tantas veces trágica, como la espiritual, tantas veces sublime.

Creo que el sistema floral creado por el Dr. Bach no es un capítulo cerrado. Conozco a muchas personas de bastantes países, entre las que me incluyo, que consideran el uso de las flores como una terapia y, por tanto, justifican una profesión que, como todas, está abierta a continuas actualizaciones y a nuevos enfoques e investigaciones.

En cada uno de nosotros está el emplear las esencias en el nivel y profundidad que nos convenga y nos sintamos cómodos. Y, en este sentido, pienso que el aprendizaje no termina nunca.

Ricardo Orozco
Verano de 2022

Primera parte
El universo floral

UN HOMBRE EN INGLATERRA

Entre 1928 y su muerte, acaecida en noviembre de 1936, el médico inglés Edward Bach realizó un trabajo sin precedentes. Creó un sistema terapéutico revolucionario en sus planteamientos y sorprendente en su accesibilidad y resultados.

Estos hallazgos no supusieron en su época, ni tampoco ahora, como él hubiera deseado, un giro de 180 grados en el enfoque de la Medicina, pero, sin embargo, constituyeron un hito, un testimonio pequeño en difusión pero enorme en mensaje y prospección de futuro, algo así como una luz, un destello en la oscuridad.

La vida de Bach está llena de causalidades significativas que ayudan a entender y admirar su gran legado.

Edward Bach nace el 24 de septiembre de 1886 en Moseley, cerca de Birmingham, Inglaterra. Es el primogénito de tres hermanos: Charles Harold (1889) y Elsie Mary (1893). Sus padres, Walter Best Bach (1856-1934) y Ada Brenda Tipper (1854-1947) eran de confesión bautista, que es algo así como decir puritanos.

Para más datos genealógicos y biográficos, el lector puede recurrir a la magnífica obra de Ricardo Mateos Sáinz de Medrano *Edward Bach, las esencias de flores y otras hierbas*.[4] Él ha sabido recopilar, con la rigurosidad de su profesión de historiador, unos datos preciosos de incalculable valor,

---

4. Mateos Sáinz de Medrano, R. (2021). *Edward Bach, las esencias de flores y otras hierbas.* Nestinar.

de los que me nutro para esta breve reseña biográfica. También me ha resultado imprescindible el libro *Soy Bobbie. Memorias de la hija de Edward Bach*,[5] admirablemente comentado y contextualizado por Amparo Treig y Eduardo Grecco.

La familia de Bach ha sabido aprovechar la vertiginosa revolución industrial de la época victoriana y ha prosperado en la manufactura de objetos de latón, altamente demandados en el Reino Unido y sus colonias. Se los puede considerar pues, como pertenecientes a una próspera burguesía.

Edward demuestra ya desde niño una gran sensibilidad hacia el sufrimiento de los seres vivos, hecho que lo lleva desde temprana edad a manifestar su intención de ser médico, aunque en un principio haya deseado ser sacerdote.

Trabaja 3 años (1903-1906) en la fábrica de su padre, donde tiene una visión de las duras condiciones de vida de la clase obrera de principios de siglo. Completa este trabajo con la representación comercial de los productos de la fábrica, al parecer sin mucho resultado.

Según explica la hija de Bach en sus memorias, su padre, al ser el primogénito, debía desempeñar un papel relevante en la empresa familiar, bastante a su pesar. El padre de Bach le da un puesto directivo en la fábrica y su hijo aprovecha una ausencia del padre para aumentar sustancialmente el sueldo de los empleados. Parece que es este hecho el que decide a su padre a no poner ninguna objeción a que Edward estudie Medicina, cosa que este ha deseado desde el final de sus estudios de Bachillerato.

A los 20 años, ingresa en la Facultad de Medicina de Birmingham (1906), graduándose en 1912.

Durante sus prácticas, Bach constata lo que ya intuía: en el tratamiento del enfermo, tiene más importancia su personalidad que el cuerpo. Pronto comprende que la visión que el paciente tiene de la vida, sus emociones, sus patrones mentales, sus errores y sus motivaciones son los que condicionan la evolución de la enfermedad. En todo caso, comprueba que los enfermos que tienen alicientes y un motivo por el que vivir mejoran mucho antes que los deprimidos y tristes.

---

5. Bach Varney, E. (2019). *Soy Bobbie. Memorias de la hija de Edward Bach.* Continente.

En enero de 1913, se casa con Gwendolyne Caiger (1888-1917), de 24 años. Ese mismo año abre consulta privada en Harley Street, la zona de los médicos más prestigiosos de Londres, lo que habla de la buena situación económica de Bach en esa época.

El matrimonio de Bach no va bien y él conoce a Kitty Light (1890-1973) la cual, en enero de 1916, dará a luz a Evelyn Mary (apodada Bobbie), fallecida en 2014.[6]

En 1914, estalla la Primera Guerra Mundial y Bach no es reclutado, muy contra su voluntad, por problemas de salud,[7] aunque, en 1915, se le adjudican 400 camas de heridos de guerra en el Hospital del Colegio Universitario. En este centro, compagina su trabajo con investigaciones en el campo de la bacteriología.

Es en este tiempo cuando descubre la relación existente entre ciertas bacterias intestinales y determinadas enfermedades crónicas. Llevado por estas investigaciones, prepara unas vacunas personalizadas que resultan efectivas en muchos pacientes.

En 1917, padece graves problemas de salud: hemorragias producidas por un cáncer de estómago que hacen temer por su vida, pero que probablemente sirven para reafirmarlo y comprometerlo más en su camino. Lo operan a vida o muerte y, contra todo pronóstico, sobrevive.

En abril de 1917, muere de difteria Gwendoline, asistida en su agonía por el propio Bach. En mayo de este mismo año, Bach contrae matrimonio con Kitty, con la que ya convivía en compañía de la hija extramatrimonial de ambos. Se separará de ella en 1922.

Sigue trabajando en su consultorio de Harley Street.

En 1919, ingresa en el Hospital Homeopático de Londres como bacteriólogo y entra en contacto con la obra de Samuel Hahnemann (1755-1843), el padre de la homeopatía, dándose cuenta de que muchas de las ideas y visiones que tenía sobre el ser humano y la enfermedad habían

---

6. Afortunadamente, podemos disponer de una cantidad importante de fotografías del Dr. Bach con Kitty y Evelyn. Se pueden consultar en el libro ya citado: Bach Varney, E. (2019). *Soy Bobbie. Memorias de la hija de Edward Bach.* Continente. Y también en Facebook: @soybobbie, e Instagram: soybobbie_memorias.

7. Pensando en un tipo de revisión médica no demasiado estricta, que probablemente recibían los futuros soldados, lo más probable es que el Dr. Bach tuviera algún tipo de soplo cardíaco, fácilmente detectable, que determinase su exclusión.

sido ya descritas y comprobadas cien años antes. Esto lo estimula enormemente. En el convencimiento de que deben buscarse métodos no agresivos de tratamiento, aplica a sus vacunas el método homeopático, pasando a ser estas de inyectables a orales.[8]

En 1920, se publican los resultados de sus estudios en las actas de la Real Sociedad de Medicina, alcanzando gran difusión en los círculos científicos de la época.

Al mismo tiempo que crece su fama, lo hace también su insatisfacción, ya que no está conforme con el tipo de sustancias con las que trabaja (bacterias intestinales).

Comienza a buscar productos naturales, como plantas y hierbas con las que sustituir las bacterias, consiguiéndolo en muchos casos. Para Bach, ya en esta época de su vida, lo más importante en el aspecto terapéutico era la transformación integral del ser, y para ello intuye que los remedios con los que se maneje deberán en lo sucesivo ser: naturales, simples de obtener y preparar, no tóxicos y útiles para todos los seres vivos.

En 1922, Bach renuncia a su plaza en el Hospital Homeopático de Londres y monta un laboratorio en Park Crescent, donde Nora Weeks se convierte en su secretaria.

En 1928, viaja a Gales, donde descubre las tres primeras flores de lo que más adelante será su maravilloso sistema floral (Impatiens, Mimulus y Clematis), preparándolas inicialmente por el método homeopático.

En 1929, Bach tiene 43 años y una floreciente consulta que le reporta suculentos beneficios. Sus trabajos son publicados en las revistas científicas más importantes de la época. Goza de una excelente reputación entre sus colegas (alópatas y homeópatas). Su laboratorio y sus investigaciones progresan vertiginosamente, siendo su futuro profesional promisorio. Sin embargo, hay algo que no funciona del todo bien, puesto que Bach siente que debe hacer *algo más*.

En 1930, entra en una profunda crisis vocacional y espiritual y, guiado por su fina intuición, siente que su amor a la naturaleza y su conocimiento de las plantas lo van a llevar a encontrar algo definitivo, total. Cree que para obtener los secretos que la naturaleza le guarda, debe sentirse

---

8. Esta homeopatización de las vacunas inyectables a orales es lo que se conoce por los *siete nosodes homeopáticos de Bach*. Todavía se utilizan.

totalmente libre, siendo imprescindible para ello desprenderse de las ataduras inmovilizantes del pasado.[9]

Ese mismo año, deja sus tareas, vende el laboratorio y quema todos sus trabajos, documentos científicos y anotaciones. Renuncia a las logias masónicas a las que pertenecía y se despide de sus amistades y colaboradores, que estupefactos constatan la marcha de su carismático maestro.

En mayo de 1930, parte en tren a Gales. A partir de aquí, empieza la gran aventura, la interior, la del conocimiento. Durante los años siguientes, se consagra plenamente a la búsqueda de los remedios. Esa búsqueda exterior está superpuesta y es inseparable de la interior, de la que le dicta su alma.

Bach pasa por diversos estados emocionales, donde no le son ajenos el sufrimiento, la impaciencia, la irritabilidad, la depresión, el miedo, la indecisión... Estos episodios fomentan una determinada sensibilidad. De hecho, esta última condición se ha desarrollado todavía más, y su diálogo con la naturaleza y lo trascendente determinan que él sea su propio laboratorio: ingiriendo o tocando un pétalo, muchas veces ya siente el efecto que tendrá la flor. Otras veces, la proximidad de una planta le aporta datos esclarecedores. En algunos casos, ocurren sincronismos muy significativos, que lo hacen relacionar la forma de la planta o el lugar y la manera en la que crece con su efecto.

Bach siente que toda la energía de las plantas está concentrada en las flores. Se centra en las silvestres y desecha las potencialmente tóxicas y las de baja vibración. Toma conciencia de la importancia del sol y elige las de los sitios soleados para trabajar. Piensa que extraer el poder curativo de las flores no debe ser complicado y, en un principio, utiliza el rocío de las primeras horas de la mañana. Más adelante, comprueba que la energía de la flor puede ser vehiculizada por el agua, por lo que aplica el método de solarización para unas y el de cocción para otras.

Entre 1930 y 1935, Bach prepara sus 38 remedios florales y escribe pequeños libros: *Cúrate a ti mismo*, *Libérate a ti mismo* y *Los doce curadores y otros remedios*, donde plasma su filosofía de la vida y describe con

---

9. En este sentido, parece ser bastante significativo el hecho muy probable de haber asistido a las conferencias que en Londres dictara un ya anciano Rudolf Steiner (1861-1925), el enigmático filósofo y vidente austriaco, creador de la Antroposofía.

gran simplicidad sus remedios. En estos años, padece épocas de penuria económica, ya que es remiso a cobrar sus visitas, viviendo de los donativos de sus pacientes más acaudalados y agradecidos. Muchas veces, estos ingresos se producen *in extremis*.

Durante todos estos años, Nora Weeks (1896-1978) lo asiste como secretaria y podría decirse que también como socia y recopiladora de todo su trabajo, lo que quedará registrado en una de las principales fuentes de información sobre la vida y obra de Bach: *Los descubrimientos del Dr. Edward Bach*.[10]

En dos ocasiones, el Colegio de Médicos está a punto de prohibirle el ejercicio de la Medicina. En 1932, por anuncios en la prensa promocionando su incipiente sistema floral y, en 1935, por trabajar con ayudantes no titulados. En ambos casos, Bach responde contundentemente y, contra todo pronóstico, no es sancionado.

La mayoría de los doce primeros remedios fueron preparados en Cromer (Inglaterra) por el método de solarización. En este pequeño pueblo de pescadores, permaneció de 1930 a 1934, con continuas idas y venidas a Londres y al País de Gales. La dedicación exclusiva que tenía Bach para con sus asuntos florales no quita que fuese un hombre accesible para los lugareños. Es bien sabido que frecuentaba la taberna del pueblo con regularidad, donde bebía, cantaba y jugaba como todos.

En 1934, Bach tiene catalogados 19 remedios y la sensación de haber llegado al final de su búsqueda. Su naturaleza Vervain positivo en un cuerpo frágil le pide descanso. Si bien vive en la casa de Mary Tabor (Wellspring), frecuenta una pequeña casita en Sotwell, la famosa Mount Vernon, sede de la actual Fundación Edward Bach, donde él mismo fabrica algunos muebles de madera. Sin embargo, la tranquilidad va a durar poco.

En esta época, Bach ha desarrollado importantes dotes de clarividencia y sin duda, ahora más que nunca, se ha convertido en un canal energético, un vehículo del que se espera una gran misión.[11]

Entre marzo y agosto de 1935 (¡en solo 5 meses!), prepara los 19 últimos remedios. Esta última tanda va a tener características muy diferentes

---

10. Weeks, N. (1993). *Los descubrimientos del Doctor Edward Bach*. Lidiun. Weeks, N. (2007). *Los descubrimientos del Doctor Edward Bach*. Índigo.
11. Ver las anécdotas que en este sentido refiere Nora Weeks en el libro ya citado.

a las dos anteriores. Todos los remedios menos uno (White Chestnut) se preparan por cocción.

Para dar con estas esencias, que él mismo define como más espiritualizadas, debe pasar por los estados negativos que las mismas corrigen. Un Bach físicamente precario, pero espiritualmente exultante, debe experimentar episodios de angustia extrema, depresión, miedo a perder el control, etc. No olvidemos que él mismo ha elegido ser su propio laboratorio, aunque a menudo se produzcan «reacciones explosivas».

Esta tarea es tan dura que Bach solo sobrevivirá 14 meses más para trabajar con su sistema al completo. Durante este tiempo, atiende numerosos pacientes, dicta conferencias, escribe y, sobre todo, constata la eficacia de los preparados.

Su último año de vida lo pasa en Wellspring, en la casa de Mary Tabor (1891-1966). Sin duda, Mary fue una mujer muy significativa en su vida y una importante colaboradora. Por otra parte, como afirma Ricardo Mateos en su libro, gozaba de una posición desahogada y, con toda probabilidad, sostuvo económicamente al equipo. En cualquier caso, siempre según Mateos, existe una carta de Nickie Murray (alumna directa de Nora Weeks) a su hermano, fechada en 1987, en la cual afirma que tanto Nora como Mary estaban enamoradas de Bach, por lo que, cuando el equipo se instala en Wellspring, la casa de Mary Tabor, la situación se torna tensa. Nora y Victor Bullen, otro importante colaborador, se trasladan a la cercana vivienda de Mount Vernon. Mientras, Bach permanece en casa de Mary, aunque frecuenta asiduamente Mount Vernon.

Pocas semanas antes de morir, comunica a sus colaboradores: «Mi tarea está cumplida; mi misión en este mundo está terminada».[12] Muere el 27 de noviembre de 1936 en una clínica de Didcot, Ladygrove Nursing Home, tras casi un mes de agonía, dejando su gran legado a la humanidad. Desde entonces, más de 80 años de experiencia con sus remedios han confirmado todos y cada uno de sus postulados.

---

12. Existe un número indeterminado de cartas de despedida fechadas el 1 de noviembre. Algunas de ellas se pueden consultar en Grecco, E.H., Bautista, L.J. y Jiménez, L. (eds.). (2017). *Edward Bach. Obras Completas*. Continente. También es muy interesante leer la correspondencia entre Bach y Charles W. Daniel, su editor, además de cartas de Nora Weeks y Mary Tabor, en Grecco, E.H., Bautista, L.J. y Jiménez, L. (eds.). (2014). *Edward Bach y Charles W. Daniel*. Continente.

Al parecer, es él mismo el que pide ser ingresado en esta especie de casa de curas, o tal vez de enfermos terminales, donde recibirá las visitas de Mary Tabor, quien se encargará de tramitar el Acta de Defunción. En ella, consta que la causa de la muerte es un fallo cardíaco y el antecedente inmediato, un sarcoma, un tipo de cáncer que afecta a huesos y tejidos blandos.[13]

De manera que no muere tranquilamente en su casa mientras dormía, versión romántica que había circulado hasta hace muy poco tiempo.

En el congreso de El Lago Floral (México 2021), Dinorah Ramos Levy ofreció la conferencia *Vivir para la vida o vivir para la muerte,* en la que se leyeron algunas cartas finales, inéditas a día de hoy hasta donde yo conozco, entre Bach y Mary Tabor, y entre esta última y Nora Weeks, que resultan muy esclarecedoras sobre los días finales de este gran hombre que fue el Dr. Bach.

---

13. Ver extracto de la Partida de Defunción en https://www.healingherbs.co.uk/about-us/dr-edward-bach/

UNA ATRACTIVA FILOSOFÍA. CONCEPTO DE ENFERMEDAD

Hace muchos años, la empresa Santiveri organizó una jornada de terapias y productos naturales en la que fui invitado a participar. El tema que escogí fue el de la filosofía del Dr. Bach. Al término de la conferencia, una chica se acercó diciéndome que era terapeuta floral desde hacía años, pero que no conocía la filosofía de Bach. Le pregunté qué le había parecido mi exposición y me respondió que le había gustado e interesado mucho.

Las preguntas que se desprenden de lo anterior son las siguientes: ¿es necesario conocer la filosofía del Dr. Bach para utilizar las flores? En caso afirmativo: ¿hace falta estar de acuerdo con ella? No faltará quien diga: «A mí lo que me interesa es saber para qué sirve cada flor, y me sobra el resto».

Si volvemos a las preguntas iniciales, pienso que es importante conocer su filosofía, porque es previa al hallazgo de las flores. Y estas últimas se alinearán al servicio de esa matriz filosófica, encajando perfectamente como un rompecabezas singularmente inteligente. Por todo esto, para entender el efecto más sutil de las Flores de Bach es necesario conocer, al menos básicamente, los fundamentos filosóficos que justifican y nutren la creación del sistema.

Si nuestra mirada se orienta solo a lo físico y a lo más inmediato, es muy probable, además de frecuente, que creamos que las esencias no están funcionando, cuando lo están haciendo en el plano más espiritualizado y sutil.

Respecto a la segunda cuestión, la de si es necesario comulgar con los principios filosóficos de Bach, la respuesta es no. Ello implicaría estar de acuerdo con que la existencia no es producto del azar, sino que el alma encarna en este mundo para aprender determinadas lecciones en este día de colegio; y también estar de acuerdo con una visión espiritual (no necesariamente religiosa) de la vida, que incluye conceptos como la reencarnación y el karma.

Reconozco que todo esto, en una época tan materialista y atea como la que vivimos, a la que mi amiga Carmen Rosety llama *Planolandia*, es casi una rareza. Puede parecer incluso una extravagancia que despierte la animadversión de mucha gente con vocación de inquisidor y altos contenidos de Willow.

Personalmente, debo decir que, muchos años antes de conocer la existencia del Dr. Bach, yo ya creía en todo esto tan «raro», sin tener la más mínima educación religiosa. Por ello, no me asombró nada de lo que leí sobre la filosofía del sistema, sino que lo asumí con naturalidad. Lo que sí me asombró, y muchísimo, fue que Bach hubiera creado un sistema floral cuya base estuviera cimentada en esos principios. ¡Y que, al mismo tiempo, sus esencias sirvieran para ayudar en una serie de problemas y enfermedades! Luego vino la constatación de los efectos de las flores en mí mismo y en mi entorno... El resto ya es historia.

Evidentemente, el Dr. Bach no fue un filósofo en el sentido en que hoy entendemos este término en Occidente. Si así hubiera sido, habría escrito muchísimo más, cosa que a menudo echo bastante en falta.

Como comentaba, no hay nada nuevo en su visión de la vida. Podríamos sintetizar diciendo que las líneas maestras que resumiré aquí provienen del cristianismo, el budismo, el hinduismo, la antroposofía, la teosofía...; y muchos piensan que también extrajo algunos conceptos de la masonería... e incluso de la Cábala.

El lenguaje que emplea Bach es simple, aunque a menudo los conceptos no lo sean. Por ejemplo, uno puede leer en su obra la expresión «ley causa-efecto» en el siguiente pasaje:

«(…) Más aún, la misma parte del cuerpo afectada no es una casualidad, sino que también está marcada por la ley causa-efecto, y constituye por tanto una guía para ayudarnos en el diagnóstico».[14]

Está hablando del karma y su expresión metafórica en nuestro cuerpo. Y el concepto de «karma» no es algo simple de entender y aceptar. Lo mismo podría decirse de la reencarnación, sin duda presente en su obra… y contemplada además en algunas de las flores del sistema. Sí, sin duda «lenguaje sencillo» no significa «conceptos simples». Del mismo modo, «simplicidad» no significa «superficialidad».

Me queda claro que Bach no escribía para las élites cultivadas, sino para el público en general. Y un hombre tan erudito como él, y tan sencillo en sus hábitos y en el trato con sus semejantes, enseguida entendió que, para llegar a la mayor cantidad de gente posible, debía usar un lenguaje accesible para todos. Aunque sin renunciar a unos principios filosóficos complejos, acaso también pensando en que los más avezados en estos temas, además de los versados en hermetismo y esoterismo, pudieran sacar un gran provecho de su asombrosa síntesis. Y eso es lo que me han transmitido algunos alumnos muy puestos en alguno de los temas citados anteriormente, diciéndome: «Claro, cuando Bach habla de tal cosa, se está refiriendo a esto y a lo otro de Steiner, de Blavatsky, de los Upanishads, de la Biblia, del budismo» y un largo etcétera de cosas más.

Y aunque yo conozca poco de todo lo anterior, o a menudo nada, me encanta que esto sea así, y que todos los caminos conduzcan gozosamente al mismo destino superior al que nos llevan las esencias.

Para concluir, diré que lo que me hizo ver que el sistema floral de Bach era mucho más que una técnica natural, y determinó que decidiera dedicarme plenamente a él, además claro está de sus efectos, fue precisamente el constatar que había una filosofía detrás con la que me sentía identificado.

---

14. Grecco, E.H., Bautista, L.J. y Jiménez, L. (eds.). (2017). *Cúrate a ti mismo*. En *Edward Bach. Obras Completas* (p. 107). Continente.

TEXTOS Y CONFERENCIAS:
UN LUGAR AL QUE MIRAR

Es hora de mencionar los textos en los que Bach plasma su visión de la vida, lo que podemos llamar su filosofía. Para ello me voy a basar en la estupenda recopilación que hicieran Eduardo Grecco, Lluís Juan y Luis Jiménez, *Edward Bach. Obras completas*. Un libro extraordinario, cuidadosamente comentado, que además contiene documentos inéditos en anteriores recopilaciones.

Lo que se podría definir como «El Manifiesto» y, por ende, la base de todo lo demás, es el *Cúrate a ti mismo*. Este librito fue escrito entre junio y julio de 1930, probablemente en Cromer (Inglaterra), e inicialmente se tituló *Salgamos al sol*. Fue publicado por quien sería para siempre su editor y amigo: C. W. Daniel. En esta época, estaba preparando las primeras flores e incluso experimentando con algunas plantas que después quedaron fuera del sistema.

En *Cúrate a ti mismo,* teoriza sobre las causas y finalidad de la enfermedad, establece los cinco principios básicos, que etiqueta como «verdades fundamentales», y aporta valiosas reflexiones sobre el miedo y el sentido de la vida. También traza un perfil de lo que debería ser el médico del futuro.

En 1931, unos meses después de escribir el libro anterior, Bach publica en la revista *Homeopatic World* un extenso artículo titulado *Algunas consideraciones fundamentales sobre la enfermedad y la curación.* Aquí aparecen las incipientes descripciones de sus primeras nueve esencias, así como de otras dos que serán posteriormente descartadas: Arvensis y Cotyledon. En este artículo, se reafirma en los conceptos del libro anterior, y añade una lista inicial de errores que evidencian «el fracaso concreto de la personalidad para seguir el ritmo del estándar evolutivo que desea el alma».

Las conferencias que imparte son igual de importantes que sus escritos. Prueba de ello es la de Southport: *Ustedes causan su propio sufrimiento*, dictada en febrero de 1931 y dirigida a médicos homeópatas. En ella, traza una interesante relación entre el lugar del cuerpo donde aparece la enfermedad y la naturaleza del error que la personalidad está cometiendo en su relación con los dictados del alma. También se explaya sobre lo que, según él, serán el hospital y el médico del futuro.

Además, habla del mecanismo de acción de las esencias desde el punto de vista vibracional, un aporte muy poco tenido en cuenta por los autores que posteriormente han escrito sobre las Flores de Bach.

En *Libérate a ti mismo*, escrito en 1932, vemos una gran madurez en sus postulados filosóficos. Es un pequeño libro muy bien sistematizado en 12 capítulos. En ellos, escribe sobre la elección del alma al encarnar en un cuerpo físico para aprender una o dos lecciones en este día de escuela, y aparece una suculenta tabla que relaciona defectos a superar y virtudes a desarrollar (o lecciones a aprender, si se prefiere), y las respectivas tipologías florales asociadas.

Algo muy significativo de *Libérate a ti mismo* es que, en el capítulo XII,[15] los doce primeros remedios son explicados de una forma muy curiosa, dirigiéndose directamente al lector: «¿Es usted una de esas personas que ansía servir al mundo...?». De esta manera, parece no haber duda de que, al menos en un principio, buscaba llegar directamente al lector y que este pudiera beneficiarse de la toma de las flores sin necesidad de intermediarios.

Lo anterior cobra todavía más sentido cuando su más estrecha colaboradora, Nora Weeks, publica un artículo en la revista *Heal Thyself*

---

15. No en todas las ediciones de *Libérate a ti mismo* aparece la descripción de los primeros 12 remedios. Seguramente, esto ocurre porque, a medida que se van añadiendo las flores restantes, se procura ir sustituyendo las secuencias incompletas e incluso algunas descripciones antiguas. Tomo la información de Grecco, E.H., Bautista, L.J. y Jiménez, L. (eds.). (2017). *Edward Bach. Obras Completas*. Continente.

de abril de 1933, titulado *Los doce remedios del Dr. Bach desde el punto de vista del profano*. Se trata de un trabajo magnífico de 5 páginas, con descripciones florales más amplias de lo habitual. Comienza afirmando lo siguiente:

> «Estos remedios permiten que muchas personas puedan ayudarse a sí mismas y a otras en épocas de enfermedad, además de mantener su salud sin miedo a recaer, ya que, en lugar de necesitar un conocimiento experto de las enfermedades, lo único que hace falta es un conocimiento de los temperamentos de las personas, el cual ya poseemos».

En 1933, Bach ya ha preparado las doce primeras flores y tiene experiencia en su uso. La lista de las lecciones y defectos vuelve a presentarse en *Los doce curadores*, donde aparece además una alusión a la posición de la Luna en el momento del nacimiento, sobre lo que volveré más adelante.

En este trabajo, Bach insiste en repasar y ampliar lo que considera las causas de la enfermedad, su función pedagógica, y el sentido de la vida.

Más adelante, vendrán más escritos, conferencias y cartas que arrojan mucha luz sobre su obra, pero ahora prefiero centrarme en su filosofía. Por supuesto, no es mi intención aquí extenderme demasiado, puesto que, para eso, cualquiera puede acceder a la recopilación que ya he citado antes de la editorial Continente. Por ello, simplemente resumiré los aspectos que considero más importantes para los objetivos del presente libro.

Habida cuenta de que todo lo que escribo sobre la filosofía se puede encontrar en la recopilación ya mencionada, evitaré sobrecargar el texto con la cita de las fuentes, puesto que actualmente todas ellas se pueden encontrar en el citado libro.

FILOSOFÍA DEL DR. BACH SUPERRESUMIDA

Bach aporta una visión trascendente del ser humano y de la vida en general. Para él, la enfermedad no es, como tendemos a creer, un hecho más o menos fortuito, una fatalidad o algo bastante externo a nuestra trayectoria. Afirma que lo que entendemos por enfermedad no es algo material en su origen:

«Es el resultado último de una serie de trastornos más sutiles que se iniciaron a nivel de la conexión del alma (o Ser Superior), en un extremo, y de la personalidad, en el otro».

El alma emite unos dictados a través de la intuición, el instinto y la conciencia, que tienen por objeto el dirigir la personalidad, entendida esta como la dualidad cuerpo/mente, en el camino del aprendizaje y la perfección.

La finalidad de la enfermedad consiste para Bach en actuar como correctivo, es decir, hacernos entender que nos estamos equivocando y apartando del camino correcto. En este sentido, la enfermedad no es un castigo ni una desgracia, sino la oportunidad de rectificar una actitud equivocada.

Para entender el motivo del supuesto error en el que incurre la personalidad, conviene saber que Bach establece cinco principios que, a su modo de ver, rigen la vida:

1. «El hombre tiene un alma o Ser Superior de naturaleza divina, del cual el cuerpo no es más que un diminuto reflejo. Siempre que lo permitamos, ese Ser Superior o alma nos guía. Esta alma es inmortal e invencible».

2. «Nuestro paso por la vida tiene por objeto obtener todo el conocimiento y la experiencia que puedan lograrse a través de la existencia terrena, para desarrollar todas las virtudes que nos falten y borrar de nosotros todo lo malo que haya, permitiéndonos avanzar hacia la perfección. Todo ello bajo la guía del alma».[16]

3. «Nuestro breve paso por la tierra, que conocemos como vida, no es más que un momento en el curso de la evolución, como un día en el colegio es a toda una vida. Aunque ahora solo entendamos y veamos este único día, la intuición nos dice que el nacimiento estaba infinitamente lejos de nuestro principio y la muerte infinitamente lejos de nuestro final. Nuestro cuerpo es solo un instrumento, el vehículo del alma».[17]

4. «Mientras nuestra personalidad y alma están en armonía todo es paz, alegría, felicidad y salud. Cuando nuestra personalidad se desvía del camino trazado por el alma surge el conflicto. Esto puede ocurrir por nuestros deseos mundanos, defectos, o por la persuasión de otros. El conflicto es la raíz y la causa de la enfermedad e infelicidad».

5. «Todos los seres vivos somos uno. No hay ninguna diferencia entre el alma contenida en nuestro cuerpo y la de los demás seres vivos. El creador de todas las cosas es el Amor y todo aquello de lo que tenemos conciencia es, en su infinito número de formas, una manifestación de este amor, ya sea un planeta o un guijarro, una estrella o una gota de rocío, un hombre o la forma de vida más inferior».

Se transgreden estos principios cuando se comete cualquiera de los siguientes errores:

---

16. En este principio, es deducible el concepto de lo kármico, muy presente en la obra de Bach y, en alguna ocasión, expresado como *ley energética de causa-efecto*, como se anticipaba en páginas anteriores.

17. Este párrafo expone solo una de las alusiones que, a lo largo de su obra, hace Bach sobre la reencarnación.

A. La disociación entre alma/personalidad, la cual está dada por un intento de predominio de la segunda.
B. La crueldad o el mal hacia los demás (atentado a la unidad). La unión que se da en el interior de cada uno de nosotros debe ir pareja a la unión de todos los seres vivos, ya que todos procedemos del mismo origen y somos la misma cosa.

La manifestación primaria de los dos errores mencionados está representada por sentimientos, emociones, o patrones de pensamiento negativos.

La perseverancia en estos dos errores fundamentales es lo que produce el *conflicto*, que a su vez desembocará en la enfermedad, tal como la conocemos desde un punto de vista alopático. El entender dónde estamos cometiendo el error nos llevará a la salud y al bienestar. Desde este punto de vista, la enfermedad es en sí beneficiosa y tiene por objeto el devolver la personalidad a la voluntad del alma, evitando o aliviando así el dolor y el sufrimiento.

Hace años, realicé el siguiente esquema, por aquello de que «vale más una imagen que mil palabras», lo que creo que es cierto, al menos para los que tenemos un estilo visual de pensamiento. La exposición del mencionado gráfico, convertido en animación en diversos cursos y formaciones, me ha demostrado que servía para entender algunas de las cosas que pueden haber pasado desapercibidas en las líneas anteriores. Si bien ilustra sobre la filosofía del Dr. Bach, al menos en lo referente al «sentido de la vida», como es el aprendizaje, también registra la génesis de la enfermedad (el conflicto). Puede así incluirse el término «patogenia»[18] en el título.

---

18. El término «patogenia» significa génesis de la enfermedad.

Circuito filosofía/salud-enfermedad (patogenia)

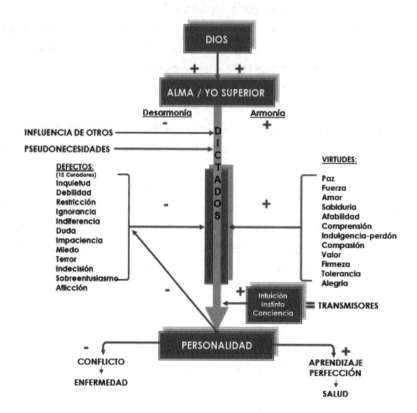

Se trata de un esquema básicamente dual: Alma-Personalidad. En lo alto, se sitúa una estructura representada por *Dios*, al que Bach alude constantemente en su obra. A veces, usa, con el mismo significado jerárquico, la palabra *Amor*.

Si bajamos, encontramos los términos *Alma* o *Yo Superior*, aunque en ocasiones se emplea el término *Ser Superior*. Por el contexto en el que aparecen en la obra de Bach, y el uso que les da, podríamos considerar que los emplea como sinónimos, aunque yo prefiero la palabra *Alma*.

La parte derecha del esquema representa el circuito armónico. Así, el alma emite unos *dictados* que tienen por finalidad guiar a la personalidad en la dirección adecuada, es decir, hacia el *aprendizaje* y la *perfección* (parte inferior derecha del esquema).

Tener un estado de *salud* óptimo indicará que el circuito está funcionando en el sentido más positivo posible.

A mi modo de ver, los *dictados* están a medio camino entre lo que es una orden y una amable sugerencia. Acaso se trate de una información vinculante, de una ley, una norma. Estos *dictados* se vehiculizan por la intuición, el instinto y la conciencia (*transmisores* en el esquema). El contenido codificado en ellos tiene que ver con las *virtudes* que aparecen en la columna de la derecha. Las *virtudes* son las *lecciones a aprender* en este día de escuela, metáfora con la que Bach se refiere a la vida.

La parte izquierda del circuito representa el funcionamiento desarmónico, el averiado. En ella, los mensajes del alma (los *dictados*) a la personalidad son obstaculizados por varias circunstancias. La principal de ellas guarda relación con los *defectos* de la personalidad, establecidos, al igual que las virtudes, en doce. Para Bach, el intento de predominio de la personalidad sobre el alma es uno de los errores más graves.

Otro evidente agente desestabilizador viene dado por la *influencia de otros*, lo que nos puede desviar del camino trazado por el alma. Continuamente, Bach repite en su obra la conveniencia de resistir estos «vientos», que una y otra vez pueden desviarnos del camino correcto, el del alma. Para ello, se crean esencias tan importantes como Walnut, Centaury, Cerato...

Otra fuente de desequilibrio está representada por las pseudonecesidades. Como ejemplo, Chicory puede tener la falsa necesidad de que sus hijos la llamen cada día. Si esto no ocurre, se angustia y enfada.

La consecuencia de estos tres factores generadores de desarmonía es el *conflicto*, que puede cristalizar en una enfermedad, sea física o mental (parte inferior izquierda del esquema). De esta forma, los mencionados factores representan la «patogenia» del sistema.

El capítulo IV de *Cúrate a ti mismo* se inicia insistiendo en la ya mencionada «ley energética de causa-efecto», pero abre la posibilidad a otra línea secundaria de generación de enfermedades:

«De esta forma, podemos afirmar que no hay nada accidental con respecto a la enfermedad, ni en su tipo, ni en la zona del cuerpo en que se manifiesta: como cualquier otro resultado de la energía, sigue la ley de causa-efecto. Es decir que, si bien ciertas dolencias pueden ser provocadas por medios físicos directos como tóxicos, accidentes, agresiones o grandes excesos, la enfermedad en general se debe a alguna falencia en nuestra constitución, como en los ejemplos mencionados anteriormente».

Pero Bach seguirá, a lo largo de toda su obra, insistiendo continuamente en la desarmonía entre el alma y la personalidad como causa de la enfermedad.

Si comparamos el esquema con una cañería que conduce agua, lo ideal es que el líquido fluya libremente por el conducto sin obstrucción alguna. Pero obviamente, la tubería puede atascarse por diversos motivos: las porquerías que nosotros mismos arrojamos (los defectos de la personalidad y las pseudonecesidades) y por lo que los demás echan (influencia negativa de los otros). No me resisto a decir que las flores actúan como una especie de salfumán o desatascador. Son, decididamente, catalizadores de la información entre el alma y la personalidad.

Y precisamente esta es la cuestión medular de la acción de las esencias florales, puesto que actúan desbloqueando, o catalizando, una información que ya tenemos en nuestro interior. No se trata así de un principio activo externo, tal como lo conocemos en la alopatía, que tenga un efecto de por sí.

Las anteriores reflexiones vienen bien cuando alguien dice lo siguiente: «estas flores no me van bien, me dan odio...». No, el odio que se está experimentando en este ejemplo es obvio que ya estaba en el interior. A raíz de la toma de las esencias ha sido catalizado, precisamente para que nos hagamos conscientes de él, para darnos la oportunidad de gestionarlo adecuadamente.

Para concluir con lo anterior, podríamos afirmar lo siguiente: las flores somos en realidad nosotros mismos. No nos van a aportar nada que no tengamos en nuestro interior, aunque ello esté bien oculto o dormido.

Recuerdo una clienta que me comentó una vez que, con haberse convertido en una persona totalmente distinta a raíz de la terapia, ahora se sentía más «ella misma». Y me viene a la mente la cita de San Agustín de Hipona (s. IV-V): «Dentro de mí hay uno que es más yo mismo que mi yo».

Y realmente, las flores nos ayudan a encontrar ese verdadero «yo mismo» que todos tenemos en nuestro interior.

UN POQUITO MÁS DE BACH EN ESTADO PURO

Bach describe, desde un punto de vista espiritualizado, 7 *defectos básicos* o *actitudes negativas*,[19] que son los que impiden la armonía de la comunicación alma/personalidad desencadenando el *conflicto*. Estos defectos casi podrían considerarse como enfermedades en sí mismas. La persistencia de ellos precipita, o puede precipitar en el cuerpo físico, lo que conocemos como enfermedad.

Los mencionados defectos son los siguientes:

1. *Orgullo.* Es la falta de reconocimiento de la pequeñez de la personalidad y de su absoluta dependencia del alma. Significa el no entender la insignificancia personal frente a la creación.
2. *Crueldad.* Es la negación del criterio de unidad de todas las cosas. Por la *Ley de la Unidad*, tenemos que desarrollarnos hasta entender que todos, por formar parte de un Todo, han de sernos queridos y cercanos.
3. *Odio.* Es lo contrario del principio de la creación, es decir del *amor*. Es una forma particular de negar la vida.

---

19. Estos 7 defectos iniciales serán sistematizados en 12 al ser compaginados con los defectos a superar que corresponden a los doce curadores. No olvidemos que, cuando Bach escribe *Cúrate a ti mismo,* no tiene aún preparados todos los doce curadores.

4. *Egoísmo.* Significa el anteponer nuestros intereses personales en la relación con los demás, por lo que constituye otro tipo de atentado contra la Unidad.

5. *Ignorancia.* Es el fracaso del aprendizaje. El negarnos a ver *la verdad* cuando se nos ofrece la oportunidad. Esto nos lleva a cometer muchos errores.

6. *Inestabilidad. Indecisión. Debilidad.* La personalidad se niega a ser gobernada por el alma y nos lleva a dejarnos influir y manipular por los demás.

7. *Codicia.* Representa el deseo de poder. Es la negación de la libertad e individualidad de todas las almas. En lugar de reconocer que cada uno de nosotros está aquí para desarrollarse libremente en su propia línea según los dictados del alma, la personalidad codiciosa desea gobernar, moldear y mandar, usurpando así el poder del Creador.

No debe escapársenos que no solo la génesis de la enfermedad está plasmada en estos siete defectos, sino todas las tragedias de la vida cotidiana, como guerras, violencia, insolidaridad, totalitarismos, y tantas otras creaciones humanas contrarias al orden superior o cósmico.

El objetivo de quienes queramos mejorar deberá ser el encontrar nuestros defectos y anularlos por medio de la virtud que se les oponga. Por ejemplo, orgullo/humildad, egoísmo/generosidad, con lo cual desaparecerá el conflicto desarrollado entre nuestra alma y la personalidad que, como se ha visto, es la causa básica de la enfermedad que nos aflige.

Vemos nítidamente que, aunque Bach no utilizó directamente palabras como *karma* o *reencarnación*, era bien consciente de las leyes que rigen estos dos principios. Son ellos los que estructuran y modulan el aprendizaje en un nivel trascendente que, recordemos, es el objetivo primordial de nuestra existencia en este plano físico. Se refirió a los mencionados principios con metáforas y analogías.

Bach también conocía o intuía el funcionamiento energético de los cuerpos sutiles, pero no hay que olvidar que sobre todo creía en el poder de las cosas simples y escribió, por cierto muy poco, de esa misma forma, con un lenguaje muy sencillo y accesible a la gran mayoría de sus potenciales lectores. Rehuyendo toda complicación: toda elucubración intelectual.

Para Bach, el concepto de Dios es amplio y sinónimo de amor, de cosmos, de vida. Habló con veneración de Cristo, Buda y Krishna, maestros de una misma enseñanza, de una misma verdad.

¿FUE BACH ASTRÓLOGO?

Bach afirma que nuestra personalidad, así como la lección que venimos a aprender al encarnar, como máximo dos lecciones por vez...

«La averiguamos a partir de la posición de la luna en el nacimiento; nuestros peligros de interferencia a partir de los planetas. Pero los astrólogos otorgan demasiada importancia a los planetas, ya que, si podemos sostener nuestra personalidad y ser honrados con nosotros mismos, no necesitamos temer a ninguna influencia planetaria o externa. Los remedios nos ayudan a mantener nuestra personalidad. Solo en las primeras etapas de nuestra evolución somos directamente asistidos o regidos por uno o más planetas. Una vez que hemos desarrollado el amor, que es el gran amor al prójimo, nos liberamos de nuestras estrellas, perdemos nuestra línea de destino y, para mejor o peor, gobernamos nuestra propia nave».[20]

Estas lecciones a aprender, que constituyen el verdadero objetivo de la vida, son accesibles y a menudo conceptos simples: *tolerancia, valor, alegría, amor, perdón,* etc. (Ver cuadro un poco más adelante).

El repertorio floral que preparó Bach se estructura para servir a los principios enunciados y abarca todos los estados mentales negativos y los defectos señalados anteriormente.

---

20. Estas alusiones a la luna pueden encontrarse en Grecco, E.H., Bautista, L.J. y Jiménez, L. (eds.). (2017). *Edward Bach. Obras Completas* (p. 211). Continente. Procede de la edición antigua de *Los doce curadores,* publicada en 1933 por Charles W. Daniel.

A estas alturas, queda patente que la Terapia Floral no constituye solo una técnica más, sino que es un instrumento enormemente valioso para el desarrollo personal y la evolución espiritual del cliente, o de quien las toma, y del terapeuta, que habitualmente está en un plano evolutivo parecido.

Siguiendo con la astrología, resulta muy esclarecedora una carta escrita por el Dr. Bach a sus colaboradores[21] en octubre de 1933:

«Me estoy conduciendo de forma muy cauta con respecto a la astrología, y esa es la razón por la que he dejado de lado los signos y los meses en los primeros doce curadores. Este trabajo va a ayudar decididamente en la purificación y comprensión de la astrología, pero mi parte parece ser proporcionar principios generales, en los cuales la gente que como vosotros tiene conocimientos más precisos pueda descubrir una gran verdad. Por eso, no quiero relacionarme con nada dogmático hasta no estar plenamente seguro. Sé que lo que incluyo está bien y, por lo tanto, listo para publicar, pero la ubicación exacta de los signos, los planetas y los sistemas corporales no están confirmados de momento...».[22]

Por lo que se sabe, sus colaboradores no continuaron trabajando en esta línea. Y pienso que esta carta clarifica definitivamente la duda de si Bach era o no astrólogo. No, no lo era, pero sabía de la importancia de la astrología, aunque queda claro que él no consideraba que conociese lo suficiente como para insertarla en su incipiente sistema floral.

---

21. Nora Weeks, Victor Bullen y Mary Tabor.
22. Párrafo extraído del mismo libro reseñado en la nota anterior.

LA MENTE Y OTROS INDICADORES. PASOS DE LA SANACIÓN

Bach consideraba que la mente es la parte más delicada y sensible del cuerpo y, como se ha visto, donde aparece la génesis y el curso de la enfermedad antes y más claramente que en el cuerpo físico. Por este motivo, se usa el estado mental como pilar del diagnóstico, teniéndose también en cuenta las emociones, patrones mentales y conductuales del cliente, así como su actitud ante la vida. El hecho de que estos últimos signos (emociones, patrones mentales y conductuales, etc.) sean fundamentales para el diagnóstico no significa, ni mucho menos, que las Flores de Bach operen únicamente a este nivel puesto que, como es bien sabido, también lo hacen en el campo físico y, desde luego, en el espiritual.

Conviene tener en cuenta que muchas veces, cuando Bach escribe «la mente», parece que se esté refiriendo también al aspecto emocional y, en ocasiones, al conductual, por lo que convendría que cuando leemos «mental» traduzcamos por «psicológico». La mayoría de las veces funciona.

A menudo, se ha cometido y se comete el error de simplificar excesivamente, asimilando Flores de Bach únicamente al tratamiento de problemas psicoemocionales, lo cual implica un desconocimiento parcial del tema.

A la hora de prescribir las esencias, también conviene valorar los datos físicos, fisiológicos, patológicos, etcétera. Toda esta información *no mental ni emocional*, procedente de la observación directa y de la traducción a un lenguaje floral de los signos y síntomas (de la forma, en suma), la conocemos con el nombre de *Patrones transpersonales*,[23] y su uso constituye un importante paso en la terapia y desarrollo de las Flores de Bach, como veremos un poco más adelante.

Como se habrá podido constatar, el diagnóstico de la enfermedad en el sentido alopático del término no es lo más importante en el sistema de Bach.

Por último, para Bach, la sanación en el sentido más espiritual del término consiste en 7 pasos que se desarrollan en el siguiente orden cronológico:

Paz

Esperanza

Alegría

Confianza

Seguridad

Sabiduría

Amor

---

23. El Patrón Transpersonal® es un término propuesto por el autor a partir de 1995, que ofrece una clave de lectura para traducir los signos y síntomas de una enfermedad a flores concretas. Se trata de un modelo descriptivo, una lectura complementaria de la habitual.

LAS LECCIONES A APRENDER

Por medio de *Los doce curadores* (edición antigua) y *Libérate a ti mismo*, llegamos a la parte más apasionante de la obra de Bach.

Las lecciones a aprender son las cualidades o virtudes que venimos a desarrollar. Bach las resume en 12 y las relaciona «con los 12 atributos de Cristo, que Él vino a enseñarnos».

Bach afirma, como ya he adelantado, que en esta encarnación venimos a aprender una o dos lecciones como máximo, y yo siempre espero que me haya tocado solo una y sencillita. Para ello, nos revestimos de una personalidad primitiva o **Flor tipo**, que contiene también el defecto, obstáculo o interferencia a superar. Este último hecho tiene la finalidad de fortalecernos en la determinación de mantenernos firmes.

En *Libérate a ti mismo*, Bach afirma lo siguiente:

«Elegimos nuestras propias ocupaciones terrenales y las circunstancias externas que nos proporcionarán las mejores oportunidades de probarnos al máximo. Venimos con el conocimiento global de nuestra tarea específica; con el inimaginable privilegio de saber que todas nuestras batallas están ganadas antes de entrar en combate; que la victoria es cierta aun antes de que llegue la prueba, porque sabemos que somos los hijos del Creador y, como tales, divinos, inconquistables e invencibles».

El tema de la «elección» del alma al encarnar para desempeñar una tarea preasignada en «este día de escuela» abre interesantes interrogantes.

Es evidente que, desde la perspectiva de nuestra personalidad mundana, probablemente hubiéramos escogido circunstancias diferentes, por no hablar ya de características físicas y otras cuestiones técnicas. Pero es lógico pensar que las elecciones del alma tengan una lógica diferente... Muy diferente.

Así, la toma de la flor tipo correspondiente nos ayudará a cumplir con nuestra misión en esta vida, pero... todos sabemos que la personalidad interaccionará con el medio y con nuestros semejantes de formas muy diferentes. Surgirán en nosotros cambios, a menudo desfavorables, que requerirán otras flores (de las 38) para ayudarnos a asimilar la lección correspondiente.

Podríamos esquematizar los conceptos mencionados hasta aquí de la siguiente manera:

1. *Flor tipo*. Es la personalidad, que viene adjudicada como vimos por la posición de la luna en el momento del nacimiento.

2. *Lección a aprender o cualidad o virtud a desarrollar*. Dada por la personalidad adjudicada. Es el aspecto positivo de la Flor tipo.

3. *Defecto, interferencia u obstáculo a superar*. Es el aspecto negativo de la Flor tipo, el que venimos a corregir.

En la siguiente tabla, ofrezco la relación completa de los defectos y lecciones a aprender o virtudes a desarrollar. He incluido los términos exactos en inglés, habida cuenta de que en diversas traducciones se han producido diferencias importantes, sobre todo en Clematis.

Defecto a superar	Flor tipo	Lección a aprender o virtud a desarrollar
Inquietud (restlessness)	Agrimony	Paz (peace)
Debilidad (weakness)	Centaury	Fuerza (strenght)
Restricción (restraint)	Chicory	Amor (love)
Ignorancia (ignorance)	Cerato	Sabiduría (wisdom)
Indiferencia (indifference)	Clematis	Afabilidad (gentleness)
Duda (doubt)	Gentian	Comprensión (understanding)
Impaciencia (impatience)	Impatiens	Indulgencia/Perdón (forgiveness)
Miedo (fear)	Mimulus	Compasión (sympathy)
Terror (terror)	Rock Rose	Valor (courage)
Indecisión (indecision)	Scleranthus	Firmeza (steadfastness)
Sobreentusiasmo (over-enthusiasm)	Vervain	Tolerancia (tolerance)
Aflicción (grief)	Water Violet	Alegría (joy)

PEQUEÑOS RETRATOS, GRANDES NECESIDADES Y POCO TIEMPO

Los pequeños retratos escritos por el Dr. Bach son en realidad esbozos de algo más grande, del mismo modo que un pequeño archivo informático puede situarse en una carpeta o directorio más amplio.

En otras palabras, la descripción de cualquier flor efectuada por Bach es como una pequeña foto fija que retrata un momento. Demasiado breve y estática para darnos una idea profunda y dinámica de los entresijos y resortes que configuran una personalidad y sus interacciones: los antecedentes, pensamientos y creencias, las emociones, su forma de reaccionar ante determinadas circunstancias, las distorsiones...

¿Qué ha hecho o qué le ha pasado a uno para llegar a ser así? ¿Cómo actúa siendo de esta manera, desde ese lugar? ¿Por qué hace eso? ¿Para qué? ¿Cómo procesa la información? ¿Qué conciencia tiene de su estado? ¿De qué se está defendiendo? ¿Cómo lo ven los demás? ¿Cómo se ve a sí mismo? ¿Qué personaje ha construido para sobrevivir? ¿De qué tiene miedo? Estas y muchas otras preguntas son tal vez las que se hace quien se inicia en las Flores de Bach y quiere profundizar más allá de la anécdota habitual.

Dicho de otra forma, la descripción de Bach no es nunca una síntesis de la acción del remedio floral, ni mucho menos ampara todo el espectro de actuación de la esencia. Es apenas un corte estático en todo un arco dinámico como es el de la personalidad, al menos en las esencias que tienen que ver con distintas tipologías (Mimulus, Clematis , Vervain, etc.).

Abanderados del conocimiento humano, como Jung, Freud o Hahnemann, murieron octogenarios. Tuvieron docenas de años para aclarar, ampliar y modificar aspectos importantes de su obra.

Recuerdo nítidamente la impresión que me causó una entrevista que vi hace años en un cine de Barcelona hecha a Carl Gustav Jung. Estaba filmada en Estados Unidos, pienso que unos meses antes de su muerte, acaecida en 1961. En ella, un Jung anciano y de aspecto venerable, con la mente fresca y afilada como un cuchillo, aclaraba aspectos medulares de su trabajo sobre el inconsciente colectivo.

El Dr. Bach no tuvo tiempo para escribir más y matizar aspectos importantes de su obra. Apenas dispuso de catorce meses tras la preparación de la última esencia y con el peso lapidario de una muy mala salud a cuestas. Si pienso en su naturaleza Vervain positivo, entiendo que hubiera querido más tiempo de vida para que su obra cuajase y arraigase con fuerza en su entorno. Los Vervain quieren todo para ya mismo, y la forma en la que Bach supervisaba su obra, y la energía que depositaba en ella, dejan poco margen de duda.[24]

Por supuesto, no falta quien defienda que escribió lo justo, incluso que dejó una especie de mensaje críptico a modo de Nostradamus, para ser decodificado en generaciones venideras. Personalmente, y por todo lo que comentaba sobre lo que sabemos de su temperamento, dudo mucho de que tuviera esa paciencia y fuera tan previsor.

También conviene saber que hubo al menos dos "hogueras" de documentos gestionadas por el propio Bach; una en 1930, cuando Bach, como asegura Nora Weeks, quema sus trabajos, y la de 1935. Esta última fue la más preocupante, puesto que para esa época probablemente tenía ya todas las flores preparadas. Según Nickie Murray, alumna directa de Nora Weeks:

«Ciertamente, el Dr. Bach destruyó todos sus materiales relativos a sus experimentaciones tempranas y no queda nada, puesto que guardaban

---

24. Más adelante, veremos que la personalidad Vervain implica un cuestionamiento militante de las normas sociales y un considerable e impaciente exceso de entusiasmo. Son básicamente rebeldes, lo que puede ser negativo o positivo para la sociedad. En el caso de Bach, ocurrió lo segundo.

relación con cientos de plantas que él había abandonado después. Sin embargo, Nora hizo numerosas copias de sus papeles que se encuentran guardadas en el armario de Mount Vernon. Cuando años después le pregunté (a Nora) sobre ellos (los papeles), dijo que probablemente serían de uso algún día. No los consideraba secretos».[25]

Bach vivía intensamente el día a día y también sentía que la vida se le escapaba a chorros. En cualquier caso, creo que una carta de despedida escrita a su editor, Daniel, con fecha 1 de noviembre de 1936, veintiséis días antes de su muerte, parece aportar un poco de luz sobre lo que Bach pensaba del tiempo que le quedaba; cito para ello un fragmento:

«Mi estimado Sr. Daniel, cuando nos encontramos en el límite de internarnos en el Valle de las Sombras, quizás no nos comportamos con tanta reserva como cuando estamos en medio de la vorágine, especialmente cuando hemos tomado un *brandy* o dos para respaldarnos. El trabajo que he puesto en sus manos es un Trabajo Divino y solo Dios sabe por qué fui apartado en este momento de continuar con mi lucha por la humanidad que sufre».[26]

El hecho es que la difusión de su trabajo permaneció dormida, una forma elegante de no decir muerta, por al menos cincuenta años y la bibliografía en diversas lenguas ilustra sobre el vacío editorial en este medio siglo. No será hasta finales de los años 80 cuando empiecen a proliferar textos en diversos idiomas.

Probablemente, la mayor aportación del Dr. Bach a la humanidad no viene dada por las brevísimas descripciones florales que hizo, sino por haber encontrado las flores precisas para ayudar a todos los seres vivientes, hecho sin duda mucho más difícil que el de la escritura.

25. Mateos Sáinz de Medrano, R. (2021). *Edward Bach, las esencias de flores y otras hierbas (p. 104)*. Nestinar.

26. Ver la carta completa en Grecco, E.H., Bautista, L.J. y Jiménez, L. (eds.). (2017). *Edward Bach. Obras Completas* (p. 343). Continente.

Conclusión: Más allá de las descripciones florales, el planteamiento de los defectos a corregir y las virtudes a desarrollar, así como el sincretismo filosófico que Bach ofrece, resultan de una gran profundidad y son enormemente atractivos y consecuentes con el efecto de las esencias.

Y PRIMERO LLEGÓ FRANKENSTEIN, CUBA... Y LA PSICOLOGÍA CONTEMPORÁNEA

La carencia en las descripciones originales del Dr. Bach determinó que algunos autores fuéramos añadiendo retazos a esos brevísimos retratos primitivos. Mucho de ello producto de nuestra experiencia cotidiana con la terapia, aunque también hubo mucho de especulación libre y creativa, incluso puede que demasiada.

Como resultado de lo anteriormente expuesto, nos encontramos en ocasiones con retratos que se asemejan más a la simpática creación de un "Frankenstein floral". Un constructo compuesto de distintos trozos vitales, pero en el fondo artificial y bastante alejado de la realidad. Y, sobre todas las cosas, anecdótico. El monstruo creado por el Dr. Frankenstein está vivo, pero es inviable. Existe (en la novela) pero no es real.

Por supuesto, han existido importantes excepciones a lo expuesto. La primera, el imprescindible trabajo de Philip Chancellor[27] y, cómo no, el magnífico libro de Mechthild Scheffer: *La Terapia Floral de Bach. Teoría y práctica,*[28] que ha tenido una influencia decisiva en otros autores posteriores, entre los que me incluyo.

---

27. Chancellor, P. (1971). *Illustrated handbook of the Bach Flowers Remedies.*
28. Scheffer, M. (1981) *Die Bachblütentherapie: Theorie und Praxis.* La traducción llega a España en 1992: *La Terapia floral de Bach. Teoría y práctica.* Urano.

Durante años, dediqué bastante tiempo, en colaboración con el Dr. Boris Rodríguez,[29] a trazar un puente de comunicación entre los estudios de la psicología contemporánea y los retratos florales existentes.[30] El inicio de este trabajo puede consultarse en el libro *Inteligencia emocional y Flores de Bach. Tipos de personalidad en psicología contemporánea.*[31]

Sin duda, la labor puntera y trascendente que se desarrolló en Cuba, donde la terapia floral llegó a la sanidad pública y a la universidad en 1998, representa la constatación de cómo Ciencia y Flores de Bach no están reñidas. En este sentido, merece una gran distinción la labor de la profesora Eloida Pedroza.[32]

Entre 2002 y 2009, en al menos diez ocasiones, viajé a la isla como profesor invitado para participar en distintas diplomaturas y posgrados universitarios que incluían las Flores de Bach, y conocí de primera mano el trabajo científico que se realizaba en la isla.[33]

Siguiendo la corriente anunciada, nos damos cuenta de que algunas tipologías florales, tomando como punto de referencia los doce tipos de Bach (*Los doce curadores*), guardan una correspondencia clara con tipos de personalidad descritos por la psicología contemporánea. Por ejemplo, Centaury tiene que ver con la personalidad dependiente; Mimulus, con la evitadora; Water Violet y Clematis, con la esquizoide; Vervain, con la antisocial; Agrimony, con la histriónica; Gentian, con la depresiva...

---

29. Boris Rodríguez es doctor en Psicología y diplomado en Terapia Floral. Fue docente en la Universidad Central de Las Villas, Santa Clara, Cuba y cofundador del Grupo Científico Cubano de Investigación del Sistema Diagnóstico-Terapéutico de Edward Bach (GC-Bach). www.gcbach.com.

30. El texto que utilicé para hacer este trabajo fue Millon, T. et al. (2006). *Trastornos de la personalidad en la vida moderna.* Elsevier Masson.

31. Rodríguez, B. y Orozco, R. (2005). *Inteligencia emocional y Flores de Bach. Tipos de personalidad en psicología contemporánea.* Índigo.

32. Eloida Pedroza Jorge es una gran precursora y protagonista principal de la historia floral cubana, además de una amiga formidable. Eloida es licenciada en Psicología y Pedagogía, Master en Gerontología (Universidad Autónoma de Madrid), diplomada en Terapia Floral (Universidad de Ciencias Médicas de Villaclara, Cuba), maestra de Reiki, profesora de Reflexoterapia y asesora de investigación en temas sociopsicológicos y calidad de vida en general.

33. Una selección del mismo se puede ver en la sección de investigación de SEDIBAC (Sociedad para el Estudio y Difusión de la Terapia del Dr. Bach de Cataluña). www.sedibac.org.

Si ampliamos el espectro de los doce curadores e incluimos los siete ayudantes y las últimas 19 esencias (tercera generación floral), podemos asociar Elm, Oak y Rock Water con la personalidad obsesiva; Heather, otra vez con la histriónica; Vine, con la antisocial; Willow y Holly, con la paranoide; Beech, con la narcisista...

La ventaja de este ejercicio comparativo es que, así como de las descripciones florales encontramos retratos breves y a veces incoherentes o anecdóticos, como anticipaba, sobre los tipos de personalidad disponemos de gran cantidad de literatura científica muy consistente y contrastada. Esto nos ayuda a entender mejor la dimensión psicológica humana, con sus matices y mecanismos. A comprender, de una forma más profunda, la realidad del cliente que tenemos delante y, sobre todo, de quien tenemos dentro: nosotros mismos.

Para trazar en este libro los perfiles psicodinámicos de las flores, me baso en el trabajo de Theodore Millon,[34] en mi experiencia clínica y docente, en el paso de los años y en la interacción con tantos terapeutas florales, autores y alumnos.

---

34. Millon, T. et al. (2006). *Trastornos de la personalidad en la vida moderna*. Elsevier Masson.

METER LA PATA ES HUMANO; RECTIFICAR, DE SABIOS. SIGUEN LOS ERRORES.

El error que hemos cometido muchos terapeutas florales, yo entre ellos, no es otro que el de intentar ajustar a toda costa lo que percibimos o averiguamos del cliente con las descripciones florales clásicas. Al ser estas últimas, como ya he comentado, demasiado concisas y estáticas, terminamos por deformar o amputar parte de lo percibido, o incluso todo, en pro de una coherencia forzada. Evidentemente, quienes terminan pagando los platos rotos son la objetividad y la efectividad de la terapia.

Parece mucho más lógico intentar entender la personalidad de una forma más dinámica y práctica, asumiendo que incluso la incoherencia resulta enormemente coherente, y que la ambivalencia y la coexistencia de patrones contradictorios en una misma persona terminan siendo más la norma que la excepción. Las precisiones de la psicología contemporánea no dejan lugar a dudas sobre este tema. Pero esto no quita que no sean válidos otros modelos de lectura de la personalidad humana, como el eneagrama, las personalidades homeopáticas, etcétera.

Desde una perspectiva psicodinámica, preguntas como si Water Violet es elitista y sutil o no carecen prácticamente de sentido. Podemos encontrar que algunos de ellos son intelectuales, y que otros viven en un medio rural aislado que les facilita un estado de embotamiento asociado a una intelectualidad rudimentaria. Todo depende de cómo hayan reaccionado a una serie de interacciones educacionales o sociales, esto es, de cómo hayan sido sus dinámicas.

Si únicamente nos dejamos llevar por la literatura floral, debemos admitir que mucho de lo que hoy creemos sobre Water Violet, por citarlo solo como ejemplo, puede que esté bastante desviado de lo que realmente es. Por una parte, parece una interpretación tendenciosa sobre la sociedad inglesa de la época de Bach. Además, hay mucho de proyección efectuada hacia una persona que no habla con los demás, que puede que no salude y que no se ría cuando todos lo hacen. Es fácil entonces proyectar sobre él frases o pensamientos tales como «es que es demasiado engreído», «claro, es que se cree superior», «directamente le parecemos ordinarios e inferiores», «el muy cabrón se cree que tiene sangre azul», etc. Cuando la realidad es que a los Water Violet les importa un rábano la opinión de los demás, porque básicamente son apáticos y desvinculados.

Y es precisamente a la construcción de estos estereotipos anecdóticos a los que me refería cuando hablaba del «Frankenstein floral».

Se ha creído, y muchos continúan haciéndolo, que el espectro de acción de la flor equivale al retrato floral expresado por Bach. ¡Craso error! Una esencia floral no es un párrafo, ni siquiera una página de un libro. Es un territorio del que no sabemos todavía demasiado. Un mar de posibilidades que empujan al estudio y a la observación paciente. Prueba de ello es la gran cantidad de terapeutas e investigadores que trabajan en líneas diferentes pero complementarias.

Creo que simplificar nuestra idea del mundo para hacerlo más manejable es un error que se termina pagando caro.

HACIA UNA VISIÓN PSICODINÁMICA DE LAS FLORES DE BACH. ROCK WATER: Y LA CARNE SE HIZO PIEDRA Y OBSESIVIDAD. BURÓCRATAS E INQUISIDORES SÁDICOS

La interpretación sesgada que podamos hacer de las descripciones demasiado escuetas no parece ser el único problema a la hora de estudiar y aplicar las esencias; falta la dimensión psicodinámica. Recurro como ejemplo al retrato que Bach hace de Rock Water, porque se trata de uno de los más extensos:

«Para aquellos que son muy estrictos en su manera de vivir. Se niegan muchas de las alegrías y placeres de la vida porque consideran que pueden interferir en su trabajo. Son severos amos de sí mismos. Desean estar sanos, ser fuertes y activos, y harán cualquier cosa que crean que les puede mantener así. Esperan ser el ejemplo que cautive a otros para que después imiten sus ideas y como resultado se vuelvan mejores».

Creo que todos conocemos o hemos conocido a algún Rock Water. Sin embargo, en esta descripción faltan muchas cosas. Falta la información que nos permita entender por qué estas personas son así y qué motivos los han llevado a negarse «muchos de los gozos y placeres de la vida», para vivir en una gélida zona umbría. Tampoco nos aclara el porqué «son muy estrictos en su forma de vivir» y ni siquiera para qué esperan «ser un ejemplo que cautive a los otros para que después imiten sus ideas y como resultado se vuelvan mejores».

Además, falta, entre otras cosas, la dimensión interpersonal. ¿Cómo son con los demás?, ¿amables, estrictos, hostiles? Porque podríamos pensar que, si ellos se aplican sus disciplinas en un régimen de aislamiento, esto no tendría por qué representar un problema para los demás.

Sin embargo, el tema es un poco más complejo puesto que, seguramente, muchos inquisidores tenían este patrón Rock Water y su fanatismo, rabia y crueldad sí representó un grave problema para sus víctimas.

Para entender algo de todo esto, necesito averiguar qué significa el estilo obsesivo de la personalidad y, más exactamente, el trastorno obsesivo de la personalidad,[35] y observo con asombro que lo que está viendo y describiendo el Dr. Bach se relaciona con un tipo de obsesivo: el *obsesivo puritano*, y que esto tiene una dimensión que me deja con la boca abierta y la mandíbula casi desencajada. De pronto, entiendo bastante mejor de qué va en realidad el Rock Water.

Pero ¿cómo es una persona obsesiva? Simplificando mucho, muchísimo, obsesivo significa «demasiado responsable» y «demasiado trabajador». Ser responsable y trabajador no representa un problema, al contrario, implica virtudes dignas de admiración que generalmente suelen llevar a quien las posee a lugares de prestigio y a grandes logros en lo social y profesional. Ahora bien, el problema consiste en las circunstancias y motivaciones que conducen a los obsesivos hasta las mencionadas virtudes. Sobre todo, ese «demasiado» que implicará una vida muy rígida, encorsetada, carente de alegrías, reprimida y, en consecuencia, gris y pobre en lo emocional.

---

35. No confundir con el TOC (trastorno obsesivo compulsivo), que es una enfermedad. El trastorno obsesivo de la personalidad es un tipo de personalidad negativizada, y no se considera una enfermedad.

El Dr. Bach fue un hombre de su tiempo y un gran observador de los personajes que se movían en su entorno, muy condicionados por la influencia de una moral victoriana todavía vigente en su época.[36] Un cúmulo de circunstancias hizo de la sociedad inglesa de ese tiempo un gran vivero de personalidades obsesivas.

Comparto con el lector un poco de literatura científica acerca de los obsesivos, pues resulta esencial para comprender el desarrollo psicodinámico de Oak, Rock Water y Elm:

«El conflicto fundamental se produce entre el deseo parental[37] de interferir y controlar el creciente sentimiento de autonomía del niño [...] Además del control excesivo, existen expectativas de perfección de los progenitores. Los obsesivos internalizan un superyó[38] severo y buscan la impecabilidad como una forma de recuperar la aprobación parental perdida. Desde el principio, se les enseña a sentir un profundo sentido de la responsabilidad y un intenso sentimiento de culpa por las obligaciones incumplidas [...] Cuando alcanzan la adolescencia, los futuros obsesivos ya han incorporado por completo las exigencias y reglas de sus mayores. En ese momento, ya están equipados con una voz interna que los evalúa y controla de forma implacable, y que se inmiscuye para hacerles dudar antes de actuar. Las fuentes externas de contención han sido sustituidas por los ineludibles controles de autorreproche interno. El obsesivo se ha convertido en su propio perseguidor y juez, presto a condenarse no solo por los actos manifiestos, sino también por los pensamientos transgresores. Al promover los sentimientos de culpa, el niño adquiere una voz

---

36. La moral victoriana (de Victoria I de Inglaterra, 1819-1901) es un fenómeno sociológico relacionado con la prosperidad material de la burguesía durante su tiempo. Ello provocó que los valores morales de este grupo social se convirtiesen en la única escala de valores aceptable socialmente: el autoritarismo patriarcal en la familia, la condena hipócrita de cualquier hecho relacionado con el sexo, las costumbres remilgadas y, en general, la defensa a ultranza del orden establecido, amén del rechazo a aceptar cualquier tipo de innovación que cuestionase aquellos valores. Queda además claro que la influencia del protestantismo, con sus diferentes variantes, contribuyó a fomentar la represión emocional y la tendencia al acúmulo obsesivo de ganancias.

37. Se refiere básicamente a los padres o, en su defecto, a los tutores.

38. Según Freud, el superyó constituye la internalización de las normas, reglas y prohibiciones parentales.

interna autocrítica, preparada para reprenderle también cuando sus progenitores no estén o incluso hayan muerto. Algunas veces, convierten su sentimiento de moralidad en una sensación de superioridad moral que utilizan para alimentar la indignación que excuse las expresiones de ira y les permita centrarse en un objetivo adecuado. [...] Estos niños suelen parecer demasiado maduros debido a sus preocupaciones precoces. En otras palabras, asumen responsabilidades o adoptan actitudes superiores a las esperables por su nivel evolutivo. También destacan rasgos como la tendencia al perfeccionismo, las dudas obsesivas sobre sí mismos, la conformidad excesiva, la exagerada búsqueda de aprobación. [...] La preocupación por lo adecuado de su conducta, una imperante necesidad de apoyo, síntomas somáticos y una acusada sensación de tensión o incapacidad para relajarse. [...] Se trata de niños demasiado disciplinados, que tienen pocas oportunidades para configurar sus propios destinos. Estos niños aprenden a controlar sus sentimientos y a centrar sus pensamientos en convertirse en un modelo de orden. Aunque los adultos pueden sentirse gratificados por sus buenos modales, muchos de ellos son rígidos y nerviosos».[39]

La descripción de la personalidad obsesiva de Millon, del que extraigo los párrafos precedentes, no tiene desperdicio en ninguna de sus 35 páginas de puro conocimiento sobre la mente humana. Sin embargo, para sentirme más libre y como ejercicio contra mis propios rasgos obsesivos, prefiero seguir con mis palabras para detallar espontáneamente las posibles consecuencias de lo expuesto en la vida adulta de estos niños.

Imagínese el lector por un momento qué sentiría, o qué ha sentido siendo niño, en un marco familiar donde los logros se dieran por supuestos y las desviaciones más nimias fuesen castigadas de forma dura e incluso cruel; donde el llanto fuese una debilidad vergonzante a ocultar y la expectativa paterna fuera contar ya, en ese momento, con un adulto en miniatura. Sentiría probablemente miedo, incertidumbre, culpabilidad, rabia, puesto que en un principio no sabría cuándo estallarían la reprimenda y el castigo. Pronto aprendería que la forma de minimizar el peligro consiste en

---

39. Millon, T. *et al.* (2006). Personalidad obsesivo-compulsiva. En *Trastornos de la personalidad en la vida moderna* (pp. 250-251). Elsevier Masson.

reprimir las emociones y la espontaneidad. Potenciaría la función mental, aceptando que lo mejor es acatar siempre las normas, pensarse bien las cosas, ser muy escrupuloso, moral e intachable. Probablemente, buscaría la seguridad, controlando minuciosamente cuanto pudiera, lo que lo convertiría en un gran perfeccionista.

De esta manera, la obsesividad puede definirse como una ambivalencia entre la obediencia y el desafío, dados por impulsos, y que se ha aprendido a reprimir (Cherry Plum) y a sublimar en logros socialmente aceptables. No cabe duda de que en Oak y Elm, esos logros tienen que ver con el trabajo y la construcción de un personaje decente y útil para la sociedad. En Rock Water, además, con determinadas metas ascéticas en lo laboral, religioso, deportivo, alimentario, espiritual, político, etcétera.

Los obsesivos suelen presentarse en un amplio abanico de variantes. Como ya adelantaba, el equivalente en la psicología contemporánea a Rock Water es el *obsesivo puritano*, que según el mencionado Millon es:

«Austero, farisaico, fanático, dogmático, intransigente, indignante y crítico; de moralidad severa y mojigata, pues debe contrarrestar sus propios impulsos y fantasías repugnantes».

¿Impulsos y fantasías repugnantes? Nos acercamos aquí a la verdadera motivación de Rock Water. Primeramente, cabe preguntarse si los impulsos y fantasías son realmente repugnantes. Si pensamos por ejemplo en violar niños, cualquier persona normal estará de acuerdo en que se trata de algo repugnante. Pero esos impulsos o fantasías pueden darse en un Rock Water vegano que se comería un trocito de queso. Y esto no resulta repugnante nada más que para él. De manera que esta valoración de lo «repugnante» debe hacerse tanto desde los códigos morales del propio Rock Water, como desde los de la sociedad en la que vive.

Sea como sea, estas pulsiones interiores, generan una gran tensión en el pobre Rock Water y un evidente miedo a perder el control (Cherry Plum). Pero ¿cómo gestionar esta energía caliente y explosiva? Uno de los mecanismos es la *sublimación*. Este mecanismo de defensa de la personalidad intenta canalizar todas aquellas pulsiones (estímulos o impulsos, normalmente de contenido sexual o agresivo) orientándolos hacia conductas consideradas aceptables, e incluso admirables, en nuestra sociedad. Para ello, Rock Water adopta unos objetivos que están muy por encima de sus posibilidades, al menos inmediatas, centrando su voluntad en llegar a esa meta idealizada, sea esta deportiva, espiritual, religiosa, alimentaria, política... Para ello, debe sofocar cualquier pensamiento o impulso que lo pueda desviar del camino trazado. Necesitará reprimirse extraordinariamente y, en la mayoría de los casos, aislarse para no ser «contaminado» por otros. Incluso, puede llegar a martirizarse con disciplinas extremadamente duras, de ahí la descripción que leemos en muchos textos: «El que lleva puesto el cilicio».

Todo lo anterior nos lleva a entender la verdadera motivación de Rock Water: huir de sí mismo y de las «tentaciones repugnantes» que fermentan en su interior. Es decir, que todo aquello de la meta es simplemente una excusa, una tapadera para no sucumbir a los mencionados impulsos.

Quien conozca las Flores de Bach, entenderá fácilmente el porqué todo Rock Water debe tomar además Crab Apple (sentimiento de impureza y suciedad moral), Cherry Plum (miedo a perder el control, represión) y Pine (sentimiento de culpabilidad).

Por todos estos antecedentes, creo que estamos en disposición de comprender la causa de que los Rock Water sean tan rígidos, controladores, mecánicos, hipermentales y fríos, pero sobre todo dogmáticos. Sin duda, aquí el dogmatismo se erige en el salvavidas de los inseguros, una forma de mitigar el pavor de la indecisión interna (Scleranthus) que la mente obsesiva tiene en su interior. Por eso, toda amenaza de cambio origina un miedo pavoroso a la pérdida del control (Cherry Plum).

Así, toda esta contención y represión, todo ese Cherry Plum interior, actúa como una olla a presión. Dicho de otra forma, genera una gran rabia interior (vivida generalmente como ansiedad) hacia uno mismo y hacia los demás, en concreto contra todos aquellos que incumplen las normas que ellos se han visto forzados a acatar. Esta rabia suele verse en forma de intolerancia crítica con aires de superioridad (Beech), acompañada de resentimiento (Willow).

Pero, ¡ojo!, Rock Water no se puede dar el lujo de tener conductas fuera de tono, ya que no hay que olvidar que tiene que ser impecable. Por eso, muchos de ellos encuentran una manera formalmente semiaceptada de descargar su ira sobre los demás, naturalmente sin quebrantar la ley, convirtiéndose en «burócratas de la letra pequeña»; personas especialmente hábiles para complicar la vida a los demás. Algunos de ellos pueden incluso ser sádicos y perversos como los inquisidores, preceptores ascéticos de colegios religiosos que martirizan a los niños, determinados suboficiales que rebajan su ansiedad provocando a los soldados, etc. Estos últimos ejemplos ilustran la depravación Vine a la que pueden acceder algunos Rock Water muy negativizados.

¿No resulta ahora más fácil entender el porqué Rock Water es como es?

Espero que el desarrollo de este ejemplo haya servido para mostrar la diferencia entre el abordaje de un retrato floral desde una perspectiva estática a una psicodinámica. Ello reviste una especial importancia, puesto que las 38 caracterizaciones florales de este libro apuestan por la mencionada visión psicodinámica.

SER O NO SER: ¡ESA NO ES LA CUESTIÓN! FLORES DE PALPITANTE ACTUALIDAD PARA EL HOMBRE DE CROMAÑÓN

¿Es usted uno de esos que se ve reflejado en muchas o incluso en todas las flores? No se preocupe, es normal. Incluso las personalidades más equilibradas están compuestas por un mosaico de retazos de otras. Al fin y al cabo, una personalidad es un conjunto de rasgos, creencias y muchas cosas más.

Las Flores de Bach incluyen en sus descripciones y, por tanto, contemplan en su tratamiento, tanto estados pasajeros y circunstanciales, como por ejemplo el agotamiento de Olive, como tipos de personalidad: Mimulus, solo por citar alguno.

Bach detalla 12 tipos básicos de personalidad: corresponden a las primeras esencias (*Los doce curadores*) y contemplan una estructura de personalidad; lo que en psicología contemporánea se entiende como estilo de personalidad, con su correspondiente posibilidad de complicación o negativización: el trastorno de la personalidad.[40]

---

40. Sobre tipologías y personalidad se incidirá en el apartado del nivel personal tipológico, unas páginas más adelante.

Según la psicología contemporánea, entre estilo y trastorno existe tan solo una delgada línea que separa la normalidad de la anormalidad. Esto significa que lo primero y lo segundo existen en una continuidad. Conviene aclarar que el término «trastorno» no significa aquí enfermedad. Por ejemplo, lo que en psicología contemporánea (según Millon) se denomina *trastorno evitador de la personalidad*, para nosotros significa *Mimulus negativo* o *negativizado*.

Como ya vimos anteriormente, el principal interés de estos doce tipos es que están conectados, además de con una clase de persona (un temperamento y un carácter), con una lección a aprender que marcará el cúlmen evolutivo del aprendizaje trascendente en esta encarnación.

Con frecuencia escucho de mis alumnos: «A ver, yo me veo reflejado en tal o cual flor, pero si bien coincido en casi todo, hay otras cosas en las que no». O bien: «Sí, me veo reflejada en todo, pero no tan exagerado. Luego ¿soy esta flor o no?».

No se trata de ser o no ser, porque entonces nos moveríamos en dos polaridades absolutas. Pensemos, por ejemplo, en una personalidad Mimulus. Las características principales son la timidez, la creencia de que se es alguien poco o nada válido y la certidumbre distorsionada de que los demás lo evaluarán negativamente. Se trata de una persona evitadora, introvertida, muy vergonzosa, que se aísla activamente de sus semejantes para evitar el rechazo, el ridículo y la desaprobación. Tiene rasgos ansiosos y es propenso a desarrollar fobias y otros trastornos de ansiedad, así como depresiones. En el capítulo correspondiente, tendremos una visión clara de él.

En realidad, las características Mimulus descritas pueden ser más o menos fuertes dependiendo del aprendizaje, el entorno, las circunstancias, los recursos desarrollados por cada sujeto, la época de la vida y toda una serie de variables externas. Queda claro que un ambiente escarnecedor, competitivo y poco empático contribuirá a empeorar los rasgos negativos, mientras que lo contrario favorecerá los aspectos positivos del patrón: la asertividad, la empatía o, en su nivel espiritual y elevado, la compasión, que es la lección que ha venido a aprender.

De manera que, aun siendo alguien Mimulus (o cualquier otra flor tipológica), el estado puede fluctuar. Supongamos que nos movemos en una escala del 1 al 5. El primer dígito significa el polo positivo de la tipología (alguien asertivo y compasivo); 5 representa el polo más pato-lógico, una persona cargada de fobias, con mucha angustia y que se aísla de forma exagerada. Entre 1 y 5 existe toda una gama de posibilidades dentro del patrón floral.

El que uno se mueva por todo este espectro dependerá de una serie de variables externas y del trabajo interno, terapia, etc. Alguien puede pensar: «De acuerdo, cuando niño era un gran Mimulus, pero ahora ya no me veo así». ¡Felicidades!... Lo más probable es que sea usted un Mimulus positivizado, o que lo esté en gran medida.

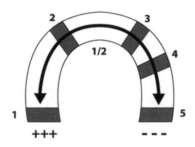

La matización precedente resulta esencial para poder entender la dimensión dinámica de los patrones florales, por lo que describiré un esquema dinámico de Scleranthus. Debemos estar pendientes de cada número en el gráfico de la «herradura».

1. Representa el estado más positivo de Scleranthus. Se supone que el sujeto ha aprendido la lección de *la firmeza*. Toma sus decisiones con rapidez, basándose en el discernimiento de la información recogida y te-niendo en cuenta una serie de variables y matices exteriores e interio-res. Sabe, por tanto, discriminar lo importante de lo superfluo y también procesar adecuadamente la información intuitiva que recibe. Es asertivo. No tiene miedo a equivocarse más allá de la conveniente prudencia. Es comprometido y responsable. Estable y seguro de sí mismo. Generoso y empático. Muchos lo tienen por un gran estratega.

2. Se trata de un sujeto habitualmente seguro de sí mismo, pero que sin embargo atraviesa por períodos en los que le es muy difícil tomar decisiones, épocas que vive con algún nivel de ansiedad. No obstante, aunque tarde algo más de tiempo, suele decidirse, en ocasiones contan-do con la opinión de los demás. Es bastante firme y tiene autoconfianza.

3 y 4. Corresponden a los prototipos o estereotipos comúnmente conocidos de Scleranthus. Se encuentran en la zona negativa. Son los inestables, indecisos, no comunican sus dudas, introvertidos, confusos, con distintos niveles de ocupación mental y preocupación (White Chestnut). Se bloquean y sufren por ello.

5. Representa la franja más negativa. Personas con fuertes desequilibrios y problemas para mantener el control (mucho Cherry Plum) que pueden sufrir patologías psiquiátricas severas, como la enfermedad bipolar o el trastorno límite de la personalidad.

Como podemos deducir, las descripciones del Dr. Bach no contemplan esta herradura dinámica. Son secciones, retazos de un campo más amplio. Por ejemplo: la descripción «oficial» definitiva de Scleranthus se podría situar en el corte 3 o 4. La de Water Violet efectuada por el Dr. Bach está positivada y, por lo tanto, equivaldría al 1. Las de autores posteriores parecen situarla más entre el corte 2 al 4.

Como a estas alturas podemos deducir, con el tratamiento y el desarrollo de determinadas habilidades, es posible evolucionar dentro de esta herradura.

Por otra parte, también debemos considerar que sobre la tipología original no mejorada vayan desplegándose otros estados florales que, en su momento, definí como *extensiones*,[41] y que más adelante se transformarían en los *territorios tipológicos*.[42]

Otro de los problemas que surgen a menudo es el motivo por el que nos vemos reflejados en tantas flores. Sin duda, esto puede representar un quebradero de cabeza para quien pretenda autotratarse. En realidad, el hecho de que nos sintamos identificados con tantas esencias no es negativo, a menos que seamos demasiado Cerato o Scleranthus. Significa

---

41. El paso del tiempo me llevó a abandonar el concepto de *extensión*, ya que resultaba demasiado determinista para la visión psicodinámica que actualmente orienta mi trabajo. Antes, consideraba que Larch (creencia distorsionada de inferioridad) era una extensión de Mimulus y de Centaury, pero después comprendí que formaba parte del núcleo de la personalidad de ambos, más concretamente de su sistema de creencias, como se verá más adelante en las unidades correspondientes. La versión más actualizada se ve en las formaciones online, que pueden consultarse en www.anthemon.es y www.ricardoorozco.com.

42. Ver mi libro: Orozco, R. (2017). *Flores de Bach. Patrón transpersonal® y aplicaciones locales. Territorios tipológicos*. El Grano de Mostaza.

que reconocemos los estados florales como algo cercano, propio, cotidiano, y verdaderamente las flores abarcan estados conocidos y habituales en nosotros y en los demás.

Sin duda, lo más preocupante es cuando uno está tan disociado que no se ve en ninguna descripción floral.

El terapeuta experimentado no encuentra problemas para jerarquizar qué esencias son las más urgentes en consulta. Un consejo: lo *urgente* siempre está por encima de lo *importante*. Si por ejemplo sufrimos un desmayo, lo urgente es tomar Clematis para «reconectarnos». El hecho de que hayamos tenido una infancia infeliz o carente de amor pasa, por importante que sea, a un segundo término, puesto que el propio desmayo ha actuado como jerarquizador de la información.

Cualquier retrato de los que veremos en este libro resulta extrapolable a toda cultura y período histórico. Son las descripciones las que a veces parecen «de otra época» si están realizadas de una manera demasiado estática.

Lo mejor de las esencias es que tratan estados universales, atemporales. No es cierto que las Flores de Bach aborden estados de otras épocas.

Por ejemplo, Bach escribe que Hornbeam es «la flor de la mañana del lunes». Sin duda, aunque para mucha gente el lunes marca el inicio de la actividad laboral, el hombre de Cromañón no consideraba los días de la semana en un calendario. Pero podemos imaginar lo que sentiría cuando en pleno invierno escaseaban los víveres en casa. Tumbado en la caverna, acurrucado cerca del fuego, sabía que debía salir a cazar (o ser cazado) de forma obligatoria. ¿Qué no hubiera dado por quedarse más tiempo en casa? ¿No le habría ido bien un tratamiento con Hornbeam para enfrentarse a las actividades obligatorias con más vitalidad?

EL PATRÓN TRANSPERSONAL® (PT): UN VERDADERO TSUNAMI FLORAL

Cuando decidí profundizar en las Flores de Bach e indagar en sus orígenes, mi primera pregunta fue: «¿Cómo prescribían las esencias el Dr. Bach y sus colaboradores?». Para ello, me remití a las Obras Completas de Bach,[43] el primer libro de Nora Weeks[44] y la recopilación de Chancellor.[45]

El resultado de esta pesquisa fue el siguiente. Al parecer, empleaban tres ópticas complementarias entre sí, que traducían o contemplaban las siguientes circunstancias:

a. Lo que la persona piensa, o dice que piensa (plano mental).
b. Lo que la persona siente, o dice que siente (plano emocional).
c. Lo que la persona hace, o dice que hace (plano comportamental).

---

43. Obviamente, cuando empecé esta búsqueda, las obras completas no eran tan «completas». Como ya he ido comentando, las mejores son las de Continente de 2017.

44. Weeks, N. (1993). *Los descubrimientos del Doctor Edward Bach.* Lidiun. Weeks, N. (2007). *Los descubrimientos del Doctor Edward Bach.* Índigo.

45. Chancelor, P. (1992). *Flores de Bach, Manual Ilustrado.* Lidiun.

Y todo hasta aquí parecía seguir estos derroteros, hasta que me topé con un caso seguido de puño y letra por el propio Bach, donde aparece una cuarta óptica que di en llamar «transpersonal», puesto que se trataba de una lectura que va más allá de lo personal o de la personalidad. Que traduce los signos y los síntomas a flores concretas del sistema.

A esta historia, que Bach llama «Hombre. 21 años» la rebauticé como «Historia del electricista». Es el fundamento histórico de mi trabajo sobre el Patrón Transpersonal®, cuyo borrador publiqué inicialmente en 1995 en la Revista-Boletín de SEDIBAC[46] nº 6.

Se trata de un seguimiento de más de 3 semanas, efectuado por el propio Bach, entre octubre y noviembre de 1932, cuando solo se disponía de los doce curadores. Por ello, se echan en falta esencias más ajustadas a la descripción, como Star of Bethlehem, Crab Apple u otras, que no aparecerán hasta 1935.

Dada la trascendencia y repercusión que esta historia ha tenido en mi trabajo, y en la evolución de la terapia floral en general, la reproduzco íntegramente con el añadido de algunos comentarios propios.[47]

Historia del electricista
Antecedentes:

«El paciente se dedicaba a la instalación de cables eléctricos y en el momento del accidente se encontraba subido en el extremo de un poste de diez metros de altura. Estaba trabajando en la instalación de un cable positivo, es decir, conductor y, mientras lo sujetaba, el viento agitó contra él el cable negativo, o de tierra, cuyo contacto hizo circular 700 volts a través de su cuerpo. Su mano derecha, que sujetaba el cable positivo, se cerró espasmódicamente sobre él, como suele suceder en los casos de electrocución, sin poder soltarlo; una vez liberado del contacto con el cable de tierra, cayó desde diez metros, sobre un cerco de arbustos, que amortiguó su caída, de donde se le recogió en estado de semiinconsciencia».

---

46. SEDIBAC es la Sociedad para el Estudio y Difusión de la Terapia del Dr. Bach de Cataluña.

47. Remito al lector que quiera profundizar en el tema del Patrón Transpersonal®, a mi libro: Orozco, R. (2017). *Flores de Bach. Patrón transpersonal® y aplicaciones locales. Territorios tipológicos*. El Grano de Mostaza. También se puede realizar una formación exclusiva online sobre el tema en www.anthemon.es o en www.ricardoorozco.com.

Tratamiento:

«24 oct.: Revisé al paciente cuatro días después del accidente. La mano derecha se hallaba hinchada a casi tres veces su tamaño normal, con severas quemaduras en la yema del pulgar, entre los dedos anular y meñique, y en lado externo de la palma. La mano carecía de toda sensación y, en cierta forma, estaba prácticamente 'muerta', con una total ausencia de dolor. Inmediatamente, se le administró Clematis en forma interna para devolver la vida a la mano, agregando Impatiens en forma de loción, para actuar como bálsamo sobre las heridas».

Comentario: La prescripción de Clematis no se corresponde con características de la personalidad del paciente ni de su actitud, sino con el hecho de que la mano esté «prácticamente muerta», es decir, «desconectada». Nos encontramos con la primera aplicación local documentada de la historia floral: Impatiens como analgésico. Tampoco en este caso está dada por la actitud o personalidad del paciente.

«26 oct.: La mano ha comenzado a volver a la vida, y al retornar el tacto ha comenzado a doler cuando se la mantiene suspendida hacia abajo; también la inflamación. Durante la mañana, el paciente pisó accidentalmente a su pequeño cachorro, y el ladrido que lanzó lo sobresaltó de tal forma que le obligó a sentarse, 'temblando y estremeciéndose convulsivamente', como lo había hecho durante el shock eléctrico. Sin embargo, el paciente se manifestaba externamente alegre y minimizaba la importancia de sus heridas. En esa oportunidad, se le proporcionó Agrimony, Mimulus y Rock Rose en forma interna: Agrimony para el estado mental de excitación a pesar de las quemaduras, Mimulus para suavizar el sistema nervioso y Rock Rose para prever posibles complicaciones, tales como hemorragias en las heridas».

Comentario: El uso de Agrimony parece dado por la actitud seguramente bromista del electricista. Tal vez minimice la gravedad de su accidente. Esta prescripción de la esencia es «personal». La indicación de Mimulus para «suavizar el sistema nervioso» parece hablar de un uso primitivo de la esencia como una especie de ansiolítico. El de Rock Rose se entiende porque en esa época Bach lo emplea como actualmente utilizaríamos el Rescate, pero recordemos que, en el tiempo de este caso, solo existían las primeras doce esencias.

«28 oct.: La mano aparece mucho menos inflamada, pero tiende a doler cuando se la venda; por primera vez sangró ligeramente por las quemaduras. Se agregó Impatiens a la loción de caléndula utilizada para vendar la mano; también se administró Impatiens y Agrimony internamente: Impatiens para el dolor y Agrimony, como antes, para el estado mental».

Comentario: El uso de caléndula para la loción parece más bien incidental. Más allá de que la planta sea útil como cicatrizante, antiinflamatoria y regeneradora, probablemente ellos se valían de vehículos ya preexistentes para agregar las flores, como ocurre en nuestros días. Esta es la primera aplicación local de las Flores de Bach documentada, y tiene una excepcional importancia histórica.

«30 oct.: La heridas, que hasta el momento no habían presentado ninguna reacción saludable, comenzaron a supurar con un olor ofensivo, especialmente la de la yema del pulgar, y fue preciso vendarlas dos veces al día. Dos de los dedos temblaban y se estremecían espasmódicamente. El paciente no había 'vuelto a ser él mismo' desde el shock eléctrico. Aún carecía de sensaciones en el pulgar o en su yema, pero la mano ya casi había vuelto a su tamaño normal. Se le administró Scleranthus, Clematis y Gentian en forma oral: Scleranthus para la inestabilidad de los dedos, Clematis para volverlo a su personalidad normal y Gentian para aliviar una ligera depresión».

Comentario: Aparece otra flor en uso claramente transpersonal: Scleranthus. Fijémonos que en ningún momento Bach detalla que el paciente experimente dudas o indecisión entre dos cosas, sino que la esencia es prescrita por la «inestabilidad de los dedos». Clematis también, además de para reconectar la sensibilidad de la mano, viene justificada por algún tipo de actitud diferente de la atribuible a su «personalidad normal».

«2 nov.: Ligera mejoría, pero aún persiste la insensibilidad del pulgar y el área circundante».

«5 nov.: Se genera un cierto temblor en la mano, cuando el paciente trata de abrir y cerrar los dedos. Se le administró Clematis, Gentian y Scleranthus internamente: Clematis para 'devolverle la vida' a la mano, Scleranthus para el temblor y Gentian para la ligera depresión, que aún persistía».

Comentario: Bach se ratifica en el uso transpersonal de Clematis y Scleranthus. Acerca de Gentian, hay que decir que en una primera época la relaciona con la depresión. Bien pronto rectifica y las indicaciones derivan a «*discouraget*» (desanimado), que se corresponde con el uso actual.

«11 nov.: El paciente evoluciona bien, excepto por cierta rigidez en los dedos, especialmente el pulgar, que aparece bastante bloqueado. Se le proporcionó Vervain internamente, agregándola también a la loción, a fin de combatir la rigidez».

Comentario: Este es el segundo caso histórico de aplicación local. Vervain está prescrito por la rigidez de la lesión y no por características personales del paciente.

«17 nov.: La mano está mucho mejor; puede escribir algo a máquina y las heridas prácticamente han cicatrizado, excepto la más grande de la yema del pulgar, donde los tejidos se habían quemado hasta la fascia. Se le administró Vervain para cierta rigidez remanente y se aplicó Impatiens en las vendas por si las terminales nerviosas libres provocaban algún dolor».

«18 nov.: Cuando el paciente llegó para el siguiente vendaje, no solo podía mover libremente el pulgar, sino que manifestó encontrarse maravillosamente bien; se sentía en excelente estado, y pudo hacer una caminata de diez millas. A partir de ese momento, el progreso fue rápido y la herida más grande cerró sin ninguna supuración más. La nueva piel se formó naturalmente, haciendo evidente que no haría falta ningún tipo de implante de piel y que la mano no presentaría ningún tipo de discapacidad posterior. Las cicatrices resultantes fueron muy leves y solo sobre la yema del pulgar, donde la quemadura había alcanzado el cuarto grado».

Conclusión: En esta historia, se detectan usos florales que no se corresponden con criterios de personalidad, sino con la lectura y traducción de signos y síntomas a unas flores en concreto. Por otra parte, se usan dos esencias florales de forma tópica.

Hacia un nuevo paradigma floral

Si nos fijamos, el Dr. Bach está trabajando en este caso desde un directorio superior, desde la conciencia de lo que hace la flor a todo nivel. Se trata de un ejercicio de pensamiento abstracto supremo. El pensamiento abstracto consiste en encontrar el común denominador de las cosas, y Bach lo ha hallado y ve Clematis en la desconexión de la mano, igual que lo vería en una persona con esa tipología que está desconectada del sentido práctico de la vida.

Es evidente que debe existir un término que vincula la manifestación física de la insensibilidad de la mano en la historia del electricista con la esencia floral de Clematis. Este término es «desconexión». Del mismo modo, el que los dedos tiemblen permite pensar en la «inestabilidad», palabra que conducirá a Scleranthus.

Así, «desconexión» e «inestabilidad» serán términos que yo considero transpersonales, puesto que abren las aplicaciones de la esencia a toda manifestación susceptible de ser tratada con la esencia floral.

El caso del electricista no fue ni mucho menos el único en el que detecté aplicaciones florales no basadas en la personalidad ni en la persona, es decir transpersonales. Existe una interesante colección de ellas, que me encargué de documentar en mi trabajo específico del Patrón Transpersonal® y las Aplicaciones Locales de 2017, a donde remito al lector interesado.

Mi objetivo en el presente libro es ofrecer una buena explicación del PT previa, puesto que en cada flor se detalla el «Nivel transpersonal», pero sin profundizar excesivamente en su descripción, puesto que no es el tema central de este nuevo libro.

A veces, me pregunto el porqué estas aplicaciones de las flores tan útiles fueron desaprovechadas hasta hace relativamente poco tiempo, y se me ocurren varias explicaciones. Una de ellas posiblemente sea la excesiva «mentalización» del uso de las esencias florales. Otra, seguramente, tiene que ver con la falta de sistematización de los usos transpersonales y su consiguiente práctica.

Lo que sí puedo afirmar es que mi trabajo de casi 30 años en el PT me ha dado grandes satisfacciones. Las aplicaciones locales de las Flores de Bach han ayudado a mucha gente a mejorar su calidad de vida y a llevar las esencias a muchos hogares donde acaso nunca hubieran llegado. Y esto llena de sentido mi esfuerzo.

Algunas definiciones necesarias del Patrón Transpersonal® (PT)

Resulta un poco complicado encontrar una base teórica que explique, de forma accesible a todos, el modo de actuación del PT. Me gustaría contribuir en algo a esta comprensión. También quiero aclarar que la propia explicación del PT ofrece la base teórica para explicar el mecanismo de actuación de las Flores de Bach, un tema sobre el que se ha hablado muy poco hasta ahora.

Lo primero sería plantear que la energía se expresa en la naturaleza siguiendo patrones de forma.

«Así, la Creación o realidad no es una serie de cosas, sino una danza de patrones de energía. Es la misma energía la que aparece en distintos patrones. No solo existe una interconexión entre todo, sino que en realidad todo es lo mismo: la energía en movimiento y asumiendo diferentes formas».[48]

Podemos hablar así de una energía universal única, indivisa, que todo lo impregna. Para circular y construir el mundo de las formas, esa energía primigenia se debe polarizar.

Tomaré prestados algunos conceptos y pasajes provenientes de Henry Reed,[49] Rupert Sheldrake,[50] Richard Gerber,[51] Ermanno Paolelli[52] y Julian Bar-

48. Reed, H. (1991/1999). *El despertar de los poderes psíquicos*. Edaf.

49. *Ibidem*.

50. Sheldrake, R. (1990). *Una nueva ciencia de la vida*. Kairós. y Sheldrake, R. (1990). *La presencia del pasado*. Kairós.

51. Gerber, R. (1993). *La curación energética*. Robin Book.

52. Paolelli, E. (2015). *Neurocuántica. La nueva frontera de la ciencia*. El Grano de Mostaza.

nard.[53] Sin ellos saberlo, sus trabajos me han ayudado considerablemente a respaldar, con hipótesis teóricas muy atractivas, el concepto del PT. Esto es para mí muy importante, pues así se puede entender este concepto partiendo en cierta forma de «más arriba» que en mis libros precedentes.

Podemos intentar explicar el mundo en el que vivimos, y esto incluye todo lo comprendido en la naturaleza, lo fenomenológico, lo material, el mundo de las formas, las ideas, los pensamientos, etcétera, desde dos grandes perspectivas enfrentadas: la *microperspectiva* y la *macroperspectiva*.

La primera de ellas forma parte de lo que entendemos como punto de vista mecanicista, falsamente llamado «científico». Desde este enfoque, la ciencia de *Planolandia*[54] reduce toda la vida a la acción de la química y de la física, usando el átomo como ladrillo.

«Engancha unos cuantos átomos y obtendrás una sustancia química. Mezcla algunas sustancias químicas y obtendrás una reacción química. En algún punto de esta secuencia, una de estas reacciones químicas, afortunadas pero accidentales, crea nuevas formas vivas. Después de un tiempo, llegamos a las plantas, a los animales y a los seres humanos. Un pensamiento humano es el resultado final de reacciones químicas en el cuerpo que responden a sucesos físicos y químicos en el mundo exterior. Todo se explica como una cadena de secuencias de causa efecto que implican básicamente procesos atómicos».[55]

En este enfoque, todos los procesos se analizan en términos de la parte menor. Pero incluso muchos científicos, entre los que incluimos al preclaro y revolucionario Sheldrake, rechazan el emplear la *microperspectiva* para explicarlo todo, ya que es evidente que esta teoría no consigue justificar el porqué de las formas concretas.

---

53. Barnard, J. y M. (1999). *Las plantas sanadoras de Edward Bach.* Flower Remedy Programme. Traducida de la edición inglesa de 1988.

54. Ocurrente término ideado por Carmen Hernández Rosety, para referirse a la dimensión en la que habitan quienes no pueden ver más allá de lo inmediatamente material, e incluso se jactan de ello.

55. Reed, H., *op. cit.*

Según Henry Reed:

«Si consideramos una estructura compleja como una proteína y las formas moleculares posibles que puede adoptar, el número resultante es astronómico. Si calculamos el tiempo posible que tardaría en probar todas esas posiciones mediante rotaciones, este sería mayor que la edad del Universo conocido».[56]

Frente a esta visión reduccionista, oficial en este momento, que representa la *microperspectiva*, surge otra opuesta llamada *macroperspectiva*. En ella, se analiza la vida en términos de los procesos más generales que engloban y gobiernan a los más pequeños.

La *macroperspectiva* es también holística,[57] pues concibe el sistema no como una amalgama de partes, sino como un todo, al igual que la ecología. Algunos descubrimientos de la física cuántica intentan inclinar la ciencia hacia una concepción del mundo más integrada holísticamente.

Sin embargo, esta *macroperspectiva* no es para nada una novedad. De hecho, es la *microperspectiva* la que apenas tiene unos pocos cientos de años.

Para Platón, muy influenciado por el pitagorismo (concepto de *idea-número*), las formas del mundo de la experiencia sensorial eran como reflejos imperfectos de formas o ideas arquetípicas y trascendentes. También Aristóteles creía en la existencia eterna de las formas específicas perfectas, los arquetipos.[58] «Ese mundo de las ideas está más allá del mundo físico, en este sentido es una dimensión 'metafísica'».[59]

Según el Dr. Ermanno Paolelli, el mencionado mundo metafísico de las ideas ha sido denominado de diversas maneras:

- *Mundo 3,* por el filósofo Karl Popper.
- *Campo A,* por el filósofo y científico Erwin Laszlo.

---

56. Sheldrake, R., *op. cit*.

57. *Holos,* en griego, significa *todo, entero*.

58. El término «arquetipo» viene del griego, donde la combinación de ἀρχέ (arjé) y τυπον (typon), significa algo así como *forma originaria, primer modelo,* o *modelo original*.

59. Paolelli, E., *op. cit*.

- *Potencial cuántico,* por el físico cuántico David Bohm.
- *Inconsciente colectivo,* por el psiquiatra C. G. Jung.
- *Akasha,* por la filosofía hindú.
- *Campo unificado de información,* por varias fuentes.

La *macroperspectiva* da por sentado que detrás de todo fenómeno subyacen principios preexistentes de orden, de jerarquía. En este punto, resulta muy esclarecedor citar un párrafo de Richard Gerber:

«Los niveles de ordenación constitutivos de toda vida y de toda materia se rigen por leyes implícitas de forma: las energías sutiles que determinan la forma existen como pautas geométricas repetitivas y figuras que influyen sobre la expresión de toda clase de sistemas, desde el átomo más diminuto hasta las más inmensas galaxias».[60]

Pero aún es posible concretar un poco más. Para Sheldrake, las formas de la naturaleza son precipitados orgánicos de *patrones maestros* (arquetipos en un sentido amplio) que existen en una realidad de otra dimensión que denomina *campo morfogenético.* En este sentido, se podría añadir este campo a los que cita Paolelli.

Las teorías de Sheldrake son en realidad una explicación científica, aunque en ocasiones algo compleja, de cómo se puede llegar a entender lo que yo llamo Patrones Transpersonales.

Pero vamos a profundizar más en estos conceptos. Quizá un buen comienzo sea partir de lo que energéticamente podemos considerar «el inicio», valga la redundancia.

Todos hemos oído hablar, como modelo energético teórico, de una energía primordial, un principio maestro que todo lo impregna: *Lo Uno.* Claro que a este principio germinal podríamos llamarlo *Energía Universal, Dios, Amor...* Como veremos enseguida, Bach prefiere utilizar los dos últimos términos.

Siguiendo con Henry Reed: «Lo Uno se expresa en manifestaciones específicas, aunque interconectadas. Estas manifestaciones se ven como patrones: patrones de vibración».

---

60. Gerber, R., *op. cit.*

En este punto, es interesante señalar que Bach recurre a una imagen budista, *la Red Enjoyada de Indra*, que cristianiza para explicar, mediante una de sus habituales metáforas, el principio inalterable de *Lo Uno*, a lo que se refiere como principio de *La Unidad de todas las cosas*:

«Asumir que el Creador de todas las cosas es el Amor, y que todo lo que registra nuestra conciencia en su infinito número de formas son manifestaciones de ese Amor, ya sea un planeta, un guijarro, una estrella o una gota de rocío; tanto en el hombre como en una forma de vida inferior.

Quizá sea posible tener un atisbo de esta concepción, pensando en nuestro Creador como un gigantesco sol resplandeciente de amor y generosidad, desde cuyo centro irradia en todas direcciones un infinito número de brillantes rayos luminosos. Nosotros, al igual que todo aquello de lo que tenemos conciencia, somos ínfimas partículas al extremo de esos rayos, enviadas para obtener experiencia y conocimiento, para regresar finalmente al gran centro. Y aunque para nosotros cada rayo pueda parecer separado y distinto, es en realidad parte de ese Gran Sol Central. La separación es imposible, ya que tan pronto como uno de los rayos es separado de su fuente, inmediatamente deja de existir.

Quizá podamos comprender así algo de la imposibilidad de la separación, ya que, aunque cada rayo pueda poseer su propia individualidad, es, no obstante, parte de la gran fuerza creadora central. De esta forma, cualquier acción contra nosotros mismos o contra los demás afecta al todo, porque la imperfección provocada a una parte se refleja en ese todo, donde todas y cada una de las partículas deben, en última instancia, alcanzar la perfección».[61]

Esta visión anticipa el modelo holográfico y sugiere que cada parte del universo puede comunicarse con todas las demás por resonancia de patrones, lo que guarda relación con lo que Sheldrake denomina *resonancia mórfica*. Entendemos que esta resonancia energética se produce cuando un sistema es impulsado por una fuerza alternativa, que coincide con su frecuencia natural de vibración.

---

61. Extraído de Bach, E. (1993). Cúrate a ti mismo. *En Bach por Bach. Obras Completas*. Continente.

La resonancia mórfica tiene que ver también con el concepto de *entrelazamiento cuántico (entanglement)*.[62][63]

Pero sigamos con el concepto de *Lo Uno*. Al principio de la Creación, esta fuerza *Una* debió manifestarse de dos maneras contrapuestas y complementarias, esto es como una fuerza de atracción y otra de repulsión, ya que la vida es de naturaleza dual: positivo/negativo; masculino/femenino; arriba/abajo; día/noche. Es decir, como energía Yin y energía Yang.

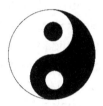

Siguiendo con Henry Reed:

Este símbolo es seguramente la representación más antigua de esta partición energética primordial. Diversas tradiciones ancestrales hablan de esta bipartición, de este *big-bang* que dio origen al mundo. Por ejemplo, la Biblia nos dice que Dios separó el cielo de la tierra, la luz de la oscuridad. Los Upanishads de la India explican que el mundo nació cuando el gran huevo cósmico estalló en forma de oro y plata. El oro formó el cielo y la plata la tierra.

Fue necesario que el Uno se dividiera en dos para crear la energía. La oscilación entre dos polos opuestos es la dinámica básica de la vibración. Esa oscilación/vibración es la base de la energía. La energía eléctrica se manifiesta de forma similar con una oscilación entre los polos positivo y negativo.

Toda la energía creativa deriva de esta fuente única, de la vibración central y universal al inicio de la Creación. Esta vibración universal integra

62. Este fenómeno fue descrito ya por Einstein en los años 30, pero no lo comprendió del todo. En el *entrelazamiento cuántico*, dos o más partículas, separadas entre sí por la distancia que sea, son capaces de comunicarse sin que exista ningún canal de transmisión conocido, y a una velocidad instantánea. El *entrelazamiento cuántico* rompe por completo la *microperspectiva* utilizada hasta ahora para entender el mundo. Recientemente, se ha demostrado que también se produce en sistemas más grandes que el de las simples partículas.

63. Paolelli, E., *op. cit.*

e impregna todas las demás vibraciones derivadas. Por tanto, *Lo Uno* se expresa en manifestaciones específicas, aunque interconectadas. Estas manifestaciones se expresan como patrones: *patrones de vibración,* o lo que es lo mismo, secuencias organizadas de energía con su correspondiente información.

Un aspecto muy importante de las fuerzas creativas es su tendencia a manifestarse. La creatividad empieza como energía pura, pero cambia al asumir un patrón específico. Como patrón de vibraciones, la energía contiene información. Dicho patrón de información consigue pasar del nivel muy abstracto e invisible (campo morfogenético de Sheldrake) al nivel concreto y material de la realidad.[64]

Alrededor de 1930, un científico suizo llamado Hans Jenny demostró de una forma sorprendente cómo las vibraciones invisibles pueden modular el aspecto de las formas visibles.[65]

Jenny colocó una sustancia (arena, polvos, líquidos o plastilina) en una membrana metálica redonda. A medida que el disco se movía en respuesta a diversas vibraciones sonoras, la sustancia asumía formas diferentes. La realidad subyacente de estas formas estaba en la vibración sonora. Al quitar el material, se podía quitar la forma manifiesta y, sin embargo, el patrón vibratorio invisible permanecía, esperando el medio de hacerse de nuevo visible. Muchas de las formas se parecían a patrones que aparecen en la naturaleza.

Si reflexionamos sobre este experimento, podemos llegar a la siguiente conclusión: la energía es real. La forma física es relativamente irreal.

Pondremos otro ejemplo de cómo podemos entender el mundo desde una *macroperspectiva.* Los patrones vibratorios que resultan de la creación de un arbusto están en todo el universo, ya que se pueden entender como especializaciones del Uno. Sin embargo, solo han llegado a un nivel físico y estable en los lugares concretos donde crece esa especie de arbusto en particular. Todos los ejemplares de esa especie de arbusto están ligados al patrón vibratorio que está asociado con esa especie. Desde la visión de la *microperspectiva,* ese arbusto se reproduce por semillas que los pájaros llevan a todas partes de la tierra, una secuencia de causa

---

64. Reed, H., *op. cit.*
65. *Ibidem.*

y efecto de sucesos mecánicos. Sin embargo, desde la visión de la *macro-perspectiva*, todos los arbustos surgen de la fuente vibratoria, como los radios de una rueda. El hecho de plantar una semilla solo determinará el lugar en donde la fuente central vibratoria manifestará otro rasgo.[66]

Pero ahora llegamos a la parte más apasionante de la exposición. Los pensamientos y los sentimientos son en realidad «cosas» y, como tales, pueden ser definidos como patrones vibracionales determinados a nivel mental y emocional.

Los mismos patrones vibracionales de la mente, que han creado los patrones de nuestro pensamiento y nuestra imaginación, también crean los patrones del mundo físico. La mente y la naturaleza son una.[67]

Existe una innegable correspondencia entre los patrones de imágenes espontáneas que surgen en la mente y los patrones de la naturaleza que revelan los microscopios y telescopios.

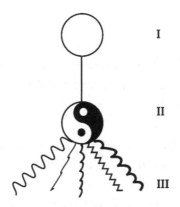

Esta figura intenta representar lo que ocurre con la energía en sus divisiones.

- I, representa *Lo Uno*.
- II, la bipartición de esa energía primordial en la polaridad Yin-Yang.
- III, las diferentes formas, los diferentes patrones vibracionales que se derivan de este hecho.

---

66. *Ibidem*.
67. *Ibidem*.

De alguna forma, los patrones expresados en III pueden definirse como principios creativos que constituirán todas las formas concretas de la naturaleza y, por consiguiente, también patrones de pensamiento y sentimiento concretos individualizables en el ser humano. Cada uno de estos patrones específicos proviene y forma parte de I. Los Patrones Transpersonales pueden situarse en esta tercera subdivisión.

Podríamos así pensar que entre los patrones arquetípicos de energía existen, por ejemplo, los siguientes: *estabilidad, reconexión, control* (u *orden*), *moderación, reparación, regeneración, adaptación, armonización, limpieza*…. Podríamos llamarlos patrones de sanación.

Las esencias florales de Bach son catalizadores o canalizadores de estos principios arquetípicos de sanación. Por ejemplo, Scleranthus es un reconductor del patrón de la *estabilidad;* Clematis, de la *reconexión*; Cherry Plum, del *orden* o el *control*, y así sucesivamente.

Parafraseando a Julian Barnard, las flores, como todo lo existente en la naturaleza y en este plano de la realidad, son la expresión de los patrones vitales de la fuerza de la vida.[68]

El Dr. Bach fue un gran «superponedor» o «resonador» de patrones. Se dio cuenta de que algunas de las flores que él definió como de *orden superior* tenían la propiedad, una vez preparada la esencia, de hacer resonar con más intensidad en nuestra mente y en nuestro cuerpo los patrones arquetípicos maestros a los que me refería en un principio, esto es, patrones de sanación…

Intentaré aclarar mejor esta idea porque es la base de lo que quiero transmitir. Por ejemplo, en la historia del electricista, Bach detecta que «la mano está como muerta», sin sensibilidad, es decir *desconectada*. Por lo tanto, en ese momento, el patrón de vibración de la mano, por decirlo de alguna manera, está funcionando de una forma patológica, distorsionada… La toma y/o aplicación de Clematis ayuda a que el patrón arquetípico de la *reconexión* se perciba con más intensidad, se focalice de manera más patente y, por resonancia, «reconecte» la mano.

---

68. Barnard, J., *op. cit.*

¿Y si para entender mejor todo esto, aplicamos un símil informático?

Hasta aquí, hemos visto que existen arquetipos o patrones de sanación que están en aquel campo unificado de información antes citado. Pero, por todo lo que hemos estado tratando, podemos deducir que así como es arriba es abajo, y así como es afuera es adentro. Es decir, que esos mismos patrones de sanación están en nuestro interior, a modo de programas informáticos operativos.

De hecho, si lo pensamos, nuestro organismo tiende a la autosanación espontánea, a un equilibrio, lo que intenta explicar el término homeostasis, entendido como un equilibrio dinámico. Así, los patrones arquetípicos de *estabilidad, reconexión, control* (u orden), *moderación, reparación, regeneración, adaptación, armonización, limpieza,* etc. están presentes también en nuestro interior, actuando continuamente e intentando mantenernos sanos, puesto que el organismo está orientado hacia la curación espontánea.

Pero en diversas ocasiones, como en la enfermedad, accidentes externos como el del electricista, conflictos interiores,[69] y un sinfín de causas más, estos patrones internos de sanación no funcionan a pleno rendimiento, están enlentecidos o directamente averiados.

Si pensamos en un ordenador, podemos tener un sistema antivirus instalado de origen, pero el mismo puede estar desconectado o averiado, incluso desactualizado. La esencia floral de Bach, lo que aporta es probablemente un *password*, una contraseña, que permite reconectar el patrón existente en ese campo unificado de información con el preexistente en nuestro cuerpo. Pensemos que, cuando compramos una nueva versión del programa o reinstalamos la preexistente con uno no dañado, obtenemos por Wifi o por cable (a modo de campo unificado de información) lo que necesitamos. ¿Y cómo lo obtenemos? Mediante una contraseña o *password*. Ahora bien, seguramente la esencia floral es esa contraseña, un código de información que nos permite el acceso al programa correcto, que «resonará» con el preexistente y lo intentará reparar. No me atrevo a decir que lo sustituirá.

---

69. Apuntando a la filosofía del Dr. Bach, a su patogenia, podemos situar aquí el conflicto alma/personalidad, dado por el intento de rebelión de esta última a los dictados de la primera. Los defectos no corregidos de la personalidad generan directamente un conflicto, que tiende a cristalizar en una enfermedad mental o física.

Es decir, que probablemente el código de información contenido en la esencia floral de Clematis tiene la capacidad de hacer de intermediario (catalizador o resonador) entre un arquetipo o principio maestro de sanación, que podríamos llamar, en el caso de la flor mencionada, *reconexión*, con la manifestación patológica: la *desconexión*. Y esto es lo que vemos en el caso de nuestro amigo el electricista, expresado por una falta de sensibilidad en la mano.

Concretando el PT. Principio de analogía. Definiciones.

Hasta aquí he expuesto algunos conceptos que, a mi modo de ver, ofrecen una base teórica o, al menos, un contexto teórico al PT. A partir de ahora, quiero concretar un poco más el cómo incide todo esto en el modelo del PT, y así llegar a la parte práctica que nos permita utilizarlo con fundamento.

Soy consciente de que a partir de ahora repito algunos conceptos y aunque esto, desde un punto de vista literario, resulte poco elegante, creo que es justificable si en algo ayuda a una mejor comprensión de mi trabajo.

Un **patrón** es un modelo, un punto de referencia estructurado, identificable y estable. Es también una secuencia, una forma predeterminada, un punto de referencia. Por ejemplo, cuando hablamos de un «patrón agresivo de conducta», nos estamos refiriendo a alguien que se comporta, de una manera más o menos estable e identificable, de forma agresiva. Podemos hablar también de patrón celular, genético, vibracional, incluso monetario...

Transpersonal significa literalmente: «más allá de lo personal o de la personalidad».

La **analogía** es el principio básico que rige el funcionamiento de la naturaleza. Si consideramos que los diversos patrones y arquetipos que conforman la naturaleza se expresan analógicamente en todos los planos existentes, ya que comparten un mismo principio esencial que los configura, un patrón de información (una vibración), las diversas manifestaciones de dicho principio, ya sean mentales, emocionales, físicas, fisiológicas, etc., presentarán una semejanza y deberán ser tratadas de la misma manera.

Así, por ejemplo, si consideramos una persona que permanentemente se comporta de forma indecisa entre dos opciones, podríamos convenir que padece de *inestabilidad*, y necesita ser tratada con Scleranthus. Estaríamos aquí ante un uso *personal* de la esencia.

Ahora bien, una persona que presenta temblor, o que tiene problemas de equilibrio, también expresa indicadores de *inestabilidad,* evidenciando la necesidad de tomar Scleranthus, aunque no corresponda al perfil psicológico de la flor. Estamos aquí ante un uso *transpersonal* de la esencia, es decir, no deducido de sus características de personalidad, sino de la acción de la flor a todo nivel. Dicho de otra forma, el patrón vibracional que corresponde a Scleranthus (la *inestabilidad*) no se habrá expresado en el nivel mental/emocional sino, analógicamente, en el físico.

Como vimos unas páginas atrás, las esencias florales probablemente contienen un código de información que evoca o resuena con una frecuencia genérica. Por ejemplo, el remedio Scleranthus conecta con un patrón de vibración que podríamos definir como *estabilidad*, siendo su función terapéutica la detección, resonancia y corrección de todo patrón vibracional relacionado con la *inestabilidad*, cualquiera sea el individuo, ser, miembro, órgano o función donde esta se manifieste.

Los PT son aquellos términos (forzosamente amplios y genéricos) que expresan la acción de la flor a todo nivel, incluido el personal. Este punto es muy importante. El PT es ante todo una palabra, o un conjunto de ellas. Algo así como el común denominador que nos explica el efecto total de la flor.

Voy a proponer otro ejemplo aclaratorio sobre el retrato de Clematis dado por el Dr. Bach. En realidad, describe un personaje posiblemente romántico, alejado y desapegado del mundanal ruido; se entiende que con un mundo rico en ensoñaciones. Carente de sentido práctico, inmaduro, una especie de Peter Pan que elige «una forma elegante de suicidio» para vivir. Sin embargo, puede que esta breve descripción solo represente un 5% de las prestaciones que la flor abarca.

La esencia sirve sin duda para mucho más que para gestionar la ensoñación de los Clematis... Incluso encontramos algunos de ellos muy deteriorados que carecen por completo de ensoñación alguna. Pero Bach se dio cuenta de que el uso de la flor mencionada también servía para *reconectar* la mano dormida del electricista. Sabemos también que la esencia puede ser utilizada para otras formas de *desconexión*, como obnubilación, desmayos, coma, agotamiento, necrosis, etc. Pero lo más interesante es que incluso el retrato escrito por Bach puede ser representado e incluido en el término *desconexión*, como veremos en la siguiente figura.

Resulta coherente afirmar que las descripciones clásicas desarrolladas por Bach son solo un pequeño archivo, básicamente conductual, de lo que las flores pueden hacer desde un directorio mucho más amplio. Las mencionadas descripciones están esencialmente esbozadas para facilitar la autoprescripción de las esencias.

Volviendo nuevamente a la informática, llegamos a la conclusión de que la descripción *personal*, esto es, la tipológica, conductual, o como se la quiera llamar, es como un archivo (por ejemplo un PDF) que está en una carpeta más grande, que engloba lo que la esencia hace a todo nivel... Pues bien, esta acción general está representada por el PT y, por lo tanto, lleva su nombre.

Como vemos en la figura, el retrato tipológico de Bach (la ventana de más a la derecha) es el mencionado PDF que queda englobado en la carpeta de la acción de Clematis a todo nivel (la ventana superior del esquema). Y esta queda representada por un término. Si lo formulamos en positivo, esa palabra es *reconexión*; si es en negativo, *desconexión*. Resulta preferible utilizar el negativo, puesto que es lo que nos conduce al uso de la esencia. Volveré a ello más adelante.

En la figura queda reflejada la situación a la que me refería anteriormente, donde conviene recordar siempre que **lo transpersonal engloba también lo personal.**

Clematis

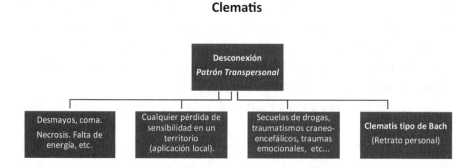

Fijémonos que en este esquema todas las indicaciones terapéuticas de la esencia de Clematis tienen que ver con el término *desconexión*, que es el que explica la acción de Clematis a todo nivel... ¡Exacto!, *desconexión* es pues el común denominador, el Patrón Transpersonal.

Hay esencias florales que a lo largo de la historia floral han tenido un uso mayoritariamente transpersonal, como es el caso de Walnut, Crab Apple, Star of Bethlehem, Olive... Por ejemplo, la primera de ellas se usa en cualquier ser (y esto también incluye animales y plantas) que esté en una situación de cambio y que necesite potenciar el grado de adaptabilidad, cualquiera que sea su personalidad. La segunda salta a la vista que se emplea en cualquiera que deba limpiarse o depurarse, independientemente de su actitud o antecedentes. Star of Bethlehem es quizá el máximo ejemplo de flor transpersonal, ya que evidentemente no existe una personalidad ligada a ella, sino el trauma en cualquier persona o ser viviente. Y Olive representa el agotamiento en cualquier estructura, también viva.

El hecho de tener una acción transpersonal no quita que también se haga un uso personal de algunas de las esencias citadas. Tal es el caso de Crab Apple, que además de conectar con el arquetipo transpersonal de la *pureza*[70] (más precisamente de la *limpieza*), tiene también que ver con un rasgo de personalidad presente en muchos obsesivos.

El *Rescue® Remedy* constituye una gran fórmula transpersonal, aplicable a cualquiera que viva una situación de emergencia.

Cuando hablamos de PT nos estamos refiriendo al término que define el **modelo vibracional genérico en equilibrio o en desequilibrio.**

Podemos decir, por ejemplo, que Cherry Plum (CHP), como cualquier otra esencia del sistema, ayuda a

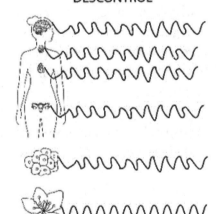

DESCONTROL

CHERRY PLUM

70. Ver Paolelli, E. (2005). La Floriterapia Transpersonale. Revista *Medicina Naturale*.

conectar con un patrón vibracional determinado, el del *control* o el del *orden*. Ahora bien, el desequilibrio tributario de ser tratado con CHP, el *descontrol*, cualquiera que sea el lugar, órgano o ser donde se manifieste, siempre lo hace de una determinada manera, con una determinada forma energética de expresión. Dicho de otro modo, la esencia obtenida del CHP actúa en toda manifestación del *descontrol*, sea esta en un órgano, la mente (donde se habla de miedo a perder el control), un grupo de células, un tejido, una función, un animal, una planta, etcétera.

Siguiendo con el ejemplo de la figura, al modelo genérico vibracional en desequilibrio (el patológico) le llamamos *descontrol*. Al modelo genérico vibracional en equilibrio, *control*.

Para aplicar el PT, he buscado las palabras más amplias, que mejor podrían representar la acción genérica de las flores. He elegido el término en **negativo** puesto que, a efectos diagnósticos, es mucho más útil. Para Cherry Plum, nos interesa mucho más detectar cualquier manifestación de descontrol que de control, ya que en este último caso no sería necesaria la aplicación o toma de la esencia.

La identificación de los PT durante el tratamiento nos permite tratar esas formas de manifestación con las flores correspondientes. De esta manera, aumentan las posibilidades diagnósticas, así como los campos de actuación de la terapia, ya que podemos incidir en cualquier nivel en el que se manifieste la forma.

Siguiendo con el ejemplo de CHP (descontrol), el uso de la esencia se refiere a su aplicación en todo lo que suponga un descontrol: cáncer,[71] tics, problemas hormonales, enuresis, eyaculación precoz, compulsiones, adicciones...

El uso del PT supone un complemento de las aplicaciones tradicionales (personales) de las esencias y de ningún modo una alternativa.

En el fondo, el PT es como la «sintonía fina» que nos permite completar y redondear un tratamiento. Por ejemplo, en un niño que se orina en la cama, habrá que estudiar sus circunstancias, ambiente en el que se

---

71. Entiendo que es discutible el considerar que todos los cánceres significan siempre un descontrol celular.

desenvuelve, temperamento, reacciones, etc., y elegir las flores adecuadas, pero además es muy útil prescribirle CHP, ya que la forma en la que se produce la manifestación está evidenciando un descontrol. Obviamente, el tratamiento no podría ser únicamente CHP.

Siempre en esta línea, el PT no representa tampoco la alopatización del sistema floral, sino el concepto que nos permite, desde una *macroperspectiva*, la valoración ordenada de signos y síntomas y su correspondiente traducción a un lenguaje floral, cosa que el propio Bach hacía automáticamente, como vimos en el paradigmático caso del electricista.

El uso cualificado del PT nos abre también las puertas a la preparación de las aplicaciones locales, a menudo con resultados sorprendentes y hasta hace unos años prácticamente desconocidas en la terapia floral. Además, nos facilita enormemente el tratamiento de animales y plantas, en los que los datos emocionales son más difíciles de obtener.

Resumiendo, el PT es la **esencia de la esencia**, la terminología que describe el arquetipo de la flor y, por tanto, de la esencia.

Sintetizando...

El PT es el término que define la acción de la esencia a todo nivel (planta, animal, persona, sistema, órgano, función, etc.).

El PT designa la esencia de la esencia, el arquetipo de la esencia.

El PT es el término que define el modelo vibracional genérico en desequilibrio.

El PT engloba todas las aplicaciones florales personales y no personales, pero facilita sobre todo las aplicaciones «no personales» de las flores.

La utilidad del PT consiste en:

- Una mejor comprensión de las flores desde su acción arquetípica, general (macroperspectiva).
- El abordaje de seres que no pueden ser entrevistados, como animales y plantas.
- Acceso razonado y simplificado a numerosas aplicaciones locales complementarias de los tratamientos de fondo, en base a cremas, colirios, vaporizadores, compresas, etc.
- Mantenimiento actualizado de las descripciones florales esbozadas por Bach.
- Nexo entre las Flores de Bach y otras disciplinas, como la Medicina China, etc.
- En los últimos años, el PT ha servido de modelo para validar de forma científica el efecto de las Flores de Bach (ver www.sedibac. org y www.gcbach.com).

INTELIGENCIA EMOCIONAL (IE)

Este pequeño capítulo tiene por función introducir a los lectores que desconocen el tema en los rudimentos de la inteligencia emocional.

Resulta muy recomendable, para quienes deseen conocer más acerca de esta cuestión y, naturalmente, de sí mismos, leer el *best-seller* de Daniel Goleman, *Inteligencia emocional*.[72]

Para quien ya lo haya hecho, o no desee hacerlo, tal vez este resumen pueda servir de refresco o aperitivo, respectivamente.

Personalmente, leer los diversos trabajos de Goleman ha sido un tiempo muy bien invertido en mi vida, por lo que mi gratitud hacia este autor es infinita.

Hace años, en 2005, Boris Rodríguez y yo escribimos *Inteligencia emocional y Flores de Bach,*[73] un trabajo que integra ambas disciplinas. De este último libro, tomo libremente los contenidos que se exponen a continuación.

A principios del siglo XX, los psicólogos franceses Binet y Simon empezaron a utilizar test de inteligencia en las escuelas públicas de París. Estos test se utilizaron también antes de la Primera Guerra Mundial y ya masivamente después de ella.

Los test iban orientados hacía un solo tipo bien definido de inteligencia, la *cognitiva*, la mental. Una inteligencia mental constatable por el

---

72. Goleman, D. (1996). *Inteligencia emocional*. Kairós.

73. Rodríguez, B. y Orozco, R. (2005). *Inteligencia emocional y Flores de Bach. Tipos de personalidad en psicología contemporánea*. Índigo.

desarrollo de habilidades verbales y para el cálculo, capacidad de memoria y atención, pensamiento abstracto, etc.

Se hablaba entonces de cocientes o coeficientes intelectuales, y era algo asumido que quienes tenían unos índices altos eran sujetos «privilegiados» o, como mínimo, dignos de admiración.

Pero ¿qué papel quedaba para las emociones si un coeficiente intelectual elevado, fácilmente definible, catalogable y mensurable, podía ser la llave que abriera todas las puertas?

A lo largo del tiempo, se venía observando que el concepto de *inteligencia* que se barajaba, hasta bien entrados los años ochenta del siglo XX, no era suficientemente descriptivo ni ilustrativo.

Bastaba echar una mirada alrededor para darse cuenta de que para muchos individuos «superdotados» intelectualmente la vida era un fracaso, a menos que disfrutasen también de una buena dosis de *inteligencia emocional*.

Si bien este concepto es anterior a Goleman, sin duda fue este autor estadounidense quien supo sistematizar de forma consistente el concepto y divulgarlo de manera científica y, al mismo tiempo, accesible para una gran capa de la población.

Una primera definición de la inteligencia emocional es la siguiente:

La IE es la capacidad de sentir, entender, controlar y modificar los estados anímicos propios y ajenos.

La IE se compone de un conjunto de habilidades. Sin embargo, para conseguir buenos resultados en nuestro entorno es necesario un manejo provechoso de las mismas. El dominio exitoso en la práctica de esas habilidades es lo que se conoce como *competencias emocionales*.

Puede existir la habilidad, pero para que esta sea considerada como una competencia, tiene que conducirnos al éxito en las acciones prácticas que llevemos a cabo. Las competencias emocionales determinan el grado de destreza con que manejaremos nuestras potencialidades.

El desarrollo de las competencias emocionales nos lleva a una existencia más feliz, incidiendo sobre diversos ámbitos de nuestra vida:

1. Contribuyen a nuestro bienestar psicológico.
2. Mejoran nuestra salud física.

3. Favorecen nuestra motivación.

4. Permiten un mejor desarrollo de nuestras relaciones con los demás en las áreas afectiva, laboral y social.

5. Nos ayudan a conocernos mejor y a entender a los demás.

6. Contribuyen a nuestro crecimiento personal o espiritual.

7. Favorecen la ética personal y la mejora del mundo en que vivimos.

Las Flores de Bach son en realidad inteligencia emocional líquida y nos ayudan a desarrollar y hacer un uso adecuado de las competencias emocionales.

Las mencionadas competencias emocionales tienen que ver con la siguiente subdivisión:

- Inteligencia emocional intrapersonal
- Inteligencia emocional interpersonal

A continuación, se hace un somero pasaje por las diversas competencias emocionales, entendiendo que la descripción detallada de las mismas escapa a los objetivos de este libro.

A) INTELIGENCIA EMOCIONAL INTRAPERSONAL

1. Autoconciencia. Permite darnos cuenta de cómo somos y de lo que nos está ocurriendo. Consiste en llegar a hacernos conscientes de los estados de ánimo y los pensamientos que tenemos acerca de ellos. Debemos, para esto, tomar conciencia de los procesos que intervienen en nuestro pensamiento, el modo de percibir las cosas, la manera de guardarlas en la memoria, el sentido que se les confiere y la forma de expresarlas. En segundo lugar, se debe ganar conciencia de las propias emociones. Para ello, debemos saber identificarlas y nombrarlas.

La autoconciencia engloba las siguientes competencias:

—Conciencia emocional
Se trata de la capacidad de hacernos conscientes de nuestras emociones y sentimientos, aunque ello resulte doloroso. Consiste en poderlos

identificar y nombrar. Constituye la parte más emocional de la autoconciencia.

–Correcta autovaloración
Implica el conocimiento de nuestros recursos y limitaciones.

–Autoconfianza
Es el sentido del valor propio.

2. Autorregulación. Habilidad que permite el manejo de nuestros estados de ánimo, recursos e impulsos, en función de regular la conducta.

–Autocontrol emocional
No debe ser confundido con la represión emocional. Se trata de poder llevar a la mente impulsos negativos para nosotros y para el entorno.

–Adaptabilidad e innovación
Adaptabilidad: flexibilidad en el manejo de situaciones de cambio.
Innovación: la comodidad que sintamos al asimilar las nuevas informaciones, ideas y situaciones.

–Confiabilidad
Capacidad de mantener estándares adecuados de honestidad e integridad. Engloba valores morales universales y normas sociales de conducta. Incluye todo lo referente a la ética. Cuando desarrollamos estas virtudes, nuestros niveles de confiabilidad aumentan. El desarrollo de esta competencia asume una importancia capital en la obra de Bach. Baste recordar cuando habla de los defectos a superar: orgullo, odio, ignorancia, inestabilidad, codicia...

–Conciencia social
Puede ser entendida como la habilidad para asumir responsabilidades en todos los órdenes, ya sea en el plano laboral, familiar o social en general. Implica compromiso con el entorno, con el grupo.

3. Motivación. Representa el sentido central de la existencia para Bach. Existe un motivo espiritual, unas lecciones a aprender. El *aprendizaje* es el motivo. Es fácil suponer que todo el sistema floral gire en torno a la motivación y a los alicientes y obstáculos de la misma.

–Definición de la meta
Apunta hacia nuestra vocación o la meta a la que queremos llegar. Tiene que ver con nuestros valores y, en la obra de Bach, con la información transmitida por el alma a la personalidad.

–Impulso de logro
Consiste en el esfuerzo de los individuos para mejorar o alcanzar la excelencia.

–Compromiso
Representa la implicación con el grupo, haciendo nuestras sus metas.

–Iniciativa
Confiar en la intuición y actuar a su lumbre, canalizándola en acciones concretas y respetuosas con uno mismo y con los demás.

–Optimismo
Competencia muy asociada a la motivación. Representa una visión positiva e integradora de la realidad, donde uno cuenta con recursos personales y creencias positivas que le hacen ver sus logros futuros como algo muy probable y estimulante.

B) INTELIGENCIA EMOCIONAL INTERPERSONAL

Incluye las competencias emocionales aplicadas a la relación con los demás. Resulta evidente que para desempeñar de forma exitosa estas habilidades sociales se requiere una buena dosis de *IE Intrapersonal*, ya que ¿cómo puede uno entender e interactuar empáticamente con los otros si no es consciente de sus propios sentimientos y conducta?

1. Empatía. Consiste en hacernos conscientes de los sentimientos, necesidades y preocupaciones de los otros, comprendiéndolos desde su propio marco de referencia. La empatía es la raíz de la ética y el altruismo y probablemente el fundamento de la comunicación.[74]

La empatía guarda mucha relación con la autoconciencia. Para entender lo que sienten los demás hay que tener bien clara la vivencia de las propias emociones; no basta con darse cuenta. Incluye el transmitir que se ha captado lo que la otra persona nos comunica. También implica hacer esta lectura no solo de manera individual, sino en el contexto del grupo; captar el clima emocional del mismo. Luego no es un proceso unidireccional y, para que ocurra, deben haberse desarrollado estas dos destrezas sociales: *sintonización* y *sincronización*.

2. Destrezas sociales. Son el punto culminante del desempeño de la IE. Implican el dominio de una serie de habilidades que permiten inducir las respuestas deseadas en los demás. La capacidad de automotivarse debe ser contagiosa para el entorno.

–Sintonización

Es la forma en que los demás constatan que sus emociones son captadas, aceptadas y correspondidas. Representa el *feedback* o retroalimentación del proceso de empatía. Escuchar no es suficiente; se debe transmitir al otro, mediante el lenguaje verbal y no verbal, que se le entiende, que se lo acepta como persona.

–Sincronización

La sintonización no es suficiente, sino que se debe sincronizar con el otro. Se logra sincronizar cuando el estado de ánimo de un individuo encuentra resonancia en otra persona o grupo.

---

74. Prefiero utilizar el término *ética* al de *moral*, ya que el primero engloba valores universales, comunes a todos los individuos, independientemente de sus culturas y religiones. El segundo, en cambio, es más relativo y depende de las culturas y las épocas. Por ejemplo, puede ser moralmente bien visto lapidar mujeres «adúlteras» según la *sharia* o ley islámica, y, sin embargo, esto no resulta ético desde ninguna óptica. También se creía en su época que los inquisidores eran moralmente irreprochables y, sin embargo, hoy muchos de ellos pueden ser considerados como peligrosos fanáticos o incluso psicópatas.

Existen una serie de personas que tienen grandes problemas en resonar con los demás por sus estilos de aproximación y comunicación inadecuados. Grandes errores son tratar de asumir el liderazgo apresuradamente o ser invasivos, prepotentes, teatrales, etc.

Como ejemplo de sincronización, ofrezco el siguiente: Un amigo de cualquiera de nosotros se encuentra estresado, agobiado y desanimado porque está atravesando una situación muy complicada en su trabajo, donde se le ha acumulado una gran cantidad de tareas.

Mediante nuestra capacidad de *empatía*, podemos situarnos en su lugar y comprender el porqué de su agobio. Nuestro nivel de autoconciencia nos lleva a plantearnos que, en su lugar, posiblemente sentiríamos lo mismo. Por ello, podemos comprenderlo.

Gracias a nuestra capacidad de *sintonización* le transmitimos que entendemos su agobio y por lo que está pasando, que debe ser muy duro para él, que hemos pasado algunas épocas similares, etc. Esto implica que no le encargamos más tareas, respetamos su descanso, nos ofrecemos a ayudarle si nos necesita, etc.

La *sincronización* va un paso más allá. Nos encontramos con nuestro amigo, nos tomamos unas cervezas con él y le contagiamos nuestro optimismo ante la vida. De resultas de ello, sale con una visión más positiva que la que traía antes del encuentro. Y esto no es producto del alcohol, porque la cerveza puede ser sustituida por té, agua, café o cualquier otra cosa.

Como muchos lectores habrán reconocido, las competencias emocionales de la IE son absolutamente traducibles a los efectos de las Flores de Bach.

En realidad, las Flores de Bach son inteligencia emocional líquida.

Si relacionamos las lecciones a aprender enunciadas por Bach y las asimilamos a las competencias de la IE, podemos llegar a la siguiente conclusión:

Inteligencia emocional = crecimiento personal
Crecimiento personal = evolución espiritual

En este libro, mucha de la descripción que se hace en el nivel espiritual ha sido desarrollada desde la mirada de la IE, lo que justifica plenamente la existencia de este capítulo.

Segunda parte

38 descripciones dinámicas

EL PORQUÉ DEL ORDEN DE LAS FLORES EN ESTE LIBRO

Después de mucho pensar, aunque me gustaría exponer las flores por orden cronológico, es decir, primero los doce curadores, después los siete ayudantes y, por último, las diecinueve de última generación, he decidido colocarlas por orden alfabético. El objetivo es el facilitar al lector la localización rápida de las descripciones. No olvidemos que esto es un manual, y soy consciente de que muchos lectores van a consultar las flores de forma aleatoria.

No haré hincapié en el grupo al que pertenece cada flor. Sin duda, ello tiene un determinado valor para algunos terapeutas, pero el título de los grupos se presta a confusión y ha perjudicado la comprensión de las esencias durante décadas.

Por ejemplo, uno puede creer que las flores del miedo son solo las cinco primeras, es decir, las del Grupo I. En mi opinión, son pocas las que no guardan relación con el miedo: Water Violet, Clematis, *Vine primario* (el psicópata), Olive, Hornbeam... Todas las demás se relacionan, de una u otra forma, con el miedo e incluso algunas de ellas, como Agrimony, Heather, Crab Apple, Centaury y Chicory, podrían pedir su admisión en el primer grupo con carácter retroactivo sin que nadie pudiese objetar nada. En suma, todo el sistema floral gira en torno al miedo.

UNA SISTEMATIZACIÓN NECESARIA. ADVERTENCIA AL LECTOR. EMPEZANDO POR EL PRINCIPIO

Lo reconozco: soy el primero en no cumplir las normas, al menos en lo referente a instrucciones de aparatos, introducciones de libros, advertencias tecnológicas y otros supuestos que prefiero no comentar. En esto tienen que ver por partes iguales la impaciencia y la pereza. Así que, en muchas ocasiones me veo forzado a retroceder humildemente al principio. Otras, simplemente acepto que este feo defecto me lleve a infrautilizar no pocos aparatos: teléfonos, ordenadores y un largo etcétera. En suma, puro Chestnut Bud.

Sé que lo más probable en un manual como este es que muchos lectores revoloteen aleatoriamente de flor en flor cual abejas inquietas. Sin embargo, también existen otros ordenados y metódicos. Como casi siempre, estos serán los que saquen más provecho del libro, puesto que se trata de un trabajo sistemático en el que la lectura debería seguir un orden.

CÓMO SE ARTICULA EL ESTUDIO DE LAS FLORES EN ESTE LIBRO

Aunque en los cursos ofrezco una breve introducción botánica de la esencia y algo del significado de la forma (la signatura floral), apoyado por una serie de imágenes proyectadas, no soy un especialista en este campo; por eso, he decidido no incluir nada de ello en este libro.

Afortunadamente, existen estudios muy interesantes de Julian Barnard[75] y el trabajo sobre la signatura floral del biólogo y botánico Jordi Cañellas.[76]

Para una mejor sistematización de las esencias, he dividido su estudio en varias partes:

a. Lo que Bach dice de la flor.
b. Las Palabras Clave.
c. La flor como tipología o como rasgo de personalidad.
d. La flor como estado.
e. Flores asociadas.
f. Nivel espiritual.
g. Nivel transpersonal.
h. Notas.

---

75. Barnard, J. (2008). *Remedios florales de Bach. Forma y función*. Flower Remedy Programme.
76. Cañellas, J. (2008). *Cuaderno botánico de las Flores de Bach*. Integral. RBA.

a) Lo que Bach dice de la flor

Se trata del legado original del Dr. Bach; el retrato floral de la esencia. En la primera mitad de las flores, Bach va haciendo distintas descripciones, cosa que no ocurre cuando nos acercamos al final de su búsqueda.

En los casos en los que las caracterizaciones van evolucionando, he elegido las últimas, que en cierta forma son algo así como las «homologadas». Para la edición española, me basé en las descripciones vertidas en *Bach por Bach*,[77] aunque con algunas rectificaciones del original en inglés *Collected Writings of Edward Bach*.[78]

b) Las Palabras Clave

Esta sistematización parece provenir de Philip M. Chancellor,[79] un gran recopilador e impulsor de la obra de Bach. Fue el primer autor que en 1970 amplió las pequeñas descripciones originales. Tal vez por eso, tuvo sentido enfatizar la descripción con las *Palabras Clave*. Por lo que veo, la mayoría de los autores hemos seguido esta estrategia, puesto que se trata de una síntesis que didácticamente permite el repaso y una mejor asimilación de los contenidos.

En este libro, las *Palabras Clave* que elijo tienen que ver con las descripciones habituales y con mi propio criterio sobre las flores.

Como se verá, predominan notoriamente los términos que denotan condiciones negativas. Esto es debido a que es precisamente lo «negativo» lo que nos conviene detectar en cada persona o situación, de cara a poder corregirlo con la flor adecuada.

c) La flor como tipología o como rasgo de personalidad

Conviene matizar algunos términos; para ello, recurro nuevamente al Dr. Millon:

---

77. Bach, E. (1993/1999). *Bach por Bach. Obras completas. Escritos florales*. Continente.

78. Barnard, J. (ed.). (1987). *Collected Writings of Edward Bach*. Flower Remedy Programme.

79. Chancellor, P. (1992). *Flores de Bach. Manual ilustrado*. Lidiun.

«La personalidad es un patrón de características que configura la constelación completa de la persona. [...] La personalidad suele confundirse con dos términos relacionados: temperamento y carácter. Aunque en el lenguaje cotidiano los tres tienen un significado similar, el carácter se refiere a las características adquiridas durante nuestro crecimiento y conlleva un cierto grado de conformidad con las normas sociales. El temperamento, por el contrario, no es el resultado de la socialización, sino que depende de una disposición biológica básica hacia ciertos comportamientos. Puede decirse de una persona que «tiene un buen carácter» y de otra que tiene un «temperamento irritable». Por tanto, el carácter refleja el resultado de la influencia de la educación, mientras que el temperamento representa la influencia de la naturaleza, físicamente codificada [...] Rasgo de personalidad se refiere a un patrón estable de comportamiento que permanece a lo largo del tiempo y en situaciones diversas».[80]

Sin embargo, Millon ampliará más adelante su definición de rasgo de personalidad, no limitándola solamente a un patrón de comportamiento, sino extendiéndola también a la tendencia a pensar y sentir de una determinada manera y, por consiguiente, a la forma en la que se procesa la información.

Los términos *personalidad* y *tipología* serán usados en este libro como sinónimos, aludiéndose indistintamente a la personalidad Mimulus, el tipo Mimulus o simplemente a Mimulus.

El concepto de *tipología floral* o, mejor aún, el estudio de *la flor como tipología,* designa características de la personalidad que son estructurales en un individuo y que lo definen: «lo que uno es». De este modo, Mimulus corresponde a la *personalidad evitadora*; alguien tímido y ansioso, que teme el rechazo, la evaluación negativa y el ridículo y que, por tanto, adopta estrategias de evitación como el aislamiento.

Otro ejemplo: Heather es un tipo de persona que corresponde a lo que la psicología contemporánea entiende por histriónico (al igual que Agrimony). De la misma forma, Rock Water es un tipo concreto que guarda relación con una clase de obsesivo (obsesivo puritano). De manera que el concepto de *tipológico* abarca el temperamento, el carácter y unos

---

80. Millon, T., *op. cit.*

determinados rasgos de personalidad como, en el caso del mencionado Rock Water, la rigidez mental y la represión entre otros; la timidez y la ansiedad en Mimulus, etcétera.

Como se ve en las descripciones anteriores, el concepto de tipológico no se limita, desde mi punto de vista, solo a los doce curadores, sino que tiene, en el presente trabajo, una consideración más amplia, y puede involucrar a flores comprendidas en los siete ayudantes o en las últimas diecinueve.

Partiendo de la citada descripción de Millon, lo tipológico incluye el temperamento y el carácter, por lo que, como apunta Boris Rodríguez,[81] *tipológico* no significa estrictamente heredado o genético, sino que incluye aprendizajes vitales en los que se activan determinadas actitudes o aptitudes.

Existen flores muy específicas que, si bien no abarcan tipologías, actúan sobre determinados rasgos de personalidad. Por ejemplo, la tendencia al excesivo temor por el bienestar de los demás (Red Chestnut) es un rasgo de personalidad, pero no una tipología. Como rasgo, puede formar parte de varios tipos de personalidad como Centaury y Chicory.

Un *rasgo* es pues un concepto más especializado y, por tanto, menos amplio que una tipología.

Para entendernos mejor, una tipología (o personalidad) abarca una suma de rasgos de personalidad.

Un detalle de gran importancia, a tener muy en cuenta, es que los tipos de personalidad no suelen prodigarse demasiado en estado puro, al menos con la intensidad con la que se los describe en la literatura floral.

No obstante, resulta lógico comprender que, como modelo explicativo, las caracterizaciones deban partir de un estereotipo o prototipo negativos, puesto que es lo que nos interesa conocer para prescribir las esencias florales. Por todo ello, para que alguien pueda ser considerado como *tipológico*, no es obligatorio que confluyan todas las características desgranadas en este apartado; bastará con encontrar algunas de ellas que resulten fácilmente rastreables en la biografía del sujeto.

---

81. Rodríguez, B. (2009). *El sistema diagnóstico-terapéutico de Edward Bach*. Twelve Healers Trust. www.healingherbs.co.uk

En otros casos, pueden constatarse todas las características del prototipo, aunque algo más difuminadas.

Y ya para terminar, no es tan extraño que confluyan, en igualdad de intensidad, dos o acaso más tipologías en una misma persona. A mi modo de ver, el terapeuta floral no debería obsesionarse con la detección de las tipologías cuando no son evidentes. Al fin y al cabo, siempre prescribimos las flores que surgen en la entrevista y, como dice Carmen Hernández Rosety, «el cliente no es un enigma a descifrar».

d) La flor como estado

Se relaciona con manifestaciones del estado floral de forma temporal o circunstancial. Por ejemplo, alguien puede ser Chicory tipológico (posesivo, controlador, manipulador, etc.), o actuar ocasionalmente de forma Chicory en unas determinadas circunstancias, por ejemplo cuando siente que recibe mucho menos de lo que da.

Otro ejemplo: una persona puede ser tipológicamente Oak (personalidad obsesiva), o bien actuar en cierta manera como un Oak en determinada tesitura, como en el caso de una sobrecarga ocasional de trabajo. Puede vivir un estado Oak sin necesariamente serlo como personalidad.

Examinemos lo que ocurre con la ansiedad. Uno puede experimentarla como rasgo o como estado. En el primer caso, se trata de *ser* nervioso (o ansioso), lo que implica que esta característica forma parte de su personalidad (de su tipología) y, por tanto, aparecerá reseñado en el apartado de *La flor como tipología*. En el segundo, hablamos de *estar* nervioso, lo que obviamente depende de determinadas circunstancias que pueden o no darse en la vida de las personas, por lo que se trata de algo circunstancial, como por ejemplo ocurre en el estrés, por lo que figurará en el estudio de *La flor como estado*.

e) Flores asociadas

Añadí esta sección cuando estaba terminando la última revisión del libro. Ilustra sobre las flores que pueden acompañar el tratamiento de las tipologías, rasgos de personalidad, o incluso estados transitorios. Creo que ayuda a relacionar las flores entre sí y a desarrollar una visión más integrativa, más de conjunto. Pienso que será muy útil, tanto para los terapeutas como para quien busca la autogestión en el uso de las esencias.

No quiere lo anterior decir que estas flores «asociadas» deban prescribirse mecánicamente de manera fija, sino simplemente considerarse, aunque su presencia resulta muy habitual.

Ya por último, decir que he elegido aquí las flores asociadas más evidentes, las que en el caso de tipologías, tanto de los *doce curadores* como psicológicas, constituyen rasgos importantes de personalidad.

f) Nivel espiritual

Describe la parte más evolutiva de la acción de las esencias. De la obra de Bach, se deduce que uno de los motivos centrales, posiblemente el principal, de la creación del sistema floral es la evolución espiritual del ser humano. Evolución que se alcanza mediante el aprendizaje que, siguiendo con la filosofía del autor, justifica la encarnación del alma en un cuerpo físico «en este día de colegio» y se evidencia en determinadas lecciones o tareas del alma, que se compaginan con otras tantas virtudes a desarrollar.

Estas virtudes a desplegar son las que marcarían el verdadero desarrollo espiritual de alguien. Se trata de conceptos definibles que se presentan en la vida cotidiana. Ya fueron expuestos en una tabla, dentro del capítulo *Las lecciones a aprender.*

Otra forma de ver estas lecciones-virtudes es a través de la Inteligencia emocional,[82] de la que he realizado un pequeño resumen en un capítulo previo.

Personalmente, como ya anticipé en el capítulo de la Inteligencia Emocional, he llegado a la siguiente conclusión:

Crecimiento personal es igual a inteligencia emocional que, a su vez, es igual a evolución espiritual.

---

82. Para información sobre este atractivo tema puede consultarse el *best-seller:* Goleman, D. (2001). *Inteligencia emocional.* Kairós. La conexión con las Flores de Bach puede revisarse en Rodríguez, B. y Orozco, R. (2005). *Inteligencia emocional y Flores de Bach.* Índigo.

El apartado del *Nivel espiritual* de las descripciones florales se verá enriquecido por el enfoque de la mencionada inteligencia emocional, además de los aportes de Scheffer, Barnard, Katz y Kaminski, entre otros autores que tanto han contribuido a la comprensión de la dimensión espiritual de las Flores de Bach.[83] Y, cómo no, las visiones siempre espiritualizadas del propio Dr. Bach presentes en sus cartas, escritos, conferencias...

Otorgo en este libro una gran importancia al aspecto espiritual del sistema floral de Bach. Durante los más de cuarenta años que vengo usando las esencias, he podido comprobar que, más allá de las dolencias físicas o emocionales que trajesen a las personas a consulta, muchos de ellos mejoraban también como personas, tal como había previsto el Dr. Bach. Y he aquí la polivalencia y grandeza del sistema: por una parte, ofrece soluciones a nivel doméstico y cotidiano de lo más atractivas y naturales, como aliviar el sufrimiento mental, emocional y físico de cualquier enfermedad, trastornos de la personalidad, etc.; por otra, también representa una verdadera y coherente clínica del alma.

En este punto, quiero posicionarme en el tratamiento que en ocasiones se da al concepto «espiritual». A menudo, percibo el uso del término como algo demasiado elitista; como si la gente «espiritual» se midiese por la profesión, el tipo de lectura o de estudios que realiza, los hábitos de vida, etc. Tal confusión lleva a muchas personas a creer que, por el hecho de meditar, no fumar, leer algo sobre crecimiento personal, ser terapeuta u otras cosas, son «más espirituales» que los demás. Este tipo de falsa creencia también se extrapola a la consideración de sistemas florales que se pretenden más espiritualizados. De más está decir que no comparto este punto de vista.

Para el Dr. Bach, la evolución espiritual tiene que ver con virtudes de la vida cotidiana; no con lo que uno cree o intenta ser, sino con lo que es y demuestra en el trato con los demás. Por supuesto, no es más «espiritual» un terapeuta floral que un oficinista o un recogedor callejero de chatarra.

---

83. Ver Bibliografía general al final del libro.

g) Nivel transpersonal

El concepto Patrón Transpersonal® trasciende lo humano para intentar situarse en la cualidad vibracional de la esencia (la información que cataliza). Va más allá de lo personal o de la personalidad, como ya he expuesto extensamente en páginas anteriores, y es allí adonde redirijo al lector.

Solo matizar que la explicación que se ofrecerá en el nivel transpersonal de cada flor atenderá a la utilización «no personal» de la esencia, la que no depende de la personalidad del receptor, ya que los usos personales habrán sido detallados en los niveles correspondientes.

Desde la lectura transpersonal, podremos así traducir los signos y síntomas corporales a flores concretas, y beneficiarnos de gran cantidad de aplicaciones prácticas de las Flores de Bach.

Para quien desconoce totalmente esta herramienta de trabajo, solo citaré algunos casos que espero ayuden a clarificar el tema. Por ejemplo, el *Rescue® Remedy* es una fórmula totalmente transpersonal, puesto que actúa, independientemente de la personalidad del receptor, en cualquier emergencia de todo ser viviente, incluyendo también plantas.

Siguiendo en esta línea, Impatiens ayuda a relajar en la ansiedad, porque su Patrón Transpersonal® es *aceleración*, y en la ansiedad siempre existe aceleración. Del mismo modo es útil en la inflamación aguda (técnicamente calor, tumor y rubor). En cualquier zona inflamada, existe mucha más actividad que si no lo estuviera, de ahí que una flor que «desacelera» sea utilizada con esta finalidad.

Como se verá, no todas las flores tienen un Patrón Transpersonal® asociado. En tres de ellas: Aspen, Gentian y Mustard, aparece la aclaración «en estudio». Quiere esto decir que no existe aún la experiencia necesaria como para considerarlos al mismo nivel de los admitidos, por lo que las indicaciones de uso son meramente hipotéticas.

h) Notas

Este apartado es una miscelánea donde tienen cabida aclaraciones, matices sobre diagnóstico diferencial entre esencias, casos, anécdotas, cuentos y mitos, además de una serie de comentarios distendidos que sirven para mejorar la comprensión de la flor.

Hay quien opina que de esta sección se podría hacer otro libro, pero creo que exagera. Puedo decir que es la parte donde más he disfrutado.

AGRIMONY (AGR)
Agrimonia eupatoria. Agrimonia.

LO QUE BACH DIJO DE AGRIMONY

«Para las personas alegres, joviales y de buen humor, que aman la paz y se afligen por las discusiones o peleas, y para evitarlas consienten renunciar a muchas cosas. Aunque generalmente tienen problemas y están atormentados, preocupados e inquietos en la mente o en el cuerpo, ocultan sus preocupaciones detrás de su buen humor y de sus bromas y son considerados muy buenos amigos para frecuentar. A menudo, toman alcohol o drogas para estimularse y ayudarse a soportar alegremente sus aflicciones».

PALABRAS CLAVE

Sufrimiento enmascarado por falsa alegría. Ocultación. Negación. Escapismo. Histrionismo. Tortura mental, emocional y física encubiertas. Aceleración. Ansiedad. Angustia.

AGRIMONY COMO TIPOLOGÍA

AGR es un histrión del sistema floral, que comparte necesariamente algunos territorios con Heather, y con Chicory en menor medida.

Si se toma del histrionismo la palabra teatralidad, es posible pensar en actuaciones dramáticas como las de Heather y cómicas como las de AGR.

Antiguamente, en el teatro grecolatino, existían grandes máscaras para que los actores (los histriones) cubrieran sus rostros. Parece que el principal objetivo, dada la distancia física que existía entre actores y espectadores, era el que ciertas emociones como la alegría y la tristeza pudieran ser vistas por los asistentes de forma ampliada. Las mencionadas máscaras tenían la boca con las comisuras hacia arriba o abajo si se trataba de comedia o drama respectivamente. Esto nos lleva a que, en realidad, AGR y Heather representan diversos personajes a la hora de relacionarse con el exterior.

Ambos necesitan excitación, además de una agenda de actividades muy apretada que les permita huir de su vacío y atormentado mundo interior. Por ello, temen tanto la soledad y el silencio.[84]

Heather, en su demanda desesperada de atención, recurre a un repertorio amplio de personajes, como la vampiresa deseable, el pobre y desvalido enfermo, el contactado del espacio, la tarotista extravagante, el musculitos, el famosillo, etc.

En cambio, AGR se contenta con representar un repertorio de actuación más circunscrito a un personaje optimista, espontáneo y vital, de «buen rollito», que con su alegría sin par y variados chistes ameniza y mejora la vida de los demás. Esto puede hacerlo muy apreciado en la vida social, ya que su simpatía lo convierte en el animador, el que da ambiente a fiestas y reuniones sociales.

Sin embargo, una mirada más profunda detecta una colección de conductas artificiales y exageradas que pueden ocultar un tormento interior secreto, como describe explícitamente el Dr. Bach. En cualquier caso, un alto nivel de angustia disfrazada, con su correspondiente sufrimiento interno. Por eso, se lo ha comparado con una especie de arquetipo del payaso. La consigna es sonreír siempre: «Al mal tiempo, buena cara».

AGR es lo opuesto de Gentian. El primero se aferra a lo que considera positivo y niega, censura y rechaza todo lo que, según su entender, no lo es: la muerte, la miseria, la enfermedad, el sufrimiento, las zonas inquietantes y oscuras del inconsciente.[85]

Lo negativo «no existe» en la vida de AGR y, por consiguiente, adopta una actitud escapista de no afrontar y de positivizar todo excesivamente. El escapismo se concreta en una agenda social muy apretada, donde no existen espacios vacíos, pues en ellos podría producirse un silencio interior en el que aflorasen contenidos dolorosos. Es más, cuando se encuentra solo, la máscara podría desvanecerse y aparecer la otra cara, la dolorosa, la verdadera, la de su temida angustia interior.[86] Por ello, gusta

---

84. Ver ponencia de Ricardo Orozco en el congreso SEDIBAC de 2011, celebrado en Barcelona: *Diagnóstico diferencial entre Heather y Agrimony, dos histriones sin identidad propia.* www. ricardooorozco.com

85. Al igual que Cherry Plum, parece huir, además del vacío, de lo que Jung definió como *la sombra*. El lector puede ir a la unidad de esta flor para redondear el concepto.

86. Como se verá en el Nivel espiritual, ese vacío puede estar lleno de tristeza o de angustia,

de rodearse de personas «divertidas» y actividades diversas: fiestas, salidas, eventos sociales, compras. Incluso puede quedar con unos y otros al mismo tiempo o superponer citas. Su móvil no para de sonar y de recibir mensajes graciosos. En realidad, es como si AGR quisiese vivir tres vidas en un mismo cuerpo, por lo que la toma de Impatiens puede ayudarles, al ser tan acelerados.

Quien vea miedo en este AGR acierta plenamente, valiendo esto también para Heather. ¿Alguien tendría argumentos suficientes para impedirles pertenecer al primer grupo floral, el llamado «del miedo»? Probablemente no. Deberíamos así hablar de miedo a la soledad, incluso de miedo desconocido, puesto que AGR no sabe de qué está escapando. Puede, sin embargo, conocer la franja temática de la que huye. Por ejemplo, es posible que esquive toda conversación profunda sobre sexo o muerte, haciendo chistes que desvíen la atención o trivialicen el tema, pero no saber por qué adopta esa actitud o qué aspecto le inquieta. En el fondo, es como si en nuestra propia casa hubiera un desván con la puerta cerrada desde siempre y no nos atreviésemos a abrirla por miedo a lo que hay dentro. Y cuando hay silencio en el exterior, se oyen dentro inquietantes ruidos...

Es típico que en su huida recurra a adicciones variadas que le ayuden a mitigar su sufrimiento: drogas diversas (releer la descripción de Bach), alimentos, alcohol, sexo, etc.

El alcoholismo social es un recurso muy socorrido.[87] No cualquier droga es válida para AGR. La cocaína proporciona artificialmente lo que tanto desea experimentar: energía, optimismo, euforia. El éxtasis ya posee un nombre definitorio que excusa cualquier comentario. Se apartarán cautamente de drogas que puedan sumergirlos en estados negativos, dolorosos o catárticos: LSD, ayahuasca, peyote, etc.

La forma en la que se manifieste el AGR varía según la educación recibida, el aprendizaje realizado, la edad y el ambiente sociocultural donde se desenvuelva. Es muy diferente ser un joven veinteañero que un ama de casa, o un padre de familia AGR. Cada uno encontrará una vía para

---

Mustard y Sweet Chestnut respectivamente, así como de otros sentimientos dolorosos.

87. Como anécdota, el autor ha detectado en lugares opuestos de la geografía española dos bares que se llaman «La penúltima», refiriéndose obviamente a copas.

expresar su patrón. Por ejemplo, el jovencito agrimónico tendrá tendencia a ser un fiestero total: discotecas, copas, sexo, drogas diversas, riesgo, etc. Puede que el ama de casa se contente con compras compulsivas más allá de sus posibilidades, un alcoholismo más bien encubierto, abuso de psicofármacos, ludopatía, etc. El padre de familia tenderá más al alcoholismo social, cocaína según el ambiente, prostitución, ludopatía, etc.

Resulta muy improbable encontrar AGR sin indicadores de Cherry Plum. El descontrol es siempre una constante en él, manifestado en los comportamientos enumerados.

Su extraordinaria represión de todo lo que no quiere sentir ni pensar contribuye a generar una gran tensión interior (Cherry Plum) que pugna por exteriorizarse, como si de una olla a presión se tratase. El vapor caliente que sale por la válvula de seguridad es lo que desde el exterior se percibe como desenfreno, sobreentusiasmo, alegría permanente, hiperactividad, impaciencia...

Ante la enfermedad, su continuo enmascaramiento lo lleva a minimizar los síntomas y a desdramatizar la situación, lo que en un principio puede desorientar al terapeuta y ser traducido por optimismo o positividad.

En el trato, AGR busca siempre la armonía y la aprobación de los demás. Huye de forma notoria del conflicto, por lo que es proverbial la facilidad con la que transige con tal de evitar discusiones y problemas. AGR es un gran apaciguador. Al tener la guerra en su interior, busca la paz en el exterior a cualquier precio, por lo que se lo podría considerar como influenciable o amoldable. Sin embargo, su falta de compromiso real le lleva a conflictos por no afrontamiento; algo así como que la bola de nieve que viene rodando se transforme en un gran alud que lo aplaste.

El personaje que ha construido AGR es amable, risueño, simpático, vital y cortés. Siempre, claro está, que se tenga una relación superficial con él. En el momento en que su interlocutor empieza a interesarse por su «verdadera» personalidad, o adopta una actitud indagatoria e intimista, se encienden todas las alarmas y AGR, si se siente acorralado, optará por la huida como recurso para no afrontar (simplemente, puede alegar que ha quedado con otra gente), ya que no puede permitirse ser desagradable o brusco con el intruso. Por eso, siempre busca relaciones superficiales y divertidas, sin complicaciones.

AGR se mueve en el eje ansiedad-angustia. Lo que ocurre es que, para evitar el sufrimiento, consigue disociarse tanto de sus pensamientos, sentimientos y sensaciones somáticas, que es muy posible que no sea consciente de ciertos síntomas de angustia, como opresión torácica, disnea, nudo en la garganta, palpitaciones, molestias en el plexo solar, etc. La piel puede también transformarse en un delator de lo no expresado emocionalmente: erupciones, alergias, psoriasis, etc. La garganta y el tiroides a menudo son estructuras que pueden verse afectadas, dada su vinculación con el chakra de la garganta (expresión).

Naturalmente, su tendencia va en la dirección de automedicarse con toda la farmacopea que tenga a mano. Lo importante es tapar todo lo no placentero.

Parece increíble que alguien consiga no sentir o pensar cosas desagradables, o incluso «olvidarse» de lo que no quiere saber o procesar. Todo esto se conoce como «disociación», un mecanismo de defensa de la personalidad que busca evitar el sufrimiento. Resulta comprensible que para conseguirlo recurra a todo tipo de ortopedia. Una vida muy ocupada, fármacos, drogas, música o ruido, etc.

Y ¿cómo se ve AGR a si mismo? Al estar su núcleo de personalidad regido por la angustia desoladora de Sweet Chestnut, en una capa subconsciente se considera una especie de náufrago al que nadie puede querer ni considerar de ninguna manera. A un nivel más superficial de su mente, ha construido una creencia compensatoria donde se ve a sí mismo como una persona optimista y jovial, que con su actitud positiva anima y mejora la vida de los demás. Pero esta construcción no es suficiente para evitarle el sufrimiento, y de ahí todos los mecanismos defensivos que se han ido desgranando hasta aquí.

En cualquier caso, AGR libra una batalla perdida de antemano. ¿Quién puede realmente huir de su propia sombra? La realidad, seguramente, termina por imponerse para muchos de ellos. Existen muchas circunstancias que pueden torpedear las estrategias de AGR. Ruina económica, ingreso en prisión, enfermedad muy grave, muerte inminente...

Nuestra sociedad moderna actual es muy agrimónica. El consumo desenfrenado, la actitud cultural ante la muerte, la insensibilidad ante la miseria y el hambre de gran parte de la población, o simplemente la negación a ver y profundizar en las verdaderas intenciones de quienes nos gobiernan. Todo ello facilita y refuerza las tipologías AGR, aunque se podría también decir que directamente las fomenta.

Del mismo modo, inciden aquellos ambientes familiares y escolares rígidos y castrantes, donde se reprime la expresión emocional y se deja que temas tan cruciales como la inteligencia emocional no sean considerados. La represión emocional determina que no se gestionen los sentimientos adecuadamente. Es fácil imaginar a un niño reprimido por sus padres: «No llores, que los hombres no lloran», o ambientes donde no se puedan mencionar palabras como sexo, muerte...

AGRIMONY COMO ESTADO

La esencia es muy útil para todos aquellos que, en un determinado momento de su vida, actúan negando o postergando la resolución de un tema conflictivo, como la posibilidad de un divorcio, el averiguar si un hijo se droga, el asumir una tendencia homosexual, etc.

También es recomendable para quienes, debido a un trabajo o circunstancia social, creen que deben integrar una sonrisa permanente en su rostro: «síndrome del presentador de televisión».

AGR es muy valioso para aquellos que han sufrido algún trauma reciente muy grave y actúan como si no hubiera pasado nada, posponiendo el duelo, puesto que se trata de una esencia que favorece la expresión emocional.

Existen otros casos en los que, después de una ruptura afectiva más o menos traumática, se vive una temporada de salidas continuas y diversiones desenfrenadas como ayuda para «superar el bache». O bien se cae en una espiral de alcohol u otras sustancias para mitigar la ansiedad. En cualquier caso, esto solo es una pequeña muestra de las numerosas formas en las que se puede intentar disminuir el dolor de las situaciones traumáticas desde una vía agrimónica. No olvidemos que los hábitos sociales de nuestra cultura alientan la ocultación y la evitación de numerosos aspectos dolorosos de la vida. Es como si la sociedad fuera proponiendo mediante sus usos la adopción de actitudes AGR: «¿Qué tal, cómo estás, bien?». «Sí, sí». ¿Es necesario sonreír siempre en las fotos?

Y, sobre todo, no olvidemos lo más importante: "Agrimonylandia" es el planeta en el que nadie envejece. Dicho de otra forma, no se puede ser viejo. De manera que, cuando nos comentan que alguien ha muerto, lo suyo es decir «¡Huy!, ¡qué joven!». No importa que el finado tuviera 70 u 80 años. Aunque si se nos escapa la expresión anterior frente a alguien que tenía 90 o 100 años, lo más adecuado es añadir la siguiente imbecilidad: «Ah, pero su corazón era joven». Quedar bien no cuesta nada.

FLORES ASOCIADAS

- Sweet Chestnut, por constituir el núcleo de su personalidad.
- Cherry Plum, por su represión interior y descontrol exterior.
- Impatiens, por la aceleración.

NIVEL ESPIRITUAL

Para Julian Barnard:

«Este remedio trabaja limpiando emociones suprimidas y atascadas, trayendo paz y quietud. También nos ayuda a integrar y aprender de experiencias (con frecuencia dolorosas) que, de otro modo, pueden quedar en lo profundo de nuestro ser mientras intentamos manejarnos en la superficie de la vida. Este es un remedio que trae verdadera profundidad y perspectiva, un discernimiento y una aceptación de las cambiantes cualidades y expresiones de nuestra vida emocional».[88]

AGR ayuda a trabajar la autoconciencia y, más concretamente, la conciencia emocional, de la inteligencia emocional intrapersonal. ¿De qué otra forma podríamos evolucionar si no nos conocemos?

Para el Dr. Bach, AGR había encarnado para superar el defecto de *La inquietud* y aprender la lección de *La paz*. Indudablemente, para aprender esta difícil lección, es necesario dejar de huir de uno mismo y arriesgarse a afrontar los fantasmas interiores. En otras palabras, afrontar la angustia existencial interior, la desolación (Sweet Chestnut) que ocasiona gran parte del sufrimiento que intenta enmascarar; un paso que resulta

---

88. Barnard, J. y M. (1999). *Las plantas sanadoras de Edward Bach*. Bach Educational Programme. Edición del autor.

doloroso para cualquiera. Pero es importante entender que solo la consciencia elimina o mitiga el sufrimiento. Por ello, AGR debe decididamente morir, desde un punto de vista metafórico, enterrar su máscara, para renacer de nuevo totalmente orientado a la tutela del alma.

En otros casos, el proceso parece discurrir por otras coordenadas, puesto que es a partir de la tranquilidad que ofrece el remedio desde la cual se pueden abordar las cuestiones de las que antes se huía. No en vano, Bach cita en una carta del 15 de noviembre de 1933, dirigida a sus colaboradores, lo siguiente:

«[...] Sobre el artículo de la Srta. Weeks: *Agrimony abre las puertas para permitir la entrada del dorado aliento de la paz.* Ella piensa que la luz de Agrimony está íntimamente asociada con 'la paz que va más allá de todo entendimiento'».[89]

Para la Dra. Pastorino:

«El aspecto positivo de este tipo de personalidad sería aquel en el que los rasgos de alegría y buen humor no están al servicio de ocultar o reprimir otras emociones, sino de una auténtica actitud vital de ver lo positivo de las cosas».[90]

Queda claro que la esencia de AGR trabaja en una línea de mayor profundidad y capacidad de discernimiento, de consciencia. Facilita el abordaje de nuestro mundo interior sin miedo y su aceptación. Al mismo tiempo, favorece la comunicación empática porque ayuda a ser más honestos con los sentimientos y emociones que podamos tener. A construir, en suma, vínculos profundos y sinceros con los demás, desde la aceptación de las propias limitaciones y el equilibrio necesario para evolucionar.

Otro tema a tener muy en cuenta es el poder integrador de la esencia, puesto que también ayuda a relacionar los sentimientos y pensamientos con nuestras sensaciones corporales. Quiere esto decir que AGR es una importante esencia, no solo de conciencia emocional, sino también

---

89. *Bach por Bach, op. cit.*, p. 179.
90. Pastorino, M.L. (1989). *La medicina floral de Edward Bach*. Urano.

corporal. No es extraño así que algunas personas, al tomar la flor, empiecen a sentir síntomas físicos de los que no eran conscientes. El terapeuta inteligente entenderá enseguida que no se trata de un efecto secundario, sino del resultado terapéutico de la esencia, también inteligente.

NIVEL TRANSPERSONAL

Tortura. Ocultación

La esencia ayuda en todo lo que pueda traducirse como «tortura». En el aspecto mental, cualquier proceso White Chestnut (preocupación excesiva o pensamientos intrusivos recurrentes), no resuelto por la toma de la esencia, puede ser asistido también con la ayuda de AGR.

Para la Dra. Pastorino, AGR es el «ansiolítico» del sistema floral. La ansiedad representa, sin duda, un tipo de tortura. Pero conviene entender que son muchos los estados florales que van asociados a ella, por lo que deberían buscarse aquellos aspectos más personales que la sustentan. Sin embargo, dado el carácter catalizador de la esencia, podría considerarse un «ansiolítico con pretensiones» de trabajo de fondo, por su valiosa ayuda en el proceso de autoconocimiento. Si se buscan flores ansiolíticas sintomáticas, seguramente estas son Impatiens (aceleración) y White Chestnut (preocupación).

El dolor y el picor son dos buenos exponentes de la tortura en los que el empleo de la esencia es muy recomendable, tanto en toma oral como en aplicación local. De este uso transpersonal, existen antecedentes muy antiguos, que pueden observarse ya en el famoso libro de Nora Weeks, que data de 1940 y que refiere algunos casos del propio Bach.[91] También en mi libro específico sobre el Patrón Transpersonal®, documenté aplicaciones tempranas de AGR.[92]

AGR es un importante catalizador del sistema floral, una competencia transpersonal evidente. Sirve para ayudar a identificar conflictos

---

91. Weeks, N. (1993). *Los descubrimientos del Dr. Edward Bach*. Lidiun. Weeks, N. (2007). *Los descubrimientos del Dr. Edward* Bach. Índigo.

92. Orozco, R. (2017). *Flores de Bach. Patrón Transpersonal® y aplicaciones locales. Territorios tipológicos.* El Grano de Mostaza.

profundos en cualquier tipo de personalidad, lo que tiene un enorme valor, no solo como flor de profundización en cualquier tratamiento y de conciencia emocional evidente, sino también como prevención. Esto se debe a que, al ayudar a gestionar dichos conflictos, se está favoreciendo su resolución y evitando, por consiguiente, la cristalización de la desarmonía en patologías físicas y/o psíquicas. En este punto, nunca está de más volver a insistir en el alto valor preventivo de las esencias florales.

NOTAS

¿Una flor peligrosa? ¡Por favor!

A lo largo de mi andadura como terapeuta floral, me ha tocado oír y leer todo tipo de opiniones. De entre las cosas que no comparto, figuran las que aplican los parámetros alopáticos a las esencias florales, con sus supuestas contraindicaciones, efectos adversos, colaterales y secundarios, precauciones, etc. Es lógico que estos conceptos se tengan que estudiar en Farmacología, como parte de la carrera de Medicina. De hecho, como cualquier médico, tuve que estudiar esta asignatura en su momento.

Lo que me parece descabellado es aplicar este modelo conceptual a la terapia floral. Es un completo disparate, incluso aun más cuando lo hace gente ajena a la alopatía.

La farmacología se basa en un modelo mecanicista, que ha sido creado para definir y detectar efectos terapéuticos de sustancias químicas en su interacción con el organismo; válido y eficiente para describir aquello para lo que ha sido creado. Sin embargo, la aplicación de este mismo patrón a las esencias florales resulta a todas luces inadecuado. Demuestra, además, un desconocimiento de la forma en la que actúan las esencias.

La relación causa-efecto de un fármaco resulta en muchos casos evidente. Por ejemplo, el diclofenaco sódico (en España, Voltarén®) es un excelente antiinflamatorio, pero puede generar lesiones en la mucosa gastroduodenal, lo que se conoce como efecto adverso. Por tanto, puede haber una relación directa entre su ingesta y una hemorragia digestiva, o una úlcera. Evidentemente, estos no son efectos terapéuticos de la sustancia. Pero aplicar el mismo modelo para una esencia floral no es correcto y se pueden cometer errores de concepto como el siguiente: «AGR, como desbloquea, puede destapar emociones que no se puedan sobrellevar, para las que uno no está preparado». Desde luego, en mi experiencia profesional, y en la de muchos terapeutas que me rodean, esto no es así.

Ya vimos como AGR era utilizada en casos de ansiedad y tortura motivada por el dolor o picor. Como catalizador, puede servir para identificar y entender sentimientos y emociones. En cada uno de nosotros, AGR gestionará un tipo de información diferente: la necesaria en ese momento. Desde luego, no se trata de la apertura irresponsable de la Caja de Pandora, como una visión equivocadamente mecánica pudiera suponer. Por supuesto, ocurren movilizaciones emocionales durante el proceso terapéutico: estamos ante una terapia de fondo. De hecho, la misma vida moviliza ¡aunque no salgamos de casa! Y todos sabemos que existen personas en una crisis permanente, aunque no tomen ninguna esencia.

En ningún caso, el terapeuta puede asegurar al cliente que el proceso de conciencia vaya a ser cómodo. En cambio, sí que puede garantizar que se compromete a acompañarlo en este trayecto, a dar lo mejor de sí como profesional; y que ese acompañamiento será ético y honesto.

Me gustaría posicionarme aún más en este sentido. No existen, a mi modo de ver, esencias peligrosas, incompatibles, contraindicadas, «duras» o para las que uno no esté preparado. ¿Por qué? Básicamente, porque las flores ayudan a repermeabilizar una información preexistente en nuestro interior. De hecho, según Bach, actúan desbloqueando la información del alma a la personalidad. ¿Y quién puede suponer que la personalidad no esté en disposición de recibir esta información? Por ello, todo temor en el uso de las flores es precisamente eso: un temor del terapeuta, una limitación personal, que seguramente proyecta en las esencias, y que, en ningún caso, parece provenir de una observación rigurosa ni de un conocimiento profundo de las dinámicas psicológicas que interactúan en el mundo de las emociones y los pensamientos.

Por otra parte, y tal vez esto sea lo peor, posiblemente denota un autocentramiento basado en la siguiente creencia: «Si doy esto, ocurre tal cosa». Volvemos a lo mismo: la analogía errónea con el fármaco y la falsa creencia de que es el terapeuta el encargado de controlar y administrar las emociones del cliente, e incluso el responsable de ellas.

Afortunadamente para todos, esto no es así. La función del terapeuta es mucho más modesta y consiste en acompañar en un proceso terapéutico catalizado y apoyado por las esencias florales. Lo que ocurra en él es diferente para cada cliente y, sobre todo, es una negociación íntima del propio consultante con el mundo de sus sentimientos y vivencias. Los terapeutas somos solo los observadores, nuevamente los acompañantes, no los protagonistas del proceso.

No obstante, pensándolo bien, resulta hasta lógico que frente a AGR surjan lecturas «agrimónicas» para interpretarla e incluso utilizarla; esto reafirma la importancia de la esencia en los tiempos que corren.

Ya para concluir, a mi modo de ver, lo que lleva a algunos terapeutas a no utilizar determinadas esencias consiste en un mecanismo psicológico de defensa de la personalidad que se conoce como «proyección». Si lo llevamos a nivel terapeuta-cliente, lo que ocurre es que una serie de sentimientos o emociones dolorosas, que no puede asumir el primero, son proyectados al exterior y señalados en determinadas esencias, a las que responsabiliza de todo. Así, no prescribiendo algunas flores, se protege en cierta manera de lo que no quiere experimentar, tanto en sí mismo como en el cliente. Una buena formación y una dosis de trabajo personal ayudan a superar este inconveniente, por el que la mayoría de terapeutas ha pasado en algún momento. Carmen Hernández Rosety y el autor de este libro escribimos en 2013 un manual destinado a ayudar a los terapeutas florales a no cometer los errores más frecuentes.[93]

---

93. Orozco, R. y Hernández Rosety, C. (2013). *Flores de Bach. Recursos y estrategias terapéuticas*. El Grano de Mostaza.

ASPEN (ASP)
Populus tremula. Álamo temblón.

LO QUE BACH DIJO DE ASPEN

«Para quienes sufren de temores vagos y desconocidos para los cuales no hay explicación ni razón. No obstante, el enfermo puede estar aterrorizado por algo terrible que va a suceder y que no sabe qué será. Estos temores vagos e inexplicables pueden obsesionar de noche y de día. Las personas que los padecen a menudo temen contar su preocupación a los demás».

PALABRAS CLAVE

Miedo de origen desconocido. Aprensión. Presagio. Ansiedad. Angustia.

ASPEN COMO RASGO DE PERSONALIDAD

¿Existen realmente personas ASP? Aunque no se trata de una de las doce tipologías florales de Bach, todos conocemos sujetos con una serie de características especiales que los han acompañado desde su más tierna infancia.

Se trata de individuos que han sido definidos como «sismógrafos»,[94] dada su especial sensibilidad. Personas delicadas, asustadizas, en cierto modo puede que coincidentes con la tipología Rock Rose por su facilidad para el sobresalto.

Sin embargo, no son elementos del plano físico los que los inquietan, sino determinadas influencias o filtraciones de otros planos sutiles, según algunos autores del campo astral. Estos impulsos se apreciarían en forma de percepciones sensoriales extrañas: sonidos, voces, visiones, presencias, roces o, de una manera más elaborada, a modo de presagios o precogniciones clarividentes. Como todo lo citado raramente puede ser encasillado o racionalizado por la mente, ni tan siquiera comunicado, genera miedo y una gran inseguridad.

Si este miedo es experimentado en baja intensidad, se vive como una sensación de desasosiego, de espera penosa ante algo desagradable que

---

94. Scheffer, M., *op. cit.*

puede ocurrir. Esta vivencia ha sido tradicionalmente definida en la literatura floral como «presagio». Aunque el término no me parece el mejor, lo recojo en las Palabras Clave que encabezan la unidad, dado que ha sido muy utilizado.

Tal vez sería mejor hablar de «aprensión», vocablo que también rescato. Ahora bien, desde un punto de vista alopático, este estado ha sido etiquetado como ansiedad. De hecho, el lector formado en psicología ya habrá detectado que la definición de «espera penosa» la tomo directamente de la definición de la ansiedad.[95]

Cuando por causas que se desconocen, o que desconozco, esta situación aumenta de volumen es cuando se vive como angustia, un estado de alarma sin foco, de desesperación agitada con una serie de manifestaciones fisiológicas de alerta iguales a las del pánico, pero que no corresponden a una amenaza real, es decir, a un peligro evidente, como un atraco, incendio, accidente, etc. En realidad, esta angustia no sirve de nada, por lo que resulta patente que quien la padece no puede encontrar explicación alguna.

La sensación de pérdida de control es notoria, terreno en el que Cherry Plum puede ayudar a recuperar la toma de tierra. He leído en varios autores «la piel de gallina» o «los pelos de punta»;[96] se están refiriendo a reacciones neurológicas componentes de la angustia.

Podríamos añadir sensación de ahogo o de falta de aire, opresión torácica o disnea, náuseas, palpitaciones, sudoración, temblores, sensación de atragantamiento, inestabilidad en el espacio, miedo a morir o a volverse loco, sudoración, sensación de irrealidad, escalofríos o sofocos, y otros síntomas relacionados con la angustia.

Todas estas reacciones no son específicas del estado Aspen, sino que también se producen como mínimo en el pánico Rock Rose, la angustia de Sweet Chestnut y siempre pueden ser incluidas en el concepto de descontrol (Cherry Plum).

Los ASP no saben cuándo ocurrirá el siguiente episodio. No existe un activador preciso, aunque algunos de ellos evitan ciertos ambientes cargados, como los que perciben en cementerios, catedrales y lugares de

---

95. Son varias las esencias florales relacionadas con el concepto de ansiedad y angustia.
96. Scheffer, M. y Chancellor, P.M. Ver Bibliografía.

sufrimiento, como hospitales, geriátricos, prisiones, etc. Pero, dada la intangibilidad de los activadores, lo cierto es que les resulta muy difícil protegerse.

Los estados ASP son todo menos agradables, tanto más cuanto que suelen darse en personas que por añadidura son muy paranormales, habituadas a tener este tipo de vivencias. Y esto es lo que justifica el hablar de rasgos de personalidad ASP, además de estados de ASP, como veremos en el siguiente apartado.

También, los ASP pueden tener problemas durante el sueño, en forma de pesadillas terroríficas repetitivas y sonambulismo.

Durante la actividad onírica, la conciencia psíquica se desplaza al dominio del astral...

«[...] Plano en el que, además de nuestras vivencias emocionales personales, están asentadas también ideas colectivas, como las fábulas y los símbolos, arquetipos, supersticiones, nuestros conceptos de cielo e infierno, y muchas otras concepciones».[97]

De alguna manera, la esencia de ASP parece tener una gran selectividad por este campo energético.

Quienes presentan rasgos ASP son verdaderas «esponjas» que captan de otros planos sutiles, sobre todo del mencionado astral, más de lo que la mente puede racionalizar. De ahí que reaccionen con miedo frente a sensaciones o presencias que no comprenden.

Son básicamente neutros, captando lo positivo y lo negativo en la misma medida. Se trata de verdaderos sensitivos, que suelen tener una especie de atracción-repulsión (morbo) por lo mágico y esotérico, tal vez como un intento de explicación de ciertos fenómenos que viven desde pequeños. La consecuencia de todo esto es que muchos ASP no suelen explicar sus experiencias por miedo a ser tomados por locos o histéricos. Y, ciertamente, una sociedad tan materialista y cartesiana como la nuestra, la de «Planolandia», no parece que sea el mejor lugar para que estas personas encuentren algo de comprensión o empatía hacia sus vivencias. Esto determina que algunos de ellos terminen en

---

97. Scheffer, M.

manos de psiquiatras o de supuestos médiums o canalizadores Heather-Chicory que los esquilmen.

En realidad, los verdaderos médiums suelen ser los propios ASP, aunque la mayoría de ellos lo vivan muy a su pesar. Lo cierto es que pueden obtener mucha ayuda de parte de su esencia floral y de otros remedios del sistema.

En mi vida profesional, tanto como médico alopático al principio, y como terapeuta floral más adelante, constaté que un número significativo de pacientes y clientes, cuando se sentían en buena sintonía conmigo, confesaban vivencias ASP. Estas incluían desdoblamientos astrales involuntarios y percepciones que les habían llenado de espanto y que no habían compartido con nadie. Y no se trataba de psicóticos ni nada parecido, sino de personas tan normales como cualquiera, por lo que deduzco que existen más ASP de lo que creemos. Es posible que simplemente estas personas solo sean un poco más sensitivas que el resto de los mortales, y esta pequeña diferencia haga que puedan ver, oír y sentir un poco más que los demás cosas que están en otro plano de la realidad. Seguramente, entre el *más acá* y el *más allá* existe apenas una tenue frontera perceptiva.

ASPEN COMO ESTADO

Todos podemos vivir estados ASP en alguna etapa de la vida, o incluso albergar temores que entran en esta categoría. La esencia ayuda a tratar todos los miedos que no guardan una relación causa-efecto objetivable.

Vemos aquí una diferencia diagnóstica definitiva con Mimulus. Por ejemplo, consideramos como ASP temores dirigidos al futuro en general (no al futuro económico por la crisis, ni temas mucho más tangibles), a la muerte como algo desconocido, a la oscuridad. En fin, todos aquellos miedos abstractos en los cuales quien los sufre no puede justificar claramente el objeto o situación desencadenante.

Otra fuente de estados ASP proviene de personas que, mediante prácticas ocultistas, la toma de diversas drogas, o acaso experiencias chamánicas, han abierto precipitadamente sus envolturas astrales, no estando esto en su línea evolutiva. Es útil comprender que esta circunstancia puede provocar la aparición de enfermedades psiquiátricas para las que existía una cierta predisposición, como en el caso de algún brote psicótico.

Sin embargo, un alumno, enfermero adscrito a la sección de Psiquiatría de un importante hospital barcelonés, comentó en clase que en su centro de trabajo era relativamente frecuente el ingreso de personas jóvenes que habían viajado a algunos países americanos de tradición chamánica y participado en ceremonias que incluían la toma de sustancias. El motivo del ingreso hospitalario había sido desencadenado por un brote psicótico. En muchos de estos pacientes, según mi alumno, no había ningún tipo de antecedente psiquiátrico.

Probablemente, la mente de estos individuos no pudo adaptarse con la rapidez suficiente a la vuelta al entorno habitual y lo que, en su contexto adecuado, podía representar una experiencia enriquecedora, se convirtió en un grave problema al regresar a casa. ¿Habría podido la toma de ASP antes y después de la experiencia ayudarles a evitar el brote? Es probable que sí.

De cualquier forma, parece evidente que la esencia actúa como un ecualizador inteligente, permitiendo pasar al físico y al mental aquella información del astral útil para la evolución del individuo. Puede que quien tome este remedio se vuelva más perceptivo a una cierta información extrasensorial o que, por el contrario, deje de percibirla. Aquí podemos, una vez más, constatar la función equilibradora de las Flores de Bach.

Los niños pequeños, al tener el cuerpo mental todavía poco desarrollado, son propensos a experimentar estados ASP, sobre todo los niños Clematis, que tienen muy poca toma de tierra.

Así pues, ASP trabaja como un potente protector del campo astral.

Algunos cuadros ansiosos de difícil tratamiento cedieron o mejoraron con la toma de la esencia, aunque no debería considerarse a ASP como una especie de ansiolítico. El motivo de ello es que, como terapeutas florales, no trataremos la ansiedad fuera del contexto personal. Mejor dicho, si bien fórmulas como la del Rescate tienen un claro efecto ansiolítico, al igual que algunas flores del sistema como Impatiens y White Chestnut, ello no constituye un tratamiento de fondo, sino más bien un remiendo sintomático. Mirando más a fondo, la ansiedad en un Mimulus bajará de forma significativa cuando este mejore sus rasgos característicos de timidez.

FLORES ASOCIADAS

Cherry Plum, por el descontrol que suponen las crisis.

Rock Rose, por el pánico en que pueden derivar los episodios de ASP.

NIVEL ESPIRITUAL

El miedo ASP parece el resultado de la separación entre la personalidad y el alma. Representa, en cualquier caso, el miedo a no encontrar el camino de vuelta a *La fuente* de la que hemos sido apartados al encarnar. Cuando la conexión de la personalidad con el alma es buena, este sentimiento de miedo se atenúa o desaparece por completo, percibimos nuestra inmortalidad y, detalle importante, sentimos que todo se desarrolla según un orden armónico pleno de sentido.

Por otra parte, el proceso de evolución espiritual puede pasar por estados donde el ego experimente esa separación, ese vacío existencial que puede mediar entre alma y personalidad.

Algunos clientes me han comentado que, durante una sesión de meditación profunda, habían experimentado un estado compatible con un episodio posiblemente ASP o Sweet Chestnut.[98] En los casos que recuerdo, se interrumpió la meditación e incluso, en alguno de ellos, quedó un temor a retomar la práctica. Es interesante observar que el estado se acompañó de un miedo a perder el control (Cherry Plum).

Mi interpretación de este hecho es que la mente no supo ceder el control y reaccionó con miedo a lo desconocido, boicoteando el proceso. Precisamente, lo que las técnicas de meditación intentan es distraer la mente mediante mantras, respiración, observación de un punto, etc., para que se produzca ese *vacío* que conecta en realidad con el *todo*. Con ello, el ego debe en cierto modo «disolverse», aunque solo sea por unos segundos. En todos estos procesos, claramente evolutivos, ASP, Sweet

---

98. Conviene saber que ambos estados se viven como una especie de angustia existencial y, a mi modo de ver, representan un espacio compartido, por lo que no creo que sea posible un diagnóstico diferencial determinante. Solo los antecedentes personales tipológicos de ASP inclinarían la balanza diagnóstica hacia esta flor. Se puede consultar la diferencia entre ASP y Sweet Chestnut en Orozco, R. (2011). *El nuevo manual del diagnóstico diferencial de las Flores de Bach*. El Grano de Mostaza.

Chestnut y Cherry Plum pueden ser grandes aliados para aquellos que se sientan frenados por el miedo.

Otro aspecto a tener en cuenta es que quienes viven frecuentes episodios ASP tienden al aislamiento y a sufrir una serie de limitaciones sociales. Esto hace muy difícil la vida de relación, verdadero sustrato donde se imparte la mayoría de las lecciones evolutivas de Bach.

Podría definirse a ASP como «la madre de todos los miedos», puesto que representa el miedo más ancestral, arquetípico, por lo que puede que todos los restantes temores del sistema tengan vinculación con él o, incluso, sean cristalizaciones de ese miedo primigenio no resuelto.

A veces, imagino lo anterior como si fuera una bañera llena de agua llamada ASP, donde flotasen diversos cuencos llenos a su vez de agua, y uno se llamase Mimulus, otro Red Chestnut, otro Heather y así sucesivamente. De hecho, la mente siempre intenta racionalizar las cosas para poder manejarlas, lo que incluye el miedo. Es más fácil tener miedo al perro del vecino que al abismo que puede separarnos del contacto con el alma.

Pero esta metáfora me plantea la siguiente pregunta: Entonces, ¿habría que prescribir ASP en el tratamiento de fondo de cualquier miedo, además de las flores específicas? Todavía no tengo una respuesta definitiva para esto.

NIVEL TRANSPERSONAL (en estudio)

Incorporeidad. Disolución

El miedo a la muerte representa en realidad el temor a la disolución del ego. Durante el sueño, cuando la conciencia psíquica se desplaza al dominio del campo astral, es notoria la percepción deformada de la corporeidad que se experimenta.

También, cuando se consumen determinadas drogas que transportan al mismo campo energético, suele existir esta sensación alterada de la corporeidad.

Lo anterior permite especular con la experimentación del uso de ASP en toda sensación extracorpórea extraña, como por ejemplo correteos por el cuerpo. También en la percepción somática deformada de algunos psicóticos, dismorfismo corporal o incluso anoréxicas.

El concepto de *disolución* podría ser experimentado en superposición al de muerte y, por ende, a Clematis y Sweet Chestnut. Por lo tanto, podría ensayarse su uso cuando «mueren» o se «disuelven» tejidos, es decir, en cualquier caso de necrosis, aunque esto es totalmente especulativo.

Donde sí ha dado resultado la toma de Aspen es en algunos casos de insomnio, mala calidad de sueño y pesadillas en personas sin antecedentes que los vinculasen con esta flor. Seguramente, esto se deba a que el sueño es el dominio del astral (Scheffer) y Aspen es «la flor del astral».

NOTAS

Diferencias elementales entre ansiedad, miedo, angustia y pánico

Aunque sean términos que explican fenómenos diferentes, las palabras miedo, pánico, ansiedad y angustia se han empleado indistintamente en la literatura floral, al igual que en el lenguaje coloquial, puesto que describen vivencias a menudo parecidas.

No es el objetivo de este libro hacer una división formal de estos conceptos, puesto que existe abundante literatura técnica sobre ello y una infinidad de obras de autoayuda y divulgación general que abordan el tema,[99] además de todo lo que podemos leer en internet.

Sin embargo, para aquel todavía más perezoso o falto de tiempo, puede bastarle saber que el miedo y el pánico generalmente tienen un activador causal directo, esto es, concreto: un objeto o una situación que, en general, a la mayoría de personas asustaría.

El pánico es una emoción instintiva de intensidad superior al miedo. Además, ambos pueden ser útiles ante amenazas reales, ya que activan mecanismos fisiológicos de alerta y, por tanto, de supervivencia.

En cambio, la ansiedad y la angustia no tienen un activador tan claro como los anteriores, aunque a veces lo parezca. No existe un foco específico concreto puesto que, quien las padece, en general no puede justificar con precisión el porqué de su estado. Ni la ansiedad ni la angustia aportan un beneficio a quienes las sufren.[100]

---

99. Uno muy accesible es: Varela, P. (2002). *Ansiosa-Mente*. La Esfera de los Libros.

100. En realidad, esto no es tan así, ya que sí que existe una cierta «ansiedad positiva», útil

Siguiendo con la simplificación, aunque la angustia esté incluida dentro de la ansiedad, representa una vivencia emocional más fuerte, con una sensación de congoja, de encogimiento, de opresión en el pecho, de dificultad respiratoria, de nudo en el plexo solar o la garganta. El cuerpo reacciona de una forma similar a si existiese un peligro real. Además del compromiso emocional y mental, la angustia tiene una repercusión más física que la ansiedad.

¿Y puede la angustia transformarse en pánico? La respuesta es sí. Citaré dos ejemplos. Uno es el ataque de pánico. En realidad, se trata de un ataque de angustia (Sweet Chestnut y Cherry Plum), puesto que no tiene un activador claro. Pero en la medida en que uno cree literalmente que se va a morir, porque se va a ahogar o se le va a parar el corazón, sobreviene el pánico (Rock Rose).

Otro ejemplo, es cuando la angustia experimentada en Aspen, en principio sin foco aparente, se transforma en pánico (Rock Rose). Se me ocurre el caso de alguien que tiene la sensación de que hay "alguien más" en la habitación, la presencia de un espíritu u otra entidad, y esto se concreta en algo que le toca la espalda o llega a verse una especie de fantasma. Me refiero a que lo inconcreto se materializa en algo visible o palpable.

Aspen y los niños superdotados

Françoise Quencez es una terapeuta floral francesa que tiene gran experiencia en el tratamiento de niños superdotados y ha constatado la presencia de Aspen en forma de rasgo de personalidad en muchos de ellos.[101]

Como confirmación de esto, veamos lo que dice la mayor especialista de Francia en este tipo de niños, la psicóloga Jeanne Siaud-Facchin:[102]

---

para afrontar un reto como, por ejemplo, una competición, aunque generalmente a este estado se lo llame estrés. Como veremos en Elm, flor muy relacionada con el estrés, un futbolista tiene que estar estresado en un partido de fútbol para aumentar su rendimiento.

101. Ver (2019). *El miedo Aspen y las personas con altas capacidades (superdotadas)*. *Revista SEDIBAC 92.*

102. Siaud-Facchin, J. (2002). *L'enfant surdoué. L'aider à grandir, l'aider à réussir* (pp. 41-42). Edition Odile Jacob.

«El niño superdotado es frecuentemente un niño que tiene miedo. La receptividad y la actividad emocional permanente en las cuales vive engendran miedos diversos y, a menudo, intensos. Esos miedos pueden ser sensaciones de peligro externo o interno. Extrañamente, el niño superdotado puede tener miedos que parezcan completamente irracionales [...]. El niño superdotado es una verdadera esponja emocional, con reacciones epidérmicas y una sensibilidad a flor de piel. Es un niño que parece 'desollado': sin protección emocional, percibe y reacciona a la menor emergencia emocional».

¿Es necesario tomar ASP si no se tiene miedo?

Esta es una pregunta de lo más habitual en quienes tienen vivencias paranormales pero no experimentan miedo. Yo voto por la toma de ASP, al menos durante unos tres meses. Existen sensitivos que creen controlar sus dones, pero en realidad puede que estén más expuestos de lo que suponen a energías muy negativas y desestabilizadoras. Nos encontramos ante una flor que ofrece una protección inteligente y muy selectiva, dejando pasar lo que es realmente beneficioso para nuestra evolución.

BEECH (BEE)
Fagus sylvatica. Haya.

LO QUE BACH DIJO DE BEECH

«Para quienes sienten la necesidad de ver más bondad y belleza en todo lo que les rodea. Este remedio sirve para que frente a las cosas que parecen equivocadas, se adquiera la capacidad de ver lo bueno que surge dentro de ellas. Así, podrán ser más tolerantes, indulgentes y comprensivos con los diferentes caminos que cada individuo y todas las cosas recorren en dirección a su propia perfección final».

PALABRAS CLAVE

Pretenciosidad. Arrogancia. Agresividad. Sentimiento de superioridad. Desprecio. Rigidez. Irritación. Rechazo. Falta de adaptación. Intolerancia. Crítica hacia los demás.

BEECH COMO TIPOLOGÍA

Si hacemos un repaso bibliográfico sobre BEE, bastante de lo escrito resulta un poco confuso, sobre todo lo relacionado con los rasgos de personalidad.

Posiblemente puede ayudar un concepto clave: el *narcisismo*.[103] Alguien que por definición se considera demasiado importante, incluso grandioso. Una persona especial llamada a ocupar un lugar glorioso, no solo en el futuro, sino con plenos derechos y prerrogativas especiales en el presente.

Dada la similitud entre el narcisista y los rasgos de personalidad de BEE, las siguientes descripciones son una superposición de ambos patrones.[104]

---

103. La personalidad narcisista se reparte también entre el *Vine primario* y algunos Vervain y Heather. Para leer o refrescar el mito de Narciso, se debe ir al apartado de Notas. Se puede ampliar el estudio del narcisismo en Millon, T., *op. cit.* y en Rodríguez, B. y Orozco, R., *op. cit.*

104. Es necesario aclarar que la siguiente descripción incorpora muchos de los parámetros que utiliza Theodore Millon para describir al narcisista. Sin embargo, se incluyen aportes e interpretaciones basados en la experiencia del autor de este libro.

Existe en muchos BEE una creencia de ser especiales y únicos y, por tanto, creen que solo deberían relacionarse con seres de su mismo nivel. Desprecian a quienes consideran mediocres, siendo además presuntuosos y jactanciosos. Exageran sus logros o se los inventan.

Muchos de ellos son activos, atractivos, optimistas y, al menos en un primer momento, pueden resultar incluso interesantes. En gran medida, son buenos para conseguir contactos, pero no para entablar verdaderas amistades, puesto que su talante despectivo y a menudo crítico con los demás, suele generarles problemas de relación con el entorno. Esto puede llevarlos al aislamiento afectivo, ya que para BEE resulta muy difícil encontrar a alguien que esté a «su altura» intelectual, social, artística, cultural, estética, etcétera.

BEE es elitista y teme la dependencia, que lo convertiría en alguien vulnerable, mediocre, como los demás. Muchos de ellos consideran que las normas, plazos de entrega de trabajos, etc. son convenciones hechas solamente para contener a los otros. Ellos se consideran especiales y, por tanto, deben tener un trato diferenciado.

El aislamiento social depende de sus logros o fracasos. Ciertamente, existen BEE talentosos que pueden destacar en algún ámbito: diseñadores de moda, artistas, políticos, médicos, abogados, actores, escritores, deportistas...

La sociedad rica ha premiado hasta ahora el individualismo sobre el interés del grupo y ofrecía un caldo de cultivo idóneo para que prosperase este tipo de individuos.[105] Son pues todavía legión los que quieren ser «famosos». Un rápido repaso de la actividad de las redes sociales confirma esta afirmación.

Quienes consiguen acceder a una parcela de éxito ven reforzado su patrón negativo con logros reales, que exageran en su campaña permanente de autopromoción. ¿Qué prueba más clara de su brillantez puede haber que la gente pidiéndoles autógrafos en la calle?

---

105. Digo «hasta ahora», porque en los últimos años está prevaleciendo una tendencia globalizadora que intenta desincentivar el individualismo en pro de una homogeneización de las ideas y comportamientos. Así, el mensaje propugna un pensamiento único y la instauración de una sociedad sumisa basada en la obediencia y el totalitarismo. Eso sí, regida por una elite narcisista y psicopática.

La mayoría de narcisistas son ostentosos y les encanta exhibir el producto de sus méritos, sean monetarios, académicos, artísticos, sexuales, deportivos, nobiliarios...

Muchos de estos BEE se convierten en auténticos explotadores, que consideran que los demás obtienen un gran privilegio trabajando para ellos gratis. Al fin y al cabo, «los demás» no son otra cosa que simples aspirantes a mejorar.

En general, además de presuntuosos, arrogantes, críticos y fatuos, suelen ser pedantes y afectados. En cualquier caso, displicentes con tendencia a la antipatía. Resumiendo, la empatía no es su fuerte.

Muchos de ellos disfrutan resaltando errores y defectos de los demás. Algo así como una especie de tarea pedagógica que nadie les ha pedido: «Es que a la gente hay que decirle lo que hace mal». En su sistema de creencias, «la gente» es una abstracción cosificada y, en cualquier caso, despreciable, sobre todo cuando no los admira de forma ciega e incondicional. Pero los narcisistas resultan demasiado complicados de complacer debido a su escasa capacidad de adaptación: comidas, lugares, actitudes, servicios, etc. Recordemos que creen merecer un trato especial en todos los órdenes de la vida.

Los BEE se creen detentadores de una inspiración casi divina. Estas supuestas inspiraciones deben plasmarse en realidades concretas. Pero los detalles que conducen a ellas, a menudo penosos y degradantes, deben ser desempeñados por personas de inferior condición: mediocres hormiguitas obreras que no han sido tocadas por la gracia. Incluso deben «adivinar» qué es lo que el gran hombre o la gran mujer han querido decir o pensar. Por ello, no desean ser consultados ni importunados con banalidades, producto sin duda de la poca inteligencia de quienes no comprenden su genialidad, pudiendo reaccionar airadamente.

Sin embargo, en la mayoría de los casos, la supuesta genialidad de los BEE no se corresponde con la realidad. Las fantasías de grandeza pueden haber servido para capear algunas situaciones complicadas o desagradables y hasta para rebajar su nivel de ansiedad.

Muchos funcionan asistidos por un mecanismo mental de defensa: la negación de todo aquello que no quieren admitir (ser como los demás, ser explotadores, tener que trabajar día a día para conseguir cosas, etc.).

Imaginemos por un momento aquellos BEE que son despedidos una y otra vez de diversos empleos, generalmente por su dificultad para el trabajo en grupo y su pretenciosidad y soberbia. Pensemos en aquellos en los que la vía del trabajo autónomo no ha rendido su «merecido» fruto. Se impone, en este caso, otro de sus mecanismos defensivos más socorridos, la *racionalización*: «Claro, el tema es que me tienen envidia». «Esta sociedad mediocre no puede entender ni valorar que soy un visionario muy adelantado a su tiempo». «Estos desgraciados no me perdonan mi brillantez».

En un nivel más patológico, pueden creer que los demás se confabulan para perjudicarlos, como ocurre con los paranoides.

En cualquier caso, los BEE no correspondidos en sus supuestos méritos innatos pueden sentirse vacíos, humillados, tristes y ansiosos. Pero, sobre todo, resentidos y rabiosos (Willow).

Bastantes BEE acusan problemas digestivos, principalmente del tipo intolerancia alimentaria. Este hecho parece deberse más a sus limitaciones y complicación mental que a algo orgánico. Asimismo, desde hace bastante tiempo se describe una tendencia a la rigidez en la parte alta de la columna y en las mandíbulas, que he podido comprobar en diversas ocasiones.

Sobre las alergias, a pesar de que la esencia suele ser útil en estos casos, no parece encontrarse más incidencia en los BEE que en otras personalidades florales.

Pero ¿qué es lo que lleva a determinadas personas a convertirse en BEE? Si consideramos que muchos de ellos son en realidad narcisistas, la génesis de este patrón parece un poco contradictoria.

Por una parte, serían más vulnerables a esta condición los hijos únicos o los primogénitos que han sido educados como si fueran niños demasiado especiales. Venerados por sus padres, han visto cómo estos renunciaban a toda necesidad propia para adorarlos. Algo así como «su majestad el bebé».[106] De esta manera, el niño no aprendió que los demás eran seres independientes, con sus propias necesidades. El crío no tiene así que demostrar nada para ser recompensado. Hablaríamos aquí de un flagrante sentimiento de superioridad.

---

106. Millon, T., *op. cit.*

Sin embargo, existe otra mecánica muy contraria a la anterior, basada en el aprendizaje temprano, para justificar la forja del narcisista. Un ambiente familiar de negligencia o incluso autoritario y punitivo, donde el niño tuvo que desarrollar una creencia compensatoria para superar su desvalimiento y baja autoestima.

BEECH COMO RASGO DE PERSONALIDAD

Se toma aquí la crítica desproporcionada y negativa como elemento central en muchas personas, aunque no tengan el perfil narcisista que se ha expuesto en el apartado anterior.

Existe mucha experiencia en este campo, tanto en gente muy crítica verbalmente, como en quienes quedan atrapados en pensamientos críticos y denigratorios hacia personas, situaciones e instituciones, aunque no los exterioricen.

Son varias las personalidades florales predispuestas a esta visión crítica de los demás. Posiblemente, se trate de un mecanismo de defensa.

Mimulus: La crítica es defensiva, dado que estas personas son tímidas y solo la vierten en círculos seguros, como por ejemplo en casa. De esta forma, devalúan a otras personas para sentirse menos insignificantes. También la crítica les sirve de coartada para no afrontar el peligro de las relaciones íntimas. Por ejemplo, si «todas» las mujeres presentan el «defecto» de ser frívolas e interesadas, es probable que el joven Mimulus no encuentre ninguna que no lo sea y, en consecuencia, pueda evitar el temor a la evaluación negativa que toda relación íntima representa para él.

Vervain: En este caso se desprecia y atribuye todo tipo de defectos a una sociedad que no le permite ser él mismo y que pretende controlarlo y someterlo. La irritación surge ante la obligatoriedad de numerosas normas. La crítica es muy agresiva y plena de resentimiento.

Chicory: La crítica se despliega hacia todos aquellos que no cumplen con sus expectativas y, sobre todo, no son agradecidos con su pretendida generosidad, ya que cabe tener en cuenta que Chicory siempre siente que da mucho más de lo que recibe. La crítica aquí puede ser instrumental, al pretender sacar provecho de ciertas situaciones: más poder, dedicación, atención, reconocimiento, instrumento de castigo, etcétera.

Gentian: Destaca en muchos casos su mal humor y su tendencia crítica y discutidora; su escepticismo es además particularmente crítico y, en muchas ocasiones, desafiante.

Water Violet: Más que crítica, podría hablarse aquí de una actitud despectiva y ácida hacia aquellos que invaden su intimidad, o cuando se siente presionado. Suele ser una actitud defensiva y de superioridad, mucho más evidente en los Water Violet intelectuales: «Para qué te lo voy a explicar, si de todos modos no lo entenderías».

Impatiens: La crítica se proyecta sobre las personas o situaciones enlentecedoras.

En los ejemplos anteriores, se asocian conductas BEE vinculadas a las tipologías florales de Bach *(Los doce curadores)*. Sin embargo, si se amplía el concepto de tipología a estilos de personalidad de la psicología contemporánea, resulta lógico relacionar la esencia de BEE con los siguientes:

Rock Water. Suele haber una actitud desdeñosa, hostil y crítica hacia quienes «no cumplen las normas» que él tan obsesivamente acata. Además, las mencionadas críticas provienen desde la altura moral de quien se erige a sí mismo en un modelo a seguir e imitar.

Willow. Las actitudes BEE provienen de la frustración, el resentimiento, la ira contenida y la predisposición negativa hacia los demás.

Holly. Aquí la crítica se extiende sobre quienes proyecta sus celos, rabia y envidia.

En *Vine primario,* la crítica es claramente despectiva y especialmente escarnecedora hacia quienes considera «inferiores». En el *Vine secundario,* se desarrolla como un claro mecanismo de defensa: devaluando a los otros, él no se siente tan poca cosa.

BEECH COMO ESTADO

Es muy frecuente vivir estados de intolerancia, sobre todo circunscrita, que se despliegan sobre determinados aspectos específicos de la vida: ruidos, motos, niños, bicicletas, personas concretas, obras en la calle... Hablamos entonces de *BEE temático*. Las características de este estado tienen que ver con un nivel alto de intolerancia, irritabilidad y rechazo hacia los estímulos o situaciones implicadas, y es siempre desproporcionado.

En el mejor de los casos, el estado solo se disparará ante activadores específicos, como por ejemplo, el ruido de una moto. Pero, en demasiadas ocasiones, el BEE temático es más limitante, tanto por la amplitud del aspecto que engloba (rechazo e intolerancia hacia hombres, mujeres, niños, etc.), como porque resulta inusual encontrar personas que no combinen diversas temáticas. Dicho de otra forma, es improbable que uno solo sea BEE para una sola cosa.

Frente al estímulo desagradable, se puede reaccionar de manera desproporcionada. No cabe duda de que a casi todos nos molesta un motorista desaprensivo que circula por la ciudad con una moto ruidosa. De hecho, hasta se puede medir en decibelios la magnitud de esta contaminación acústica. Ahora bien, la respuesta puede oscilar desde una pequeña mueca de fastidio, totalmente proporcionada, a una cadena de pensamientos y sentimientos hostiles como los siguientes, acompañados de fantasías de destrucción: «Seguro que este idiota descerebrado no tiene otra cosa que hacer que circular molestando y agrediendo con su cretinez a todo el mundo. Debería de haber unas rampas de misiles que se dispararan ante estos imbéciles desintegrándolos completamente. Por otra parte, los sinvergüenzas del ayuntamiento, en lugar de acosar a la gente decente, deberían detener a terroristas como estos y meterlos en la cárcel, porque a la vista está que estos idiotas recorren todo el día la ciudad sin oficio ni beneficio y sin que nadie les diga nada».

El problema aquí no es solo el motorista, sino el que este cúmulo de pensamientos agresivos se mantenga durante bastante tiempo de forma circular (White Chestnut) y sea reavivado por el siguiente motorista ruidoso que pase. Así, algunos temas molestos se convierten en el eje central de la vida de muchas personas, lo que sin duda resulta demasiado limitante y desgastador para nuestra vida.

Existen otras esencias del sistema que pueden colaborar en el tratamiento de estos BEE temáticos, como Walnut, que ayuda a mejorar nuestra capacidad de adaptación. Se trata de una flor flexibilizante, por lo que se podría afirmar que, a mayor poder de adaptación, menor nivel de rechazo. Esto reviste una importancia capital en momentos históricos en los que la xenofobia, el racismo, o cualquier otra cosa fomentada por los medios de comunicación, se convierten en el tema central de amplias capas de la población.

En determinadas etapas de la vida pueden desencadenarse episodios BEE, afortunadamente limitados en el tiempo. Como un buen ejemplo, los adolescentes a los que indigna y saca de quicio cualquier cosa que digan o hagan sus padres. En estos casos, es evidente el pasaje de BEE a Holly.

Muchos estados de estrés, ansiedad o incluso depresivos pueden ir acompañados de un tipo de irritabilidad compatible con BEE. Es muy común que se reconozca este hecho de manera clara: «Estoy un poco borde últimamente». Algunas mujeres experimentan estados BEE en el llamado síndrome premenstrual.

Otras flores importantes para apoyar la tarea de la esencia pueden ser las siguientes:

White Chestnut: para el círculo vicioso de pensamientos circulares que pueden activarse frente a un estímulo desagradable. En otras palabras, el mantenimiento del estado BEE.

Gentian: componente negativo de los pensamientos circulares y repetitivos.

Vervain: relacionado con la desproporcionalidad de la respuesta, la exageración.

Holly: por la agresividad que se desata. Fantasías de destrucción y agresiones verbales y/o físicas.

Willow: frustración y resentimiento basal que facilitan y alimentan la aparición de BEE.

FLORES ASOCIADAS

Gentian, por el pensamiento negativo que mantiene la actitud crítica e intolerante.

Walnut, porque el nivel de adaptación siempre es inversamente proporcional al rechazo. A mayor capacidad de adaptación, menor es el rechazo.

NIVEL ESPIRITUAL

Son pocas las descripciones de Bach en las que se ve tan claramente como en BEE los aspectos positivos que trabaja la esencia. Si analizamos el párrafo que encabeza el capítulo, apreciamos la importancia que el Dr. Bach adjudica a esta espiritualizada esencia. En la descripción, se trasluce un anhelo inconsciente de pensamiento positivo, un mensaje del alma a la personalidad: «Para quienes sienten la necesidad de ver más bondad y belleza en todo lo que les rodea».

Por otra parte, ese impulso positivo nos lleva a convertirnos en seres más empáticos, con capacidad para situarnos en el lugar del otro y comprenderlo:

«Este remedio sirve para que, frente a las cosas que parecen equivocadas, se adquiera la capacidad de ver lo bueno que surge dentro de ellas».

Para así desarrollar determinadas virtudes:

«Así podrán ser más tolerantes, indulgentes y comprensivos con los diferentes caminos que cada individuo y todas las cosas recorren en dirección a su propia perfección final».

No obstante, para conseguir los frutos que la majestuosa haya nos ofrece, primero se debe afrontar la propia imperfección; ganar en autoconciencia y conocer nuestras limitaciones. Hacer una cura de humildad para vernos reflejados en nuestros semejantes. Solo afrontando nuestros propios defectos podremos descender honestamente de nuestra torre de marfil y sentirnos hermanados con los demás.

Al autovalorarnos objetivamente y admitir nuestros defectos, ya no necesitamos proyectarlos y señalarlos en los demás, y nos comportamos más indulgentemente con ellos. De esta manera, podemos admitir la diversidad que nos lleva a sentir empatía: todos diferentes, aunque todos iguales.

«El sentimiento de aislamiento y rechazo es sustituido por una sensación de unidad en la diversidad, de parentesco entre las almas, de armonía; cosa que, en el fondo, el BEE negativo también busca».[107]

---

107. Scheffer, M., *op. cit.*

Como siempre, Bach imprime un toque de elevada maestría en la siguiente descripción:

«Es obvio que ninguno de nosotros está en posición de juzgar o criticar, porque aun el más sabio de nosotros ve y sabe solamente un diminuto fragmento del Gran Esquema de todas las cosas y, sabiendo tan poco, no podemos juzgar acerca de cómo trabajará el Gran Plan».

NIVEL TRANSPERSONAL

Intolerancia. Irritación. Rechazo. Rigidez

En el plano personal, resulta patente que BEE es intolerante, irritable y que rechaza todo aquello a lo que no se adapta.

En un plano transpersonal, la esencia es útil en procesos alérgicos, donde existe un rechazo exagerado, un no admitir algo: en este caso un alérgeno (polvo, polen, un metal en la dermatitis de contacto, etc.). Este rechazo se expresa con irritación en forma de tos, estornudos, erupciones en la piel, etc.

Debe quedar claro que, en los casos de alergia, no se debe considerar a BEE como una especie de antihistamínico mecánico. El procedimiento correcto consiste en prescribir las flores personales de cada sujeto y además agregar BEE. Es posible que a los tres meses de toma pueda evidenciarse alguna mejoría.

También, se puede tener presente en trasplantes, para minimizar el posible rechazo al nuevo órgano y, en general, todo lo que suponga un rechazo a alguna prótesis (también problemas con lentillas, plantillas, etc.).

Muy recomendable en toses irritativas, rinitis y eccemas de etiología alérgica. En general, cuadros irritativos agudos, sobre todo en la piel.

Podemos interpretar el vómito como una forma de rechazo.

Toda amenaza de aborto debe ser asistida con la toma de BEE y Walnut.

Conviene apoyar las aplicaciones de BEE con Walnut, puesto que, si se produce una buena adaptación, disminuye el rechazo. Este hecho es patente cuando se emplean las dos esencias para prevenir o disminuir la intolerancia que se genera ante la quimioterapia y cualquier otra medicación susceptible de ocasionar rechazo o efectos secundarios graves.

NOTAS

Narciso el bello

Aunque existen varias versiones, según el mito griego referido por Ovidio, Narciso era un joven de excepcional belleza que enamoraba a hombres y mujeres por igual. Sin embargo, él no correspondía jamás a estos sentimientos.

Una de sus enamoradas fue la ninfa Eco, que había sido maldecida por la diosa Hera y condenada a repetir las palabras de los demás. Por eso, no había podido declararle a Narciso su amor.

Un día, Narciso, en un paseo con sus amigos, se pierde y los llama:

—¿Hay alguien?
—Alguien… —repite Eco.
—¡Aquí! —exclama Narciso.
—¡Aquí! —responde Eco.
—¡Ven!

Eco, creyendo que Narciso la solicita, sale a su encuentro y es despreciada y ridiculizada cruelmente por él. A resultas de ello, la desolada Eco se retira a una gruta y muere de inanición, permaneciendo solo su voz (o mejor dicho, su eco).

Némesis, la diosa de la venganza, condena a Narciso a enamorarse de su propia imagen. Un día, absorto en la contemplación del reflejo de su rostro en el agua, Narciso cae y se ahoga. Del estanque surge una flor: el narciso.

CENTAURY (CEN)
Centaurium umbellatum o erythraea. Centaura.

LO QUE BACH DIJO DE CENTAURY

«Para personas bondadosas, tranquilas y suaves que están siempre ansiosas por servir a los demás. En su empeño por lograrlo, sobreestiman sus fuerzas. Su necesidad de agradar crece de tal modo en ellos, que se convierten en sirvientes en lugar de actuar como ayudantes voluntarios. Su buena naturaleza les lleva a trabajar más de lo que les corresponde y, al hacerlo así, pueden descuidar su propia misión particular en la vida».

PALABRAS CLAVE

Excesiva dependencia de los demás. Sometimiento. Servilismo. Debilidad. Carencia afectiva. Inseguridad. Necesidad de ser aceptado. Miedo al rechazo y a la soledad. Dificultad para poner límites. Ansiedad. Angustia.

CENTAURY COMO TIPOLOGÍA

CEN es de carácter pasivo y no ha desarrollado una individualidad competente. Demasiado complaciente y con tendencia a la sumisión. Es de rápida reacción a los deseos ajenos y de poco estímulo para los propios, no siendo, en general, enteramente consciente de su naturaleza explotable.

CEN tiene un tipo de personalidad dependiente que asienta sobre las siguientes creencias negativas y distorsionadas:[108] «Estoy totalmente solo, completamente indefenso». «Soy inadecuado, inútil». «Solo puedo funcionar si tengo al lado a alguien verdaderamente competente». «Si me abandonan, moriré».

---

108. Millon, T. *et al., op. cit.* Estas creencias se refieren a la personalidad dependiente, que en este capítulo se traduce por CEN.

Mi hipótesis es que el núcleo de la personalidad de CEN está formado por un gran componente de Sweet Chestnut, sobre el que se articularía todo lo demás.

Las creencias negativas de CEN no solo constituyen el pilar de su personalidad, sino que advierten de la necesidad de acompañar el tratamiento de todos ellos con Gorse, por la claudicación que supone el tener una personalidad dependiente que ha renunciado a gestionar su propia vida, y Larch, por su creencia distorsionada de inferioridad, que le hace depender de otros. Es evidente que Sweet Chestnut nunca sobra y, como veremos más adelante, Pine (culpabilidad) es muy necesario en todo CEN.

La sensación de desvalimiento profundo de CEN (Sweet Chestnut) se traduce en una fuerte carencia afectiva, que genera una gran necesidad de que se ocupen de él. Esta condición es el motor que activa un comportamiento de sumisión alentado por el fantasma del miedo a la soledad, abandono, sustitución o rechazo.

A cambio de protección, gestión y supervisión, CEN se entregará totalmente al servicio del otro. Le dará amor y ternura y, sobre todo, será fiel, obediente y sumiso. Si el otro es feliz, puede que él también lo sea.

Los CEN son muy poco sofisticados mentalmente. Bastante inmaduros e infantiles, construyen un mundo simplificado para hacerlo más manejable y menos amenazador que el real. De hecho, hasta parecería que se relacionen mejor con niños que con adultos. Esta simplificación excesiva justifica su visión de los hechos que lo envuelven y sus actitudes: «Si digo que no, seré malo y no me querrán». «Si digo que sí, seré bueno y me querrán».

Vemos en CEN tres mecanismos psicológicos básicos:[109]

– *Introyección*. Se interioriza la identidad de otra persona para dar lugar a una fusión de más débil (CEN) con más fuerte. En este caso, CEN toma prestadas la potencia, habilidad y autoestima del otro y, a cambio, le proporciona su voluntad de estar al servicio de sus objetivos.

– *Idealización*. Por ejemplo, de sus parejas. No concibe a estas como seres humanos con sus virtudes y defectos. Los convierte en protectores sobrenaturales. Se trata de un mecanismo infantil de muchos niños hacia sus padres, seres omnipotentes y omnipresentes.

---

109. Millon, T., *op. cit.*, para la personalidad dependiente, adaptado en este capítulo a CEN.

– *Negación*.[110] Mediante la creación de un universo simplificado, a los CEN les resulta más fácil ser ingenuos, infantiles y dulces. Ante un maltratador, ellos (básicamente, ellas) pueden argumentar: «Pero él me quiere mucho…, aunque está atravesando por un momento difícil».

CEN es hiperemocional y se sitúa tanto en el lugar del otro, en un exceso de empatía mal entendida, que llega a anularse como persona. Sufre tan excesivamente por los que quiere, que la presencia de Red Chestnut resulta evidente.

Al confundir CEN los límites entre él mismo y los demás, la pérdida de una relación siempre acaba siendo la pérdida de sí mismo. Por otra parte, ya vimos el mecanismo de *introyección* que explica en gran medida que el Red Chestnut descrito en la mayoría de libros sea el proveniente de CEN. En esta clase de Red Chestnut, uno no experimenta en sí mismo los miedos y peligros que proyecta y exagera en los seres queridos.

Como teme tanto el rechazo y la reprobación, vive generalmente instalado en la ansiedad, la angustia y, a menudo, el pánico (Rock Rose) cuando sus figuras de autoridad plantean un clima inestable. Por ello, su nivel de indecisión e incertidumbre bloquea severamente cualquier posibilidad de iniciativa.

Los CEN prefieren que les digan «lo que tienen que hacer», antes de asumir el riesgo que toda iniciativa personal conllevaría.

Verdaderamente, CEN no sabe y no puede decir que no. Queda, por tanto, totalmente expuesto a la voluntad ajena y, naturalmente, al chantaje afectivo de personas poco escrupulosas y egoístas como Chicory y Vine. Pero también promueve muchas actitudes Hornbeam a su alrededor. Resulta muy fácil imaginarse a una abnegada madre CEN convertida en la sirvienta de sus hijos y esposo, recogiendo del suelo y oliendo la ropa para saber si está sucia o no, puesto que ellos «nunca se acuerdan de echarla al cesto de la ropa para lavar».

Un auténtico CEN se agota con facilidad, esclavizándose al intentar ayudar y ser útil. En sus ansias por servir, sobrevalora sus posibilidades, ofreciendo más de lo que tiene y haciendo un ansioso despliegue de propuestas serviles. En cualquier caso, su cansancio es más físico que

---

110. La *negación* es un mecanismo de defensa de la personalidad, consistente en negar lo que es evidente para otros, en el caso de CEN, el maltrato.

psíquico, y surge como consecuencia de la gran cantidad de tareas de las que se hace cargo y de no tener en cuenta sus propias necesidades.

Su autoestima es bajísima. CEN parte de la base de que nadie lo va a querer por lo que es, sino por lo que hace.

Según Scheffer:

«Centaury es un refugiarse en los demás para eludir el propio proceso de hacerse adulto que, entre otras cosas, consiste en aprender a distinguir y a decidir».

Su inmadurez resulta pues innegable.

Pero ¿cómo se genera o reafirma en la infancia una personalidad CEN? Aunque existe la tendencia a pensar en un ambiente familiar duro e incluso cruel, prácticamente militarizado, esto casi nunca es así. Al contrario, muchos CEN han sido sobreprotegidos excesivamente y llevados «entre algodones».

Un bebé es básicamente dependiente de su madre. Es ella la que le brinda sustento y puede atender sus necesidades básicas, no solo de alimentación, sino de amor y calor humano, pañales limpios, etcétera.

Más adelante, el bebé, inquieto y curioso por naturaleza, quiere descubrir el mundo y se siente atraído por un sinfín de estímulos tentadores.

El cerebro está evolutivamente programado para la sociabilidad. Se va desarrollando adecuadamente a la par que el mundo se vuelve para el niño más interactivo. Si todo el entorno gira en el sentido de «traer» el mundo al pequeño, sofocando su iniciativa de descubrimiento, este va perdiendo impulso e interés. Es más, puede que cada iniciativa en esa dirección sea sofocada porque resulte «peligrosa» o inapropiada, por lo que, incluso, lo más probable es que el niño se sienta culpable por esas hipotéticas transgresiones a los límites trazados.

Los padres o cuidadores Chicory, Red Chestnut y Vine posiblemente sean los que más niños CEN «generen». Si no existe rebelión (Vervain) contra estas restrictivas normas, es muy posible que no se alcance la sofisticación mental suficiente para adquirir las habilidades necesarias para una vida adulta equilibrada. Es más, el niño crecerá con la idea de que no puede hacer nada por sí mismo fuera del núcleo protector de sus padres o tutores y que, para salir en cierta medida de él, mediante por ejemplo una relación de pareja, esta última tiene que brindarle la protección a la que está acostumbrado.

Dada la existencia de una sociedad patriarcal, socioculturalmente se ha fomentado el CEN en las mujeres, educándolas en roles de dependencia:[111] «¿Para qué quieres estudiar? Lo que tienes que hacer es encontrar un buen marido que te mantenga y te haga hijos». Tal es el mandato educacional implícito, o incluso explícito, bajo el que han crecido muchas de ellas. Sin embargo, también es notoria la presencia de CEN en hombres, aunque a ellos les cueste más reconocerse como dependientes, puesto que socialmente resulta menos justificable. Es probable que pasen de manos de madres que son auténticos sargentos de caballería a esposas con carácter, acostumbradas a tomar las decisiones. Aquí el conflicto suegra-nuera será evidente, mientras el infantil CEN observa alelado cómo deciden por él, sin entender nunca del todo la diferencia del rol existente entre madre, esposa, hermana, hija, etc., y los distintos papeles que tiene que adoptar con cada una.

CEN, aunque obviamente busque con su actitud reconocimiento y confirmación, no lo suele conseguir. Pronto se convierte en el «felpudo» psicofísico de los demás. No suele quejarse del maltrato que a menudo sufre (hecho diferencial importante de la falsa explotación a la que se acogen muchos Chicory), siendo sospechosamente exculpatorio de sus explotadores.

Es muy frecuente, por su mecanismo de negación, que CEN acepte sufrir malos tratos. Obviamente, tiene un problema claro con los límites. Por eso, muchas mujeres maltratadas con este perfil de personalidad, y aunque tengan medios y apoyo familiar, prefieren volver con sus maltratadores antes que enfrentarse a la soledad, que en alguna parte profunda de CEN equivale a la muerte.[112]

Pero conviene saber que no siempre los CEN están en un ambiente desconsiderado y explotador. Muchas veces el entorno los alienta a que

---

111. Que vivimos en una sociedad básicamente patriarcal no es ningún secreto. Un hecho bastante significativo es el que las mujeres al casarse pierdan, en muchos países, su apellido para pasar a utilizar el del marido. Llama la atención que en una sociedad machista como la española esto no ocurra ni haya ocurrido.

112. De hecho, en el hombre primitivo, era literalmente así, puesto que la expulsión del grupo equivalía directamente a la muerte, ya que nadie podía sobrevivir fuera de él. Es muy posible que esta codificación atávica permanezca inconscientemente en muchos CEN.

desarrollen actividades y aptitudes que les permitan llevar una vida más independiente. No es extraño entonces que boicoteen todo intento en este sentido porque, si siguieran estas sugerencias, los demás les exigirían cada vez más y les pedirían que asumiesen el control de sus propias vidas, cosa que les aterroriza.

La culpabilidad (Pine) es una constante en la vida de todo CEN. Por una parte, se siente culpable por no poder adivinar lo que los demás necesitarán dentro de varias horas; por otra, cualquier descuido puede ser magnificado por su temor a ser rechazado. Además, recordemos que CEN convoca la expresión de las peores facetas de mucha gente, por lo que es muy frecuente que los demás disfruten culpabilizándolo y remarcando sus defectos.

CEN es básicamente ansioso, lo que viene alimentado por su temor e inseguridad, y por su angustia existencial subyacente (Sweet Chestnut). Por otra parte, se preocupa mucho, cayendo en dinámicas White Chestnut con bastante facilidad.

Puede sufrir depresiones y estados severos de angustia, ya que tiene muy pocos recursos para afrontar separaciones dadas por rupturas afectivas, muertes, crisis… Sin embargo, algunos pueden ser felices en su patrón negativo, realizándose a través del otro: la madre CEN orgullosa de los logros de sus hijos, la esposa dependiente que asiste al triunfo profesional del marido…

Resulta erróneo sugerir a un cliente CEN que uno de los objetivos terapéuticos podría ser el de conseguir ciertas cotas de autonomía en su vida. Es muy probable que haga la siguiente interpretación: autonomía = soledad = muerte, asustándose lo suficiente como para no volver a consulta.

CENTAURY COMO ESTADO

Existen personas que solo asumen este rol en determinadas relaciones, sobre todo de pareja; incluso puede que únicamente con alguna pareja determinada. Uno de los indicadores es dejar de ver a las amistades preexistentes, cambiar completamente los hábitos de vida, dejar estudios o trabajos, etcétera. Esta supeditación, o incluso sumisión temporal, no quita que en los otros órdenes de su vida estas mismas personas puedan ser decididas y sepan muy bien poner límites.

También podríamos considerar una cierta forma de CEN cuando se es dominado por otros, aun si no se busca la aprobación ni el amor de ellos. En este caso, no es necesario para tomar la flor ser una persona con un estilo dependiente de personalidad. La esencia tiende a facilitar el acceso a los recursos necesarios para la defensa de los derechos individuales.

FLORES ASOCIADAS

Sweet Chestnut, por su núcleo de angustia existencial, de desolación, que justifica su miedo a la soledad y al rechazo.

Gorse, porque ha tirado la toalla y renunciado a tener una vida adulta e independiente.

Larch, por su creencia distorsionada de inferioridad.

Pine, por su claro sentimiento de culpa.

Red Chestnut, por el miedo desproporcionado a que les pase algo a sus seres queridos.

White Chestnut, por la frecuente preocupación ansiosa que lo atenaza.

NIVEL ESPIRITUAL

CEN es básicamente bondadoso y generoso, sustancialmente inocente. Desde un análisis superficial, su abnegación puede ser vista con simpatía. Sin embargo, hay que pensar que su actitud negligente hacia sus propias necesidades y el sometimiento ciego al que adhiere no hacen sino alimentar los patrones negativos de sus explotadores, con lo que en definitiva no se ayuda a sí mismo ni, naturalmente, a los demás.

Para Katz y Kaminski:[113]

«El alma sana necesita aprender a equilibrar las fuerzas de su ego que se mueven entre las polaridades del servicio y el egoísmo. Aquellos que precisan CEN carecen de la fortaleza del ego suficiente y no se dan cuenta de que la capacidad de dar y de servir a los demás requiere de un fuerte y radiante sentido interno del Yo».

---

113. Ver Bibliografía, p. 344.

Scheffer matiza y enriquece la descripción anterior:

«En el estado CEN negativo, las magnas virtudes de querer ayudar y la entrega a una misión están distorsionadas negativamente. Esta confusión hace que el individuo se subordine como un niño pequeño, sin albedrío, a otra persona y a sus debilidades humanas, en lugar de servir a través de la propia alma a principios más elevados. Antes de poder servir a estos principios elevados, debemos desarrollar la propia individualidad y personalidad hasta que se convierta en el instrumento del alma».[114]

Desde el punto de vista de la inteligencia emocional, CEN resulta muy deficitario, puesto que posee una muy pobre autoconciencia. Todas las competencias emocionales intrapersonales parecen estar subdesarrolladas.

El no ser consciente de las propias necesidades hace que sus relaciones interpersonales sean muy descompensadas. Además, la percepción de las diversas señales del entorno resulta habitualmente demasiado distorsionada. Por ejemplo, un gesto de malestar de una figura de autoridad, como el marido, puede ser percibido como una desaprobación hacia su labor. Del mismo modo, el enfado ajeno puede ser interpretado con un pensamiento de «seguro que he hecho algo malo» y vivido con un sentimiento de culpa y temor.

Por otra parte, el alto nivel de ansiedad determina que muchos CEN estén todavía más confundidos y embotados para procesar adecuadamente las comentadas señales. Por todo ello, no resulta empático, ya que le es imposible ponerse en el lugar del otro. Mejor dicho, lo hace de una forma totalmente emocional y distorsionada, fundiéndose en ese otro.

Para el Dr. Bach, CEN había venido a corregir el defecto de *La debilidad* y a aprender la lección de *La fuerza*. Resulta entonces evidente que deben primero ganar en autoconciencia, para después poder canalizar la voluntad en acciones destinadas a mejorar su situación.

Seguramente, la lección pase por «la asertividad»,[115] esto es, la capacidad para expresar coherentemente los sentimientos sin tantas cortapisas

---

114. Scheffer, M. Ver Bibliografía, p. 68.

115. La asertividad es una forma de expresión consciente, congruente, clara, directa y equilibrada, cuya finalidad es comunicar nuestras ideas y sentimientos o defender nuestros legítimos derechos sin la intención de herir o perjudicar. Supone actuar desde un estado interior de autoconfianza, en lugar de la emocionalidad limitante típica de la ansiedad, la culpa o la rabia.

y aprender a «decir no» y a poner límites. Para todo esto, deberá perder parte del miedo que lo retiene prisionero. Parecería que solo así pudiese ser útil a los demás. Ayudando, pero no desde el miedo al rechazo y desde la anulación de sí mismo, sino desde la correcta autovaloración, desde la conciencia social y el compromiso verdadero. Colaborar, y no obedecer, podría ser la consigna a la que le conviene ajustarse.

NIVEL TRANSPERSONAL

Debilidad. Sometimiento. Adherencia.

La esencia de CEN facilita la gestión de la energía en el sentido de la fuerza. Su toma ofrece buenos resultados en la convalecencia y siempre que haya que «aportar» energía, tanto a nivel general como local: tratamiento de varices en aplicación tópica, partes debilitadas de nuestro cuerpo (con la ayuda de Hornbeam), etc.

Se trata de una esencia muy poderosa energéticamente, y en animales y plantas puede incluso ser más eficaz que Olive y Clematis, ya que recordemos que los mismos se hallan en cautividad (sometimiento).

También puede considerarse como una flor de protección, pues ayuda a trabajar los límites. Por ello, es de elección en el agotamiento súbito e inexplicable que puede surgir en determinados ambientes o en contacto con algunas personas, que se explicaría como una fuga energética, motivada por una mala impermeabilización áurica. En estos casos, suele funcionar la toma de dos gotas de CEN en un vaso de agua, ingerido a sorbos espaciados.[116]

La toma de CEN puede prestar gran ayuda cuando una persona, aunque no sea tipo CEN, quiere abandonar un hábito y no puede hacerlo por sentirse esclavizada (enganchada) por él (alcohol, tabaco, drogas, comer en exceso, etc.).

Se trata de una esencia importante de desapego afectivo, por lo que puede ser de utilidad en rupturas sentimentales, contribuyendo al «desenganche», pero también para ayudar a desvincularse de cualquier relación demasiado dependiente.

---

116. Krämer, D. (2000), y Wild, H. *Nuevas terapias florales de Bach*. Sirio.

También debe tenerse en cuenta como flor fluidificante y descongestionante de mucosidades.

Flor importante en el tratamiento de micosis, puesto que los hongos son huéspedes habituales, que en un determinado momento invaden estructuras contiguas. Dicho de otra forma, se adueñan de territorios al no encontrar nada que les ponga límite.

NOTAS

¿Víctima o constructor de su propia realidad?[117] **El síndrome del justiciero. La trilogía de la liberación**

CEN es uno de los estados que más solidaridad despierta, puesto que obviamente la gente emocionalmente más sana (más empática) tiende a identificarse con la víctima y no con el verdugo, sobre todo cuando el pobre CEN es percibido como una especie de esclavo.

Pero lo que ocurre es que en la mayoría de casos, por todos los mecanismos que se han venido describiendo hasta aquí, no se trata propiamente de una esclavitud real. Antiguamente, los esclavos no iban a alistarse a una especie de oficina de reclutamiento; tampoco contrataban su viaje en una agencia. Los esclavistas, «decentes» y prósperos comerciantes de la época, organizaban redadas secuestrándolos contra su voluntad o, más cómodamente, comprándolos a caciques de la zona.

CEN no puede equipararse a estas víctimas, ya que toda su estructura los lleva a relacionarse de una forma dependiente. Si no entendemos esto, difícilmente podremos situarnos en su piel y comprenderlos desde un lugar de no enjuiciamiento.

Asimismo, tampoco podemos pretender que el entorno no terapéutico comprenda esta situación. Lo más lógico es escuchar expresiones como estas: «Esta tía es tonta. Se ve que le va la marcha. Sí, sí, queda claro que es masoquista».

Lo que observo es que muchos terapeutas caen, ante clientes CEN, en una *contratransferencia*. En ella, asuntos no superados por el terapeuta,

---

117. Ver artículo de Ricardo Orozco con el mismo título, aparecido en 2008 en la revista de SEDIBAC nº 49. También se puede consultar en www.ricardoorozco.com

que tienen que ver con el pasado, son proyectados sobre el cliente. Puede surgir entonces una necesidad especial de protegerlo, adoptarlo y solucionarle la vida, maternalizando (o paternalizando) así la relación con el consultante. Esto no ayuda a los ya de por sí dependientes CEN, puesto que, al adoptarlos como niños abandonados, se les está negando todo recurso personal y toda posibilidad de actuar como adultos.

Los terapeutas más informados sabemos que CEN no busca en ningún momento ser denigrado ni maltratado. Solo persigue, aunque de una manera equivocada, ser amado.

En algunos casos, puede relacionarse la toma de CEN con una cierta agresividad hasta entonces desconocida para el propio sujeto (*síndrome del justiciero*),[118] lo que puede causarle alguna perplejidad, debido a la poca costumbre que tiene de permitirse cualquier forma de disidencia.

Generalmente, este curioso «síndrome» obedece no solo a la toma de la esencia, sino también a la gestión de las emociones en aquellas personas acostumbradas a reprimirlas.

Acostumbra a tratarse de asertividad, antes que de violencia, aunque a algunos de ellos les parezca más lo segundo. No suele representar un peligro para nadie, ya que más bien evidencia la necesidad de CEN de poner límites. La función del terapeuta en estos casos parece ser la de tranquilizar a sus clientes y reconducirlos a que disciernan lo positivo de su acción, como, por ejemplo, lo que sintieron al encararse con unos hijos a todas luces desconsiderados, etc. Qué los llevó allí. Recordarles que estamos recorriendo un camino positivo y que no siempre la senda que lleva a la mejoría es fácil, que tenemos recursos para acompañarlos, que él mismo tiene recursos.

Suele ser una buena idea añadir Holly y Cherry Plum a la toma de CEN cuando nos encontremos frente a la situación anterior. Estas dos esencias no anulan las reacciones que tengan que darse, pero sí contribuyen a vivirlas y gestionarlas con calma, a integrarlas mental y emocionalmente en el proceso de mejoría.

---

118. En un primer momento, propuse el *síndrome del cuchillo en la boca,* un poco en broma, en mi primer libro en español: Orozco, R. (1996). *Flores de Bach. Manual para terapeutas avanzados.* Índigo. Lo del «cuchillo en la boca» tenía que ver con las imágenes de Rambo, muy en boga en esa época, armado hasta los dientes y destilando agresividad y deseos de venganza por todos los poros. Más adelante, surgió el más atemporal *síndrome del justiciero,* que veo que ha cuajado en el ambiente floral, por lo que lo recupero en este libro.

La información que cataliza la flor de CEN no es, por fortuna, la de matar a nadie, sino la de resolver los problemas con firmeza. De nada serviría tener un arrebato reivindicativo, si al día siguiente no estamos de acuerdo con nada de lo expresado y nos sentimos dolorosamente culpables. Los límites deben ser mantenidos más con constancia que con agresividad; más con asertividad que con violencia. Pero, para concluir con este interesante tema, cabe resaltar que la mayoría de CEN se sienten orgullosos de haber actuado con cierta contundencia, aunque sea la primera vez en la vida que lo han hecho.

Existen casos de CEN complicados, como el de las mujeres maltratadas. Algunas deben lidiar con auténticos psicópatas. Afortunadamente, la legislación española ha evolucionado algo en este sentido, aunque puede que no lo suficiente.

Existe una combinación floral muy eficaz para los casos de sumisión de CEN, que bauticé como la *trilogía de la liberación*, formada por CEN, Larch y Pine. Rock Rose suele también ser indispensable, dado el pánico que puede desatarse ante individuos peligrosos como los maltratadores. Aquí, CEN no solo debe luchar contra su miedo a la muerte, representado por la separación o el fantasma de la soledad, sino al de una posible muerte real.

CERATO (CER)
Ceratostigma Willmottiana.
Ceratostigma.

LO QUE BACH DIJO DE CERATO

«Para aquellos que no tienen suficiente confianza en sí mismos para tomar sus propias decisiones. Constantemente piden consejo a los demás y a menudo son mal orientados».

PALABRAS CLAVE

Carencia o duda del propio criterio. Permanente búsqueda de consejo. Influenciabilidad. Dispersión.

CERATO COMO TIPOLOGÍA

Nos encontramos aquí ante un patrón donde parecería que los campos mental y emocional no se hayan desarrollado con la suficiente madurez.

En CER existe un rechazo sistemático a la información intuitiva que recibe. La consecuencia de esta mecánica es la falta de modulación, integración y organización de la información que ofrece el entorno.

Es posible que durante la infancia CER se haya visto inmerso en modelos parentales y educativos demasiado estrictos, o bien al contrario, haya recibido demasiados mensajes contradictorios en un ambiente excesivamente cambiante. Esto justificaría la dificultad para desarrollar la sofisticación propia de una mente adulta, lo cual incluye la consolidación de un criterio propio hacia las cosas. Por otra parte, la sobredosis de estímulos que hoy en día reciben los niños en muchas sociedades modernas, así como las horas excesivas que pasan frente al televisor, móvil u ordenador, parecen fomentar directamente la aparición de un patrón CER.

A esto tenemos que añadir el papel arrollador que juega el sistema con su ingeniería social y sociología al servicio de los intereses de las grandes corporaciones. En los últimos años, estamos asistiendo a la consolidación de gobiernos y estructuras totalitarias que han sustituido la información por la propaganda. Los grandes medios de comunicación, dependientes de las corporaciones a las que me refería, ejercen una presión de adoctrinamiento desmesurada, valiéndose generalmente del miedo. Esto, sin duda contribuye a consolidar y empeorar cualquier tendencia CER previa.

En cualquier caso, lo que se percibe desde el exterior en CER es a alguien muy inseguro, ingenuo, inmaduro, incluso infantil, en busca permanente de consejo y refuerzo de los demás, siempre dispuesto a recurrir a supuestas «autoridades en la materia», que en numerosas ocasiones son simplemente personas con carácter más fuerte que el suyo.

Asimismo, la falta de puntos de referencia personales lo lleva a depender demasiado de referentes externos y mediáticos, como las modas, la televisión y, naturalmente, la propaganda a la que me refería anteriormente, que parece basar su éxito en el nivel de CER que tenga cada uno de los consumidores en potencia. Recordemos que CER corresponde a un patrón de poquísima introspección.

CER es, por tanto, muy influenciable y voluble a los criterios de los demás, por lo que ha sido comparado con una veleta que varía de orientación según el viento que sopla. Esto determina que cambie de opinión con una facilidad pasmosa.

Esta «falta de personalidad» hace que en muchos casos, por las palabras y la entonación que emplea, se sepa con quién ha estado hablando minutos antes. Este hecho es más frecuente en niños y adolescentes.

Puede que no sea el contenido del mensaje verbal vehiculizado en las opiniones externas lo que más influya en ellos, sino el lenguaje no verbal, los gestos y la carga emocional con la que se dice algo. Sobre los CER incide más el impacto de la información que el contenido de la misma. Dicho de otra manera, la forma del mensaje más que el fondo que, en cualquier caso, no puede interiorizar adecuadamente. Si pensamos en muchas técnicas publicitarias, vemos que se valen de esta estrategia para convencer al consumidor. En ellas, se pone más énfasis en el impacto visual y auditivo que en el contenido. Por otra parte, la aparición de supuestas autoridades en la materia, como «profesores» (en general, actores), deportistas o famosos, resulta evidente.

Las consecuencias de todo lo anterior pueden resultar dramáticas, puesto que CER es proclive a ser engañado. No se trata solo del hecho de ser «consumido por la sociedad de consumo», sino de convertirse en víctima de estafas y desaprensivos de toda condición. Algunos CER incluso pueden terminar en la cárcel o arruinados al haber sido objeto de engaños y fraudes diversos. Lo único que necesita el timador es aparentar una gran seguridad y hacerle creer que es una autoridad incuestionable en algún campo determinado.

A CER le cuesta enormemente jerarquizar contenidos y sintetizar la información. Por ello, es un recopilador compulsivo de datos, no sabiendo separar el grano de la paja, lo que a menudo lo lleva a invadir impacientemente a los demás con sus preguntas. La peor tortura podría consistir en pedirle que resuma en cinco líneas el argumento de una película, puesto que no sabe discernir qué es lo más importante.

Sin duda, CER es superficial, dando una importancia desproporcionada a pequeñas nimiedades y descuidando detalles de peso. ¿Qué parámetros barajaría cualquiera de nosotros a la hora de comprar un par de zapatos? Muchos consideraríamos el dinero que tenemos y el tiempo del que disponemos para la compra. Esto determinaría probablemente la operación. Naturalmente, las preferencias estéticas y los criterios de calidad que barajemos ocuparán un espacio en la decisión final. Aunque le sobre el dinero, un CER puede invertir semanas enteras en el proceso, hacerse acompañar varias veces y atosigar con sus dudas a la gente más próxima, hasta que encuentre un vendedor lo suficientemente asertivo como para convencerlo. Bastarían las siguientes palabras, dichas con un aplomo vehemente: «¡Estos, sin duda, son sus zapatos! Parecen fabricados directamente para usted. Me cuesta imaginar cómo era su vida antes de disfrutar de ellos. Además, son de una calidad excepcional». Y CER sale con sus flamantes zapatos, y es feliz con ellos hasta que otra persona, tan persuasiva como el vendedor, le hace ver que son más propios de un payaso en plena actuación.

A medida que pasan los años, la autoestima de CER va bajando, ya que aunque tenga 40 años aún no sabe qué quiere ser de mayor. Cuando se compara con otros adultos y ve lo que han conseguido, tal vez por el mero hecho de no ser tan dispersos como él, puede caer en estados de desánimo (Gentian) e incluso sentirse inferior (Larch).

CER no suele inspirar confianza en los demás. Es percibido como una persona poco fiable y demasiado volátil. Cuando alguien le pide explicaciones por alguna irresponsabilidad cometida, suele contestar con excusas capaces de dejar estupefactos a sus interlocutores: «es que no sonó el despertador», o bien: «me olvidé», o aún peor: «me llamó fulanito y se me pasó por completo».

Indicador de algún nivel de CER puede ser preguntar a los demás en un restaurante normal qué van a pedir, tachar en un examen la respuesta correcta que se había marcado en un principio, etcétera.

Desde una óptica externa, algunos CER pueden en ocasiones parecer muy decididos, incluso audaces, pero una lectura más atenta nos hace ver que, en realidad, suelen ser temerarios al acometer empresas para las que no están preparados y al no medir las consecuencias de sus actos. Claro está que, en estos casos, son influidos por gente más decidida y, de alguna forma, admirable para ellos. Por eso, suelen imitarlos. Este hecho no hace sino confirmar otra vez más su inmadurez.

CER es un hipocondríaco de nivel medio porque, al ser tan influenciable, comentarios determinados, programas de medicina preventiva y otros supuestos lo pueden alarmar de forma considerable. El miedo es un gran generador de decisiones y toma de medidas en CER.

Nuestro modelo educativo actual es un gran fomentador de CER. En la infancia y adolescencia, es cuando la intuición es más fuertemente reprimida por los sistemas de enseñanza al uso, que, sobre todo, fomentan desproporcionadamente lo mental en detrimento de lo intuitivo. Dicho de otra forma, la inteligencia emocional queda relegada en pro de la cognitiva (la mental). Desde que hace más de cien años se instauraron los test de inteligencia, existe constancia del aumento del cociente intelectual de las sucesivas generaciones, a la par que disminuye la inteligencia emocional de la población.[119]

Las consecuencias de lo anterior son evidentes: la disminución de las habilidades interpersonales y de la empatía, con el consiguiente resultado de sociedades cada vez más insensibles, más manipulables, «aborregadas» y menos éticas. Por todo ello, si el niño con rasgos CER no ha tenido unos padres empáticos y emocionalmente inteligentes, lo más probable es que el sistema educativo no le ofrezca una segunda oportunidad.

---

119. Goleman, D. (1996). *Inteligencia emocional*. Kairós.

Hasta ahora parecería que el problema de CER solo fuera la falta de un criterio mental. Pero el problema es más serio: esta falta de criterio se refiere también a lo emocional. En lo afectivo, sus sentimientos son cambiantes y, sobre todo, confusos. Su temperamento lo lleva a no respetar los compromisos y, como resulta obvio, a la inconstancia. Como puede suponerse, la fidelidad no es su fuerte.

Muchas veces, su ansiedad por conseguir información puede hacerlo derivar en conductas demasiado autocentradas (Heather) e impacientes (Impatiens). En cualquier caso, a diferencia de Scleranthus, CER es extrovertido y en general «piensa en voz alta».

Pero todavía existe en CER un aspecto más preocupante que todos los anteriores. Al carecer de criterios personales propios y ser poco empático, suele carecer también de valores morales que le permitan manejarse dentro de unos marcos éticos. El experimento Milgram, resumido en el apartado de Notas, resulta sumamente inquietante en este sentido.

CERATO COMO ESTADO

Muchos adolescentes pasan por una época CER de forma casi fisiológica hasta desarrollar posicionamientos más personales. Como ejemplo podemos considerar el culto a los artículos de marca, que adquiere proporciones pandémicas.

Otro fenómeno bien adolescente es el de los clubes de fans, donde los chicos no solo admiran y se identifican con los cantantes o actores, sino que procuran imitar sus gestos y vestimenta. O bien el culto y la dependencia de las redes sociales.

CER puede ayudar a muchos jóvenes a no ser influidos negativamente por los líderes del grupo y hacer todo lo que vean para no ser rechazados, como es el caso de la toma de drogas.

Lamentablemente, como ya apuntaba antes, CER no solo es un problema tipológico o circunstancial, sino también social. Uno de los rasgos dominantes de nuestra sociedad moderna actual pasa por el CER global. No es necesario recurrir a ninguna teoría de la conspiración para darnos cuenta de cómo es manipulada y sistemáticamente engañada la población desde la política, la economía y la salud... Por ello, la toma de CER puede ayudar a construir sociedades más libres y, sobre todo, más éticas.

FLORES ASOCIADAS

Chestnut Bud, por la repetición continua de errores.
Walnut, como protector de influencias externas.

NIVEL ESPIRITUAL

Para el Dr. Bach, CER había venido a este mundo a corregir el defecto de *La ignorancia* y a aprender la lección de *La sabiduría*. Se trata de una lección intrapersonal, que probablemente tiene que ver, al menos en parte, con el discernimiento entre lo superfluo y lo trascendente, entre lo superficial y lo profundo.

Seguramente, esta lección también tiene que ver con la confianza en la propia intuición, más que ausente censurada por una mente no entrenada en este tipo de lectura. Si se entiende la intuición como una certidumbre interior que todavía no ha pasado por la mente, puesto que viene del alma, entendemos el largo camino que le queda por recorrer.

Desde la perspectiva de la inteligencia emocional, CER falla en la mayoría de las competencias intrapersonales, como autoconciencia, correcta autovaloración y autoconfianza. Carece de confiabilidad y generalmente de conciencia social, siendo muy poco comprometido. Por otra parte, ya se adelantó que determinadas virtudes interpersonales eran de desarrollo más que dudoso en él, a falta de criterios éticos.

NIVEL TRANSPERSONAL

Dispersión

Se puede considerar en el terreno físico, cuando los signos y síntomas siguen una pauta demasiado variable y poco específica. En este patrón transpersonal existe muy poca experiencia.

NOTAS

El experimento Milgram

Stanley Milgram (1933-1984) fue un psicólogo estadounidense que realizó una serie de experimentos de psicología social en la Universidad de Yale. Dichos experimentos comenzaron en 1961, fueron publicados en un artículo en 1963[120] y resumidos en 1974 en un libro,[121] aunque su influencia perduraría hasta nuestros días, dando pie a otras pruebas diferentes, pero en la misma dirección.

Meses antes del experimento, el jerarca nazi Adolf Eichmann había sido condenado a muerte por crímenes contra la humanidad.

La prueba de Milgram intentaba medir la voluntad del participante para obedecer las órdenes de una autoridad, aunque estas entraran en conflicto con la conciencia personal, lo que intentaba responder a la siguiente pregunta: ¿Podría ser que Eichmann y su millón de cómplices en el holocausto solo estuvieran siguiendo órdenes? ¿Podrían ser considerados todos ellos cómplices?

El método del experimento fue el siguiente: a través de anuncios en un periódico de Connecticut, se solicitaban voluntarios para un ensayo referente al estudio de la memoria y el aprendizaje. Se ofrecía una pequeña compensación económica.

A los voluntarios se les ocultó que, en realidad, iban a participar en una investigación sobre obediencia a la autoridad. Los participantes estaban comprendidos entre los veinte y cincuenta años de edad, eran hombres, y su nivel de instrucción iba desde la escuela primaria a universitarios con doctorados.

El experimento requería tres niveles de participación: el «experimentador» (el investigador de la universidad), el «maestro» (el voluntario que había leído el anuncio en la prensa) y el «alumno» (un actor cómplice del experimentador). Se fingió un sorteo amañado, en el cual el voluntario obtenía siempre el papel de «maestro».

---

120. Revista *Journal of Abnormal and Social Psychology,* bajo el título Behavioral study of obedience (Estudio del comportamiento de la obediencia).

121. Milgram, S. (1974). *Obedience to authority. An experimental view (Obediencia a la autoridad. Un punto de vista experimental).* Harper & Row.

Separado por un módulo de vidrio del maestro, el alumno es sentado en una especie de «silla eléctrica» y atado. Se le colocan una serie de falsos electrodos y se informa de que las descargas pueden llegar a ser muy dolorosas, pero que no provocarán daños irreversibles. Se comienza dando a maestro y alumno una descarga de 45 voltios, con el fin de que el maestro compruebe el dolor del castigo que recibirá el alumno.

El maestro debe leer una serie de preguntas a contestar por el alumno. El experimentador, sentado al lado del maestro, es quien las suministra y supervisa el proceso. A cada respuesta errónea, el maestro administrará una descarga eléctrica falsa, aunque él lo ignore. Cada una es 15 voltios mayor que la anterior, hasta llegar a los 450 voltios.

El alumno, debidamente aleccionado, comienza a golpear el vidrio que lo separa del maestro y a simular contorsiones; gritará, pedirá el fin del experimento, alegará problemas cardiacos y, al alcanzarse los 270 voltios, simulará la agonía y dejará de responder a las preguntas.

Por lo general, cuando los maestros alcanzaban los 75 voltios, se ponían nerviosos ante las quejas de dolor de sus alumnos y deseaban parar el experimento, pero la férrea autoridad del investigador les hacía continuar. Al llegar a los 135 voltios, muchos de los maestros se detenían y se preguntaban el propósito del experimento.

Cierto número continuaba, asegurando que ellos no se hacían responsables de las posibles consecuencias. Algunos participantes incluso comenzaban a reír nerviosos al oír los gritos de dolor provenientes de sus alumnos.

Si el maestro expresaba al investigador su deseo de no continuar, este le indicaba imperativamente y según el grado:

Continúe, por favor.
El experimento requiere que usted continúe.
Es absolutamente esencial que usted continúe.
Usted no tiene opción alguna. Debe continuar.

Si después de esta última frase el maestro se negaba a continuar, se paraba el experimento. Si no, se detenía después de que hubiera administrado el máximo de 450 voltios tres veces seguidas.

En el experimento original, el 65% de los participantes (26 de 40) aplicaron la descarga de 450 voltios, aunque muchos se sentían incómodos al hacerlo. Todo el mundo paró en cierto punto y cuestionó el experimento, algunos incluso dijeron que devolverían el dinero que les habían pagado, aunque ningún participante se negó rotundamente a aplicar más descargas antes de alcanzar los 300 voltios.

El estudio posterior de los resultados y el análisis de los múltiples test realizados a los participantes demostraron que los maestros de un contexto social más parecido al de sus alumnos paraban el experimento antes.

Un dato muy desasosegante es que ninguno de los participantes que se negaron a administrar las descargas eléctricas finales solicitó que terminara el experimento, ni acudió al otro cuarto para revisar el estado de salud de la víctima sin antes solicitar permiso para ello, ni mucho menos denunció ante las autoridades el experimento.

Antes del experimento, el equipo de Milgram previó que el promedio de descarga se situaría en 130 voltios y que la obediencia al investigador sería, más allá de este voltaje, del 0%. Solo algunos sádicos aplicarían el voltaje máximo. Los resultados fueron sumamente desconcertantes.

El experimento se repitió por psicólogos de diferentes países durante varias décadas, con resultados equivalentes. Incluso el propio Milgram, que en el experimento inicial seleccionó solo hombres, repitió el ensayo con mujeres, con resultados similares, con la única diferencia de que estas últimas manifestaron haber sufrido mayores niveles de estrés.

Como puede suponerse, los resultados del experimento resultan muy desalentadores y manifiestan las carencias éticas de gran parte de la población y, sobre todo, un nivel de inconsciencia alarmante si pensamos, además, que las figuras de autoridad no eran militares armados, no había un clima bélico ni prebélico y nada insinuaba la posibilidad de represalias para quien no cumpliera las indicaciones.

El experimento nos sirve para evidenciar el patrón CER en estado puro. Y es notorio que no explora el Mimulus, por no haber ningún indicador de castigo que pudiera inducir temor en los «maestros».

En el lapso que media entre las ediciones de mi libro en español e italiano y la traducción al francés, he recibido algunos comentarios de lectores que afirmaban que quien tuviera una tipología Centaury tampoco cuestionaría el experimento. Estoy totalmente de acuerdo con ellos; también incluiría a quienes presenten Scleranthus en alguna medida, a los obsesivos (Oak, Rock Water y Elm), a los resentidos Willow y, como el mismo Milgram comenta, a los sádicos (Vine). Pero esto no quita que el experimento sirva para detectar un alarmante nivel de CER global en una gran parte de la población, y comprobar el cómo gente que probablemente no tenga CER como tipología puede caer en un episodio de CER inducido con total facilidad y cometer crímenes monstruosos.

CHERRY PLUM (CHP)
Prunus cerasifera. Ciruelo de Pisardi.

LO QUE BACH DIJO DE CHERRY PLUM

«Para los que temen que la mente esté excesivamente tensionada. Que temen perder la razón, hacer cosas horribles y espantosas que no se desean, que se saben incorrectas y, sin embargo, aparecen el pensamiento y el impulso de hacerlas».

PALABRAS CLAVE

Miedo o pavor a que la mente pierda el control. Desesperación. Miedo a volverse loco. Descontrol. Represión. Tensión. Angustia.

CHERRY PLUM COMO RASGO DE PERSONALIDAD

Desde siempre se ha considerado esta esencia como asociada a esa especie de cortocircuito, de cruce de cables, que podría ocurrirle a cualquiera en una situación de emergencia. Por eso, CHP está en la fórmula del Rescate.

Sin embargo, todos conocemos a personas extraordinariamente impulsivas, con pobre autocontrol, que se solivian fácilmente. Muy irascibles y agresivas, parecen vivir desde siempre prisioneras de una gran tensión, proclive a dispararse ante cualquier circunstancia que les incomode. Quienes acusan estas características tienen CHP como rasgo de personalidad: Heather, Vervain, Vine, Holly, Willow, Impatiens, Agrimony...

Existen otras que se caracterizan por su enorme miedo a perder el control o, simplemente, a manifestar determinadas emociones o a mostrarse vulnerables: Mimulus, Oak, Elm, Rock Water, Agrimony...[122]

---

122. Como vemos, Agrimony merece estar en las dos listas. En la primera, porque tiene una vida descontrolada en materia de adicciones, agenda social, fiestas... En la segunda, porque reprime y bloquea toda sensación, emoción o pensamiento desagradable.

Todos los anteriores necesitan CHP; unos por defecto en la capacidad de autocontrol y otros por exceso del mismo, lo que llamamos represión. En los capítulos correspondientes a cada flor, se tratan las circunstancias que explican estos hechos.

La esencia de CHP trabaja sobre el eje control/descontrol. En el estado negativo, se experimenta una tensión mental exagerada que hace peligrar el autocontrol. El miedo se produce cuando pasan a la conciencia contenidos que tienen que ver con impulsos mentales o emocionales que se pueden definir, según las escalas de valores personales o códigos éticos universales, como terribles o prohibidos.

La percepción de estos contenidos puede llevar a quien los sufre a creer que se está volviendo loco o que puede cometer cualquier transgresión de la que se arrepentirá después, tanto por la ruptura de los mencionados códigos como por las consecuencias sociales o penales que tales actos pueden acarrear. Vervain y algunos Vine son la excepción que confirma la regla.

En muchas ocasiones, el contenido Cherry Plum puede manifestarse en imágenes o pensamientos que llegan a la conciencia psíquica, pero que no van acompañados de un impulso ni de una vivencia emocional. Por ejemplo, el sujeto puede estar esperando tranquilamente el metro en el andén y tener un *flash* mental donde empuja a alguien a las vías, o piensa lo siguiente: «¿Y si salto?». Este tipo de interferencia es relativamente frecuente en personas con rasgos obsesivos y no representa de por sí un peligro, obviamente si no va acompañada del impulso de asesinar o de suicidarse.

Suelo comentar a mis clientes que la mente es en el fondo como la televisión: no todo lo que se emite tiene que ver con uno, y lo mejor es dejar pasar el pensamiento o la imagen sin oponer resistencia ni intentar reprimirlos. En estos casos, la toma de CHP puede ser resolutiva, tanto estableciendo un filtro sobre tales contenidos como ayudando a perderles el miedo.

CHP parece tener que ver con el concepto psicológico junguiano de *la sombra*.[123] Todo lo inconsciente, lo reprimido, lo no aceptado, lo monstruoso, lo prohibido, lo antisocial; «nuestro hermano en la oscuridad».

---

123. Otra flor relacionada con el concepto de *sombra* es Agrimony.

Como he comentado, existen individuos con una escasa capacidad de autocontrol emocional: Vervain, Vine, Heather, Willow e Impatiens.[124] En líneas generales, no toleran la frustración y pueden reaccionar con gran violencia ante quien les ponga obstáculos. Esta pérdida de control emocional pasa a través de Holly: manifestación activa de odio, agresividad pura y explosiva, que sin duda representa un descontrol que debe ser tratado además con CHP.

Estos sujetos no han desarrollado en su evolución psicológica mecanismos de autorregulación lo suficientemente competentes y, muy probablemente, hayan crecido en ambientes en los que este tipo de reacción obtenía resultados o, incluso, donde la violencia era una forma válida de conducta.

Por el contrario, existen otros que han vivido en entornos muy autoritarios y represivos, como los obsesivos. Se trata de personas mentalmente rígidas e inseguras, reprimidas hasta límites difíciles de concebir. Tienen un verdadero problema para exteriorizar emociones, puesto que desde pequeños han aprendido a reprimirlas, al hacerles vulnerables ante unos padres o un entorno demasiado severo y exigente. La espontaneidad ha sido sacrificada en aras de la impecabilidad moral, la obediencia, el perfeccionismo y la responsabilidad. Esta represión genera una gran tensión interior en forma de ira (Holly) que se vive como CHP, por eso tienen tanto miedo a perder el control y se orientan a una vida demasiado metódica y estructurada. Rock Water, Oak y Elm, son la representación clara de la personalidad obsesiva.

Mención aparte merece Mimulus. La toma de CHP puede ayudar a disminuir el temor a la comunicación emocional. Incluso puede contribuir a mejorar su vida sexual, al incitar a una especie de sano descontrol y ser muy valiosa en bloqueos sexuales por «no dejarse ir» en ambos sexos o eyaculación precoz en el varón.

---

124. En realidad, hay que decir que Impatiens es el menos agresivo. Más bien, se indigna cuando encuentra obstáculos a su veloz ritmo. Es consciente de ello y solicita, por lo general, ayuda.

CHERRY PLUM COMO ESTADO

En la sociedad moderna en la que vivimos, se generan muchas situaciones de estrés que llevan a CHP. Si a esto añadimos las dificultades de expresión emocional y la escasa autoconciencia de muchas personas con baja inteligencia emocional, la tensión está servida en cartuchos de dinamita social.

Los medios de comunicación son rápidos a la hora de ilustrarnos sobre esto, pero también la alta cota de suicidios (menos difundidos, a no ser que tengan alguna connotación de espectacularidad) en las sociedades modernas deberían alertar sobre la necesidad de prescribir esta esencia con más frecuencia.

En realidad, el estado CHP es el resultado entre la dinamita interior y el activador exterior (el detonador) que la hace explotar. Existen personas con una tensión interior acumulada tan grande que cualquier pequeña circunstancia exterior, por insignificante que parezca, es suficiente para desencadenar el estallido, incluso una simple discusión de tráfico. En el otro polo, encontramos a aquellos que solo pierden el control ante un activador externo extremo, como por ejemplo un incendio, una guerra, etc., o que no lo pierden nunca.

Podemos diferenciar dos fases de CHP:

a) *CHP exterior* (fase de descontrol): ataques de agresividad activa, de histeria, de angustia, intentos de suicidio, compulsiones diversas en el trastorno obsesivo compulsivo, bulimia, anorexia, «Se me cruzaron los cables»[125] y un largo etcétera.

b) *CHP interior* (fase de control): calma forzada, «sentado en un barril de pólvora que puede estallar en cualquier momento», represión en general. «Tengo miedo de que se me crucen los cables». ¿Cuántas parejas se habrán roto porque alguno de sus integrantes no puede evitar

---

125. Fijémonos que esta metáfora coloquial es otra forma de hablar de un cortocircuito en el que contactan ambos polos eléctricos. La consecuencia es el fogonazo y, en ocasiones, el incendio subsiguiente. Más adelante, en la unidad del *Rescue® Remedy*, se ofrecerá un símil electrónico más completo y sugerente, con sobrecargas, apagones y otras incidencias.

ser pasto de secuestros emocionales de los que luego se arrepiente? Sin duda, la toma de CHP y Holly, además de las flores tipológicas correspondientes, podría haber ayudado.

El estrés, como se anticipó, es uno de los principales generadores de tensión, generalmente vivida como ansiedad e irritabilidad. La ansiedad se transforma muchas veces en angustia, dando lugar a ataques de pánico, fobias y otros problemas. En muchos casos, se produce agotamiento crónico y depresión. En otros, finalmente puede desencadenarse cualquier tipo de enfermedad. Todos estos cuadros representan ya un nivel de pérdida de control evidente.

No siempre la tensión que genera CHP viene del estrés. Otro gran generador de CHP es la frustración que surge ante la no consecución de un objetivo inmediato o a largo plazo. En estas situaciones, puede producirse una rabia más o menos contenida (Willow) que vaya fermentando en pensamientos negativos (Gentian y/o Holly) y rumiatorios (White Chestnut).

Todo ello genera en muchas ocasiones una agresividad que no se puede controlar y aparece en un estallido Holly. Como vemos aquí, Holly es la forma en la que se manifestará el CHP previo. Se trata de una forma específica de descontrol.

Por otra parte, el dolor y el miedo pueden llevar a la pérdida de control en cualquier situación sobrevenida. CHP puede ser útil en psicóticos, como los esquizofrénicos.

Esta esencia es un buen ejemplo para entender el efecto regulador que tienen las Flores de Bach. Por una parte, CHP ayuda a mejorar la capacidad de autorregulación (especialmente, el autocontrol); por otra, facilita un cierto «descontrol» positivo en los reprimidos. Todo esto lo podemos resumir en un solo término: «equilibrio».

FLORES ASOCIADAS

Al estar focalizada la esencia sobre el eje control-descontrol, las flores asociadas dependerán de la forma que adopte ese descontrol: White Chestnut, Holly, Clematis, etc.

NIVEL ESPIRITUAL

El siguiente párrafo de Mechthild Scheffer resulta muy esclarecedor:

«En este estado, la personalidad se ha apartado del todo de la vía marcada por su Yo Superior. Por esto, no puede disponer en orden las fuerzas mayores que siente crecer en ella. Reacciona con miedo. No tiene conocimiento de la ley según la cual en cada proceso mental, junto a las fuerzas claras, constructivas y positivas, se activan simultáneamente las del polo opuesto. Presa del miedo, intenta mantener estas fuerzas bajo la superficie de la conciencia, pero la presión genera contrapresión».[126]

Pensemos que el nivel de autoconciencia de quienes viven instalados en frecuentes dinámicas CHP se ve muy interferido. La conciencia emocional está habitualmente deteriorada por la percepción distorsionada de determinadas vivencias e interpretaciones erróneas, las que suelen generar mucha ira interna.

Podríamos preguntarnos lo siguiente: ¿Puede una persona con mucho CHP llegarse a conocer y asimilar un aprendizaje trascendente que tenga que ver con las lecciones enunciadas por Bach? La respuesta es no. Para ello se debe tener un buen nivel de autocontrol emocional.

El *CHP interior* nos aparta de los demás, nos impide ser empáticos y sintonizar con ellos. Por no hablar ya de la barrera que el *CHP exterior* ocasiona. Pensemos que literalmente la gente puede huir, como si de ratones asustados se tratara, ante alguien con este tipo de estallidos; otros pueden reaccionar con agresividad. En ambos casos, se va a parar al aislamiento, lo que resulta claramente involutivo desde cualquier perspectiva.

Sería lícito preguntarnos para qué están tantas horas nuestros hijos en la escuela si no se les enseña nada de inteligencia emocional. Aprender a distinguir, entender y vivir las emociones debería ser el tema central de la enseñanza o, al menos, una parte sustancial de la misma, aunque ello representase recortar horas a asignaturas «tan importantes» como Matemáticas, Historia, Geografía, etc. No se engañe, si su hijo no desarrolla

---

126. Scheffer. M., *op. cit.*

su inteligencia emocional, aun con las mejores calificaciones no estará preparado para el futuro, ni para poder tener una vida plena y feliz.

NIVEL TRANSPERSONAL

Descontrol

CHP representa el descontrol a cualquier nivel. De hecho, su presencia en el Rescate basa su justificación en este hecho transpersonal, ya que muchas emergencias susceptibles de ser tratadas con esta fórmula, representan un verdadero «cortocircuito», es decir, un descontrol emocional, mental, físico y conductual.

Son indicadores transpersonales de CHP la pérdida de control de esfínteres en niños (por ejemplo, enuresis) o ancianos, la epilepsia, Parkinson, temblores diversos, arritmias, eyaculación precoz, psicosis, adicciones, etc.

Estos ejemplos representan manifestaciones de pérdida de control a diversos niveles: neurológico, cardíaco, mental... Ahora bien, todo lo endocrinológico, es decir, lo hormonal, está sujeto a un complejo mecanismo de retroalimentación donde el control juega un papel esencial.

Una buena muestra de aplicación de CHP en este sentido es la diabetes, que en algunos casos ha mejorado al añadir la esencia.

En varios episodios de reglas demasiado largas o abundantes, funcionó la toma de la esencia junto a Walnut y Chicory (en ocasiones con el añadido de Scleranthus). La primera en el sentido de «cortar», la segunda por su efecto sobre todo lo ginecológico, y la última por lo cíclico.

CHP tiene que ver con lo compulsivo, esto es, lo que no se puede controlar. En el TOC (Trastorno obsesivo compulsivo), la esencia es útil, junto a White Chestnut, por la repetición continua del estímulo, y Crab Apple si el TOC tiene que ver con temas de limpieza o contagio.

CHP puede ayudar en deshabituación de sustancias, también en compañía de White Chestnut. Lo mismo en dietas de adelgazamiento y en todas las circunstancias donde el control de la voluntad sea importante.

La anorexia y la bulimia representan dos buenos ejemplos de pérdida del control alimentario.

Estos usos transpersonales se ofrecen como complemento de la terapia floral de fondo y de cualquier otra terapia, medicamentosa o no.

Es obvio que lo más importante es siempre el abordaje holístico y, jerárquicamente, prevalecen en nuestra terapia floral los estados mentales y emocionales.

NOTAS

¿Cómo diferenciar Cherry Plum de Holly?

Nos encontramos aquí con un claro caso de superposición de territorios. Este hecho es mucho más frecuente de lo que parece en los todavía imprecisos mapas florales.

CHP abarca un territorio de actuación mayor que Holly. El concepto *descontrol* es muy amplio, por lo que existen esencias específicas para tratar distintos tipos de descontrol. Así, por ejemplo, White Chestnut sirve para un tipo de descontrol consistente en pensamientos que se han quedado enganchados en un círculo vicioso. Holly representa un descontrol consistente en un estallido desproporcionado de rabia como, por ejemplo, una escena de celos donde una persona ataca, chilla, rompe objetos...

Pensemos en un niño de tres años que es contrariado por sus padres y prorrumpe en una típica y monumental rabieta infantil, cosa bastante habitual en él. ¿Qué sería, CHP o Holly? La respuesta es las dos. Visto desde fuera, se trata de un verdadero cortocircuito emocional, es decir, un descontrol. Pero este tipo de estallido es también Holly: rabia en estado puro. En este ejemplo se puede, y pienso que se deben, prescribir las dos flores conjuntamente.

Holly le ayudará a gestionar más profundamente las emociones del odio, rabia, ira, celos, etc. Seguramente, cuando sea algo mayor, podrá mejorar su tolerancia a la frustración, lo que sin duda le evitará más de un problema.

CHP será un buen coadyuvante de las frecuentes rabietas, puesto que mejorará su nivel de autorregulación y autocontrol. Así pues, Holly resulta más específica y profunda en estos casos, aunque CHP actúa desde un lugar más general e inespecífico, al ser de espectro más amplio; sin duda, refuerza a la anterior.

CHESTNUT BUD (CHB)
Aesculus hippocastanum.
Brote del castaño de indias.

LO QUE BACH DIJO DE CHESTNUT BUD

«Para quienes no sacan amplio provecho de la observación y de la experiencia, y que tardan más tiempo que otros en aprender las lecciones de la vida diaria. Mientras que una sola experiencia sería suficiente para algunos, estas personas necesitan tener más, a veces varias, antes de aprender la lección. Por tanto, muy a pesar suyo, se encuentran cometiendo el mismo error en diferentes ocasiones, cuando una sola vez hubiera sido suficiente, o bien cuando la observación de los otros hubiera podido evitar incluso ese primer error».

PALABRA CLAVE

No aprender de la experiencia. Falta de observación. Repetición de errores. No asimilación. Falta de inteligencia emocional.

CHESTNUT BUD COMO RASGO DE PERSONALIDAD

El concepto que hasta ahora ha pervivido de CHB es posiblemente uno de los causantes de la infrautilización de esta esencia tan importante, que tiene que ver nada más y nada menos que con el aprendizaje.

En la descripción original, Bach habla de un problema de aprendizaje y de la consecuencia que ello comporta: la repetición de errores. A partir de aquí, y de las diversas experiencias terapéuticas, fue tejiéndose una especie de retrato robot de CHB, más o menos como el de un sujeto inadecuado, torpe y precipitado, que se equivoca siempre en lo mismo. Irreflexivo, en el que según Scheffer:

«Como su pensamiento está dos pasos más adelante que el de los demás, reacciona en la presente situación con falta de atención, impaciencia, desinterés [...] No asimila las vivencias con suficiente profundidad»[127]

De acuerdo con el mencionado retrato, la cronología de la problemática CHB podría muy bien ser la siguiente: aceleración, falta de observación, no aprendizaje, repetición de errores. El producto de estos patrones es un sujeto, además de singularmente torpe e inadecuado, impaciente, pudiendo incluso ser tomado por alguien que sufre algún tipo de retraso mental.

Una persona que se equivoca en la lectura de los acontecimientos que lo envuelven y que no procesa adecuadamente el clima emocional del entorno. Torpe en sus preguntas e intervenciones, no puede entender las motivaciones de los demás, ni mucho menos el sentido de lo que ocurre, resultando como mínimo inadecuado, y dando generalmente una imagen de ingenuidad, cuando no de tontería e inmadurez. Incluso su psicomotricidad puede ser singularmente patosa, tropezando a menudo con los mismos objetos o derramando vasos durante la comida...

Con frecuencia, nos encontramos con gente que acusa graves defectos en las relaciones interpersonales, con pocas habilidades sociales y que, por consiguiente, comete demasiados errores. Sin embargo, la gran mayoría de ellos seguramente tiene un coeficiente intelectual normal (en ocasiones incluso alto). Entonces, ¿qué está pasando en realidad?

Personalmente, creo que no entendí muy bien la dimensión de CHB hasta que leí el famoso *best seller* de Daniel Goleman: *Inteligencia emocional*. De alguna manera, todo lo que yo creía acerca de las caracterizaciones de CHB de diversos autores, así como el retrato que de algún modo flotaba en el ambiente floral, no parecía otra cosa que una síntesis de algo más extenso: la falta de inteligencia emocional.[128] Al inicio del libro, ofrecí una panorámica de este esclarecedor concepto. Por el momento, basta comentar que una inteligencia cognitiva (mental) normal o alta no presupone una inteligencia emocional en la misma medida.

---

127. Ver Bibliografía, p. 86.

128. Sobre este tema, puede consultarse la interesante obra: Goleman, D. (1997). *Inteligencia emocional*. Javier Vergara editor. La relación entre la inteligencia emocional y las Flores de Bach puede verse en: Rodriguez, B. y Orozco, R. (2005). *Inteligencia emocional y Flores de Bach*. Índigo.

El déficit de inteligencia emocional lleva a tener un pobre conocimiento del propio mundo interior: muy poca conciencia emocional, escasa capacidad de autorregulación y de autocontrol. Al no poder entender mínimamente nuestros mecanismos psicológicos, no podemos explicarnos tampoco los de los demás. Tendemos a percibir de forma distorsionada muchas señales del exterior y a procesarlas de manera errónea.

Al tener dificultad para captar el clima emocional y el lenguaje no verbal que rodea a todas las interacciones humanas, no se puede obtener un fructífero aprendizaje de ellas. Ni tan siquiera es factible articular una respuesta inmediata que sea medianamente adecuada a una determinada situación. Por este motivo, se cometen tantos errores.

Mucha gente con carencias en la inteligencia emocional es prisionera de continuos secuestros emocionales, está crónicamente enfadada, aislada, aplanada afectivamente; es violenta o demasiado pasiva y apática. Tiene una baja autoestima o se sobrevalora de una forma exagerada. Es obsesiva, dependiente, antisocial, narcisista, histriónica, etcétera.

Las carencias en la inteligencia emocional llevan a una vida demasiado complicada, llena de obstáculos y contrariedades, infeliz en suma. Los sentimientos, pensamientos y acciones terminan dependiendo excesivamente de las circunstancias externas y, por tanto, del azar.

Según Goleman, existe una relación directamente proporcional entre la salud y la inteligencia emocional.

Bach relaciona el conflicto generado por la falta de armonía entre alma y personalidad con la enfermedad. Resulta lógico suponer que este conflicto se pueda encuadrar desde la carencia de inteligencia emocional.

Todas las tipologías florales negativas y casi todos los estados florales, también negativos, indican algún tipo de fallo en la inteligencia emocional y, por consiguiente, alguna medida de CHB. Así pues, la esencia es un verdadero catalizador de la inteligencia emocional o, si se prefiere, una especie de inteligencia emocional líquida.

Pienso que debe considerarse la falta de inteligencia emocional como un rasgo presente en todas las personalidades negativizadas. Esto, evidentemente, amplía considerablemente el espectro terapéutico de CHB, como se explica en el apartado de Notas.

Como ejemplo: Mimulus flaquea en la inteligencia emocional intra e interpersonal. En la primera, fallan las competencias relacionadas con la conciencia emocional, que es muy pobre. La correcta autovaloración está muy mermada y distorsionada, siendo la confianza en sí mismo prácticamente nula. La autorregulación se trastoca en represión emocional. Todo esto determina que la competencia emocional de la motivación (capacidad de compromiso, iniciativa y optimismo) resulte muy afectada.

Al estar la inteligencia emocional intrapersonal tan bloqueada, la interpersonal no puede funcionar adecuadamente, por lo que las habilidades sociales interpersonales (empatía, sintonía y capacidad de sincronización) están claramente suspendidas.

Este mismo análisis, desde las competencias de la inteligencia emocional, se puede hacer sobre las doce tipologías florales de Bach, pero también sobre muchos de los demás patrones florales (Willow, Pine, Oak, Heather, etc.).

CHESTNUT BUD COMO ESTADO

CHB debería ser utilizada en todo aquel que repite, sea consciente de ello o no, los mismos errores con su trabajo, pareja, etc., o bien personas a las que se les plantea una y otra vez el mismo tipo de circunstancia adversa, sin que puedan encontrar un hilo conductor entre su forma de actuar y lo que ocurre en sus vidas. Como bien dice Carmen Hernández Rosety, una vez es casualidad; dos, coincidencia; tres, un patrón.

CHB no solo actúa en los niveles más trascendentes del aprendizaje: las lecciones de la vida, sino también en una escala menor al ayudarnos a aprender las lecciones de la «escuela física». Por ello, es de elección para niños con problemas escolares de aprendizaje, o dificultades con cualquier asignatura. Además, es imprescindible en otros con minusvalías psíquicas y/o físicas, y que por lo tanto estén encuadrados en programas especiales de educación y estimulación.

La Dra. Pastorino fue una de las primeras en advertir estos usos de CHB como estimulador del aprendizaje, concretamente en el caso que cita de un niño con síndrome de Down.[129]

El empleo de CHB no excusa la toma de otras flores más específicas como, por ejemplo, Scleranthus en el caso de la dislexia, por lo relacionado

---

129. Patorino, M.L. (1989). *La medicina floral de Edward Bach*. Urano.

con la lectura, lenguaje o escritura. A su vez, estas esencias deben acompañar a otras más personalizadas.

FLORES ASOCIADAS

Dado el rango amplísimo de la esencia, la asociación es particularmente fuerte y sinérgica con todas las flores del sistema.

NIVEL ESPIRITUAL

Para Bach, el objetivo primordial de la existencia es el aprendizaje de las lecciones de la vida. La esencia de CHB ayuda a conectar directamente con el aprendizaje trascendente de este día de colegio que entendemos como vida. De ahí que el remedio quizá sea el más espiritualizado de todos.

De hecho, CHB no es una flor, sino la esencia del brote del castaño de indias, lo que confirma su carácter excepcional. Sin duda, el Dr. Bach buscaba algo muy especial que solo este brote, promesa de información en estado germinal, podía proporcionar.

La toma de CHB invita a relacionar nuestra forma de pensar y actuar con las realidades externas y a observarnos más objetivamente desde fuera, como nos ven los demás.

Posiblemente, ayude también a relacionar el lenguaje simbólico de la realidad externa con nuestro interior.[130]

Para Bárbara Espeche:

«Chestnut Bud está relacionada con el arquetipo del *Anciano sabio,* y este tiene que ver con el conocimiento. Esta energía conecta con el alma ya que esta sabe lo que cada uno debe experimentar para su crecimiento».[131]

Al ayudar CHB a procesar las experiencias en profundidad, constituye un verdadero catalizador al servicio de la integración del aprendizaje consciente.

---

130. De alguna manera, el concepto de «sincronicidad», descrito por Carl Gustav Jung en 1950, parece guardar relación con lo expuesto.

131. Espeche, B. (1993). *Flores de Bach II. Clínica, terapéutica y signatura.* Continente.

Pero si volvemos a la parte más trascendente del aprendizaje, cabe recordar que la enfermedad no es para Bach un castigo, sino la llamada a rectificar una actitud equivocada o, lo que es lo mismo, la posibilidad de realizar un mejor aprendizaje.

Una enfermedad crónica o repetitiva que no mejora supone en cierto modo un no aprendizaje, la repetición de un error, ya que no se está atendiendo (o entendiendo) la información que pretende dar. Por ello, debería tenerse en cuenta la toma de CHB en este tipo de procesos para adquirir consciencia de la situación.

CHB ha sido definida como «la flor calendario», como sugerencia para aquellos casos en que los síntomas y/o los signos de una enfermedad no resuelta se repiten, siguiendo ciclos o fechas más o menos fijos.

En *Libérate a ti mismo*, Edward Bach afirma que:

«Cada persona tiene una misión divina en este mundo, y nuestra alma usa la mente y el cuerpo como instrumentos para realizar esa tarea, de forma que, cuando los tres funcionan al unísono, dan como resultado la salud perfecta y la felicidad plena».

Así llegamos al siguiente punto crucial:

«Elegimos nuestras propias ocupaciones terrenales y las circunstancias externas que nos proporcionarán las mejores oportunidades de probarnos al máximo».[132]

Si verdaderamente elegimos la escuela donde se instrumentará el aprendizaje desde el alma, y no desde la opción que ahora tomaría el ego, como unos padres empáticos y modernos, un lugar tranquilo y bonito donde crecer, buena posición económica, salud perfecta, características físicas agradables, entendemos que uno pueda elegir nacer con malformaciones, enfermedades congénitas u otros tipos de limitaciones para realizar un mejor aprendizaje.

---

132. Ver Grecco, E.H., Bautista, L.J. y Jiménez, L. (eds.). (2017). *Edward Bach. Obras Completas*. Continente.

Más allá de que estemos o no de acuerdo con esta visión de Bach, en 2003 propuse pragmáticamente la utilización de CHB y Pine para este tipo de situaciones.[133]

En realidad, la propuesta de Pine en estos casos (ver capítulo correspondiente) es previa.[134] Siguiendo en esta línea, se podría pensar lo siguiente: De acuerdo, muy bien..., puesto que uno puede haber elegido esta vía más complicada de aprendizaje, ¿sería bueno darle estas flores para que esta elección le resulte menos dolorosa? No olvidemos que el aprendizaje no significa sufrimiento. Más aún, el sistema floral de Bach no solo gira en torno al aprendizaje y al miedo, sino que también está orientado contra el sufrimiento. Fijémonos en el siguiente párrafo, siempre del *Libérate a ti mismo*:

«Una misión divina no significa necesariamente sacrificio, retirarse del mundo o rechazar los placeres de la belleza y la naturaleza; por el contrario, consiste en disfrutar más y mejor de todas las cosas».

Resulta difícil hacer una afirmación categórica sobre cómo pueden haber ayudado CHB y Pine en los casos citados anteriormente. Seguramente no ocurrió nada «milagroso», pero la diferencia entre dar estas flores y no darlas parece haber sido significativa, tanto desde mi propia experiencia como desde la de otros terapeutas o usuarios del sistema.

NIVEL TRANSPERSONAL

Repetición. No asimilación

En el aspecto transpersonal, el concepto *asimilación* puede extrapolarse a otros campos diferentes del aprendizaje. CHB ha sido útil en diversos trastornos de visión (no ver lo que la vida quiere enseñarnos), así como de mala asimilación del hierro en algunos casos de anemia. También resulta bastante útil para mejorar la digestión (de nuevo asimilación).

---

133. Orozco, R. (2003). *Flores de Bach. Manual de aplicaciones locales.* Índigo.

134. Orozco, R. (1996). *Flores de Bach. Manual para terapeutas avanzados.* Índigo.

En cuanto a la *repetición*, es aquí más conceptual que en White Chestnut (*repetición acelerada*) y, en cualquier caso, representa una secuencia en un vector de tiempo más largo. Por ejemplo, las enfermedades crónicas que cursan a brotes. Esta diferencia entre CHB y White Chestnut puede ser explicada desde la botánica, ya que la información que posee el brote tiene que ser más amplia que la de la flor (menos específica), puesto que la precede.

Como se ve, ambas esencias están relacionadas con el concepto *repetición* y, ciertamente, Bach repitió al preparar dos esencias del mismo árbol... y no se equivocó.

NOTAS

¡Quiero ser tomada siempre por todos! Pros y contras

No se trata de un ofrecimiento sexual de CHB, sino del planteamiento de un dilema terapéutico. Su gran importancia y la dimensión universal que sin duda posee, proyectan la posibilidad de incluirla en todo tratamiento. Ya se ha comentado que es la esencia más relacionada con el aprendizaje a nivel general, lo que para Bach representa el tema central de la encarnación en un cuerpo físico.

Por otra parte, algunos terapeutas consideramos a este gentil brote como un catalizador del mensaje transmitido por las demás esencias. Una de sus funciones parece ser la de facilitar el procesamiento e integración de la información aportada por las otras flores y, sobre todo, el aumento de la autoconciencia.

Pero entonces, ¿cuál es el problema? Desde luego, la esencia no presenta ninguno. El inconveniente metodológico solemos tenerlo los terapeutas, ya que nos encontramos con otras esencias que pueden alegar razones suficientísimas y de indudable peso para intervenir en todo tratamiento.

Por ejemplo, Walnut plantea que la vida es un continuo cambio, y ¿a quién le viene mal un poco más de capacidad de adaptación? Holly conecta con el concepto del amor universal y, como mínimo, ofrece armonía en este mundo crispado y caótico. ¿Y qué tal Crab Apple como limpiador? ¿Acaso la vida no es una continua contaminación física, energética, etc.?

Pero ¿existe alguien que no tenga un trauma, aunque sea inconsciente?, plantea Star of Bethlehem. Por otra parte, según la cultura en la que nos hayamos criado, la culpabilidad puede representar un signo atávico, marcado a fuego en nuestro subconsciente, por lo que ahí está Pine...

Si bien lo anterior resulta importante en una terapia, en todo momento lo urgente se antepone jerárquicamente a lo importante. Resulta patente que un terapeuta no puede mantener siempre seis esencias, por importantes que sean, puesto que esto restaría espacio a otras flores más urgentes en el momento. Sin embargo, mi impresión terapéutica a lo largo de los años es que los tratamientos en los que ha participado CHB en las fórmulas, durante un espacio más o menos prolongado de tiempo, han sido más fructíferos, o como mínimo parece haberse potenciado la facultad de observarse más desde fuera, desde una metaposición. Sin duda, esto último reviste una gran importancia.

Si alguna esencia debiera ser tomada siempre, sin duda la elegida sería CHB.

CHICORY (CHI)
Cichorium intybus. Achicoria.

LO QUE BACH DIJO DE CHICORY

«Para los que están muy atentos a las necesidades de los demás. Tienden a cuidar excesivamente a los niños, a sus familiares, amigos, siempre encontrando algo que pueda ser rectificado. Están continuamente corrigiendo lo que consideran erróneo y disfrutan haciéndolo. Anhelan que aquellos por los cuales se preocupan permanezcan cerca de ellos».

PALABRAS CLAVE

Posesividad. Autocompasión. Exigencia de atención. Carencia afectiva. Sensación de poca recompensa. Congestión afectiva. Retención. Egoísmo. Autocentramiento. Dominación. Miedo al rechazo y a la soledad. Dramatismo. Histrionismo. Ansiedad. Angustia.

CHICORY COMO TIPOLOGÍA

Al igual que Centaury y Heather, CHI es un patrón que asienta sobre un sentimiento profundo de carencia afectiva.

Puede que en su biografía existan datos objetivos de una infancia carente de amor y dedicación por parte de sus padres. También es posible encontrar antecedentes de progenitores tiránicos o sobreprotectores (generalmente, la madre).

Muchas mujeres con características CHI han tenido que hacer de «madres» de sus hermanos menores a causa de un padre ausente o una madre demasiado sobrepasada por el trabajo o por alguna enfermedad crónica. Sin embargo, no es imprescindible ninguna de estas características para justificar la forja de una personalidad CHI, ya que se trata de un modelo sociocultural muy extendido en todo el mundo, sobre todo en las familias latinas y judías.

Lo primero que hay que entender, y que seguramente es lo más importante, es que existe en CHI una sensación histórica de impago. Si CHI da dos, siente y cree que ha dado diez. Si recibe diez, siente y cree que ha recibido dos. Luego la balanza entre entradas y salidas está siempre descompensada.

Como flor de personalidad, la parte constitucional del patrón podría reconocerse ya desde la cuna en bebés que continuamente reclaman la atención de la familia, no pudiendo permanecer solos y dependiendo excesivamente del adulto en sus juegos. Esta gran demanda de atención se concreta en rabietas y escenas que intentan controlar la dinámica familiar. Sin embargo, resulta patente que, sobre la existencia de este CHI constitucional, todas las otras características añadidas posteriormente son seguramente una respuesta a una serie de condicionamientos emocionales, culturales y educacionales, como se apuntó anteriormente.

En cualquier caso, lo importante es la percepción que se tiene de la infancia, donde mayormente los CHI alegan no haber recibido el amor o el cuidado que necesitaban, tanto si esto es objetivo como si se trata de una percepción psicológica y, por tanto, subjetiva. Estas carencias determinan en CHI un gran miedo a la soledad afectiva (también presente en Heather, Centaury y Agrimony);[135] a la pérdida de posesiones emocionales e influencias; al abandono, al rechazo o a la sustitución. Todo ello genera una gran inseguridad y angustia.

Llegados a este punto, reitero mi hipótesis sobre la angustia existencial (Sweet Chestnut), muy activa en el núcleo de la personalidad de CHI, que justificaría plenamente su miedo a la soledad, al igual que los ya citados Heather, Centaury y Agrimony.

Desde un punto de vista filosófico y espiritual, este miedo a la soledad afectiva y física parece una metáfora, una proyección de una desolación interior, de un vacío sufriente lleno de angustia dado por el distanciamiento entre el alma y la personalidad. Por eso, la toma de Sweet Chestnut es tan importante en ellos.

Como respuesta a su conflicto, sobre todo al miedo mencionado, CHI desarrolla una serie de mecanismos, que lo caracterizan y definen, destinados a conseguir, de forma forzada y obligatoria, el amor, la atención y dedicación de quienes forman su entorno afectivo: parejas, hijos, padres, amigos...

Para lograr aquello que tanto anhelan, todos los medios son para ellos moralmente lícitos. Sin embargo, antes hay que destacar que sus

---

135. El miedo en Agrimony no es consciente.

mecanismos, en gran medida defensivos, están tan masivamente integrados en nuestra cultura que casi pueden pasar como normales. Estos son:

a) *Autocompasión.* Tiene por objeto conseguir la solidaridad, simpatía y atenciones especiales de la gente. Generalmente, se despliega ante presuntas actitudes desconsideradas de los demás o ante síntomas o enfermedades.

b) *Culpabilización de los demás.* Mecanismo muy vinculado al anterior que habitualmente se expresa de forma conjunta. Tiene por objeto modular y controlar las acciones de los otros con la finalidad de asegurarse lo que, según su sentir, le deben obligatoriamente. Quien se siente culpable, busca automáticamente ser redimido y tiende a asumir demasiadas responsabilidades, en este caso con el CHI de turno.

c) *Chantaje afectivo.* «Te quiero siempre que...». El amor y la dedicación que ofrece CHI son condicionados, estando supeditados a la obtención de contrapartidas generalmente exageradas. En cualquier caso, la sensación que invariablemente tiene, como ya se anticipaba, es la de dar mucho y recibir muy poco a cambio. Para no perder, CHI estructura sistemas premio/castigo, dividiendo a menudo a su entorno afectivo en leales y traidores. Con mucha facilidad se puede pasar de la primera a la segunda categoría.

d) *Manipulación.* CHI intenta manipular usando la vía indirecta. Es básicamente intrigante. El grado de sutileza en la manipulación depende mucho de su nivel cultural e intelectual, y también de lo desesperado que esté. La enfermedad es el método más socorrido para tener a los demás pendientes de él. Exagera sus síntomas e incluso puede inventárselos. En cualquier caso, suele presentar los mismos como consecuencia directa de «sus sacrificados esfuerzos» o, descaradamente, «por culpa de la ingratitud de sus seres queridos».

e) *Demanda de atención.* Es un mecanismo común con Heather y depende de su nivel de histrionismo. Su dramatismo, aunque en general no revista las características desorbitadas de este último, viene dado porque CHI necesita protagonismo o, como mínimo, ser necesario para cualquier tipo de actividad en su entorno. Todo debe ser hecho teniéndolo en cuenta y con su supervisión y aprobación. A menudo, esta demanda de atención se expresa en combinación con uno o varios de los mecanismos descritos anteriormente.

CHI es, en sus relaciones de pareja, amistad, familia, etc., exigente, posesivo, controlador y sobreprotector. Estas características se manifiestan mediante Red Chestnut, aunque este último patrón no reviste aquí las características de anulación y sumisión propias, como en el procedente de Centaury. Más al contrario, se tiende a someter al otro; pero, en cualquier caso, la toma de Red Chestnut es aconsejable para fomentar la construcción de un vínculo más sano y desapegado.

CHI es muy emocional y bastante explosivo. Por ello, cuando es desairado o contrariado, a menudo responde con crueldad, rencor y venganza, no siendo extraño que puedan darse en él reacciones coléricas tipo Cherry Plum-Holly.

Tiene mucha capacidad para el resentimiento (Willow), dada su vulnerabilidad y susceptibilidad. Su ansiedad se transforma con mucha frecuencia en rabia y en agresividad pasiva o activa. En general, CHI no admite como propios estos sentimientos.

La negación de sentimientos y conductas problemáticas en CHI tiene una explicación bastante clara. En un nivel subconsciente, cree ser una persona poco interesante, una especie de huérfano desvalido y abandonado, al que nadie quiere ni querrá nunca. Esto genera una sensación de vacío y miseria, difícilmente asumible, vividos como angustia (Sweet Chestnut) y posiblemente tristeza (Mustard), a la vez que con miedo. Como esta sensación interior es terriblemente desoladora, se construye una creencia compensatoria en la que CHI se ve a sí mismo como un ser de luz, generoso y, sobre todo, amoroso, que ha venido a dar amor y ayuda a los demás. Bajo esta creencia, su baja autoestima es hasta cierto punto compensada y no nos debe extrañar que rechace la existencia de ciertas emociones y sentimientos (odio, rencor, envidia, celos, etc.) que tienen que ver con personas «poco espirituales».

Es característico que después de rupturas afectivas siga manteniendo algún tipo de relación «como amigos» con sus anteriores novios, ya que le cuesta soltar. Intentará controlar sus vidas, aconsejando lo que cree mejor para ellos. Resulta evidente la confusión y malestar que esto puede causar en las actuales parejas de sus ex.

A diferencia de Heather, CHI es algo más selectivo con sus interlocutores. Inicialmente, es amable, simpático y tierno con la gente que todavía no conoce, ya que necesita desesperadamente entrar en la órbita afectiva del otro. En esta fase, puede ser singularmente generoso. Pero al poco tiempo, empiezan a llegar las facturas pendientes de «todo lo que he hecho por ti».

Existe una insatisfacción interior por esta falta histórica de recompensa; una deuda perenne que debe ser compensada obligatoriamente y que explica en muchos casos su resentimiento Willow.

Las diferencias con Heather son varias. Además de la selectividad con sus interlocutores (CHI no actúa como tal con todos), el nivel de manipulación en Heather tiende a ser más grosero, o como mínimo más evidente para casi todos.

No cabe esperar de CHI una demanda de atención tan exagerada como en Heather. En el primero, se necesita atención, pero no a cualquier precio. El segundo prefiere el castigo a la indiferencia. Sin embargo, no es demasiado extraño que se presenten formas combinadas de Chicory y Heather.

Los CHI utilizan frecuentemente la política de hechos consumados. Por ejemplo, si un posible amigo en ciernes queda dos miércoles seguidos con él, ya entiende que esa persona se ha comprometido a quedar «todos los miércoles». En cuanto el otro no responde a estas expectativas es inmediatamente culpabilizado o, como mínimo, está obligado a ofrecer todo tipo de explicaciones para disminuir la ansiedad de CHI.

En realidad, CHI es egoísta, aunque él se perciba como una persona generosa y altruista.

Habitualmente, busca establecer relaciones pseudoterapéuticas.[136] Siempre parece que esté «ayudando o mejorando» a los demás, ya sean estos parejas, hijos, compañeros de trabajo o amistades. En verdad, lo que busca es establecer vínculos de dependencia. Si el otro es asertivo, decidido e independiente, en seguida se siente inseguro, ya que es muy posible que no necesite de su protección ni de sus servicios especiales. En otras palabras, CHI no puede establecer relaciones igualitarias en las que uno acepte a la otra persona tal como es y comparta algunos territorios en común.

En esencia no es empático. Una de las descripciones más duras proviene de Chancellor:

---

136. Puede leerse el cuento didáctico-humorístico *Vacaciones en Chicorystán*, en www.ricardoorozco.com.

«Las personas CHI aparentan que hacen todo lo posible por la felicidad de los demás. Pero en realidad lo hacen de una forma que no acarrea paz ni descanso al infortunado destinatario de sus devociones egoístas, pues solo agotan su vitalidad. Son los vampiros de la humanidad que no se detienen ante nada para lograr sus egocéntricos fines».[137]

A diferencia de Heather, CHI tiende a establecer vínculos duraderos con los demás, siempre que, como ya se anticipó, estos sean dependientes.

CHI es bastante irritable, melodramático, quisquilloso y detallista. Mentalmente es muy rígido con sus semejantes, puesto que es incapaz de situarse en el lugar del otro. Gusta de corregir pequeñas nimiedades a los demás y los abruma con sus trivialidades.

Sin duda, tiene una visión excesivamente simplista e inmadura de la vida. Esta simplificación guarda relación con su rigidez defensiva: «Estás de mi parte o en contra». «Si haces esto eres bueno; si no, malo».

CHI tiene una gran necesidad de sentirse imprescindible. Incluso, puede llegar a crear, generalmente por vía indirecta, conflictos para después convertirse en mediador, reforzando así las ataduras y débitos afectivos de los demás y ganando poder.

Desde una visión superficial y externa, son vistos como gente segura de sí misma, asertiva y generalmente reivindicativa. Sin embargo, una aproximación más profunda revela una persona insegura, con demasiados temores y ansiedades. Son excesivamente emocionales y vulnerables, de llanto fácil no siempre con fines teatrales.

Sobresale en CHI la tendencia nostálgica hacia situaciones agradables del pasado. De hecho, es un gran acumulador de objetos con significado emotivo. En general, lo guardan todo: la estampita del bautizo del hijo de una amiga, el menú de la cena de la boda de la compañera de trabajo, etc. No hay que confundir este «no tirar» con la ansiedad por la acumulación de objetos que puede verse en obsesivos como Oak o Rock Water, en los que no existe un vínculo afectivo con las cosas atesoradas.

En cualquier caso, en muchos CHI el pasado tiene un peso desmesurado, también desde una vertiente negativa, de «todo lo que no se les dio». Por ello, la toma de Honeysuckle puede serles de mucha ayuda.

---

137. Chancellor, P.M., *op. cit.*

Un tema característico es la dominación que ejercen sobre los demás. Lo habitual es que estas formas de control sean edulcoradas, con mucho de chantaje afectivo y autocompasión: «Pero si todo esto lo hago por tu bien. Tú sabes lo mucho que te quiero y que lo doy todo por ti». Pero parte de esta dominación se ejerce también como agresividad activa, mediante arrebatos de furia Holly.

Vine representa una forma de dominación más fría, masculina, incluso psicopática. No obstante, puede haber manifestaciones de CHI que podrían evidenciar un posible pasaje a Vine, como veremos en el apartado de Notas.

CHI predomina en el sexo femenino bajo el cuadro de «la madre necesitada» o la «supermadre» posesiva que todo lo controla. Sin embargo, no hay que desdeñar su presencia en el hombre, manifestándose en la figura del exnovio o exmarido que sigue controlando lo que considera su posesión, «el padre de la novia», etc.

Krämer refiere una interesante forma de chantaje CHI en un hombre:

«Un estudiante recibía de sus padres suficiente dinero para el alquiler y sus gastos generales, pero no para la comida, que recibía de su casa. De esta manera, sus padres le obligaban a que fuese a casa todas las semanas, aunque no lo deseara. No le ingresaban el dinero como domiciliación mensual, sino que le hacían una transferencia. De esta manera, sus padres se aseguraban de que el chico no daba por hecha la recepción del dinero. Si a pesar de sus necesidades económicas, no iba a casa algunos fines de semana, su padre 'se olvidaba' de enviarle el dinero. Con esta estrategia, el estudiante se veía obligado a llamar a casa para que le recordasen sus deberes de hijo, además de tener que oír el reproche acerca de si el dinero era lo único que le importaba de sus padres. Puesto que, sin la domiciliación mensual, era fácil pasar a números rojos, se veía forzado a pedir dinero extra cada vez que surgía algún gasto adicional. Por principio, su padre se negaba a hablar de dinero por teléfono, así que tenía que ir a visitarlos».[138]

Cabría preguntarse cómo son los hijos de los CHI. Sin que esto deba ser tomado como un predeterminismo, podría generalizarse diciendo que las

---

138. Krämer, D. (2000). *Nuevas terapias florales de Bach.* Sirio.

madres CHI generan mucha inseguridad en sus hijos, pero sobre todo culpabilidad. Si bien, para una equilibrada evolución, todos necesitamos amor en nuestra crianza, y ello contribuye a proporcionarnos seguridad y bienestar, el que CHI proporciona está contaminado por la ansiedad, el miedo y la demanda de una contrapartida excesiva.

Ese amor proveniente de CHI resulta algo desproporcionado, sobreprotector, posesivo, demasiado asfixiante, y genera una gran dependencia e inseguridad en el pequeño. El miedo a perder y la necesidad de protagonismo suelen determinar que la madre CHI elimine, o eclipse casi por completo, la figura del padre, en apariencia solo destinada a traer sustento a casa. Es ella la que decide absolutamente todo lo que se hará en casa y fuera de ella.

Estas madres son tremendamente reacias a confiar sus retoños, aunque sea parcialmente, al cuidado de otras mujeres puesto que, en lugar de maestras o canguros, están viendo otras madres, y tienen un miedo inconfesable a ser «suplantadas». Por eso, mientras el niño viva bajo su cuidado, estará «exento de peligros»; pero cuando crezca puede abandonar el nido, lo que constituye una terrible amenaza, por lo que en su fuero interno no quieren que esta maduración se produzca. Desean que sus hijos sean siempre sus dependientes bebés. Esto también se evidencia en años y años de amamantamiento, «porque es que él me lo pide». Pero, en realidad, es evidente que en estos casos de lactancia tardía (vi un caso de un niño de 6 años) es más una necesidad de no soltar de la madre, que de nutrición del niño.

En conclusión, los hijos de CHI tienden a ser inmaduros, indecisos, infantiles, tímidos y con mucha propensión a sentirse culpables y moralmente sucios; inseguros y con baja autoestima. En un lenguaje floral, todo esto significa Larch, Centaury, Mimulus, Cerato, Clematis, Scleranthus, Pine y Crab Apple.

Si son varones, pueden tener una falsa creencia de que las mujeres son peligrosas, interesadas y maliciosas, cosa que sus madres les habrán inculcado implícita o explícitamente. Esto determina que muchos homosexuales masculinos tengan madres que parecen auténticos sargentos arquetípicos de caballería. Si en cambio son heterosexuales, es posible que busquen mujeres dominantes o, en caso de relacionarse con otras que no lo sean, terminen confiriéndoles la autoridad que antaño ostentaban sus madres.

Las hijas de madres CHI suelen vivir más duramente el conflicto territorial, ya que, en el fondo, a un hijo varón se le puede tolerar algo más de independencia. Por eso, estas mujeres sienten un plus de culpabilidad aún mayor que el de sus hermanos, pudiendo haber sido literalmente explotadas por sus madres en temas como tareas de la casa impropias para su edad, compañía obligatoria, sumisión, castigos desproporcionados, prohibiciones arbitrarias... Muchas han sido totalmente anuladas y desarrollado una personalidad Centaury-Larch.

En general, la educación de las madres CHI es absolutamente sexista y cerrada. Por supuesto, siempre existen otros agentes externos que ofrezcan un contrapunto a la influencia materna de CHI, como un padre consciente y asertivo, la escolarización temprana, la influencia de los hermanos u otros familiares cercanos, amigos y toda una serie de variables. Incluso existen indómitos hijos constitucionalmente Vervain que oponen una tenaz resistencia al manto sobreprotector de CHI.

No sería justo caricaturizar ni satanizar a CHI, puesto que ellos no son conscientes de sus mecanismos y creen siempre que están haciendo lo mejor por los demás, como se remarcará en el nivel espiritual.

En CHI existe predisposición a todo tipo de trastornos de ansiedad, ginecológicos, cardíacos, psoriasis, diabetes, migraña y depresión, entre otros. Naturalmente, de todo ello obtienen unas ganancias secundarias percibidas en forma de atenciones especiales, al mismo tiempo que sirven para culpabilizar a su entorno.

En consulta, los CHI son clientes difíciles, con un alto índice de abandono. De trato agradable y cálido, en un principio se muestran colaboradores. Más adelante, algunos de ellos pueden explorar los límites del terapeuta, poniéndolo en general a prueba: continuos cambios de horario, intento de enfocar la terapia como un intercambio de servicios, preguntas indiscretas, etcétera.

Cuando las flores empiezan a hacer su efecto, es muy posible que se generen resistencias en forma de síntomas diversos: «cuando tomo las esencias..., siento este dolor aquí». En ocasiones, incluso quieren controlar el tratamiento, negociando las flores que se les prescriben, aunque no las conozcan.

Otro tema, quizá menos conocido, es que muchos CHI, cuando se tornan más conscientes de su personalidad, y ven que no todo lo que han hecho ha estado guiado por su amor al prójimo, se sienten culpables. Esto, en numerosos casos, generará una incomodidad que termine en el abandono de la terapia con cualquier excusa. Es decir, que el que CHI se sienta culpable (Pine) representa más una señal de mejoría que de empeoramiento.

CHICORY COMO ESTADO

Puede darse en cualquier edad, pero predomina de forma natural en niños, aunque también es visible en adultos en épocas de especial inseguridad y vulnerabilidad emocional. Suele servir como detonante la relación con parejas frías o reservadas que no son dadas a una expresión emocional demostrativa, como, por ejemplo, Water Violet, Oak, Elm, Rock Water...

Un gran número de conflictos cotidianos que suceden a nuestro alrededor, posiblemente la mayoría, tiene que ver con dinámicas CHI /Holly / Willow, en las cuales uno está resentido porque «otros reciben más que él»: amor, trabajo, escuela, herencias, reconocimiento, etc. En cualquier caso, se puede sospechar un estado transitorio cuando uno siente que «da mucho más de lo que recibe», incluso cuando este hecho es objetivamente cierto. No olvidemos que la esencia trabaja el sentimiento de «falta de recompensa», y ayuda a llenar desde dentro, sin depender tan exageradamente del exterior.

Muchas personas manifiestan su CHI solo con determinadas parejas que parecen necesitar protección o cuando colaboran en voluntariados de ayuda a colectivos desfavorecidos, donde se encuentran con seres singularmente desprotegidos, dando lugar al «síndrome del salvador».

He conocido terapeutas que no parecían CHI en su vida cotidiana, pero que se vinculaban con sus clientes de esta manera, maternalizando la relación con ellos y convirtiendo a sus consultantes en una especie de niños desamparados.

La toma de CHI puede ser muy útil cuando uno se autocompadece excesivamente, al sentirse estafado en una relación de pareja que se ha roto, con la sensación de «haberlo dado todo a cambio de nada».

FLORES ASOCIADAS

Sweet Chestnut, por constituir el núcleo de su personalidad, el cual justifica plenamente su miedo a la soledad física.

Holly, por experimentar en estado puro sentimientos como los celos, y a menudo la envidia. También por las frecuentes sospechas de traiciones y conjuras. Por sentirse totalmente humillada y vejada por situaciones a las que otras personas apenas concederían importancia. Por sus posibles ataques de ira.

Red Chestnut, por el excesivo apego y preocupación por sus seres queridos.

NIVEL ESPIRITUAL

En CHI existe un bajo nivel de conciencia, la cual está distorsionada por sus miedos y secuestros emocionales frecuentes. Su capacidad de autorregulación está francamente comprometida. Todo esto hace que no tenga un mínimo acceso a conocer cómo es realmente y cómo funciona.

Además, implica que la información que recibe del exterior se procesa inadecuadamente, distorsionándose enseguida, por lo que es mal interpretada; una omisión, un gesto, una risa suelen ser entendidos como un ataque, un desaire o incluso una traición (Holly).

Las iniciativas que toma no tienen en cuenta los tiempos ni necesidades o intereses de los demás. Quiere asumir el liderazgo de las situaciones de forma precipitada o suplantando a los propios implicados: «CHI piensa y decide por uno».

Como vemos en este análisis, desde la inteligencia emocional, puede afirmarse que CHI carece prácticamente de ella. Por ello, le resulta imposible situarse en el lugar de los demás y ser empático. De hecho, no puede entender que los otros tengan necesidades que no lo incluyan permanentemente.

Para Bach, CHI había venido a este mundo a corregir el defecto de *La restricción* y a aprender la lección *de El amor*. Seguramente, se trate de un amor interpersonal desapegado, en el que uno da desinteresadamente sin esperar retribución a cambio. El amor no fluye libremente en CHI, sino que está restringido a una serie de contrapartidas, desde todo punto de vista desproporcionadas.

Sobre el desapego se ha teorizado tal vez demasiado, idealizándolo excesivamente. El amor desapegado fomentado por la toma de CHI parece referirse a determinados vínculos, como la maternidad o paternidad, la genuina amistad, un voluntariado... Bach llamaba a todo esto «servicio».

Sin embargo, en relaciones como la de pareja, es mucho más probable que se necesite una cierta paridad en el dar y recibir para construir una relación provechosa y equitativa. Para que el vínculo se mantenga, la pareja necesita determinadas dosis de apego; una sensación de pertenencia equilibrada y sana. Como ya se vio, el amor libre de los años sesenta y setenta solo funcionaba cuando la relación era meramente sexual, hasta que surgía el apego afectivo, el vínculo. A partir de ahí, la cosa ya no era tan libre y se producían importantes trifulcas.

Para ilustrar lo dicho anteriormente, tal vez sirvan unos ejemplos: si un hijo encuentra un buen trabajo al otro extremo del mundo y decide marcharse, los padres CHI positivo se alegran de todo corazón, aunque sepan que van a tardar en ver a su querido hijo o hija. Si él es feliz con su decisión, ellos también lo serán. En cambio, una pareja en una relación que funciona bien no se alegra de que su compañero/a haya conocido a la persona de su vida y se vaya a vivir con ella. Y para esto no hace falta ser CHI. Hay que reconocer que el amor de pareja no es tan desinteresado, ni mucho menos incondicional.

Digo todo lo anterior porque a menudo, en mis cursos de formación, hay alumnas temerosas de ser CHI que exponen algunas situaciones personales con sus parejas. Estos ejemplos las suelen aliviar bastante. Si insisten en su supuesto «chicorismo», les comento que es mejor ser algo CHI que Clematis o Water Violet, personas que destacan por su incapacidad para establecer vínculos afectivos. Recordemos que lo que marca la negatividad del patrón es la desproporcionalidad de todo lo expuesto, no la existencia de un CHI «biológico», que nos ayuda a construir vínculos afectivos duraderos con los demás.

La literatura floral está plagada de retratos condenatorios y escarnecedores de CHI, pero se debe tener en cuenta que la suya es la lección a aprender más difícil del sistema floral; algo así como realizar tres cursos en uno. Como ya se explicó, tiene que ver con el amor interpersonal, entendido este como algo generoso y exento de apegos y contrapartidas. A estas condiciones anteriores, se añade la percepción deformada de la realidad afectiva que tiene el CHI negativo. Generalmente, ellos se consideran personas que «dan todo a los demás», gente altruista que va por la vida «con el corazón en la mano». Desgraciadamente, la realidad es bien distinta y la personalidad se ve abocada, tarde o temprano, a una severa e inevitable confrontación consigo misma y con su percepción distorsionada de las cosas.

Si en verdad, como postula Bach, elegimos las circunstancias que nos van a permitir un mejor aprendizaje, la difícil elección de CHI sería digna de admiración, en lugar de objeto de burla y denigración.

Al ser la del amor la lección más difícil, probablemente el premio también lo sea, ya que no podemos imaginar a nadie más evolucionado que un CHI positivado. De manera que no solo necesitan ayuda y comprensión en este trance vital, sino una actitud pedagógica permanente por parte de su círculo afectivo: «No, mamá, el hecho de no poder ir a comer a tu casa este domingo no significa que no te quiera; significa que he formado una familia propia y tenemos algunas actividades que nos gusta realizar, además de comer contigo, cosa que adoramos. No, ese dolor que te acaba de dar cuando te he comunicado que no podíamos ir no es otra cosa que una somatización que tienes cuando te sube la ansiedad. Mira, además de quererte mucho, te puedo preparar unas flores que te ayudarán a sentirte mejor. Mamá, confía en mí, ya verás como todo mejora».

El acceder a los caprichos de CHI para evitar el conflicto es una manera de no respetarlo como adulto y de perpetuar sus patrones negativos.

Según Katz y Kaminski:

«Aquellos que necesitan esta esencia tienen que aprender a distinguir entre las emociones y los deseos personales, y el cuidado y el amor interpersonales y genuinos por el otro».[139]

Scheffer añade lo siguiente:

«El propio Bach comparó el estado CHI positivo con el arquetipo de *la madre universal*, el potencial maternal del alma que está latente en todo

---

139. Kaminski, P., y Katz, R. (1998). *Repertorio de esencias florales.* Índigo.

ser humano, ya sea hombre o mujer [...] En el estado CHI positivo, la gran energía maternal puede ser desembolsada positivamente; sacando de lo que está lleno, podemos dar desinteresadamente sin esperar una retribución o exigirla interiormente».[140]

NIVEL TRANSPERSONAL

Congestión. Retención. Adherencia.

Aunque los términos congestión y retención no sean sinónimos, suelen coincidir en diversas manifestaciones: problemas de retorno venoso en las piernas (varices, «piernas cansadas»), sinusitis, resfriados, etcétera.

CHI es aconsejable en todo cuadro de retención: líquido, celulitis, estreñimiento, mucosidades, etc. Algunos de los usos reseñados son recomendables en aplicación local. CHI es una flor que ayuda a soltar, de ahí su utilidad en los casos mencionados.

Dada la energía que ayuda a gestionar, CHI resulta muy activo en todo trastorno ginecológico, campo en el que está muy experimentada.

También debe ser tenida en cuenta como la esencia más importante de desapego afectivo, cuando es necesario soltar a otras personas o situaciones, como es el caso de rupturas afectivas, muerte de seres queridos y situaciones de duelo, aunque el receptor no tenga un temperamento CHI.

NOTAS

Mi mamá la terapeuta me ama, me cuida, me protege... y sabe lo que necesito en cada momento

Como se ha comentado, CHI «necesita ser necesario». Esto determina que muchos de ellos elijan las terapias como medio para conjugar sus carencias afectivas personales con una profesión. De entre ellas, terapias de proximidad como la floral resultan especialmente atractivas, ya que las emociones juegan un papel importante.

---

140. Scheffer, M. Ver bibliografía.

Las y los CHI maternalizan la relación terapéutica en su deseo de «ayudar» y dar amor a los demás. Tienden a generar una gran dependencia en sus clientes más necesitados, que pronto empiezan a proyectar una figura maternal en ellas/ellos (transferencia). Por otra parte, CHI se siente especialmente llamada/o a proteger, cuidar y reeducar a su desvalido niñito-paciente (contratransferencia). Desde este lugar, enjuician a sus clientes, «resuelven», aleccionan, ponen deberes y otras intervenciones aún más desajustadas.

Los y las terapeutas CHI, en su ansiedad, mezclan la relación terapéutica con la personal. Se hacen amigos de sus clientes en un afán de controlar y compartir sus vidas y saciar su enorme vacío interior, convirtiéndose en personas significativas para ellos. En realidad, confunden sus necesidades personales con las del otro. Si el terapeuta «amadrina» al cliente no es porque este lo necesite, sino porque él lo necesita.

Normalmente, los terapeutas CHI son demasiado invasivos, indiscretos y hablan mucho más que sus consultantes, revelando excesivas circunstancias de su vida personal.[141]

Por otra parte, siempre demuestran demasiado Red Chestnut por sus clientes, obligándoles a llamar frecuentemente por teléfono o incluso haciéndolo ellos mismos. Asimismo, muchos se adjudican supuestas dotes sanatorias, mediúmnicas, etc., recurriendo a menudo a sistemas diagnósticos especiales, como supuestas canalizaciones, cartomancia, radiestesia, etc. Todo esto, según ellos, les exime de un conocimiento técnico de la terapia al actuar «intuitivamente». Sin embargo, alguien tan emocional, parece forzosamente desconectado del aspecto intuitivo, del mismo modo que lo estaría alguien exageradamente mental.

---

141. La *autorrevelación* es una destreza terapéutica que favorece la sintonía en la entrevista, ya que reduce la distancia terapeuta-cliente. Consiste en datos que el terapeuta cuenta de sí mismo. Así, el cliente puede percibir al terapeuta como alguien más humano y espontáneo y, por tanto, con más posibilidades de entenderlo y ponerse en su lugar. Pero la autorrevelación implica también tacto, puesto que, si es excesiva, como en el caso de Chicory, puede delatar al terapeuta como alguien indiscreto y poco fiable, o incluso con más problemas que el propio cliente. Para más datos, se puede consultar: Cormier, W.H. y L.S. (1994). *Estrategias de entrevista para terapeutas.* Desclée de Brouwer. Si se busca un texto que aborde de forma simple este tema, se puede consultar: Orozco R. y Hernández, C. (2013). *Flores de Bach. Recursos y estrategias terapéuticas.* El Grano de Mostaza.

Más allá de lo que ellos crean, los patrones de mayor autocentramiento son los menos adecuados para dejar que la información intuitiva fluya de forma libre, ya que toda percepción resulta demasiado deformada por la tendenciosa lente del ego. En estos casos, si bien en un principio el cliente puede sentirse reconfortado y acogido, sobre todo cuando presenta graves carencias afectivas y baja autoestima, más adelante, si no tiene la precaución de abandonar la terapia, puede vivir una relación de dependencia patológica donde deba hacer todo lo que el terapeuta le diga.

Por otra parte, la interrupción del tratamiento a menudo se convierte en una transgresión enormemente culpabilizadora para el pobre cliente: llamadas continuas, amonestaciones e incluso amenazas. Para CHI, esto es exactamente lo mismo que si un hijo, por el que tanto ha hecho, decidiera traicionarlo y despreciar «todo lo que ha hecho por él». Y lo que más teme CHI es el abandono.

Los terapeutas con características CHI de personalidad tienden a quebrantar todas las normas éticas y deontológicas que deben prevalecer en cualquier profesión, perjudicando desde todo punto de vista a sus clientes.

Sin duda, la terapia floral requiere un marco terapéutico profesional y ético donde, mediante la toma de las esencias, en un ambiente de escucha activa respetuosa y empática, el cliente pueda encontrar sus propios recursos para desenvolverse en su entorno de forma adulta y emocionalmente ecológica. Para ello, es necesaria la presencia de un terapeuta cálido e implicado, pero dentro de unos límites éticos y respetuosos entre dos personas adultas.

CHI debería comprender que el terapeuta floral no es un sanador, un tutor o un solucionador, sino un acompañante en un determinado trayecto de la vida escogido por el cliente.

Los CHI en vías de positivización son excelentes terapeutas, ya que saben utilizar su calidez humana en beneficio de un buen desempeño terapéutico. Los positivados son, además, seres altamente espiritualizados.

Pero ¿quién manda más, Chicory o Vine? El caso de la Sra. Petra.

No se trata aquí de quién lo tiene más largo... Obviamente, me estoy refiriendo al látigo. Y aunque el instrumento sea el mismo, el tema de fondo es quién lo utiliza y desde qué lugar lo hace. Es interesante matizar esta diferencia, pues de lo contrario nos encontramos con que cualquier persona CHI que de pronto empieza a impartir órdenes es etiquetada inmediatamente de Vine. A mi modo de ver, esto no siempre es así, ya que ambos tienen la dominación como tema central en su vida.

Recuerdo muy nítidamente una experiencia vivida hace ya más de veinte años. La Sra. Petra (nombre ficticio) respondía a un perfil claramente CHI. La conocía no como clienta, sino como compañera en unas actividades asociativas.

Un día, recibo la llamada de su marido, diciéndome que su esposa había sufrido un episodio de angina de pecho, dolencia que se sumaba a otras como la diabetes. Ya estaba bien, pero permanecía ingresada en una clínica privada en observación. En la mayoría de casos, hubiera bastado con una llamada telefónica donde uno se interesa por la salud de la persona en cuestión, le infunde ánimos y se ofrece para lo que pueda necesitar.

Naturalmente, estoy hablando de esos casos en los que no nos une un vínculo estrecho de parentesco o amistad. Pero todos sabemos que estas muestras de «desatención y egoísmo» son, para un auténtico CHI, imperdonables. De manera que me armé de valor, aunque tal vez no tanto, puesto que solicité la asistencia de una amiga que estaba en el mismo rango de relación con Petra, para hacer la visita de forma conjunta.

Nos recibió su marido muy cortésmente en la salita de la habitación y, acto seguido, se replegó en una pequeña butaca para leer prensa deportiva. Tal vez el pobre hombre pensó: «Qué bien, ahora que está atendida podré relajarme un poco y tener algo de tiempo para mí».

Petra estaba exultante con nuestra visita. Nos habló con detalle de su dolencia..., sus padecimientos..., su necesidad de descanso..., que la llevaba un gran cardiólogo..., que era una eminencia aunque tenía un carácter muy difícil..., que estaba tan, pero tan contenta de que hubiésemos tenido el detalle de visitarla..., que muchas gracias por las flores (de floristería), que no nos hubiéramos molestado... En realidad, más parecía que estaba disfrutando de unas magníficas vacaciones hospitalarias.

Pero entonces ocurrió una escena que nos dejó helados del susto: en una fracción de segundo la risa de Petra se convirtió en una mueca siniestra y, girando la cabeza como la niña de «El exorcista», la enfocó hacia su marido y le espetó a bocajarro la siguiente frase: «¡Para estar leyendo el diario como un imbécil, márchate!». El tono de voz fue atronador, pero seco y metálico, gélido como el chasquido de un látigo. El marido, avergonzado y cabizbajo, se levantó lentamente y salió con su periódico fuera de la sala.

Petra giró su cabeza como si nada hubiera pasado, volvió a conectar la sonrisa y siguió su conversación como si tal cosa. Nosotros estábamos lívidos del espanto, pero eso no fue suficiente para que la, hasta entonces amable señora, sintiese la necesidad de justificar su actitud.

Siempre que explico esta anécdota, estallan en clase las carcajadas. En realidad, se trata de un episodio tragicómico. Trágico en lo que se refiere a la poca consideración que muestra Petra con su marido, un Centaury de manual.

Pero conviene analizar el caso: Petra se siente feliz de ser el centro de atención en ese momento. Está representando su papel y recibiendo el refuerzo y la solidaridad de su público (nosotros dos). Por otra parte, está hablando de lo que más le gusta: sus achaques. Pero hay un problema: siente la «indiferencia» de su marido como una forma de agresividad pasiva, como un boicot. Es entonces cuando, automáticamente, se activa su látigo y lo utiliza como una auténtica domadora de circo. Seguramente, es la forma que tiene de castigar a su marido, de recordarle cuáles son sus obligaciones y, probablemente, actúe así con sus seres queridos más próximos. Esto no quita que sea una persona emocional y que los quiera.

También puede que luego los reconforte y los cuide: «una de cal y otra de arena». Pero no se plantea que su actitud pueda haber representado una humillación para su esposo y una incomodidad para sus visitantes. Ella, seguramente, diferencia entre el trato que dispensa a «sus propiedades» y el que ofrece a otros que no lo son del todo.

En resumen, CHI y Vine mandan desde dos lugares diferentes. El primero, desde la emocionalidad y desde lo que cree que es el amor. El segundo, desde la frialdad. Da lo mismo que ambos sean dominantes.

La actuación de la Sra. Petra parece una reacción Vine dentro de una personalidad CHI. Pero el verdadero matiz diferencial estaría dado por lo que ocurrió después de que nos fuésemos. Si Petra recrimina y se lamenta de la actitud «egoísta» de su marido, le insiste en que sin duda él preferiría que se hubiese muerto, y una larga letanía de lamentos, todo más bien dirigiría hacia un brote Holly en una persona CHI. Si simplemente se trata de un «latigazo» sin un discurso autocompasivo ni culpabilizante, parecería más una acción Holly-Vine, aunque dentro de una tipología CHI, cosa totalmente posible.

CLEMATIS (CLE)
Clematis vitalba. Clemátide.

LO QUE BACH DIJO DE CLEMATIS

«Para los soñadores y los soñolientos, que nunca están totalmente despiertos y que no tienen gran interés en la vida. Gente tranquila, que no es realmente feliz en su actual situación y que vive más en el futuro que en el presente. Son personas que viven en la espera de tiempos más felices donde sus ideales podrán convertirse en realidad. En la enfermedad, algunos hacen muy pocos esfuerzos o ninguno para recuperar la salud y, en algunos casos, hasta llegan a desear la muerte con la esperanza de una vida mejor, o quizás con el deseo de reencontrarse con algún ser querido al que han perdido».

PALABRAS CLAVE

Falta de atención. Inconsciencia. Somnolencia. Aislamiento pasivo. Desconexión. Aplanamiento emocional. Apatía.

CLEMATIS COMO TIPOLOGÍA

En la descripción tradicional de CLE, ha prevalecido la interpretación de la forma leve del estereotipo.

Podríamos, por ejemplo, imaginar a un paseante típico del romanticismo de la primera mitad del siglo XIX, embelesado en la contemplación de una mariposa y a punto de ser atropellado por un coche de caballos.

He oído no pocas veces expresiones como esta: «Bueno, si él es feliz en su mundo, sin molestar a nadie, ¿cuál es el problema?». Respondería que ninguno, salvando el tema del coche de caballos, siempre y cuando su nivel de CLE negativo sea leve, tenga dinero y esté bien rodeado de gente que lo atienda y se preocupe de los temas prácticos de su vida cotidiana. Ninguno, si no se espera de él que sea una persona empática, con iniciativa, al tanto de su pareja e hijos, o de si entra dinero en casa, si hay comida en la nevera, etc.

Lamentablemente, la experiencia muestra que muchos CLE más o menos negativos terminan solos y abandonados en la calle, viviendo una vida miserable y complicada generalmente por una enfermedad mental grave.

Por ello, lo mejor parece ser enfocar este patrón de una manera elástica, pensando que una persona CLE puede moverse en un arco que va del positivo al negativo, como en todas las tipologías florales. Ambos polos se encuentran en una continuidad donde el sujeto fluctúa, dependiendo de una serie de variables externas, aprendizajes y mecanismos internos.

Cuanto más cerca del positivo se encuentre esta personalidad, de más habilidades y recursos dispondrá para la vida interpersonal. Cuanto más bascule hacia el negativo, más aislado estará y menos posibilidades tendrá, por lo que su vida puede ser muy complicada.

Hechas estas aclaraciones, podemos afirmar que se trata de una persona poco práctica, distraída, ausente, apática, en ocasiones soñadora. Su interés por el presente y la realidad cotidiana suele ser pobre.

CLE reacciona ante sus circunstancias con apatía. En las formas leves, las menos apáticas, a menudo se evade hacia un futuro de fantasía y, en numerosas ocasiones, hacia un espacio atemporal, de desconexión, que podríamos definir como «limbo» y que no debemos confundir con un estado meditativo.

Navega en esos mundos fantasiosos de forma solitaria sin, generalmente, dejar entrar a otros.

Casi siempre lo encontramos cansado, como si hubiera realizado grandes esfuerzos, por lo que necesita dormir mucho (hipersomnia), y su nivel de atención, concentración y memoria suele ser muy pobre. En resumen, le falta vitalidad. Como se agota muy fácilmente, Olive es una flor interesante para él.

CLE es un claro patrón de aislamiento pasivo, entendido este como un estado en el que una persona se aparta de los demás por falta de interés, de impulso, por apatía, como también veremos en Water Violet. Esto es diametralmente opuesto a lo que se entiende por aislamiento activo, como el de Mimulus, en el que a pesar de sus deseos de relacionarse, elige el aislamiento por el miedo al rechazo, la humillación y la evaluación negativa.

Conviene insistir en el tema de la apatía, puesto que constituye el rasgo de personalidad más importante en CLE y lo que va a determinar el nivel de negatividad de su tipología. A más apatía, más aplanamiento y más negativo será el CLE. Obviamente, la flor de la apatía es Wild Rose.

CLE suele ser pálido, ojeroso, y en invierno puede padecer problemas circulatorios, como manos y pies fríos, sabañones, etc. Se ha descrito una propensión a defectos visuales como miopía y otros más graves, posiblemente relacionados simbólicamente con la falta de interés en ver lo que la vida le muestra.

Su instinto de conservación es pobre, por lo que no colabora en la enfermedad. Bach definió la actitud de CLE ante la vida como «una forma educada de suicidio».

Emocionalmente, es bastante plano, debido sobre todo a su escaso nivel de energía e interés por la vida de relación (apatía). En cambio, los CLE más leves (menos embotados) son algo más permeables a los afectos y pueden ser incluso románticos y cultivar amores platónicos. En esto puede verse la influencia del entorno y del aprendizaje temprano.

Los padres, preocupados por la pasividad de un hijo CLE, pueden buscar o encontrar la manera de estimularlo y ayudarle a desarrollar herramientas que le permitan tener una mejor inteligencia emocional y, por tanto, un mayor compromiso con el entorno. En cambio, una educación negligente, represiva o indiferente termina segregándolo, cual pieza defectuosa, a un silencioso aislamiento. Es lógico pensar que los CLE más embotados provengan de estos ambientes, donde han sido «dados por imposibles» o directamente ignorados. Estos niños no habrán podido establecer vínculos afectivos sólidos con la figuras parentales más significativas.

En una educación masificada y con problemas de disciplina, es fácil que muchos educadores opten por apagar los incendios más urgentes y no reparen demasiado en estos pacíficos niños. Además, en los últimos años, parece que una gran parcela de atención de los educadores se dirija a otro tipo de conflictos: los protagonizados por los llamados niños «hiperactivos», aunque este diagnóstico es para muchos discutible.

El aislamiento de CLE puede ser tomado por los demás como egoísmo. En realidad, no es exactamente eso, puesto que se trata de una persona desinteresada en el terreno de lo material, además de ingenua y transparente, sin doblez. Lo que ocurre es que, al estar desconectado de la vida práctica cotidiana, no se puede contar con él para nada.

CLE no es empático, dada la imposibilidad de situarse en el lugar del otro y de captar el clima emocional del entorno. Necesitaría desarrollar habilidades sociales que le permitiesen conectar con los demás de forma adecuada y establecer vínculos empáticos.

No es agresivo y no suele tener miedos ni terrores concretos (Mimulus o Rock Rose), debido a su desconexión de la vida cotidiana. Sin embargo, al estar más conectado con los mundos sutiles, tiene predisposición a experimentar fenómenos mediúmnicos y a contactar con lo paranormal, lo que sobre todo cuando es niño, puede ocasionarle temores de naturaleza Aspen.

Puede ser un buen sanador. De hecho, es muy probable que sea un sensitivo. Algunos incluso tienen dotes artísticas y, si logran canalizarse en las mismas, pueden ser brillantes.

Los CLE menos embotados son idealistas utópicos que no tocan con los pies en tierra. Frecuentemente, ante problemas graves, pueden proponer soluciones fuera de contexto, que dejan estupefactos a sus interlocutores y que demuestran la pobre comprensión del clima emocional que envuelve a las situaciones que los rodean y su escaso compromiso con las mismas.

Scheffer ve en el CLE positivado a un idealista práctico.

Los negativizados carecen casi por completo de sentido práctico, por lo que necesitan ser gestionados y mantenidos por personas con más toma de tierra. De lo contrario, puede peligrar incluso su subsistencia material, como vimos al principio del capítulo.

Como ya se anticipaba, los CLE siempre padecen diferentes niveles de apatía, dependiendo ello de su grado de desconexión. Por consiguiente, oscilan desde la apatía total en los más negativizados hasta apatías más temáticas (dinero, estudios, profesión, pareja, sexo) en los más despiertos. En cualquier caso, la toma solidaria de Wild Rose siempre debe acompañar su tratamiento.

Otra flor muy asociada a CLE es Hornbeam. CLE vive en un medio social y debe cumplir con algunas actividades obligatorias, tales como levantarse a una hora decente, ir a la escuela, puede que ordenar su habitación, más adelante trabajar... Ni que decir tiene que intentará evitar o posponer todas esas tareas que para nada le interesan ni apetecen. Si no puede escaparse, las realizará sin ningún tipo de entusiasmo ni energía.

CLEMATIS COMO ESTADO

Todos podemos atravesar estados CLE temporales, aunque las épocas donde esto se hace más notable son la adolescencia y la vejez.

El principio de la primavera y el otoño son tránsitos donde se palpa el CLE en el ambiente, sobre todo en los lugares donde los cambios estacionales son más marcados.

Podríamos también hablar de CLE sociales, colectivos, como, por ejemplo, la creencia, muy extendida, de que la lotería nos liberará de todo tipo de rutinas y explicaciones, ofreciéndonos una vida paradisíaca y exenta de penosas obligaciones.

Muchos niños que viven en un ambiente familiar muy desestructurado y conflictivo pueden «clematizarse» para protegerse de un entorno demasiado duro. Este mecanismo se presenta en forma de desconexión y embotamiento sensorial o mediante el refugio en un mundo de fantasía más atractivo. Esta segunda vía es menos negativa que la primera, ya que, por ficticia que sea, representa una forma de vivir los sentimientos. El anularlos siempre constituye un fenómeno más negativo.

Muchos niños de hoy en día se refugian en sus ordenadores y aparatos similares y, nunca mejor dicho, *navegan* con ellos desconectándose del entorno.

FLORES ASOCIADAS

Wild Rose, porque la apatía constituye el núcleo de su personalidad.

Hornbeam, dado que la apatía nuclear que padece determina que se muestre una falta de iniciativa y de energía para cumplir con sus mínimas obligaciones.

Olive, porque se agota desproporcionadamente.

NIVEL ESPIRITUAL

En la filosofía de Bach, el objetivo de la encarnación es el aprendizaje, el cual debe realizarse aquí y ahora, en este plano de la realidad y en este día de colegio.

Para Bach, CLE había venido a corregir el defecto de *La indiferencia* y a aprender la lección de *La afabilidad*. Se trata aquí de ser agradable en el trato, afectuoso, amable, atento, indulgente, servicial, de buen corazón, simpático y con una gran disponibilidad. En pocas palabras, ser empático. El papel de Audrey Tautou en la película *Amélie* es un buen ejemplo de Clematis positivo.

Debido a su carencia de inteligencia emocional y su principal defecto, la indiferencia, CLE está bastante distanciado de la afabilidad. Para desarrollarla debe, metafóricamente, descender a tierra y despertar al mundo de los sentimientos; tomar plena conciencia de la existencia de los demás y entender que pueden necesitar de su intervención, de su ayuda. Se trataría, seguramente, de construir un nuevo esquema de valores, gestionado por una naciente capacidad de empatía; valores que, naturalmente, incluyan a los demás mediante el compromiso.

Lo más alentador en consulta es que, en algunos casos, uno de los primeros objetivos de los CLE mejorados pasa por ser más solidarios con los demás, empezando seguramente por los familiares más cercanos. Recuerdo muy nítidamente cómo un joven con un fuerte CLE tipológico dijo al mejorar su patrón: «Veo que he estado tanto tiempo ausente, mientras los demás cuidaban de mí, que ahora quiero devolver esa atención a mis padres. Los veo tan desvalidos...». Verdaderamente, sus progenitores necesitaban de él, ya que su padre padecía alzheimer y la madre un cáncer muy incapacitante.

NIVEL TRANSPERSONAL

Desconexión

CLE es una de las cinco flores componentes de la fórmula transpersonal que conocemos como *Rescate*. Las otras cuatro son Rock Rose, Cherry Plum, Impatiens y Star of Bethlehem. Su función en ella es la de corregir la desconexión motivada por el shock.

Se puede caer en un estado CLE transitorio como mecanismo de defensa ante traumas físicos o emocionales. Una disociación consistente en «separarse» de sí mismo para evitar dolor o sufrimiento. Algo así como si lo que está pasando, o acaba de pasar, le hubiese sucedido a otro o lo estuviéramos viendo en una película.

Si hablamos de patrones de desconexión susceptibles de ser tratados con CLE, podemos, de menor a mayor, enunciar los siguientes: estados de «resaca» producidos por dormir poco, ingesta abusiva de alcohol, etc.; desmayos y coma. En definitiva, toda forma de inconsciencia u obnubilación. También puede ser útil en gente que toma psicofármacos fuertes, como algunos antipsicóticos, ya que suele ayudar a ampliar el campo de conciencia, mejorando el nivel de atención y concentración.

Como se anticipaba, aquellos que han sufrido traumas que los han dejado en un estado semicrepuscular necesitan esta esencia, además de Star of Bethlehem y, por supuesto, Rock Rose si en el trauma ha existido pánico.

Otra recomendación de CLE es para aquellos que han abusado de determinadas drogas a consecuencia de las cuales han quedado en cierta manera «colgados», es decir, bastante desconectados de la realidad.[142]

Como parte del déficit de atención propio del envejecimiento, muchos ancianos pueden verse beneficiados por la toma de la esencia. De hecho, todos los fenómenos de descoordinación neurológica (Scleranthus) que empiezan a evidenciarse en la tercera edad tienen su precedente en la desconexión.

CLE puede considerarse como una flor poderosa de «aporte energético» o, mejor aún, de gestión energética. Además, el hecho de pertenecer al Rescate es indicador de que su actuación es rápida, de emergencia. Por ello, puede ser comparada a Olive, Centaury y Hornbeam. Este aporte energético puede obtenerse por toma oral o en aplicación local.

La muerte es el nivel máximo de desconexión del plano físico, por lo que CLE es muy útil cuando algún territorio corporal, órgano o función, va «muriendo», se va necrosando, se va desconectando, o bien cuando alguna zona pierde su sensibilidad (diabéticos, esclerosis múltiple, etc.). La atrofia es otro nivel de muerte que puede ser prevenido o tratado con CLE.[143]

---

142. Como curiosidad, resulta muy significativo que la clemátide sea una planta con poca toma de tierra, que vive literalmente colgada de árboles y arbustos. Lo más lógico en estos casos tan graves es aplicar fórmulas con varias flores «de energía» además de CLE: Olive, Hornbeam, Centaury e incluso Wild Rose.

143. Lo más lógico en estos casos tan graves es aplicar fórmulas con varias flores «de energía» además de CLE: Olive, Hornbeam y Centaury.

A través del tiempo, se ha extendido el uso de CLE para trastornos que conllevan la pérdida de visión. Simbólicamente, las personas con esta tipología no quieren ver lo que la vida les muestra.

Por último, una interesante contribución de la esencia se da en los casos de frialdad de manos o pies, ya que la vida es calor y, como podemos deducir, CLE es sinónimo de vida.

NOTAS

Clematis: Reconectar la vida

Resulta muy emocionante ver en la evolución creadora del Dr. Bach cómo capta lo esencial del espíritu de la flor, lo genérico. Sus descubrimientos fueron tanto sistemáticos, en un principio, como intuitivos, como su biógrafa y socia, Nora Weeks, se encarga continuamente de remarcar en su interesante libro.[144]

En cualquier caso, Bach tuvo que usar mucho de su pensamiento abstracto para sacar las conclusiones a las que llegó y encontrar el denominador común de lo que observaba. Algunos de los usos de CLE son una prueba fehaciente de ello, como por ejemplo el caso «del electricista» que utilicé como base teórica de mi trabajo del Patrón Transpersonal®. Rescato de él la parte específica del uso de CLE. Aunque se trata de un accidente, es muy interesante la valoración que hace de la mano «como muerta»:

«24 oct.: Revisé al paciente cuatro días después del accidente. La mano derecha se hallaba hinchada a casi tres veces su tamaño normal, con severas quemaduras en la yema del pulgar, entre los dedos anular y meñique, y en lado externo de la palma. La mano carecía de toda sensación y en cierta forma estaba prácticamente 'muerta', con una total ausencia de dolor. Inmediatamente, se le administró Clematis en forma interna, para devolver la vida a la mano, agregando Impatiens en forma de loción, para actuar como bálsamo sobre las heridas».

---

144. Weeks, N. (1993). *Los descubrimientos del Doctor Edward Bach*. Lidiun. Weeks, N. (2007). *Los descubrimientos del Doctor Edward Bach*. Índigo.

Bach relaciona de forma clara CLE con la vida, una flor que va a servir para reconectar todo aquello que está temporalmente suspendido de sensibilidad o, en ocasiones, de vida. Da lo mismo que sea la personalidad, una función o, como en este caso, una mano.

Quiere esto decir, como ya anticipaba en la presentación del Patrón Transpersonal®, que Bach ha captado el alma de las flores, el patrón de información en estado puro, como una abstracción sublime, y lo aplica en todo aquello susceptible de coincidir con esta conclusión. Se trata de un estado de flujo, de excelencia en estado puro.

Para algunos, puede que solo haya sido un experimento, una excentricidad anacrónica o algo que simplemente no comprenden. Para mí, significa la constatación de la genialidad de un hombre único. A noventa años de esta aplicación, la esencia de CLE sigue sirviendo exactamente para eso: reconectar la vida.

CRAB APPLE (CRA)
Malus pumila. Manzano silvestre.

LO QUE BACH DIJO DE CRAB APPLE

«Este es el remedio de la limpieza. Para quienes sienten que hay algo no muy limpio dentro de ellos. Frecuentemente, se trata de algo que en apariencia es de poca importancia. Otras veces, puede tratarse de un trastorno más serio que casi pasa desapercibido al lado de la cosa sobre la cual estas personas se concentran. En ambos casos, el individuo está ansioso de verse libre de esta cosa particular que en su mente es lo más importante y que le parece esencial que sea curada. Si el tratamiento fracasa, se desalientan. Como este remedio es un agente limpiador, purifica las heridas cuando el paciente tiene motivos para creer que ha entrado algún veneno que debe ser eliminado».

PALABRA CLAVE

Sensación de suciedad e impureza física o psíquica. Vergüenza. Indignidad. Asco. Mala autoimagen. Fijación en pequeños detalles. Perfeccionismo. Obsesividad. Remedio depurador. Suciedad. Impureza.

CRAB APPLE COMO RASGO DE PERSONALIDAD

CRA guarda relación con determinados rasgos de la personalidad vinculados mayoritariamente con la vergüenza y el asco, patrones incorporados en la visión que el individuo tiene de sí mismo.

Si consultamos un diccionario, probablemente encontremos definiciones de la palabra vergüenza como la siguiente: «Sentimiento ocasionado por alguna falta cometida o por alguna acción deshonrosa y humillante». Como vemos en este enunciado simplificado, la culpabilidad se mezcla con el sentimiento de vergüenza. Incluso, para algunos autores puede que sea lo mismo. Sin embargo, aunque vergüenza y culpa pueden coincidir, como se verá en el capítulo de Pine, se trata de dos vivencias diferentes, existiendo también esencias distintas para su abordaje.

«Nuestras experiencias subjetivas y las conductas que mostramos cuando experimentamos culpa y vergüenza son diferentes. Aunque en ambas existe un dolor interior, no es el mismo. En la culpa, queremos expiar públicamente nuestros pecados, pero escondemos nuestra vergüenza a los demás. [...] Normalmente, uno quiere mantener la vergüenza como un dolor privado».[145]

Según Lazarus, existen algunos sinónimos para identificar y nombrar la vergüenza: humillación, mortificación, desazón, sentido del ridículo. Hasta podría barajarse la timidez a la hora de hablar de la vergüenza.

Sin duda, Mimulus, el abanderado de los tímidos, basa su condición en una alta dosis de sentido del ridículo y miedo a la humillación. Por otra parte, son demasiado frecuentes sus complejos con la imagen. En Mimulus, se vincula la vergüenza a la evitación de la crítica y el rechazo.

La educación recibida y el aprendizaje realizado están en la génesis de CRA. Seguramente, unos padres o tutores restrictivos, manipuladores, demasiado severos o poco empáticos tienen una gran tendencia a humillar y hacer sentir indignos a sus hijos. Entre estos padres generadores de CRA, destacan aquellos con rasgos Vine, Chicory, Vervain, Impatiens, Elm, Rock Water, Pine, Beech y Oak.

Por otra parte, modelos escolares represivos, así como una educación religiosa fundamentalista y culpabilizadora, contribuyen a generar patrones de personalidad CRA. Las experiencias frustrantes, con sus sucesivos fracasos, hacen el resto.

CRA puede vivirse de diversas formas no excluyentes entre sí. Una de ellas es la sensación de suciedad interna, de indignidad moral. Se trata de una percepción de no estar a la altura de los ideales de los padres, en un principio, y de los propios, más adelante, cuando ya se ha consolidado nuestro sistema de creencias. Es lógico suponer que todo esto lleve, al menos en algunos de ellos, a la búsqueda de una escrupulosidad moral de ciudadano impecable y responsable, como vemos en los obsesivos Oak y Rock Water (Elm en menor medida). En estos casos, CRA va acompañado de un sentimiento de culpa (Pine). Si no quedase clara esta

---

145. Lazarus, R. (2000). *Pasión y razón*. Paidós.

asociación, se podría pensar en el concepto religioso de pecado, donde culpabilidad e impureza corren por la iglesia cogidas de la mano.

Otra fuente importante de vergüenza, candidata a ser tratada con CRA, es la represión sexual, cuando las naturales pulsiones y deseos se viven como algo repugnante. Nuevamente, la culpabilidad vuelve a estar asociada. Bastará, como ejemplo, citar la represión educacional que muchos jóvenes han sufrido en el tema de la masturbación.

Se pueden vivir otros CRA sin sensación de culpabilidad, como tener cualquier complejo con la propia imagen por un defecto físico de nacimiento, o por un accidente que haya dejado secuelas estéticas.

CRA puede estar producido por alguna particularidad que escapa a la media. Por ejemplo, una niña que desde pequeña era más gorda que las demás y tuvo que soportar durante toda su infancia y adolescencia motes ofensivos y escarnecedores. Aún hoy, como adulta, se considera ridícula, y además se siente culpable porque sabe que su obesidad se debe a que come más de lo debido. Se siente indigna de que cualquier hombre se fije en ella, e incluso no cree que pueda, o deba, aspirar a un buen trabajo, puesto que comparativamente se considera inferior a otras chicas más atractivas.

El anterior caso es interesante para ver cómo CRA suele darse hibridado con otros dos patrones florales: Pine (culpabilidad) y Larch (inferioridad).

La sociedad moderna, con sus estándares estéticos tan excluyentes, es una gran generadora de patrones CRA. Indudablemente, la vergüenza estética se ceba más en las mujeres que en los hombres y, en este sentido, conviene retornar a la culpabilidad que, por motivos socioculturales y religiosos, vuelve a castigar mucho más al sexo femenino en una sociedad predominantemente machista. Y en esto sí que Oriente y Occidente se dan la mano.

En conclusión, CRA se vivirá de diferentes formas dependiendo de la personalidad de fondo. Por ejemplo, si se es evitador (Mimulus), el miedo consistirá en sentirse avergonzado en público y, probablemente, el CRA se viva más en torno a la imagen estética y a la certeza de una evaluación negativa. La asociación será con Larch y no con Pine.

En los obsesivos (Oak, Rock Water y Elm en menor medida), el CRA se vivirá desde el fracaso moral, el no haber estado a la altura ética obligatoria de lo que los demás esperaban de ellos y, también, de lo que ellos esperaban de sí mismos. Se han transgredido unos determinados códigos morales implícitos en su sistema de creencias o incluso explícitos en alguna norma legal. Imaginemos, por un momento, el caso de un pequeño empresario modélico que, mal aconsejado por su asesor fiscal, omite una obligación tributaria y es sancionado por ello. En estos casos, además de la vergüenza, predominará la culpa (él «no debería haber delegado en otra persona») sobre el sentimiento de inferioridad, aunque este último no puede desdeñarse.

Seguramente, toda esta amalgama de sentimientos y pensamientos podría concretarse en una sola palabra globalizadora: indignidad.

Rock Water será, con mucho, el que más sufra el CRA. Al ser un puritano, deberá reprimir y sublimar una serie de impulsos y pensamientos «repugnantes» relacionados, mayormente, con el sexo y la agresividad. De todos los obsesivos, será el que más vergüenza experimente.

Puesto que la vergüenza nos hace sentir indefensos, son muchos quienes la compensan con agresividad en forma de personaje duro y autoritario: *Vine secundario*. ¡Cuántos acomplejados se han convertido en tiranos domésticos, laborales o políticos! En el apartado de Notas, veremos el simbolismo implícito en este pasaje CRA-Vine.

El asco es una emoción primaria de fuerte desagrado y disgusto hacia sustancias y objetos, como determinados alimentos, excrementos, materiales orgánicos descompuestos o sus olores, así como a determinadas personas, situaciones o comportamientos. Si bien puede considerarse como una emoción tendente a protegernos y a evitar ciertos peligros, como comer algo en mal estado, también puede generarnos muchos problemas sociales. Por otra parte, aunque de alguna forma el asco pueda considerarse como instintivo, no cabe duda de que también depende de un aprendizaje social.

Son muchas las personas demasiado aprensivas en temas como la higiene, el orden de la casa y los escrúpulos hacia determinadas funciones corporales, como la defecación, la menstruación, etc. La sexualidad debe aparecer nuevamente en este punto, no ya en su relación con la vergüenza, sino directamente como fuente de asco. No es extraño escuchar que algunas personas mayores hablan del sexo como algo «asqueroso» y otras muchas, de edades variadas, no hablan de ello pero lo consideran así. Naturalmente, la educación recibida en este terreno es la que contribuye a catalogar el sexo como algo no solo «sucio», sino pecaminoso. La toma de CRA ayuda, en estos casos, a gestionar más adecuadamente este tipo de limitación.

Otro tema interesante en CRA es el detallismo, o podríamos mejor hablar de la fijación en pequeños detalles que prevalecen sobre el aspecto general o el tema central del que se trata, recibiendo toda la atención. Si bien Bach prefiere, como casi siempre, enfocarse más hacia el tema de la enfermedad, como se deduce de su párrafo descriptivo, es posible extrapolar esta característica a otros aspectos.

El detallismo excesivo y la fascinación por los detalles, traducible por perfeccionismo, es una característica de las mentes obsesivas. En ellas, se cree que controlando los pequeños detalles se podrán evitar los errores. El siguiente ejemplo servirá para comprender parte del problema. Si se enfoca a modo de *zoom* cualquier microfragmento y no se puede alejar la lente del mismo, se pierde de vista el tema de fondo, no pudiendo captarse el contexto en el que están instalados los microdetalles.

Sin embargo, es lógico pensar que la toma de la esencia sea más efectiva cuando esos pequeños fragmentos guardan relación con temas de limpieza, contagio, orden o algún aspecto corporal acomplejante o avergonzante.

CRAB APPLE COMO ESTADO

Se trata aquí de todo lo descrito anteriormente pero manifestado de forma ocasional, y a consecuencia de un determinado hecho. Quiere esto decir que la vergüenza, el asco y el sentimiento de suciedad e indignidad no figuran en la estructura de estas personas, sino que se viven ocasionalmente y, en general, con activadores específicos. Por ejemplo, alguien ha cometido una determinada acción que vive con vergüenza. Podría ser una infidelidad amorosa, una situación bochornosa, una fantasía sexual, un acto poco ético, un descuido, etc.

Puede tratarse de algo temporal, como por ejemplo un niño avergonzado porque se orina en la cama y este hecho es aireado por sus padres; un accidente que obliga a llevar un brazo escayolado; una lesión que perjudica la estética, etc.

También cabe considerar como «avergonzantes» determinados cambios geográficos o sociales. Por ejemplo, un niño negro que cursa estudios en una escuela donde todos sus compañeros son blancos; o bien alguien que debe ir a una boda de alto copete y su nivel económico no le permite acceder a la vestimenta adecuada. Y, cómo no, citar el caso de alguien que, aunque le gustaría, no quiere ir a la playa por tener sobrepeso. Como vemos en algunos de estos casos, a menudo CRA debe ser reforzado con la toma de Larch, por el sentimiento de inferioridad comparativa que ciertas situaciones generan.

Diversos tránsitos biológicos, como la pubertad, la menopausia o la vejez, pueden conllevar un rechazo, una sensación de asco que baje la autoestima. Sin duda, CRA es una buena esencia para trabajar la aceptación de la imagen física, para admitirnos tal como somos.

Vivimos en una sociedad generadora de CRA. La publicidad comercial agresiva, tan basada en promover estándares de belleza ideal y eterna juventud, genera verdaderos estragos en la gente especialmente vulnerable, dependiendo esto, en general, del nivel de Cerato subyacente que se tenga.

Los adolescentes y la gente de cierta edad se encuentran entre la capa de población especialmente vulnerable a esta presión mediática. El aumento espectacular de la cirugía estética, así como la gran facturación en productos de belleza y adelgazantes, constituyen una evidencia palpable de la presión mencionada.

Lo anterior genera un terreno abonado para que cualquier enfermedad o accidente que afecte la estética pueda provocar una sensación de suciedad, de indignidad y de vergüenza de sí mismo. La autoestima baja exageradamente, generándose una gran inseguridad y, casi invariablemente, un sentimiento de inferioridad (Larch), como ya se anticipaba en los ejemplos anteriores. Por todo ello, a la hora de prescribir esencias para la inseguridad, debemos ahondar en los activadores de la misma.

Los motivos que se aleguen en CRA, en lo que a mala imagen se refiere, pueden ser objetivos (verdaderos y comprobables) o puramente subjetivos, como, por ejemplo, una adolescente que se siente horrendamente desfigurada por algunos granitos en la cara, las anoréxicas, etc.

La esencia floral resulta muy útil para superar la vergüenza en minusvalías y en los que padecen enfermedades estigmatizantes, como el SIDA.

También para quienes han sufrido agresiones sexuales, obviamente con el añadido de Star of Bethlehem y Rock Rose.

No obstante, conviene tener presente que la toma de CRA no cambia la percepción objetiva que se pueda tener de uno mismo. Por ejemplo, si alguien mide 1'40 m y es calvo, narigón, y se avergüenza de todo ello, la esencia no le hará verse como un apuesto y alto modelo, pero sí le ayudará a aceptarse mejor y a verse como uno más del montón.

Muchas amas de casa tienen un verdadero problema CRA en lo que a limpieza del hogar se refiere, en muchos casos debido a la herencia cultural. Esta pulcritud y aprensión exageradas pueden extenderse también a los alimentos o transformarse en un verdadero pánico a insectos, infecciones, contagios, medicamentos caducados y un sinfín de situaciones que puedan ser asimiladas al concepto de impureza y suciedad.

El denominado trastorno obsesivo-compulsivo (TOC) es un trastorno de ansiedad que se caracteriza por la presencia de obsesiones: pensamientos, impulsos o imágenes intrusivas, recurrentes, absurdas y no deseadas que aparecen de forma frecuente, adueñándose de la mente del individuo durante horas, días o semanas. Las compulsiones son actos repetitivos, igualmente absurdos, que se realizan de modo ritual para reducir la ansiedad provocada por las obsesiones. CRA puede ayudar en aquellas compulsiones relacionadas con la limpieza y el orden. No parece guardar relación con otras que tengan que ver con comprobaciones, contar, etc.[146]

La esencia debe ser utilizada en todo lo relacionado con la hipocondría, sobre todo cuando la misma se refiere a enfermedades infectocontagiosas. También el excesivo temor al cáncer podría entrar en la franja CRA si la representación mental que se tiene de él es como «algo asqueroso, una especie de monstruo tentacular interior que va consumiéndote por dentro».

Por último, comentar que, en los últimos años, el tema del COVID, y la insistencia y alarmismo con que los medios de comunicación del sistema han sembrado el pánico entre la población, ha generado estados CRA en mucha gente que antes no tenía este estado. Esto se vive con un miedo

---

146. Además de CRA, se deben considerar en el TOC otras esencias como, por ejemplo, Cherry Plum (descontrol) y White Chestnut (repetición acelerada).

irracional y desproporcionado al contagio. Por ello, no ha sido demasiado extraño ver gente con mascarillas bañándose en el mar o paseando por la montaña, una auténtica aberración.

FLOR ASOCIADA

Gentian, por el pensamiento negativo que subyace a la vergüenza estética o moral.

Sondear Larch y Pine, que tantas veces coinciden con CRA.

NIVEL ESPIRITUAL

Scheffer hace un aporte muy interesante:

«Los pacientes que requieren Crab Apple son en su mayoría más sensibles que el término medio de personas y recogen en los planos más sutiles mucho más de lo que por su constitución pueden tolerar. A menudo, esta carga inconsciente les da la sensación de estar sucios o necesitados de limpieza. Cuando no conocen aún recursos y métodos mentales de purificación, tratan de librarse en el plano corporal».

En este estado, el error parece consistir en que el ego no asume la imperfección inherente a encarnar en un cuerpo y en un mundo terrenal. Se trata de un sentimiento metafísico en el que se anhela la perfección del alma. Al aceptar las imperfecciones de la existencia terrena, la mente puede trascender este hecho y no perder energía en trivialidades, pudiendo así liberarse y mostrarse receptiva a las indicaciones del alma.

En CRA como rasgo de personalidad, suele fallar la autovaloración. Uno se juzga y considera de forma distorsionada, infravalorándose. En cualquier caso, la mente está demasiado centrada en pequeños detalles, tanto propios (físicos, morales, etc.) como del entorno (impurezas, defectos, suciedad, etc.). Esta falta de perspectiva global es la que obstaculiza el aprendizaje trascendente, imprescindible para la evolución espiritual. Además, su escrupulosidad y miedo al «contagio» de todo tipo hacen que no pueda relacionarse y comunicar de forma sincera y empática con los demás.

NIVEL TRANSPERSONAL

Impureza

Como se ha podido comprobar a lo largo de la exposición, CRA es una esencia de muy amplio espectro. Este hecho resulta todavía más patente cuando se trata de sus aplicaciones transpersonales, puesto que CRA es el remedio depurativo, el agente limpiador del sistema floral.

La esencia ayuda a limpiar a nivel físico, mental, emocional y espiritual. En este caso, la manzana como fruto anticipa el poder depurador que tendrá la esencia.

En el terreno físico, es una esencia que se puede usar interna o externamente. Aplicada sobre la piel, es de gran utilidad en el tratamiento de afecciones dermatológicas, sean del tipo que sean (erupciones, abscesos, forúnculos, manchas, verrugas, enfermedades crónicas como psoriasis, acné, etc.). Se recomienda en forma de compresa, en el agua del baño (de veinte a treinta gotas en la bañera), en crema, en hidrolato, etc.

Mucha de su función de limpieza la realiza desobstruyendo.

La crema del Rescate lleva incorporada de origen CRA, con el objetivo de ayudar en la desinfección o como preventivo.

En toma oral, ha sido definido como «el antiséptico»[147] del sistema floral, debiéndose prescribir en todo tipo de enfermedades infecciosas o cuando es necesaria una depuración, tanto en el supuesto anterior, como cuando se toma un tratamiento demasiado tóxico. CRA ayuda a eliminar toxinas de todo tipo, por lo que es muy recomendable en dietas depurativas, ayunos, deshabituaciones diversas, etc.

Como eliminador general es bastante potente, por lo que su dosificación debe ser individualizada. Es una buena idea empezar por cuatro tomas al día, puesto que en ocasiones puede gestionar eliminaciones incómodas para el cliente, sobre todo a través de la piel.[148]

---

147. El término «antiséptico», así como el de «antibiótico» en algunos casos, no debe tomarse en un sentido literal, puesto que aunque CRA pueda en ocasiones ser radical en la eliminación de una infección, la flor puede trabajar primero en otro terreno, diferente del físico (por ejemplo, el mental o el emocional). No resulta una buena idea pretender que actúe como un antiséptico o antibiótico alopático.

148. La piel es un sistema preparado para la eliminación de toxinas, a veces en forma de erup-

En el campo emocional, CRA ayuda a asumir y gestionar sentimientos «tóxicos», es decir, aquellos que registramos como sucios o impuros según nuestros códigos morales. Básicamente, serían los generados por estados Holly, Willow y Pine... Asimismo, en muchas ocasiones, limpia emocionalmente, favoreciendo el llanto o la comunicación de secretos o problemas íntimos, en un terreno superponible a Agrimony.

Como limpiador mental, puede ayudar en interferencias tipo White Chestnut. En la literatura antigua, existen algunos ejemplos del uso de CRA para eliminar preocupaciones.[149] En cualquier caso, la toma de la flor contribuye a obtener claridad mental, mejorando la concentración y la asimilación.

Muchas veces, la toma de la esencia con cualquier finalidad se traduce en una necesidad exagerada de limpiar intensamente, tirar objetos obsoletos y poner orden en el ambiente doméstico (*síndrome del mocho*), lo que suele ser transitorio. En otras ocasiones, se produce la toma de ciertas decisiones que no figuraban, en principio, entre los objetivos de la consulta, como dejar de fumar, empezar a ir al gimnasio, iniciar una dieta o una técnica de meditación, etc. En resumen, mejorar el estilo de vida con hábitos más sanos.

He observado bastantes casos en los que podía relacionarse la toma de CRA con la aparición de sueños significativos para el cliente. Muchos de ellos tenían que ver con la purificación y algunos símbolos arquetípicos, como el mar. Otros eran escatológicos: sueños de inmundicia, ratas, cucarachas y otras cosas de pesadilla. En cualquier caso, todos, desde mi punto de vista, parecían hablar de la representación simbólica inconsciente del efecto limpiador de la esencia.

CRA puede ser utilizada para limpiar el campo energético de cargas negativas, lo que es bien sabido por terapeutas que lo utilizan entre visita y visita en combinación con Walnut y/o Aspen (ambas esencias de protección), y Holly (extraordinaria flor armonizante) tomada y/o vaporizada en el ambiente.

Para la escuela india del Dr. Vohra,[150] CRA es el remedio por excelencia para las «sensaciones falsas» en cualquier parte del cuerpo. Podríamos incluir aquí, por ejemplo, «hormigas corriendo por el cuerpo», «una

---

ciones. CRA también puede aumentar la diuresis y el ritmo intestinal. Estos hechos no son alarmantes y no deben disuadir de la utilización del remedio, dotado de una gran inteligencia.

149. Chancellor, P.M., *op. cit.*

150. Vohra, D.S. (1997). *My Clinical Experiencies in Bach Flowers Remedies*. B. Jain Publishers.

espina de pescado en la garganta», «un cinturón de hierro que comprime la cabeza», etc. En todos estos casos, es como si quien los refiere, valiéndose de metáforas, estuviese expresando su deseo de ser liberado de objetos que no reconoce como propios.

NOTAS

Adán y Eva mordieron la manzana. Pine, Crab Apple y Vine

Desde la noche de los tiempos, la manzana ha sido el fruto que simboliza el pecado, la transgresión y, en ocasiones, el mal. Tenemos así, en la mitología griega, la Manzana de la Discordia, que creó el enfrentamiento entre las diosas Atenea, Afrodita y Hera, y dio lugar a la mítica guerra de Troya. También, la manzana envenenada como fruto del mal que muerde la pobre Blancanieves.

Artísticamente, la manzana vino a representar, en pintura y escultura, la tentación y el deseo. Por eso, a Afrodita, diosa del amor y el placer sexual, se la representa con una manzana en la mano.

Dios había prohibido a Adán y Eva comer del Árbol de la Ciencia del Bien y del Mal. Sin embargo, sucumbieron a la tentación y comieron el fruto prohibido. A raíz de ello, son expulsados del paraíso. Dios los castiga con la pérdida de la inmortalidad, el dolor, el trabajo y... la vergüenza. En suma, lo que conocemos como pecado original.

Si bien la Biblia no habla de la manzana en concreto, la inmensa mayoría de las representaciones pictóricas de Adán y Eva la incluyen. De manera que, simbólicamente, existe una relación entre la manzana y el pecado y, por tanto, la culpabilidad.

Pero aún podemos ir más lejos, porque si una de las consecuencias inherentes a la expulsión bíblica es la vergüenza, esta guarda una íntima relación con la manzana y, por lo tanto, con la esencia floral. Ya se comentó cómo CRA es útil para los problemas de vergüenza estética.

Al morder la manzana, Adán y Eva sienten la desnudez de sus cuerpos. Pero lo más interesante es que cubren sus genitales con una hoja de parra,[151] o al menos las representaciones artísticas así lo muestran.

---

151. Siempre que digo esto en algún seminario en Italia, me comentan que se trataba de una hoja de higuera, mientras que en España y países donde se usa esta lengua, siempre es la

La parra es la vid silvestre, presente en el sistema floral de Bach (Vine). A mi modo de ver, esta asociación simbólica resulta altamente significativa, puesto que muchos *Vine secundarios* «tapan» sus vergüenzas y complejos con agresividad, protegiéndose con una apariencia y una actitud prepotente e intimidatoria.

De esta manera, la asociación entre culpabilidad (Pine) y vergüenza (CRA) queda bastante reflejada en el mito de Adán y Eva y, naturalmente, en el concepto de «pecado».

---

parra. Desde un punto de vista floral, nos interesa absolutamente que sea la hoja de la vid.

ELM (ELM)
Ulmus procera. Olmo.

LO QUE BACH DIJO DE ELM

«Para aquellos que están haciendo un buen trabajo, que están siguiendo la vocación de su vida y esperan hacer algo de importancia, frecuentemente en beneficio de la humanidad. A veces, pueden tener momentos de depresión, cuando sienten que la tarea que han emprendido es demasiado difícil y sobrepasa el poder de un ser humano».

PALABRAS CLAVE

Exceso de responsabilidad y autoexigencia. Excesiva dedicación al trabajo. Dificultad para delegar. Perfeccionismo. Metodismo. Represión emocional. Rigidez. Obsesividad. Desbordamiento. Estrés. Ansiedad.

ELM COMO TIPOLOGÍA

Los ELM son gente con una gran capacidad de trabajo y, a menudo, muy inteligentes. Demasiado responsables y cumplidores. Son muy perfeccionistas. Frecuentemente, llegan a cargos de responsabilidad debido a su formalidad, seriedad y capacidad de trabajo, así como también a la alta capacitación a la que muchos de ellos acceden.

Para entender algunos puntos de lo que lleva a alguien a desarrollar esta personalidad, resulta necesario resumir el ambiente en el que suelen fraguarse estos rasgos obsesivos. Esta base es común también para otros obsesivos, como Oak y Rock Water. También sirve para su comprensión el mecanismo que describo en Pine, referente al sentimiento de culpa sobre el que se edifica la personalidad obsesiva, al fomentar el exceso de responsabilidad.

Muchos ELM han crecido en ambientes demasiado exigentes, con padres rígidos y controladores, bastante fríos o poco emocionales, en los que las «transgresiones» a las normas eran severamente castigadas. Por otra parte, los logros se daban ya por supuestos y no recibían, en general, ninguna recompensa. De esta forma, muchos impulsos emocionales del mundo infantil fueron drásticamente reprimidos, tanto por el entorno como por el propio niño. Todo esto generó una gran inseguridad e indecisión (Scleranthus), culpabilidad (Pine), temor o miedo (Mimulus y Rock Rose), así como, en algunos casos, un sentimiento de suciedad (Crab Apple) y poca valía (Larch), que los llevó a moverse dentro de unos límites muy definidos y a intentar transformarse en algo así como adultos en miniatura para ser aceptados o, al menos, para evitar el castigo. Para ello, debieron reprimir (Cherry Plum) muchos de los impulsos emocionales propios de un niño para convertirse, con el paso del tiempo, en adultos hiperracionales. En pocas palabras, su profundo sentido de la responsabilidad se ha edificado a costa de la espontaneidad.

Para complicar las cosas, las sociedades desarrolladas modernas valoran considerablemente características como la eficiencia, la puntualidad, el trabajo duro, la meticulosidad y el perfeccionismo. Se consideran como requisitos necesarios para el éxito económico y para la consecución de un estatus social elevado.[152] Por todo ello, el patrón ELM se ve socialmente reforzado. Pero no olvidemos la inseguridad subyacente y el temor de no estar a la altura que crece en cuanto surgen dificultades en sus ocupaciones. Si a esto unimos el miedo a cometer errores, comprenderemos los altos niveles de estrés y ansiedad en los que frecuentemente caen los ELM.

En realidad, es su inseguridad subyacente la que les dificulta el delegar en los demás, ante el temor de que estos últimos puedan detectar descuidos y fallos del propio ELM. Ellos deben supervisar y controlar todos los procesos para sentirse seguros de que no ocurrirá ningún fallo. Incluso, aunque la gente en la que delegan sea tan competente como ellos, parece como si tuvieran que asegurarse de que los pasos seguidos son idénticos a los que ellos mismos adoptarían, aun cuando se demuestre que el resultado es igual de bueno.

Aunque su trabajo no siempre sea objetivamente importante, son ellos mismos los que se consideran imprescindibles.

Los ELM son profesionales en todo lo que hacen. Metódicos y perfeccionistas, aunque estas dos condiciones parecen más destinadas a

---

152. Millon, T., *op. cit.*, para la personalidad obsesiva.

proporcionarles seguridad ante su propia autoexigencia que a necesidades objetivas.

En muchas ocasiones, desempeñan una tarea presuntamente vocacional para la que se han preparado concienzudamente, incluso descuidando otras áreas de su vida como la pareja, los amigos, el ocio, los hobbies, etc.

Sin duda, su vida es demasiado organizada. En este punto, es necesario plantearse si verdaderamente «disfrutan» con lo que hacen y si, en realidad, no prevalece más el sentido de la obligación, incluso en lo que a desarrollar una profesión vocacional se refiere. Seguramente, esto dependa del tipo de aprendizaje realizado en la infancia. Es más probable que en un ambiente educativo exigente y estricto, pero intelectualmente abierto y avanzado, puedan desarrollarse ELM más inclinados a otros aspectos no exclusivamente profesionales.

También puede suceder que aquellos que tienen las obligaciones más controladas se concedan ciertas licencias de ocio sin sentirse demasiado culpables. Estos últimos seguramente se corresponden con los ELM más positivados, que han llegado a la conclusión de que en la vida también se puede disfrutar, sobre todo cuando uno ha cumplido sobradamente con sus responsabilidades.

Desde antiguo, las diferencias entre ELM y Oak han generado bastantes dudas, por lo que conviene revisar detenidamente el capítulo de esta última flor, ya que tienen más en común de lo que antaño se creía.

Las parejas de los ELM suelen quejarse de lo mismo: parece no quedar tiempo disponible para la vida familiar. Siempre están demasiado ocupados y, desde luego, el amor nunca es una prioridad para un verdadero ELM, por lo que el divorcio alcanza cotas muy altas. Incluso, muchos de ellos pueden adoptar actitudes descaradamente agrimónicas al no afrontar el problema que tienen en casa.

Lamentablemente, los más negativizados interiorizaron cuando niños que la emocionalidad era sinónimo de vulnerabilidad o pérdida de control, y la sensibilidad lo mismo que la sensiblería. Por consiguiente, no son demasiado capaces de captar el clima emocional de las situaciones, dando la impresión, desde fuera, de ser algo fríos y mecánicos.

Son demasiado serios y controlados, siempre muy educados, y miden y seleccionan sus palabras, hablando de una forma demasiado impersonal.

Como mínimo, al no poder relajarse con facilidad, difícilmente pueden ser espontáneos y empáticos.[153]

Todo lo anterior no implica que los ELM sean egoístas o desaprensivos. Muy al contrario, suelen ser estrictos con las normas sociales puesto que, como los demás obsesivos, han sido educados para ser ciudadanos ejemplares.

Conceden mucha importancia a la escrupulosidad, siendo inflexibles en temas de ética, moralidad y valores.

Los ELM suelen ser buenos en su profesión. Pero es justamente el exceso de responsabilidad que tienen, y que asumen, lo que los lleva en ocasiones a sentirse desbordados por la obligación que han contraído. Al caer en el estrés, son asaltados por la duda, el abatimiento, el cansancio y muchas veces caen en depresión o trastornos de ansiedad. Su estado ansioso se mantiene por pensamientos reiterativos (White Chestnut) que comienzan con las siguientes palabras: «¿Estás seguro de haber comprobado...?», «¿Y si te has equivocado?», «¿Y si fulano de tal no hace el trabajo que le encargué?»; o bien frases con el torturante y culpabilizante «debería...».

Sin duda, los ELM tienen mucha más capacidad para la ansiedad que para el gozo. Para muchos de ellos, la fijación excesiva de la mente en determinados detalles de un proceso, por esa necesidad de microcontrol que tienen, les desvía del tema de fondo al que quieren llegar. Algo así como que «los árboles impidan ver el bosque», hecho más frecuente de lo que se pueda imaginar.

Este mecanismo mental, que en realidad comparten todos los obsesivos, impide muchas veces la consecución de los objetivos trazados y aumenta considerablemente el nivel de ansiedad e incertidumbre. Verdaderamente, ellos creen que si consiguen controlar el microdetalle podrán tener éxito en sus tareas al garantizar la excelencia del resultado. Esta parece ser la génesis del perfeccionismo que siempre se les ha atribuido.

Otra fuente de problemas viene dada por su poca capacidad de adaptación a los cambios, explicable por la gran necesidad de control y por

---

153. Baste pensar en muchos profesionales brillantes, como médicos, educadores o catedráticos, que han llegado muy alto en su carrera y en los que se percibe una gran dificultad para establecer relaciones interpersonales empáticas. Probablemente, no fallen en lo técnicamente profesional, pero sí lo hagan en lo humano.

su rigidez. Esta circunstancia puede lastrar su carrera profesional, que tan importante es para ellos. La capacidad de adaptación e innovación es actualmente el requisito más buscado en profesionales con cargos de alta responsabilidad. Por otra parte, también es posible que tengan problemas para trabajar en equipo, en donde forzosamente deberán delegar tareas y asumir que las mismas se realicen de otra forma, igual de efectiva, que la que ellos en un principio proponían.

La sensación de desbordamiento en ELM no es únicamente privativa de ministros o ejecutivos estresados. Conviene recordar que se está tratando de unos rasgos de personalidad, no de quienes se dedican a una determinada profesión.

Algunos ELM consiguen controlar su tendencia al desbordamiento (su nivel de ansiedad) y tener tiempo libre para actividades extraprofesionales. Algo así como dosificar su perfeccionismo, sin permitir que se transforme en un estricto carcelero. Pero la mayoría viven instalados en un desbordamiento permanente. Incluso existen determinados trabajos que parecen concebidos para tener a este tipo de persona en jaque continuo.

ELM es prisionero de su propia trampa, puesto que su rigidez mental, en cuanto al perfeccionismo exagerado, le impide tomar decisiones pragmáticas y rebajar ocasionalmente la calidad de sus prestaciones cuando las circunstancias así lo requieren. Además, su actitud excesivamente responsable genera el que mucha gente de su entorno delegue en él su parte de responsabilidad, dado que de esta manera tienen la garantía de que la tarea no quedará sin hacer.

Si el estrés se prolonga en ELM, las salidas pueden ser dramáticas: depresiones severas, trastornos de ansiedad, infartos, embolias, hernias discales, entre otras cosas.

Sin duda, el cuerpo y la mente necesitan descanso, incluso aunque se tenga un criterio utilitario y productivo del tiempo. La toma de ELM puede ayudarles a ver los problemas en su verdadera proporción y a planificar el trabajo teniéndose más en cuenta, asumiendo las responsabilidades que realmente se puedan y deban asumir. Pero el problema es que para eso tienen que cambiar algunas creencias internas y relativizar los conceptos de obligación, deber y responsabilidad. A ello puede contribuir la toma conjunta de Walnut y, cómo no, de Pine, porque la culpabilidad juega un importantísimo papel en la fragua de la hiperresponsabilidad que todo Elm negativo asume.

Por supuesto, un buen ELM puede alegar que su tarea es muy importante, que es mucha la gente que depende de él, etc. Pero puede preguntársele si le gustaría hacer lo que hace con la misma efectividad pero sin tanta tensión, sin tanto desgaste, obviamente con la ayuda de las flores. La pregunta no presupone un juicio ni un cuestionamiento, sino que, por el contrario, manifiesta aceptación hacia su persona; tampoco se trata de un consejo. La respuesta suele ser afirmativa, lo que sirve para reforzar la sintonía terapeuta/cliente.

ELM COMO ESTADO

Muchas son las personas que se pueden desbordar temporalmente por un cúmulo de circunstancias, alcanzando un alto nivel de ansiedad. La sociedad moderna parece diseñada para ello.

Por otra parte, no hay duda de que mucha gente no quiere perderse una serie de cosas e intenta llegar a todo, aun a costa del tiempo necesario para el descanso. Esto lleva a responsabilizarse excesivamente de asuntos que no son estrictamente imprescindibles y a vivir en un desbordamiento permanente. Todas estas circunstancias determinan lo que se conoce por estrés, problema que afecta a gran parte de la población.

Como es sabido, el estrés provoca ansiedad y agotamiento crónico, siendo además el factor que precipita, o incluso genera, muchas enfermedades.[154]

ELM es una importante flor para ayudar en el estrés de la mayoría de personas, incluso si estas no se corresponden con los rasgos de personalidad descritos. Queda claro que no se trataría aquí de un tratamiento de fondo, ya que este solo se considera como tal cuando se trabaja con las flores de personalidad de cada uno. No obstante, nunca un tratamiento floral puede suponerse como alopático, puesto que las esencias florales suelen despertar frecuentemente parcelas de conciencia aletargadas.

---

154. El estrés designa la sobrecarga humana, que depende tanto de la intensidad de la presión emocional como de la capacidad de hacerle frente. A diferencia de la ansiedad, cuya causa es más vaga, el estrés está relacionado con situaciones concretas.

En la mayoría de casos, el estrés se acompaña de preocupación y temores diversos, generalmente anticipatorios y, a menudo, irracionales. Por ello, resulta una buena idea acompañar ELM con White Chestnut, Mimulus y Gentian, dado el caso. De hecho, son muchos los que no pueden conciliar el sueño por estar temerosamente preocupados por alguna responsabilidad que los desborda y, aunque hay quienes pueden dormirse, se despiertan con la susodicha preocupación, habiendo seguramente soñado con situaciones estresantes.

Los niños de muchas sociedades modernas también sufren estrés porque suelen estar sometidos a una presión excesiva, con horarios escolares sobredimensionados y deberes y actividades extraescolares desmesuradas.

En un principio, el estrés positivo aumenta el rendimiento y la capacidad de respuesta. Por ejemplo, un futbolista en pleno partido debe estar estresado. Sin embargo, cuando esta condición se prolonga en el tiempo disminuye la efectividad, transformándose en ansiedad.

La persona que lleva un tiempo estresada suele arrastrar un agotamiento crónico (Olive), se puede mostrar indecisa e insegura (Scleranthus, Mimulus y Larch), puede tornarse irritable (Willow, Beech, Impatiens o Holly) y pierde capacidad de concentración. Se desanima (Gentian), pudiendo llegar a deprimirse, sobre todo si ese estrés es negativo, como todo aquel que no lleva a la consecución de un logro y es, además, de larga duración. Surgen entonces los sentimientos de poca valía e inadecuación (Larch), que bordean lo depresivo. En este punto, es necesario considerar que el organismo puede arbitrar enfermedades que de alguna manera sirvan de «excusa» para apartar al sujeto de las obligaciones cotidianas.

El estrés es más devastador cuando no se ve salida, y uno se siente irremisiblemente atrapado «para siempre». En estos casos, Gorse es una flor imprescindible.

Como considera Bach, es el conflicto el que nos aleja del camino del alma y precipita la enfermedad. Como quiera que sea, queda claro que el estrés constituye un verdadero conflicto que está detrás de numerosos cuadros de ansiedad y enfermedades de todo tipo. Y ELM es una excelente flor para su tratamiento.

FLORES ASOCIADAS

Pine, por la culpabilidad que lo convierte en excesivamente responsable.

Cherry Plum, por la represión y su afán por querer controlar excesivamente las situaciones.

White Chestnut, por la ansiedad en forma de preocupación.

NIVEL ESPIRITUAL

Según Scheffer, refiriéndose a ELM:

«El error reside en que en esos momentos el hombre se identifica demasiado con su papel social y cree que no le está permitido obedecer las indicaciones de su Yo Superior, que lo exhorta a la moderación. Olvida que todo individuo siempre, y en primer lugar, es responsable de sí mismo y que lo inmediato es cumplir los dictados de su alma, y luego enfrentarse con las expectativas que los terceros cifran en su papel».[155]

En realidad, no se trata de demostrar nada ni de convertirse en alguien especial para satisfacer a nadie. En ELM, se debería comprender que la mayoría de sus esfuerzos no están destinados a la ejecución perfecta de las labores, sino a acallar la voz exigente y restrictiva que existe en su interior y que lo hace sentirse culpable (Pine). Tanto si esta ha sido importada desde sus progenitores, como si se trata de una excusa para no afrontar otras áreas de su vida ante las que no se siente preparado, como por ejemplo la afectiva.

Por otra parte, si bien llegar a una cota elevada de logros y triunfar profesionalmente puede ser reconfortante, descuidar otros aspectos de la vida atenta contra la más elemental ecología emocional y suele conllevar una factura imposible de pagar.

Todo en ELM parece pasar por la necesidad de ganar autoconciencia, asomándose a sus creencias limitadoras, sus culpabilidades y temores. Solo así comprenderá que nadie en realidad resulta imprescindible y que tiene derecho a disfrutar de la vida y cometer errores como cualquiera. Lo anterior

---

155. *Op. cit.*

implica humildad y aceptación de las limitaciones humanas. Solo de esta manera parece posible que consiga, como ya se sugirió, relativizar los conceptos de obligación y responsabilidad, situándolos en una dimensión más humana.

NIVEL TRANSPERSONAL

Desbordamiento

En el aspecto transpersonal, el desbordamiento debe ser considerado desde un criterio amplio.

ELM resulta útil en el tratamiento del dolor, sobre todo los de fuerte intensidad, tanto si son de tipo cólico (renal, hepático, menstruales) como de tipo «pinchazo» (oído, muela, etc.).

Ya en Pastorino (1989), aparecen datos al respecto, sin que tengan que ver con la personalidad del receptor:

«Un paciente me decía: 'Este dolor me abruma y no lo puedo soportar', refiriéndose a un dolor de muelas».[156]

Resulta así clara la relación entre dolor y desbordamiento. Verdaderamente, existe mucha experiencia en el uso analgésico de la esencia, incluso en forma local. También puede ser prescrito en cuadros donde hay dificultad o dolor articular a la movilización, como en el caso de la artrosis; en ella, se valora la gran responsabilidad de las articulaciones en aguantar peso y, al mismo tiempo, tener la flexibilidad suficiente para cumplir su función sin desbordarse.

Existen antecedentes del uso de ELM cuando la mente se ve desbordada por contenidos confusos que no conectan con la realidad presente, no pudiendo ser procesados adecuadamente. Por eso, ha sido indicado en psicosis como esquizofrenias:

«Parecería que el medicamento (la esencia) ayuda a que el sujeto pueda controlar mejor la afluencia de material psicótico sobre su yo».[157]

---

156. Pastorino, M.L. (1989). *La medicina floral de Edward Bach* (p. 86). Urano.

157. Este párrafo aparece citado en la obra de Pastorino, M.L. (1989). Más tarde, se encontra-

En este caso, la esencia podría actuar como un reorganizador de la mente, función sin duda de una gran responsabilidad.[158]

Otra aplicación de esta polifacética esencia guarda relación con el desbordamiento (extravasación) de la circulación de retorno venoso, muy útil para casos de piernas hinchadas, varices, etc.

ELM puede ser considerado como un excelente desestresante, puesto que, como ya se vio, el estrés plantea o supone un desbordamiento.

Cualquier emergencia, para ser considerada como tal, conlleva un nivel de desbordamiento. Este hecho me llevó a proponer la fórmula llamada Tetra-Remedy Plus®, que sin desmerecer al mítico *Rescue® Remedy*, presenta un valor añadido. [159]

NOTAS

Por el microdetalle hacia ninguna parte. Cuando tecnología no equivale a progreso. El trastorno obsesivo que afecta a la ciencia actual

Los patrones que configuran nuestra mente resuenan con sus equivalentes y generan realidades externas, tanto positivas como negativas. Entre las segundas, me gustaría comentar el camino por el que, a mi modo de ver, discurre la mayor parte de la investigación científica en la actualidad: la obsesividad.

Theodore Millon afirma lo siguiente:

«Casi podríamos afirmar que los estudiantes de cursos de postgrado necesitan poseer al menos algunos rasgos obsesivos para tener éxito en

---

rán referencias a este uso en: Watman, H. (1997). Abordaje floral de la psicosis. En Stern, C. *Todo lo que las flores de Bach pueden hacer por ti*. Tikal.

158. En este caso, debe ser siempre acompañado con Cherry Plum, por el descontrol.

159. El Tetra-Remedy Plus® es una fórmula creada por Ricardo Orozco y patentada por Laboratorio Erboristico Di Leo de Bolonia, Italia. *Tetra* significa cuatro en griego; *remei*, remedio en catalán. Se compone de *Estratto Universale®* (nombre que el mencionado laboratorio da a su fórmula de emergencia o de Rescate), Walnut, Sweet Chestnut, White Chestnut y Elm. Aunque está a la venta en Italia, se podría preparar caseramente. En un frasco con 30 ml de coñac, se deben añadir cuatro gotas de «Rescate» de cualquier fabricante, más dos de cada una de las restantes esencias. Para más detalles, puede consultarse el capítulo dedicado al *Rescue® Remedy*.

sus estudios. ¿Cómo, si no, podrían mantener el grado de motivación y dedicación para leer todos los libros de lectura obligatoria y escribir todos los trabajos necesarios para aprobar? Muchos profesores también tienen intensos rasgos obsesivos. Impartir las materias, llevar a cabo investigaciones y escribir artículos requiere precisión y un detallado conocimiento del campo en el que se trabaja. A menudo, contar con rasgos obsesivos es un elemento clave para destacar en estos cometidos».[160]

Muchos de los científicos actuales poseen una personalidad obsesiva. Incluso, algunos de los más brillantes, seguramente, padecen un trastorno obsesivo de la personalidad puesto que, como advierte Millon, por otros caminos resulta casi imposible dedicar toda la energía disponible a determinados logros. Estas circunstancias determinan que gran parte de la investigación científica atraiga y fomente este tipo de patrón. Recordemos que una de las características de la obsesividad era el entusiasmo desproporcionado por los microdetalles, con los que se pretendía controlar la totalidad.

Imaginemos que entramos en una habitación desconocida con un *zoom* fijo de mucho aumento superpuesto a nuestros ojos. Podremos captar detalles inapreciables para casi todos, pero también perderemos la visión de conjunto, el contexto. De hecho, si el recinto está habitado, ni siquiera podremos captar el clima emocional subyacente. Tampoco, seguramente, se integrará el significado de la pieza hallada en un engranaje o sistema mayor. Así es como funciona la mente del obsesivo, la de ELM, Rock Water y Oak, sustrato de tantos científicos.

En los últimos años de la carrera de Medicina, siempre me llamó la atención la fascinación devocional que provocaba en algunos de mis compañeros y profesores el hallazgo o estudio de pequeños detalles a los que se accedía con lo que hace más de cuarenta años era tecnología sofisticada (cacharros de la Edad de Piedra en la actualidad). El enfermo, con sus sufrimientos, preocupaciones y emociones, parecía ser algo así como una

---

160. Millon, T., *op. cit.* En realidad, en el original se usa la palabra «compulsivos», en lugar de «obsesivos». Esto se debe a que Millon utiliza la denominación «obsesivo-compulsiva» para referirse a la personalidad obsesiva. Para no citar los dos términos y abreviar, el autor aclara que se referirá a los obsesivo-compulsivos simplemente como «compulsivos». En el presente libro, prefiero utilizar el término «obsesivo», por resultar más accesible y popular.

molesta pieza secundaria, cuyas apreciaciones más bien entorpecían la observación de lo verdaderamente «importante»: la enfermedad.

Recuerdo, con vergüenza ajena, a importantes eminencias mirando condescendiente y cansinamente por la ventana de la habitación mientras el paciente comentaba sus temores y vivencias, incluso sus síntomas, datos valiosísimos para entender lo que le estaba pasando. Seguramente, para estos ilustres doctores lo más importante, lo único importante, eran las cifras y hallazgos de las pruebas. ¡Tanta inteligencia cognitiva para tan poca inteligencia emocional!

Creo que, como ejercicio, cualquiera podría averiguar qué porcentaje de los presupuestos estatales de investigación sanitaria se destinan a estudiar la incidencia de los sentimientos y emociones en la génesis de la enfermedad. Y, para colmo, en los últimos años, la Ciencia se ha supeditado casi por completo al servicio de los grandes laboratorios farmacéuticos, pasando casi a formar parte de su departamento de marketing.

Afortunadamente, han existido científicos humanistas, como Bach, Goleman, Bruce Lipton, Rupert Sheldrake, Theodore Millon, David Bohm y otros muchos que, con su visión holística y empática, han contribuido de verdad al progreso de la humanidad... de toda la humanidad.

GENTIAN (GEN)
Gentiana amarella. Genciana.

LO QUE BACH DIJO DE GENTIAN

«Para aquellos que se desaniman fácilmente. Pueden estar logrando progresos en los asuntos de la vida cotidiana o sanando de una enfermedad; sin embargo, cualquier pequeño retraso u obstáculo en su progreso les causa incertidumbre y rápidamente se descorazonan».

PALABRAS CLAVE

Desánimo. Incertidumbre. Descorazonamiento. Pesimismo. Escepticismo. Negatividad.

GENTIAN COMO TIPOLOGÍA

Se trata de una personalidad negativa, pesimista, que se identifica excesivamente con el fracaso.

En GEN, se carece de una visión global de conjunto que permitiría integrar los aspectos negativos y positivos de la vida y sus circunstancias. Ello contribuiría a hacer un balance objetivo de las situaciones.

GEN se centra en lo negativo y hace de ello su bandera. La frase «no hay mal que por bien no venga» no puede haber sido acuñada por un GEN, quien sin duda suscribiría *Las leyes de Murphy*.

En GEN, destaca el análisis crítico, negativo y casi siempre distorsionado de la realidad. La distorsión consiste en omitir o tergiversar los aspectos positivos de las situaciones o de los objetos. Parece necesitar una excusa que le permita ser coherente con su filosofía negativa de la vida. Es precisamente por ello que el fracaso consolida y nutre la mencionada filosofía, le aporta congruencia.

GEN ha sido definido como «pesimista profesional» y «escéptico empedernido», encontrando una extraña satisfacción en poner todo en tela de juicio. Por supuesto, niega estas actitudes para definirse hipócritamente como «realista». No quiere esto decir que sus argumentaciones sean falsas, sino que están siempre gobernadas por una forma negativa de entender la vida. Es como si todo lo observara a través de una lente de color gris. No se trata de que lo que vea no sea real (de hecho, lo está viendo); lo que ocurre es que todo lo percibe tintado por ese tono distorsionado.

En el otro extremo del espectro, nos encontramos con Agrimony, para quien todo es de color de rosa; lo que no le gusta, simplemente es negado y, por tanto, «no existe».

Por supuesto, la autoestima en GEN es muy baja. Mucho de lo que sabemos sobre él coincide con la personalidad depresiva, lo que incluye lo siguiente: propensión a la tristeza (Mustard); pesimismo, negatividad y sentimientos de abatimiento, desánimo, desilusión e infelicidad (todos ellos englobados en GEN); pensamientos autodenigratorios de inutilidad (Larch) y culpabilidad (Pine). También destaca en la personalidad depresiva la tendencia al mal humor (Willow), además de una predisposición crítica y una gran facilidad para llevar la contraria a los demás (Willow, mayoritariamente, y Beech); a preocuparse por todo (White Chestnut). Es notoria en GEN la dificultad para experimentar placer.

Podemos relacionar esta constelación de flores satélites mencionadas con los patrones que va desplegando GEN como respuesta a una serie de factores vitales, relativos a su educación y aprendizaje, entorno familiar, experiencias, frustraciones, etc.

Es probable que en la génesis de la tipología GEN haya influido una infancia en la que el niño...

«No ha tenido importantes experiencias de calidez ni de interés por parte de sus progenitores, en especial de su madre [...] Tras las protestas iniciales, el niño abandona y se retrae. Retraídos e inactivos, estos niños aprenden a exigir poco del entorno. En lugar de vincularse, se vuelven emocionalmente desvinculados, desarrollando un sentimiento generalizado de desesperanza y, debido a sus capacidades limitadas y a su inmadurez, también desarrollan un sentimiento de indefensión».[161]

De este apunte de Theodore Millon sobre la posible génesis de la personalidad depresiva, se infiere que en alguna parte de su

161. Millon, T., *op. cit.*

desarrollo existe una claudicación, un tirar la toalla, traducible por Gorse.

A medida que la persona GEN va avanzando hacia estados depresivos, empiezan a evidenciarse las características ya citadas, haciéndose necesario apoyarse en las demás esencias para poder tratarlo adecuadamente.

Algunos GEN (los más pesimistas y filosóficos) tienen algunas salvaguardas incorporadas para justificar su infelicidad, como, por ejemplo, el convencimiento de que las cosas que los demás anhelan y consiguen, en realidad no valen la pena. También les «ayuda» la creencia de vivir en una sociedad anacrónica y cutre en la que, «al fin y al cabo, te vas a morir igualmente». Para estos GEN, el problema no siempre son ellos, sino la sociedad, las circunstancias de la vida, las escalas de valores corrompidas... Algo así como el viejo refrán de «mal de muchos, consuelo de tontos». Sin embargo, este mecanismo defensivo fracasa en cuanto GEN cae en depresión, ya que los sentimientos autodenigratorios toman el control y, por tanto, lo sitúan por debajo de esa masa «mediocre» en la que se consolaba.

Como habrá observado el lector, GEN no es lo que se dice un luchador, abandonando bien pronto sus empresas al menor contratiempo. Suele actuar con inseguridad y dudas, ambas provocadas por su falta de convicción en lo que hace, pero, sobre todo, por su carencia de habilidades sociales. Este último detalle es muy importante, puesto que explica el porqué claudican resignándose a una vida muy limitada. De hecho, como avanzaba, desarrollar la personalidad GEN ya significa haber abandonado la esperanza de ser felices y tener una buena vida, es decir Gorse.

Muchos GEN se ven incapaces de sobrellevar un trabajo normal y viven al límite de la subsistencia, generalmente mantenidos por otros. Algunos incluso desarrollan estrategias manipuladoras para justificar su falta de compromiso con la pareja, padres, hijos, etc. En el apartado de Notas, veremos un caso que ilustra sobre este mecanismo, poco divulgado en la literatura floral.

Otra vía lógica de manifestación es la de convertirse en un amargado resentido social (Willow). La visión y actuación negativa de GEN, así como su falta de empatía y habilidades sociales, lo llevan, más pronto que tarde, al naufragio de una vida infeliz. Ello produce una frustración acompañada en numerosas ocasiones de ira interior. El carácter se avinagra aún más, llegándose así a Willow. Además, en este estado, GEN se vuelve agresivo, beligerante e incluso pendenciero.

Muchos GEN han sido educados por padres de posguerra, que han funcionado con una visión nada optimista del futuro y han cultivado el «sí, pero...»; algo así como si la alegría y el optimismo de algún miembro de la familia atrajese los demonios del infortunio. De hecho, mucha gente confiesa que a priori piensa «que todo va a salir mal. Así, si sale mal, ya estaba preparado. Si sale bien, todo eso que tengo de regalo». El problema es que esa codificación negativa, prácticamente inconsciente, puede actuar como un pensamiento creativo, en este caso negativo.

Decididamente, GEN no es la pareja perfecta. De hecho, parece más bien programado para vivir en solitario o, en su defecto, arrastrar a su compañero a una zona gris y depresiva. ¿Se imagina alguien a un Mimulus, o simplemente a cualquiera que necesite un poco de empatía para superar sus temores e inhibiciones, recibiendo apoyo de un GEN? Bueno, tal vez podría ser peor, aunque en este momento no me imagino cómo, y si no que le pregunten a la pobre Elena (Ver Notas).

Por último, comentar la actitud de GEN ante las obligaciones de la vida cotidiana. Como puede suponerse, su visión negativa de la vida determina que evite, posponga o haga a regañadientes las actividades que no le apetecen. Esta actitud perezosa es lo que determina su fuerte Hornbeam.

GENTIAN COMO ESTADO

Mucha literatura acerca de la esencia la ha vinculado a la «depresión de origen conocido». Habría que revisar definitivamente este criterio, repetido de forma irreflexiva hasta la saciedad.

La depresión es un síndrome, un conjunto de síntomas y signos imposibles de abarcar con una sola flor.[162] Resulta, además, evidente que las depresiones no pueden dividirse tan arbitrariamente entre «de causa conocida o desconocida», cosa que desde luego no hizo Bach. Sí que es cierto que en las primeras descripciones aparece el término *depresión*

---

162. Para ver los criterios diagnósticos de la depresión, el lector debe ir al apartado Notas de Mustard.

(*depression* en inglés, en 1934), pero, en las descripciones posteriores, es sustituido por *desanimado* (*discouraged* en inglés, en 1936, que también significa desalentado), término mucho más apropiado.[163]

Sin embargo, Bach jamás cita la palabra *depresión* para Mustard, una de las últimas flores del sistema, sino *gloom*, traducible por oscuridad o penumbra, pero en el sentido de la tristeza, emoción bien distinta del concepto globalizador de depresión. Pero, así y todo, la mayoría de autores posteriores a Bach siguieron utilizando el concepto de «depresión de origen desconocido» para referirse a Mustard.

En el precursor *Manual ilustrado* de Philip Chancellor, ya podemos constatar este error, donde el término depresión aparece en las «Palabras clave», tanto de Gentian como de Mustard.

El espectro de actuación de GEN y Mustard no parece corresponderse con estas responsabilidades adjudicadas en el papel. La explicación puede residir en que, cuando llegan a la bibliografía floral profesionales del campo de la psicología y de la psiquiatría, interpretan las palabras según la terminología que manejan. Así, terminan traduciendo a GEN por «depresión reactiva», aquella que se manifiesta como reacción a un activador concreto, como la muerte de algún ser querido, abandono, pérdida de empleo, etc., y a Mustard por «depresión endógena»,[164] aquella que suele ser cíclica, muy invalidante y, a menudo, con antecedentes en la familia.

En definitiva, GEN tiene un papel más modesto que el que se le adjudicaba anteriormente, pero no por ello poco importante. Sirve para ayudar en aquellos desánimos en los que se puede evidenciar un activador causal objetivo: por ejemplo, una persona se desanima porque no puede hacer unas vacaciones que ya tenía programadas; un estudiante se desanima porque saca malas notas; alguien se desanima porque pierde su cartera, y así sucesivamente.

La esencia puede ser utilizada en todo aquel que se desanima cuando el tratamiento se estanca o la respuesta no es tan rápida como esperaba.

---

163. Ver Barnard, J. (ed.). (1989). *Collected Writings of Edward Bach*. Flower Remedy Programme.

164. *Endógena* significa de génesis interior o interna, que viene de dentro. Esta catalogación resulta anticuada.

Para Chancellor,[165] GEN y Scleranthus forman una fórmula estabilizadora a nivel emocional, hecho que he podido constatar en numerosas ocasiones. Por ejemplo, va a volver a consulta un cliente que tanto puede venir repartiendo sonrisas como totalmente hundido emocionalmente. Esta es una de las indicaciones preventivas que recomiendo para esta fórmula.

Al final de algunos tratamientos, puede ser de suma utilidad dar GEN en la última toma, puesto que, en ocasiones, la mejoría obtenida no está lo suficientemente asentada como para resistir un contratiempo. Debemos tener esto muy en cuenta, sobre todo cuando el entorno desfavorable en el que se desenvuelve el cliente nos hace considerar este hecho como muy probable.

FLORES ASOCIADAS

Mustard, porque la tristeza es un importante rasgo de personalidad en ellos.

Gorse, por haber tirado la toalla al consolidar su personalidad depresiva.

White Chestnut, por su rumiación mental.

Larch, por su creencia de inferioridad.

Hornbeam, porque pospone, evita y/o realiza sin ningún entusiasmo las tareas obligatorias de la vida cotidiana.

Pine, por el sentimiento de culpabilidad.

NIVEL ESPIRITUAL

Para Bach, GEN había venido a este mundo a corregir el defecto de *La duda* y a aprender la lección de *La comprensión*. Seguramente, desde la perspectiva de GEN, la duda se refiere a si vale la pena vivir en esta vida tan gris, o cuanto menos esforzarse.

La lección, eminentemente intrapersonal, pasa por desarrollar una visión más integradora y significativa de la vida. Una percepción que pueda discernir entre lo trascendente y lo superfluo. Como mínimo, el desarrollo de una mirada algo más global y objetiva de las situaciones. Para

---

165. Chancellor, P.M. (1974). *Curación por medio de flores*. Yug.

ello, GEN debería entender que positivo y negativo son dos caras de una misma moneda.

Las competencias de la inteligencia emocional parecen estar afectadas en su mayoría. A una escasa autoconciencia se añade un pesimismo que excusa cualquier iniciativa encaminada a disfrutar de las cosas simples de la vida o a tomar cualquier iniciativa positiva que tenga en cuenta a los demás.

La lección de GEN parece difícil de aprender si pensamos en que su sistema de creencias está seguramente configurado y sostenido por generalizaciones y simplificaciones fatalistas.

Por otra parte, GEN parece demasiado cerrado para dejarse influir por personas positivas que quieran ayudarlo; es excesivamente desconfiado y prejuicioso.

Finalmente, su talante negativo y su falta de empatía lo llevan al aislamiento y, verdaderamente, ¿puede alguien evolucionar en este encierro sufriente?

NIVEL TRANSPERSONAL (en estudio).

Fragilidad

Si nos basamos en el estado, todo en GEN hace referencia al quebrantamiento por circunstancias externas. Ese «decaimiento/desánimo» puede extrapolarse al concepto de fragilidad ante un obstáculo externo.

En un plano físico, podríamos hablar de fragilidad capilar, de la piel, huesos, mucosas, déficits inmunológicos, etc. Pero se trata solo de hipótesis que deberán ser refrendadas, o no, en los próximos años.

NOTAS

Un importante catalizador[166]

Ya hemos visto que GEN es la flor más representativa de la *negatividad.* Existen bastantes patrones florales cimentados y mantenidos por un

---

166. Un *catalizador* es un elemento que con su presencia o intervención es capaz de hacer reaccionar a un conjunto de factores. También puede actuar como un acelerador.

exceso de negatividad. Destaca por mérito propio Mimulus, en el que la sobrevaloración de lo negativo se convierte en el freno de mano a toda iniciativa; Red Chestnut, en el que la negatividad se viste de peligro. Asimismo, es muy posible que gran parte de las dudas y dificultades para decidirse de *Scleranthus* se deban a un excesivo peso de los aspectos negativos.

Pero hay muchos más patrones florales que son la consecuencia de la negatividad, de un cúmulo de creencias y pensamientos o de un patrón de actitudes y sentimientos negativos: Gorse, Hornbeam, Honeysuckle, White Chestnut, Impatiens, Heather, Agrimony, Centaury, Walnut, Holly, Larch, Pine, Elm, Sweet Chestnut, Star of Bethlehem, Willow, Oak, Crab Apple, Chicory, Vervain, Vine, Rock Water y Beech.[167]

No debe extrañar que aparezcan tantas flores en la relación anterior, ya que recordemos que estamos considerando aspectos negativos. Dicho de otra forma, como sabemos, las esencias se diagnostican (e incluso definen) por los aspectos negativos que ayudan a equilibrar.

En todos estos casos, la toma de GEN resuena con el núcleo negativo de los patrones anteriores. De esta manera, la esencia puede actuar como catalizador, mejorando y acelerando los resultados de las demás flores.

¡Pobre Nico!... Y ¡pobre Elena!

Nicolás tiene 40 años y vive con Elena, de 35, desde hace tres, en un pequeño apartamento que ella alquilaba previamente. Se conocieron en la presentación de un libro de un amigo común.

Nico es una persona solitaria, el menor de tres hermanos. No tiene actualmente relación con su familia, aunque lo llaman por teléfono de vez en cuando. Se define como un escritor represaliado por la sociedad, un incomprendido, aunque no se le conoce ninguna obra publicada y puede que ni tan siquiera terminada.

A menudo, articula extensos monólogos, muy negativos y cargados de resentimiento y autocompasión, sobre la sociedad y la existencia en general. En estos casos, Elena adopta la actitud de no intervenir, ya que ello suele enfurecerlo.

---

167. Ver Jornada de SEDIBAC 2022. *Gentian, energía para positivar.* Ricardo Orozco.

Es pesimista, triste, siempre desanimado e infeliz, con un punto de irritabilidad. Desde fuera se lo percibe como denso, complicado, preocupado.

Nico no parece disfrutar de nada, duerme a destiempo y tiene horarios extraños. En realidad, no queda muy claro en qué invierte su tiempo, pasando muchas horas en el ordenador. Apenas colabora en casa y hay que insistirle mucho para que salga a comprar, por no hablar de la limpieza de la casa.

Es muy remiso a salir con Elena cuando ella dispone de tiempo para ello. Solo tiene un amigo al que ve de vez en cuando, sobre todo cuando este último insiste. En los encuentros filosofan, beben cerveza y fuman porros.

Su último trabajo conocido fue como ayudante en un pequeño negocio de uno de sus hermanos. Solo duró algunos meses porque «no se llevaban bien y, además, no le quedaba tiempo para escribir».

Nico ha sufrido depresiones bastante fuertes en determinadas épocas de su vida.

Elena es enfermera sin plaza fija y debe trabajar de forma alterna en diversos turnos y hospitales, a menudo por poco dinero y de forma discontinua. Vuelve a casa muy cansada y bastante estresada y desanimada.

Existen muchos problemas en la pareja, al parecer motivados por la actitud negativa de Nico. Él no contribuye a la economía familiar, a pesar de la precariedad en la que viven. Elena ha intercedido varias veces para insertarlo en el mundo laboral, incluso le ha conseguido algunos trabajos esporádicos, pero Nico siempre encuentra una manera de defraudar las expectativas de todos.

Si Elena se enfada con él, Nico adopta una postura defensiva y ofendida, alegando que cuando publiquen su obra entrará mucho dinero en casa y «todo se resolverá». Que ya sabe que la gente como él no encaja en esta sociedad materialista corrompida; que lamenta ser una carga para ella, que ella se merece una pareja mejor, pero que no se preocupe, que quizá lo mejor sería «desaparecer», insinúa en tono sombrío, seguido de un significativo y largo silencio.

Esta amenaza velada de suicidio suele funcionar con Elena, al menos durante una temporada, activando una especie de prórroga adicional.

En realidad, ella está agotando su paciencia y no ve salida a la situación, puesto que en el fondo «sabe que él no va a cambiar».

No es que Nicolás sea un vividor, ni mucho menos un macarra.[168] No tiene caprichos ni gustos caros; más bien es austero. Él no exige, pero no está dispuesto a aportar ni a pensar en plural.

Evidentemente, Nico sabe que no está a la altura de Elena, ni de nadie. Su autoestima es muy baja y se siente bastante culpable.

Además del problema del desempleo, existen otros temas tabú en la pareja, como la falta casi total de sexo, la oposición radical a una hipotética paternidad, las dificultades para relacionarse con amigos por su irritabilidad y talante crítico y discutidor, la poca colaboración en las tareas domésticas, lo desordenado que es y un largo etcétera de defectos.

Conclusión:

En este cuadro, podemos observar cómo Nico encaja perfectamente en el perfil tipológico de GEN. Tiene una personalidad depresiva de manual. Presenta un tono umbrío, triste (Mustard). Acusa una actitud demasiado autocentrada y poco empática con Elena.

Aunque se siente culpable (Pine) e inferior e incapaz (Larch), ha aprendido a evitar el compromiso con técnicas de manipulación que recuerdan mucho a Chicory (autocompasión y culpabilización del otro, en este caso muy solapada).

También emplea, como mecanismo de defensa, la racionalización, puesto que lleva a la mente su dolor emocional y le da una explicación basada en el tipo de sociedad en la que le toca vivir. En realidad, hace tiempo que ha tirado la toalla (Gorse) y ya no espera nada de la vida.

Incluso, se podría pensar en una actitud demasiado autocentrada y egoísta (Heather). Es evidente que guarda resentimiento (Willow) hacia una sociedad que lo ignora y «lo maltrata con su desprecio». Por tanto, acumula una ira contenida que estalla en ocasiones en Holly. Ordinariamente, está preocupado con pensamientos rumiatorios (White Chestnut), y obviamente negativos (más GEN).

---

168. En España, popularmente, hombre que vive de las prostitutas, agresivo y de mal gusto.

Y, por supuesto, tiene rasgos depresivos cronificados que contribuyen a aislarlo todavía más, hecho que se acentuará si, como es previsible, Elena rompe la relación.

Si se compromete en alguna terapia de fondo, es muy posible que mejore. Pero por sí mismo es difícil que tome la iniciativa, ya que seguramente desconfía de todo terapeuta y aducirá una serie de inconvenientes económicos o de cualquier otro tipo. De manera que es muy probable que Elena, una vez más, lo «obligue» a tratarse.

En resumen, el panorama es complicado, ¿no? Sin embargo, desde el prisma floral, las esencias están muy claras y, si hubiera compromiso y constancia por su parte, es muy probable que notara alguna mejoría en tres meses de tratamiento (unas 6 tomas al día como mínimo). En un año podría haber cambiado completamente.

GORSE (GOR)
Ulex europaeus. Tojo o Aulaga.

LO QUE BACH DIJO DE GORSE

«Para una enorme desesperanza. Para los que han abandonado la fe y ya no creen que se les pueda ayudar. Solo bajo la persuasión de otros, o para complacerlos, se someterán a diferentes tratamientos, pero asegurando que hay muy pocas posibilidades de alivio».

PALABRAS CLAVE

Desesperanza. Desesperación. Renunciación. Negatividad. Claudicación.

GORSE COMO RASGO DE PERSONALIDAD Y COMO ESTADO

Lo que conocemos como GOR es un mecanismo de defensa ante circunstancias adversas. Hablamos aquí de una actitud de «tirar la toalla», de abandonar ante el convencimiento de que uno «ha hecho todo lo posible» y que lo suyo ya no tiene remedio.

La expresión «tirar la toalla» parece venir del mundo del boxeo, donde cuando uno de los púgiles recibe una cantidad suficiente de golpes, el entrenador tira la toalla y se detiene instantáneamente el combate. Así, uno baja, o lo bajan, del cuadrilátero, pero en cualquier caso deja de recibir trompazos. Se trata pues de una metáfora, no demasiado buena hay que decir, porque cuando uno «tira la toalla» en algún orden de su vida, sigue participando (y recibiendo golpes), porque el combate no se detiene. Sigue participando, aunque negativamente.

Visto desde la perspectiva anterior, GOR es un mecanismo de defensa por el cual uno disminuye, aunque solo sea en un principio, la incertidumbre y ansiedad que le puede producir una situación adversa frente a la que no se ve con posibilidades o herramientas. De esta manera, se produce la bajada metafórica del cuadrilátero y parece que la situación adversa ya no dependa de uno, sino del azar, del destino, o de cualquier otra circunstancia que no lo incluya a uno.

Se trata de un mecanismo que en realidad no defiende, y al que podría aplicarse el viejo refrán de «pan para hoy y hambre para mañana», porque al sentirse uno atrapado y sin posibilidades, la incertidumbre y ansiedad antes citada, que en un principio disminuía con la caída de la toalla, vuelve con más fuerza.

El «haber hecho todo lo posible», al que me refería en un principio, varía considerablemente desde un punto de vista objetivo, dependiendo de la personalidad de base de la que estemos tratando. Es lógico pensar que individuos poco luchadores, como por ejemplo Mimulus, Centaury, Clematis y Gentian entre otros, lleven una mochila en la espalda llena de toallas para tirar.

GOR forma el núcleo de personalidad de dos tipologías muy claras: Gentian y Centaury. El primero, al tener una personalidad depresiva, ha renunciado a esperar nada positivo de la vida ni de sí mismo. El segundo, que presenta una personalidad dependiente, ha renunciado a la gestión de su propia vida, para depender de otros que lo gestionen.

Larch, al relacionarse con la creencia distorsionada de ser inferior a los demás, ya incluye un fuerte componente de GOR. Lo mismo podemos decir de Willow, que no espera nada positivo del presente ni del futuro y vive su GOR culpabilizando a los demás y representando el papel de víctima.

Por el contrario, personalidades más luchadoras, como Vine, Elm, Oak, Vervain, Rock Water y algún otro, parecen inmunes al desaliento y, si acaso, deberán confluir circunstancias especialmente difíciles para llegar a desarrollar estados GOR, al menos desde una óptica externa.

La llegada a GOR puede ser progresiva, como el desencanto hacia una pareja «que no cambia», o súbita, como, por ejemplo, un diagnóstico singularmente infausto, un despido laboral fulminante, la muerte repentina de un hijo...

Cuando se cae en este estado, la actitud es siempre de falta de participación positiva.

GOR es un tramo de la vida donde el pesimismo se ha cronificado y se proyecta a un futuro negativo e inexorable. Muchos de quienes lo padecen sienten que el problema no son ellos, sino la circunstancia externa. Dicho de otro modo, creen que cualquiera reaccionaría como ellos ante un problema semejante. Este matiz es sumamente importante a la hora de diferenciar GOR de otros patrones de renuncia como Larch, en el cual, desde la perspectiva del que lo sufre, el problema es uno mismo, su sentimiento de minusvalía, de pieza defectuosa, de inferioridad.

Durante mucho tiempo, se ha teorizado sobre «los GOR hacen esto o lo otro», pero hay que entender que las actitudes, pensamientos y sentimientos dependen de cada tipo de persona y de las circunstancias. Lo que cada uno sienta o haga en GOR está directamente relacionado con su personalidad de base.

Mimulus, por ejemplo, llevará su renuncia de una forma angustiada, introspectiva, taciturna y depresiva. Por el contrario, un Vervain puede tener una actitud claramente agresiva e incluso violenta ante una situación en la que no ve salida, como su ingreso en prisión. Willow, puede vivir su GOR arremetiendo contra la gente de su alrededor. De lo que sí podemos estar bien seguros es que en GOR uno no participará positivamente en la gestión de su situación.

Durante mucho tiempo, hablé de desesperación en GOR, pero me gustaría aclarar que esto se da en personas emocionales. Resulta difícil hablar de desesperación en Clematis o Water Violet, al ser bastante aplanados emocionalmente y estar condicionados por su fuerte apatía (Wild Rose).

Como siempre, el breve retrato coloquial esbozado por Bach es solo una pequeña parte de las aplicaciones de la esencia. Si bien, por supuesto, encontraremos enfermos que padecen dolencias de pronóstico incierto, como algunos tipos de cáncer, SIDA, depresiones de larga duración, esclerosis múltiple y otros, resulta mayoritario el recibir gente con actitudes GOR en diversos aspectos de su vida cotidiana. Para ello, no hay más que resumir esta actitud de rendición en un término esclarecedor: *claudicación*.

Podemos incluir claudicaciones parciales bajo el nombre de *GOR temático*. Ejemplos de ello son el claudicar en algún aspecto relacional de la pareja: «Ya he hecho todo lo posible y abandono. Es como si a mi marido le hubieran extraído el cerebro y trasplantado un melón. Es inútil hablar con él...»; o del trabajo: «Mi jefe no razona. El negocio va a la quiebra y todos a la calle. Yo ya no puedo hacer nada más».

Este GOR temático puede extenderse a toda clase de situaciones. No se trata aquí de los enfermos a los que se refería Bach, sino de cualquiera que haya decidido claudicar en algún aspecto, lo que ciertamente no quita que uno se mantenga optimista y con iniciativas en los demás órdenes de la vida.

El estado GOR desaparece en cuanto se resuelve la situación que le dio origen, lo que confirma que hay una relación causa/efecto evidente.

También podemos encontrarnos, sobre todo en enfermedades de mal pronóstico, un GOR encubierto. El consultante parece optimista, se muestra colaborador, en cierta manera «da el pego», pero en su fuero interno el mensaje es el siguiente: «De esta no salgo». A menudo, esta actitud falsamente positiva tiene la finalidad de evitar sufrimiento a los seres queridos. Por ello, parece una buena idea prescribir GOR en todas aquellas enfermedades con mala fama: SIDA, esclerosis múltiple, cáncer, etc., independientemente de la actitud del cliente.

Al lector que no comparta esta recomendación le servirá pensar que en los cuadros mencionados, todos ellos crónicos e insidiosos, la tentación de tirar la toalla puede surgir en cualquier momento.

Es importante la prescripción de GOR en aquellas personas que se sientan condenadas por el destino o por alguna condición hereditaria que crean no poder cambiar, por ejemplo, diagnóstico de «predisposición genética» y muchos otros supuestos. En el apartado de Notas, profundizaremos más en este sentido.

FLOR ASOCIADA

Gentian, porque el núcleo de GOR es la negatividad.

NIVEL ESPIRITUAL

A veces, los obstáculos en la vida representan la oportunidad de acceder a un aprendizaje trascendente. Es más, si damos por válida la escuela floral descrita por Bach, nos encontramos con una serie de virtudes a desarrollar o lecciones a aprender, según se prefiera. Para ello, hay que superar unos determinados defectos de la personalidad.

Pero estos no son los únicos obstáculos: una serie de interacciones y variables externas lastrarán nuestra evolución. Está en nosotros tomarlas como una desgracia o como una oportunidad de ponernos a prueba, algo así como una suerte de pruebas iniciáticas. Seguramente, como en el juego de la oca, la claudicación nos llevará una y otra vez al punto de partida.

En GOR, se cristaliza el futuro en un sentido negativo, no entendiendo que la realidad es un escenario móvil e interactivo, sujeto a variables internas y externas bastante imprevisibles, pero a menudo relacionadas con nuestra actitud.

En última instancia, aun si estamos en una situación sin salida, la toma de GOR puede favorecer una nueva visión sobre el tema y ayudarnos a participar más positivamente. No se trata aquí de moverse en los extremos «me curo/no me curo» o «me salvo/no me salvo».

Una de las competencias de la inteligencia emocional intrapersonal es el *optimismo*: la creencia de que siempre podemos hacer algo para mejorar nuestra situación, por aciaga que esta sea.

Volviendo a las situaciones más duras en la vida de una persona, como la muerte repentina de un hijo o incluso la inminencia de la propia, creo que la esencia nos está ofreciendo la oportunidad de recordar la diferencia entre el GOR negativo y el positivo. El primero tiene que ver con el término *resignación;* el segundo, con el de *aceptación.*

La resignación es desde «abajo», a partir de la frustración y, a menudo, del sufrimiento, la desesperación y la impotencia. En cambio, la aceptación es desde «arriba», desde la comprensión y la esperanza de que todo tenga un sentido profundo, superior..., aunque en este momento, en este día de colegio, como decía Bach, no podamos entenderlo. Es obvio que el sufrimiento va a ser mucho menor desde la aceptación y desde la conciencia. En suma, el efecto de GOR, como el de todo el sistema floral, va dirigido hacia un aprendizaje sin sufrimiento, o con el menor posible.

Desde cualquier perspectiva, la visión de esta planta pionera, con su amarillo solar y sus afilados pinchos, nos habla de lucha al florecer desafiante incluso en invierno. Y todo ello, en medio de las dificultades dadas por un terreno árido e inhóspito.

Como explica Jordi Cañellas en su bello libro sobre la signatura floral, la planta tiene la propiedad de fijar el nitrógeno del aire en tierra, mejorando así la fertilidad del suelo.[169]

---

169. Cañellas, J. (2008). *Cuaderno Botánico de Flores de Bach*. Integral RBA.

NIVEL TRANSPERSONAL

Claudicación

El término claudicación implica que ha habido algún nivel de lucha, de participación. Podemos emplear la esencia cuando los mecanismos de curación han claudicado y la mejoría que estábamos obteniendo en un tratamiento se interrumpe.

GOR parece tener una incidencia interesante sobre el sistema inmunitario, que tiende a claudicar en numerosas enfermedades. Pero resulta evidente que el concepto de claudicación puede extrapolarse a cualquier función o sistema.

NOTAS

Usted no está sano, lo que está es preenfermo

En las últimas décadas estamos asistiendo a una medicalización creciente de la vida cotidiana. Ello se debe, a mi entender, a muchos factores. Uno de ellos, sin duda, es la excesiva tecnificación de la medicina, basada en la búsqueda obsesiva del *microdetalle*, en detrimento de una visión global del ser humano. A esta orientación, no resultan ajenos, obviamente, los intereses de las multinacionales farmacéuticas, la desinformación, el conformismo fatalista, la complicidad de los medios oficiales de comunicación, etc.

Muchos pensamos que predispone más para cualquier enfermedad el estado de ánimo y los objetivos de cada persona, que un determinado gen. Pero ello no quita que la investigación invierta muchísimo más tiempo y dinero (mayoritariamente del Estado) en lo segundo que en lo primero.

El resultado de esta tendencia es que un segmento creciente de la población, al menos en los denominados países ricos, esté en una especie de «salud provisional», consumiendo todo tipo de fármacos y sometiéndose a controles y pruebas más que discutibles. Ello no es un tema menor si pensamos en el gran riesgo que supone la iatrogenia,[170] porque, desde

---

170. *Iatrogenia* deriva de la palabra iatrogénesis, que significa literalmente 'provocado por el médico o sanador' (*iatros* significa 'médico' en griego, y *génesis*, 'creación').

la visión mecanicista más recalcitrante e intervencionista, uno no está sano, sino asintomático... de momento.

Este panorama resulta muy desasosegante si pensamos en el estrés y la mencionada iatrogenia, que genera una maquinaria asistencial en la que el usuario, al menos en mi país, no tiene ni voz ni voto, y su obligación parece ser la de someterse a lo que cualquier «autoridad en la materia» decida por y sobre él. ¿Les suena esto a alguna flor? Sí, a Cerato y a Centaury. Por supuesto, esta maquinaria de corte Vine «olvida», sospechosamente, algunos deberes marcados por la bioética, como el tan simple de la información objetiva al paciente. Así, una cantidad enorme de personas están sometidas a protocolos de tratamiento, investigación, prevención, etc., en los que no participarían a poca información imparcial que manejasen.

El resultado de todo ello es una especie de GOR cuando uno oye lo siguiente: «Usted tiene una gran posibilidad de sufrir cáncer de mama por motivos hereditarios, de manera que tiene que seguir estos controles». En muchas personas, este tipo de profecía genera una situación de indefensión y de claudicación. Como dice Bach en su breve relato de GOR: «Bajo la persuasión de otros, o para complacerlos, se someterán a diferentes tratamientos, pero asegurando que hay pocas posibilidades de alivio». Parece que mucha gente asume con cierto fatalismo este tipo de «descubrimiento» científico: «Probablemente, me ha tocado a mí cargar con esta espada de Damocles, y lo peor es que no puedo hacer nada».

El concepto de preenfermo, extendido a una gran capa de la población, hace que haya una enorme cantidad de prediabéticos, prehipertensos o... ¡precancerosos!, que pueden vivir con creciente pesimismo su hipotética predisposición.

Por suerte, contamos con la ayuda de GOR para prevenir las actitudes de claudicación frente a la adversidad y, por qué no decirlo, con la ayuda de Centaury para poner límites a los demás. Cerato y Walnut pueden ayudarnos a defender nuestro propio criterio y a no ser influidos negativamente.

HEATHER (HEA)
Calluna vulgaris. Brezo. Brecina.

LO QUE BACH DIJO DE HEATHER

«Para quienes están constantemente buscando la compañía de cualquiera que esté disponible, pues les resulta necesario discutir sus propios asuntos con los demás sin importarles quiénes sean. Se sienten muy infelices si tienen que estar solos por algún período de tiempo».

PALABRAS CLAVE

Autocentramiento exagerado. Carencia afectiva. Egoísmo. Locuacidad exagerada y pobre escucha. Miedo a la soledad. Aceleración. Ansiedad. Angustia. Dramatismo. Histrionismo.

HEATHER COMO TIPOLOGÍA

El autocentramiento en HEA es exagerado. La expresión emocional resulta desenfrenada, melodramática, extravagante, claramente excesiva. Es muy teatral (histriónico).[171]

Necesita ser el centro de atención a toda costa. Si no lo consigue, se enfada, se entristece o siente envidia de quien lo sea en ese momento. HEA querría ser el niño en el bautizo, la novia en la boda y el muerto en el funeral.

Los HEA tienen baja tolerancia a la frustración, es decir al límite. Están acostumbrados a hacer lo que les da la gana, siendo en su mayoría caprichosos. En general, cuando no pueden salirse con la suya, estallan en arrebatos Cherry Plum-Holly, lo que llamaríamos «rabieta» en un niño pequeño, pero que resulta difícil de entender en un adulto.

---

171. Heather corresponde a lo que la psicología contemporánea entiende por personalidad histriónica. Con el paso del tiempo, este término sustituiría al más sexista y psicoanalítico de personalidad histérica (el prefijo «hister» significa útero), habida cuenta de que también existen hombres con este patrón.

Existe en HEA una sensación severa de falta de afecto y de vacío, que se puede traducir en pánico a la soledad o, como mínimo, en distintos niveles de ansiedad y angustia. Esta inseguridad e inestabilidad profundas, además de la carencia mencionada, determinan una actitud exagerada de requerimiento afectivo que desemboca en una demanda de atención fuera de toda medida, prefiriendo incluso el castigo a ser ignorado. La frase «prefiero que me busque la policía a que no me busque nadie» ilustra perfectamente este problema.

En los últimos años, he propuesto la angustia existencial (Sweet Chestnut) como núcleo de personalidad de todas aquellas tipologías que temen la soledad o que huyen de ella desesperadamente. Esto es, Centaury, Chicory, Agrimony y HEA.

Esa desolación agitada que padecen evidencia la gran separación entre el alma y la personalidad. La soledad física se convierte así en una metáfora de esa soledad existencial interior. Centaury la combatirá disolviéndose en otros, haciéndose adoptar. Chicory, por el contrario, fagocitará y anulará a los demás para no perderlos. Agrimony construirá un personaje optimista, vital y alegre para tapar su dolor y atraer a los demás. HEA creará personajes «especiales» para vivir a través de ellos y resultar fascinante o, cuanto menos, interesante.

Los HEA hablan demasiado y no son selectivos con sus interlocutores. Naturalmente, no escuchan. El diálogo es unidireccional, además de desmesurado, y gira en torno a sus problemas, síntomas, biografía, méritos, logros, necesidades, fabulaciones y todo tipo de trivialidades.

Suelen abusar de adjetivos aumentativos y grandilocuentes, además de pretendidamente sofisticados. La función de su interlocutor parece ser la de escuchar sin descanso, hasta quedar absolutamente desvitalizado. De hecho, HEA ha sido definido como un verdadero «vampiro energético», por lo que mucha gente lo rehúye. Sus «víctimas» suelen ser familiares cercanos o gente que no dispone de la energía o la asertividad suficiente para ponerle límite.

En los últimos tiempos, la verborrea indiscriminada de HEA no es tan necesaria para su diagnóstico, puesto que las redes sociales le permiten una considerable omnipresencia, al menos a los HEA no demasiado viejos.

Como reclamo de atención, muchos HEA recurren a un comportamiento sexual inapropiado, seductor y provocativo. Se preocupan excesivamente por tener una apariencia atractiva y deseable. Para parecerlo más, pueden alternar un papel ingenuo e inocente con otros pretendidamente más sofisticados. Pero, en realidad, lo que consiguen algunos de ellos al exagerar su apariencia física es resultar extravagantes e incluso ridículos. Uno de los lemas a los que adhiere HEA es el siguiente: «Antes muerta que sencilla».

En este punto, resulta inevitable recurrir al estereotipo tan difundido de la vampiresa tipo Marilyn Monroe. Sin embargo, también se pueden encontrar personajes masculinos con perfil HEA.

Las carencias mencionadas llevan a HEA a una baja autoestima y al miedo al abandono. Para compensar todo esto, construyen una imagen de sí mismos que resulte glamurosa e impactante, deseable, por lo que creen justificado ser el centro de atención y ponen en ello toda su energía, cuidando excesivamente, como se acaba de comentar, su aspecto físico, indumentaria, etc. Y aunque resultar atractivo y deseable sea en muchos casos posible, sobre todo si se trata de personas jóvenes y bellas, el tiempo juega en contra puesto que siempre podrán ser destronados por alguien más joven y atractivo.

Conviene saber que los juegos de seducción de HEA no tienen por qué llevar siempre a una promiscuidad sexual. Al contrario, la mayoría padece una importante represión sexual y prefiere la insinuación y provocación que la relación directa. Lo importante para ellos es tener la posibilidad de muchos pretendientes, más que relaciones comprometidas, por lo que prefieren mariposear seductoramente en lugar de tener monótonas dinámicas de pareja.

Como creen necesitar una estimulación constante, se aburren y, si pueden, cambian con frecuencia de pareja y amistades. A pesar de su superficialidad, HEA cree que sus relaciones son mucho más íntimas de lo que en realidad son, actuando casi siempre de forma caprichosa.

Es frecuente que la gente se canse de ellos y se queme, lo que viven como una tragedia griega, ya que son fuertemente dependientes y temen el rechazo. Cuando las amistades o novios (o medio novios) deciden poner distancia, los HEA reaccionan violentamente con actitudes Holly y Cherry Plum, pudiendo, además, amenazar con suicidarse e incluso efectuar algunos intentos fallidos. Muchas veces se deprimen. Todo lo anterior suele estar acompañado por una teatralidad con destrezas que para sí quisieran muchos actores.

En cualquier caso, son muy exigentes con los demás y, como a estas alturas se habrá deducido, fuertemente egoístas. En su búsqueda de atención, además de las seductoras, todas las estrategias son válidas. Auditivamente: risas agudísimas como relinchos o ahogos, estornudos tipo bramido, toses en forma de ladrido, etc. También puede servir «olvidarse» de desconectar el teléfono móvil, llegar siempre tarde[172] o dejar caer objetos ruidosos.

En lo visual, ya se comentó el recurso de las vestimentas insinuantes, pero también puede recurrirse a atuendos francamente estrafalarios e incluso ridículos. No es extraño así que generen animadversión y antipatía inmediata en muchas personas.

Cabría añadir a lo anterior, como eficaz demanda de atención, la fabulación de experiencias tan inusuales como rocambolescas, como la abducción por extraterrestres y, por supuesto, la detentación de hipotéticos dones proféticos, adivinatorios, de sanación, canalización, y una amplia panoplia de actuaciones especiales con un denominador común: la extravagancia. Una rápida revisión de la programación televisiva actual demuestra el éxito del mecanismo HEA en lo que a audiencia se refiere.

Otra forma muy socorrida y difundida es la de llamar la atención mediante determinados síntomas y enfermedades, ya que socialmente existe la obligación de atender y socorrer a los enfermos.

HEA sufre la ansiedad como rasgo y se angustia fácilmente. Es propenso a desarrollar fobias de todo tipo, así como ataques de pánico, lo que lo hace todavía más dependiente de los demás, y termina eximiéndolo de muchas responsabilidades familiares y laborales.

También cabe destacar el desarrollo del *trastorno límite de la personalidad*, una verdadera montaña rusa emocional que acaba de desquiciar al pobre HEA, a su entorno... y a muchos terapeutas. En Scleranthus se volverá sobre este tema.

Muchos de ellos son hipocondríacos. En cualquier caso, agotan y desesperan al personal sanitario y a sus familias con sus exageraciones y petición de pruebas diagnósticas, lo que supone un gran riesgo de iatrogenia.

---

172. Naturalmente, quedan justificados los Clematis, Cerato, Scleranthus, Chestnut Bud y otros que no buscan llamar la atención, y en los que sus propios patrones les impiden ser puntuales.

Casi siempre es un paciente polimedicado, puesto que ello constituye una forma de sacárselo de encima. Los hijos de los HEA, dadas las demandas de sus padres, corren también el mismo peligro.

Los HEA son demasiado superficiales y volubles en su estado anímico y conducta, lo que en términos florales significa Scleranthus. Con muy poca introspección y sin una identidad interior definida. Sin embargo, no todos ellos son ingenuos e inocentes. Existen algunos maliciosos, astutos, intrigantes y manipuladores. No obstante, todos suelen coincidir en algo: su tendencia a «olvidar» o no procesar lo que les resulta doloroso, en un claro mecanismo de defensa: la disociación.

Las sociedades modernas han estimulado hasta ahora[173] el individualismo y el egoísmo sobre otros valores grupales. Por eso, han sido el caldo de cultivo ideal para el desarrollo de patrones HEA. ¿Cuántas veces nos hemos encontrado con un conferenciante que, en lugar de ceñirse al título y motivo de la disertación, nos aburría con la historia de su vida, solo interesante para él mismo? ¿O acaso con un terapeuta que se ha pasado la visita explicándonos cómo había llegado a la terapia y otras cosas personales, en lugar de interesarse un poco por nosotros o tan siquiera practicar la escucha activa?[174]

Más allá de estos factores, los condicionantes que predisponen a una personalidad HEA son variables. Podría tratarse del resultado de unos padres ausentes o negligentes en la educación del niño, sobre todo la madre. Otras veces, los mecanismos apuntan a una serie de estrategias aprendidas en la infancia para disputar con los hermanos la atención y cuidado de los padres. En otros, parece la respuesta a una educación carente de límites y disciplina.

---

173. Sin embargo, recientemente con la globalización, parece estar imponiéndose un tipo de sociedad totalitaria que intenta anular la individualidad y busca un tipo de robotización mental de la población. Esto supondría la imposición del pensamiento único: el «correcto». De consolidarse esta tendencia, y esperemos que esto no ocurra, se fomentarían los patrones Centaury, Mimulus, Clematis y Water Violet, al servicio de una elite de Vine primarios (psicópatas).

174. La «autorrevelación» por parte del terapeuta constituye una estrategia muy positiva que busca disminuir distancia entre él y el cliente, cosa que favorece la sintonía y la confianza. Pero implica también tacto y discreción y, por supuesto, sentido de la medida. En ningún caso, se debe confundir con la incontinencia verbal.

HEATHER COMO ESTADO

Los niños pequeños pasan por períodos HEA que podrían ser definidos como «biológicos». El problema estriba en que la demanda de atención no resuelta puede derivar en el desarrollo de conductas antisociales, e incluso delictivas, que tienen por objeto llamar la atención de los padres y educadores: «Prefiero que me busque la policía a que no me busque nadie».

Cualquier adulto medianamente emocional puede tener una temporada de demanda de atención que se concrete en un requerimiento afectivo desproporcionado. Algunos ancianos sufren una mayor demanda de atención a medida que van envejeciendo. En estos casos, las enfermedades y síntomas que suelen padecer pueden alimentar este patrón de autocentramiento.

Algunas personas caen en estados HEA cuando consumen alcohol, aflorándoles una pegajosidad que tenían bien controlada en situaciones normales. Esto suele coincidir con una locuacidad exagerada.

En bastantes ocasiones, personas que han adquirido una cierta fama rápida exhiben actitudes extravagantes y caprichosas de corte HEA. El divismo también podría situarse en HEA.

El narcisismo, además de en Beech, *Vine primario* y en algunos Vervain, también puede relacionarse con una parte de HEA.

FLORES ASOCIADAS

Chestnut, por la desolación agitada que habita en su interior.
Cherry Plum, por su falta de autocontrol.
Holly, por los arrebatos de ira.
Scleranthus, por su inestabilidad.
Impatiens, por su aceleración y ansiedad.

NIVEL ESPIRITUAL

El excesivo autocentramiento constituye un grave factor involutivo, incluso si va revestido de un aparente barniz de crecimiento personal. En cierta forma, solo se puede evolucionar espiritualmente olvidándose un poco de sí mismo, al menos de los elementos más egoicos.

La autoobservación en HEA es siempre «umbilical», desde el ego, basada en sus necesidades inmediatas de atención y entretenimiento, y no desde una posición distanciada y objetiva (una metaposición).

Nuestra sociedad occidental actual está tan influida por la cultura HEA, que no es extraño que muchos supuestos modelos de crecimiento espiritual estén contaminados por este patrón: cursos, talleres, e incluso terapias HEA.

En HEA, todas las competencias de la inteligencia emocional intrapersonal están en déficit: autoconciencia, autorregulación y motivación. La capacidad de empatía brilla por su ausencia.

Como apunta Scheffer:

«Las personas en estado HEA negativo deben evolucionar del niño necesitado, que solo quiere tener, al adulto, que también puede dar».[175]

Como terapeutas, podemos pensar que el reto en HEA pasa por solicitar ayuda. Desde luego, el camino que lleva a la mejoría es arduo y doloroso para ellos. Se necesita mucho valor para asumir su impresionante vacío interior, poblado de amenazantes fantasmas. Sin embargo, vivir una existencia tan artificial y dramática puede parecer una tortura aún mayor que asumir el vacío mencionado. Pero se trata de situarse en su marco de referencia en lugar de caricaturizarlo despectivamente y huir de él.[176]

Seguramente, HEA debe primero morir metafóricamente para renacer de sus cenizas al dictado del alma. Experimentar de forma consciente y, sobre todo, paciente la desolación agitada de Sweet Chestnut para empezar a vivir de verdad sus emociones reales: sin personajes de plástico, sin pretensiones; construyéndose de una forma emocionalmente más ecológica.

---

175. Scheffer, M., p. 123.

176. En la jerga floral, llamar HEA a otro terapeuta constituye un insulto de grueso calibre. A esto ha contribuido una literatura floral demasiado caricaturesca, que lo ha descrito como una especie de cacatúa tropical susceptible de ser sacrificada a la mayor brevedad posible.

NIVEL TRANSPERSONAL

Invasividad. Erupción. Adherencia.

Tanto como personalidad o estado, HEA parece ser lo más pegajoso e invasivo que pueda darse, por lo que no extraña que la flor sea desapegante o, como mínimo, fluidificante.

Una pista para su uso son aquellas patologías donde las mucosidades son muy densas, como sinusitis, bronquitis crónicas, etc. También se une a Red Chestnut, Chicory, Centaury y Honeysuckle en el tema de adherencias.

El concepto de la invasividad se extiende a brotes de urticaria, la erupción de la varicela, etc. La orientación, probablemente deba enfocarse a entender la invasividad como un proceso agudo, rápido, exagerado, explosivo, como el temperamento mismo de los HEA. Esto entronca con el término erupción, que ya aparecía en Holly. Por ello, HEA puede ser utilizado, al igual que la anterior, en brotes de acné y también en brotes de urticaria, reacciones exageradas a picaduras y similares. Esto último coincide con Vervain (sobreexpresión).

NOTAS

HEA interno: un «miniyó» que no calla

Históricamente, HEA ha sido una esencia infrautilizada puesto que, como puede comprobarse en la mayoría de autores, ha prevalecido el retrato más caricaturesco.

Hay ocasiones en que enfermedades o circunstancias de la vida, como, por ejemplo, un cáncer, una secuencia de síntomas ansiosos, una ruptura afectiva («mi soledad, mi dolor, mi tristeza»), se transforman en el centro de atención en la vida de una persona y, a menudo, de su familia.

Este individuo puede no obedecer al perfil exterior de HEA, es decir, no ser hablador, no tener un patrón de falta de afecto, no querer ser el centro de atención... Se trata de casos de *HEA interno* y resulta muy conveniente la toma del remedio. De esta manera, la enfermedad o situación en cuestión tiene más posibilidades de dejar de ser el tema central en la vida de uno y pasar a un segundo plano, obteniéndose así mejoría.

De alguna forma, es como si el prototipo más demandante, el de esa persona que no para de hablar y de llamar la atención, se hubiera hecho pequeño, algo así como una especie de «miniyó» o «minimí», alojándose en alguna parte de nuestro organismo (o nuestra mente) y tratando desesperadamente de llamar nuestra atención. En estos casos, siempre conviene acompañar la toma de HEA con White Chestnut, por la repetición continua del pensamiento.

Como vemos, es más habitual que nos encontremos con más casos de *HEA interno* que de HEA puro.

HOLLY (HOL)
Ilex aquifolium. Acebo.

LO QUE BACH DIJO DE HOLLY

«Para quienes a veces son atacados por pensamientos tales como los celos, la envidia, la venganza y la sospecha. Para las distintas clases de ira. Estas personas pueden llegar a sufrir mucho por dentro, sin que exista a menudo una causa real para su desdicha».

PALABRAS CLAVE

Odio. Ira. Rabia. Envidia. Celos. Sospecha. Animadversión. Venganza. Agresividad activa. Violencia. Sentimiento de ultraje.

HOLLY COMO RASGO DE PERSONALIDAD

Es mucho más habitual pensar en HOL como una explosión emocional que como rasgo de personalidad. Sin embargo, seguramente son muchas las personas que tienen una determinada forma de procesar la información y de actuar en el campo de competencias de esta flor. En el libro *Inteligencia emocional y Flores de Bach* ya se hablaba de «cierto tipo de personalidades que parecen vivir instaladas en una situación de rabia, recelo, envidia, celos, etc. de forma casi permanente».[177]

HOL está relacionada con una importante emoción primaria: la ira. Por ello, tiene que ver con todos sus derivados o, en algunos casos, sinónimos: odio, rabia, enojo, enfado, aversión, resentimiento, furia, cólera, exasperación, indignación, irritabilidad, hostilidad, violencia, animadversión, etc.

Si bien cualquiera puede sentir las mencionadas vivencias emocionales, existen algunas personalidades más proclives que otras a experimentarlas como forma habitual de respuesta. Vervain, Impatiens, Vine, Chicory, Willow, Beech y Heather son ejemplos claros de ello, ya que tienden a percibir la realidad externa de forma distorsionada. Además,

---

177. Rodríguez, B. y Orozco, R. Ver Bibliografía.

resulta evidente que poseen mecanismos de autorregulación bastante deficientes para controlar su agresividad.

Efectivamente, como muchos lectores habrán deducido, la toma sinérgica de Cherry Plum siempre resulta una buena opción, además de sus flores tipológicas correspondientes.

Invariablemente, los estallidos frecuentes de HOL representan una pérdida de control si lo analizamos como un rasgo negativo de personalidad.

A continuación, se ofrece una sucinta explicación de los rasgos HOL presentes en las personalidades mencionadas y sus diferentes activadores. En ellas, la rabia se dispara cuando se sienten amenazadas o frustradas.

Vervain no tolera la frustración, actuando casi siempre por impulso y reaccionando con mucha ira cuando es contrariado. Su lema parece ser: «toma y haz lo que quieras cuando quieras». Por otra parte, se siente amenazado y perjudicado continuamente por la sociedad, lo que determina que sufra una hostilidad interior casi permanente.

Impatiens reacciona muchas veces de forma colérica ante los obstáculos enlentecedores. Sin embargo, no es nada propenso al odio.

El *Vine primario* sigue una vía menos emocional para expresar su HOL:

«Este tipo de persona alienta el enfado, aunque no conozca nada de su fisiología. Estimula el ciclo de pensamientos irritantes a propósito, ya que, a mayor enfado, más puede justificar ante los demás sus actos de descontrol y crueldad».[178]

La mayoría de las veces, la violencia HOL aparece en Vine como algo instrumental, la forma de dar una lección ejemplarizante a los demás. Por otra parte, queda claro que disfruta de los resultados de ello, pudiendo ser especialmente sádico. El *Vine secundario*, generalmente muy inseguro, presenta mecanismos más emocionales de respuesta y dispara el HOL cuando se siente amenazado. «Ataca antes de que te ataquen» parece ser su lema.

Chicory es básicamente inseguro y afectivamente inestable. Su miedo al abandono, rechazo o sustitución lo convierte en alguien demasiado

---

178. *Ibidem.*

susceptible y receloso ante supuestas «traiciones». No tiene prácticamente recursos para asumir las situaciones negativas, reaccionando muy frecuentemente de forma colérica. También es notorio que responda con mucha agresividad cuando se siente amenazado, cosa que ocurre con excesiva frecuencia. Además, es celoso y envidioso. De ahí que pueda considerarse HOL como un rasgo de personalidad presente en Chicory.

Willow, un adicto al enfado, vive en una amarga ira contenida, en un resentimiento permanente que estalla a menudo en arrebatos HOL. La sensación de que van contra él y la frustración son las circunstancias que animan su agresividad. Willow es una especie de linchador en potencia.

En Heather, se suele reaccionar con un odio fuera de toda medida y con bastante violencia en aquellos casos en los que se siente contrariado o «traicionado». Recordemos que se trata de alguien demasiado dramático y emocional, con muy poca capacidad de autorregulación.

Beech es intolerante e irritable, por lo que los arrebatos de HOL no son extraños en ellos, aunque hay que reconocer que muchos tienen un autocontrol bastante aceptable.

Si bien las personalidades anteriores destacan por sus muy precarios mecanismos de autorregulación, existen aquellos en los que se «controlan» las mencionadas emociones y sentimientos mediante la represión. Este mecanismo no debe ser confundido en ningún caso con la autorregulación, que constituye una competencia positiva de la inteligencia emocional.

Como buen ejemplo de reprimido, se puede citar a Mimulus. Otro nutrido grupo de reprimidos son los obsesivos (Oak, Rock Water y Elm en menor medida). No es que no sientan ira, rabia, odio, etc.; lo que ocurre es que deben reprimirla en virtud de la imagen que quieren exportar: la de un ciudadano responsable, impecable y ejemplar. Muchas veces, esa rabia será desplazada hacia los que incumplen las normas que ellos tan puntillosamente deben acatar. En todo caso, cualquier respuesta agresiva en ellos será ajustada a las normas y leyes, lo que puede que no llegue a tranquilizar del todo a quienes sufren las consecuencias de su hostilidad interna.

La agresividad es un término amplísimo en el que se encuadra la ira como emoción primaria y toda la gama de emociones secundarias o sentimientos relacionados con HOL. Existe una agresividad proporcionada si, por ejemplo, pensamos en una madre que defiende a su hijo ante un intento de secuestro. Pero queda claro que más allá de un cierto límite representa un grave problema social, sobre todo cuando se transforma en una violencia desproporcionada y fuera de todo control (Cherry Plum y Holly). Muchas son las teorías que explican la agresividad: la del dolor (amenaza), de la frustración, sociológicas, bioquímicas, etológicas, etc., pero su exposición rebasa los límites de este libro.

Resulta importante considerar la acción de tres esencias: White Chestnut, Gentian y Willow. Contemplan la repetición continua de pensamientos hostiles y negativos que mantienen una especie de resentimiento permanente en forma de enfado crónico, lo cual precipita explosiones HOL.

HOLLY COMO ESTADO

Más allá de los rasgos agresivos de personalidad que se han descrito, existe la posibilidad de respuestas HOL, posiblemente compartidas por la mayoría de individuos. Se trata aquí de la reacción a estímulos externos tales como agresiones, humillaciones, traiciones...

Es posible que no tengamos los mecanismos HOL integrados como una forma habitual de respuesta, pero determinadas circunstancias nos impulsan a responder de forma iracunda.

La sociedad actual o, mejor dicho, la vida constituye un caldo de cultivo ideal para que prosperen injusticias de todo tipo que dejan inermes a numerosos seres: asesinatos, estafas, agresiones sexuales, chantajes, etc. Estos sucesos pueden desatar una amalgama de emociones y sentimientos explosivos que son vertidos al exterior como si de una erupción volcánica se tratase.

En este punto, conviene entender la diferencia entre el HOL desproporcionado, consecuencia de la pérdida de control (Cherry Plum), y el proporcionado al peligro o a la agresión, algo así como un HOL de «legítima defensa».

HOL es una violencia que sale del corazón en forma de odio, rabia, agresividad pura y directa; deseo de hacer el mayor daño posible al otro (o a los otros); de herir, matar, castigar. Se trata de un estado que, en su máxima intensidad, resulta imposible de disimular y se expresa de forma explosiva. Un auténtico secuestro emocional incontrolable que nutre páginas de sucesos en los periódicos, noticieros y programas variopintos de televisión.

No siempre la reacción HOL es instantánea como respuesta ante un hecho puntual. Como ya vimos en HOL como rasgo de personalidad, puede ser el último paso de un círculo vicioso de rumiaciones mentales negativas, de frustraciones y resentimientos cotidianos: la explosión HOL de un volcán Willow.

Imaginemos, por ejemplo, a un hombre que detesta a su vecino porque pone música a volumen muy alto hasta bien entrada la madrugada. Aunque varias veces se ha quejado, alegando que debía madrugar al día siguiente, que los niños tenían que ir a la escuela, y varias razones más, el vecino hace caso omiso a sus peticiones: «En mi casa hago lo que quiero». La policía alega «que no puede hacer nada».

Durante meses, el pobre hombre rumia amargamente su resentimiento. Alimenta fantasías en las que asesina o tortura al irresponsable vecino. Filosofa, rabiosa y reiterativamente, sobre la incoherencia de una sociedad donde las normas más elementales de convivencia brillan por su ausencia, la negligencia de las autoridades, el egoísmo humano, la existencia de seres destinados a atormentar la vida de los demás... Es posible que, en su amargura, relacione la situación actual con otras experiencias en las que sufrió humillaciones en su infancia, trabajo, etc.

Nuestro amigo está irritable, ansioso, tenso, triste. No habla con nadie del tema. Una amalgama, en suma, de HOL, White Chestnut, Gentian, Willow y Cherry Plum. Una noche «musical» ya no puede más y el odio que siente estalla en forma de justicia divina: toma un martillo de grandes dimensiones, llama a la puerta del vecino y lo mata con un par de certeros golpes.

Así que, en conclusión, nos encontramos con dos mecanismos diferentes de HOL. Uno automático y espontáneo y otro gestionado por la mente, en forma de rumiaciones negativas (Gentian y White Chestnut) y resentimientos previos (Willow), que llevan al descontrol (Cherry Plum) que cristalizará en la explosión de la agresividad activa de HOL.

Como vemos, la mala gestión de las emociones puede llevar a cometer actos terribles que compliquen definitivamente la vida. Pero también hay que tener en cuenta que las emociones y sentimientos HOL representan una energía altamente tóxica y caliente, que busca exteriorizarse mediante acciones violentas o manifestaciones orgánicas, como erupciones en la piel, problemas cardíacos, digestivos y migrañas o, como se conoce desde hace muchos siglos, en forma de trastornos hepáticos o de la vesícula biliar.

Mucha gente vive su HOL en forma de fantasías de destrucción que disminuyen su nivel de rabia. Otros idean una estrategia de castigo o venganza más o menos estructurada. Incluso, dependiendo de los recursos psicológicos de cada uno y de su inteligencia emocional (básicamente, la existencia de una buena dosis de empatía), mucho de HOL puede ser bien gestionado y no derivar en una respuesta dramática, sino positiva. Esto nos sirve para aclarar que la flor no solo es útil para tratar explosiones emocionales, sino también para ayudar a matizar y gestionar la emoción de la ira y todos los sentimientos emparentados con ella, cualquiera que sea su intensidad y nivel de ejecución.

Conviene puntualizar que el «agravio» sufrido, que acciona el dispositivo HOL, puede ir desde lo meramente subjetivo y solo lógico para quien lo sufre hasta lo objetivamente incontestable para cualquier observador neutral.

Es evidente que en los casos en los que la agresividad o la rabia son proporcionados, y sirven, por ejemplo, para salvar a un hijo que está siendo agredido por una banda de delincuentes y situaciones de supervivencia real, se activan mecanismos instintivos que no serán modificados por la toma de HOL.

La esencia también se puede tomar para mitigar y ayudar a gestionar sentimientos como la envidia, los celos y el resentimiento (este último, territorio compartido con Willow).

HOL es una flor de elección en agresividad infantil y animal porque, como vimos, trata emociones muy primarias. Los celos infantiles son territorio exclusivo de esta evolucionada esencia floral. Asimismo, es una muy buena flor para las explosiones emocionales de los adolescentes, junto con Cherry Plum.

Es muy recomendable el uso de HOL en rupturas afectivas, cuando un integrante de la pareja se ha sentido traicionado afectivamente, con o sin fundamento.

En el capítulo de Centaury, se comentó el *síndrome del justiciero* que experimentan algunos de ellos durante el tratamiento. En este caso, la esencia debe ser acompañada por Cherry Plum y HOL.

La toma de HOL ayuda considerablemente a las personas recelosas, que viven asentadas en la sospecha, la envidia y la crítica malintencionada, patrones desgraciadamente muy instalados culturalmente en una sociedad como la nuestra, basada en un modelo predominantemente Chicory. La gran aceptación de la denominada «prensa del corazón» y el consumo adictivo de «telebasura» son un buen reflejo de ello.

Así como un volcán no puede estar permanentemente en erupción, el odio y la rabia, en su máxima intensidad, no pueden permanecer más allá de la explosión. Por ello, se guardan en un compartimiento más estable y cronificable llamado *resentimiento* (Willow).

Hay que tener en cuenta que la rabia, más o menos permanente, también puede ser vivida como tristeza, hasta el punto de que incluso algunos autores hablan de la depresión como rabia hacia uno mismo.

Existen suficientes experiencias que apuntan a HOL como flor armonizadora. Ha mejorado la convivencia familiar en algunos casos en los que se añadió al agua que se bebía en casa. En otras ocasiones también se obtuvieron buenos resultados vaporizándolo en el ambiente en empresas, guarderías, hogares, etc.[179]

FLORES ASOCIADAS

Cherry Plum, por el descontrol que suponen los brotes desproporcionados de HOL.

White Chestnut y Gentian, en los casos en los que HOL sea el último paso de un proceso mental rumiatorio.

Willow, tanto por el resentimiento previo al estallido de HOL, como por el almacenamiento del odio sobrevenido por algún episodio humillante.

---

179. En muchos de estos casos, HOL ha coincidido en la vaporización con Crab Apple, como limpiador, y Aspen y Walnut, como filtradores y protectores. Lo más habitual consiste en utilizar entre 125 y 500 mililitros de agua y varias gotas de stock de las flores mencionadas. Se puede añadir un poco de colonia como conservante y aromatizador, así como algún aceite esencial, también como aromatizador.

NIVEL ESPIRITUAL

Según Chancellor: «¡Holly bien podría ser el más importante de todos los remedios, puesto que es el antídoto para el odio!».

La siguiente cita es atribuida por el mismo autor a Bach: «Holly nos protege de todo lo que no es amor universal».[180]

HOL es una de las flores de la tercera generación, aquellas a las que Bach definió como más espiritualizadas. En el aspecto evolutivo, seguramente se trata de una de las más importantes, puesto que entronca con una de las lecciones más difíciles de aprender, la del amor. En principio, la mencionada lección es adjudicada a Chicory, lo que demuestra la relación existente entre esta esencia y HOL.

Sin embargo, HOL posee una dimensión mayor, seguramente universal, ya que el odio, con las emociones y sentimientos a él vinculados, constituye un grave obstáculo para la autoconciencia. Sin un nivel mínimo de ella, no estamos en situación de ser empáticos.

Al no poder situarnos en el lugar de los demás, no podemos amarlos por lo que son, sino por lo que proyectamos en ellos. Ahí estriba la gran diferencia entre el amor apegado, condicionado y dependiente, que no tiene al otro en cuenta, y el desapegado e incondicional, que sí lo considera.

La toma de HOL facilita la capacidad de ponernos en el lugar del otro desde su propio marco de referencia (empatía). De este modo, nuestra rabia y odio disminuyen automáticamente.

Por ejemplo, si nuestra pareja está furiosa con nosotros tenemos varias opciones. La más habitual es sentirse atacado y defenderse contraatacando. Pero, si logramos transmitirle que entendemos su enfado, en un tono parecido al suyo, lo más probable es que automáticamente baje la rabia. Esto sucede porque la otra persona «capta» inconscientemente que la hemos entendido y se siente reconfortada por ello, acompañada. Al fin y al cabo, nadie quiere vivir instalado en un HOL permanente.

El problema del HOL negativo se produce cuando la comunicación armónica entre el alma y la personalidad se encuentra temporalmente suprimida, y esta última queda a merced de sus patrones menos

---

180. Chancellor, P.M. Ver Bibliografía.

evolucionados. El principio positivo de HOL, el amor universal, que tenemos innatamente codificado y que es alentado por nuestra alma, se trastoca en su contrapartida. Nos sentimos entonces dolorosamente aislados, desconectados de nuestra fuente nutricia (aunque no lo sepamos) y caemos prisioneros de las emociones tóxicas que corresponden a HOL.

Para Barnard:

«Al igual que Walnut, HOL ofrece protección frente a influencias negativas que pueden asaltarnos o, más bien, que pueden hacer presa en nosotros. Pero, mientras que Walnut protege de las influencias externas, HOL lo hace de las que se han internalizado».[181]

Katz y Kaminski aportan una bella descripción del estado HOL negativo:

«Cuando nos sentimos separados de los demás, no podemos participar de su alegría ni experimentar un interés compasivo por sus asuntos; bien al contrario, nuestro aislamiento está compuesto por estados negativos de celos, envidia, sospecha e ira. [...] La esencia de Holly nutre el corazón, ayudando a la persona a pasar de una concepción limitada y estrecha del Yo a una concepción expansiva que incluye a los otros».[182]

NIVEL TRANSPERSONAL

Erupción

La esencia se relaciona con el concepto de erupción, es decir, energía en caliente que «explota» hacia el exterior. Por ejemplo, erupciones cutáneas repentinas, como brotes de acné o urticaria; sofocos menopáusicos, e inflamaciones agudas en general. También es útil en dolores «rabiosos o eléctricos», como los de tipo neurálgico, herpéticos, de oído o muelas.

En realidad, las mencionadas aplicaciones de HOL coinciden con las de Vervain (*sobreexpresión*) y, a menudo, con las de Impatiens. Puede

---

181. Barnard, J. Ver Bibliografía.
182. Kaminski, P. y Katz, R. (1998). *Repertorio de esencias florales*. Índigo.

ser usado para los cuadros mencionados, tanto en toma oral como en aplicación local.

Otro aspecto transpersonal es el de *catalizador primario* del sistema (el otro es Wild Oat). De elección en individuos activos (personas tipo Yang). Esto es, cuando se darían muchas flores a alguien en quien no destaca nada en particular, sino que es como si se detectase un poco de muchas flores. En ese caso, se hace una valoración de si en esa persona destacan más los aspectos activos (Yang) o pasivos (Yin). Si ocurre lo primero, se puede prescribir HOL en solitario durante un par de semanas y volver a entrevistar. Si el individuo es más de tipo pasivo, se le indica que tome Wild Oat. En teoría, es posible que en la siguiente visita se perciba con más claridad qué es lo jerárquicamente más urgente para él.

Confieso que nunca he hecho este uso de HOL ni de Wild Oat, lo que no quita que deba describirlo en este manual.

NOTAS

¿Cómo diferenciar Cherry Plum de Holly?

Se trata de uno de los diagnósticos diferenciales más controvertidos. Seguramente, esto se deba a la tendencia, muy comprensible, de pensar que esencias diferentes tienen que tratar situaciones igualmente diferentes. Sin embargo, esto no suele ser así. Cherry Plum y HOL tratan competencias emocionales comunes, como la capacidad de autorregulación.

La incapacidad de la mencionada autorregulación se traduce en explosiones emocionales como las que ya se describieron, agresiones, etc. Un buen ejemplo de ello puede ser la típica rabieta infantil. ¿Qué sería esto? ¿Cherry Plum o HOL? La respuesta es las dos.

Cherry Plum representa el descontrol, un patrón más amplio y, por tanto, menos específico que HOL, lo que significa que esta última flor es más especializada, puesto que no aborda el descontrol como un todo, sino un tipo determinado de él, consistente en el arrebato de odio descrito, la ira y sus variantes.

Dicho de otro modo, Cherry Plum ayudará de una forma global a controlarse mejor, a no ser tan impulsivo ni tan reprimido en la expresión de los estados emocionales en general. HOL conectará directamente con determinadas emociones concretas, como la ira y toda la gama de senti-mientos relacionados. Ayudará a gestionarlos específicamente de forma adecuada, positiva y ecológica.

De esta manera, se entiende por qué quien es propenso a estallidos HOL debe tomar también Cherry Plum. Sin embargo, en un sentido inver-so no se aprecia la misma complementariedad, puesto que uno puede sufrir un determinado tipo de descontrol que no se relacione con las ma-nifestaciones de HOL, como, por ejemplo, desmayarse o tener ataques de pánico, bulimia y muchas más cosas. Concretando, el mayor cubre al menor, y no a la inversa.

HONEYSUCKLE (HON)
Lonicera caprifolium. Madreselva.

LO QUE BACH DIJO DE HONEYSUCKLE

«Para quienes viven absorbidos por el pasado, que quizás fuera una época de gran felicidad. O en los recuerdos de un amigo perdido, o de ambiciones que no se han hecho realidad. Ya no esperan mayor felicidad que la que han experimentado».

PALABRAS CLAVE

Excesivo peso del pasado, lejano o reciente, agradable o desagradable. Nostalgia. Obstinación a vivir en el pasado.

HONEYSUCKLE COMO RASGO DE PERSONALIDAD Y COMO ESTADO

En HON, existe una excesiva dependencia del pasado, lo que obstaculiza el vivir el presente con libertad, o cuanto menos estar enteramente motivado y activo en el aquí y ahora.

Se trata de un patrón mixto, tanto emocional como mental, en el que podemos diferenciar dos tipos de estado. El primero, voluntario, es el clásicamente descrito en la mayoría de textos florales. Estamos aquí ante una persona, generalmente de cierta edad, que glorifica el pasado en detrimento del presente. No espera ya nada del presente ni mucho menos del futuro; su «época dorada» ya pasó y, naturalmente, todo era entonces mucho mejor que ahora: los tiempos, la gente, las costumbres...[183]

Su discurso puede ser muy reiterativo, con continuos puntos de referencia al pasado. Existen personas que se han quedado tan ancladas en el pasado que pueden peinarse o vestirse como hace cuarenta años, e incluso cambiar el tiempo verbal del pretérito al presente en algún punto de la narración.

---

183. Es evidente que esta visión negativa del presente y la proyección igualmente negativa del futuro hablan de un territorio donde la toma solidaria de Gentian puede ser, nunca mejor dicho, muy positiva.

Entre los ejemplos interesantes que aporta Scheffer destacan:

«La actriz que se ha quedado estancada en su época de esplendor y a los cincuenta años todavía luce la vestimenta, el peinado y el maquillaje de "la dulce niña", el papel que una vez desempeñó con tanto éxito».

O bien:

«La viuda que durante años conserva el despacho de su difunto esposo como si este acabara de levantarse del escritorio».[184]

El segundo tipo de HON, menos reflejado en la literatura floral, es el involuntario, en el cual el pasado desagradable, traumático, doloroso, irrumpe en la vida de uno para pasar al cobro las facturas pendientes. Pueden ser traumas diversos: accidentes, agresiones, muertes, rupturas sentimentales, carencias afectivas, humillaciones, errores y un largo etcétera. Estos contenidos desagradables pueden aflorar de forma tan reiterativa que sea necesario añadir White Chestnut en el tratamiento y Star of Bethlehem cuando se trata de algún trauma.

HON puede formar parte, como rasgo de personalidad, de algunas tipologías[185] florales. Por ejemplo, su presencia es importante en Willow, el que atribuye todo su presente y futuro, tan frustrante e ingrato, a acontecimientos del pasado.

También es frecuente que constituya un rasgo en muchos Chicory, quienes acusan una gran «falta de amor» en su infancia.

Por último, los traumas y circunstancias difíciles del pasado están demasiado presentes en muchos *Vine secundarios* y esto es lo que ha motivado el que se cubriesen con una «armadura» metafórica para defenderse y combatir con un entorno hostil.

La toma de HON no solo ayuda a superar temas del pasado remoto, puesto que resulta también muy recomendable en rupturas afectivas recientes, muerte de seres queridos y otros casos donde sea necesario trabajar el desapego afectivo.

---

184. Scheffer, M., *op. cit.*
185. Aquí el concepto de tipología es amplio, no limitándose solo a los doce curadores.

La toma de HON suele ser muy útil en niños pequeños cuando empiezan a ir a la guardería, gente que emigra de su país de origen y, en suma, todo lo que se refiere a un pasado muy próximo.

En todos los ejemplos citados, es muy conveniente añadir Walnut como la esencia que facilita la adaptación a los cambios.

En general, siempre se ha tenido a HON como una esencia que trabaja predominantemente el excesivo peso del pasado emocional, y en parte esto es así. Sin embargo, no hay que desdeñar el efecto sobre la mente, como, por ejemplo, su ayuda a la hora de relativizar el peso de creencias demasiado rígidas e inmovilistas.

Pensemos por ejemplo en Oak, para quien la vida es una «dura lucha» en la que no se debe, ni puede, bajar la guardia. Esta creencia está tan arraigada en él, que resulta difícil que la ponga en duda. En otras palabras, este peso excesivo del pasado dificulta su apertura a una forma más amable de ver la vida. Si su rígida creencia no se subjetiviza, al menos un poco, va a ser difícil que no se sienta demasiado culpable en cuanto empiece a tomarse un poco de tiempo para el ocio. Es en casos como este en los que la toma de HON con Walnut (para cortar con esta influencia negativa, o al menos para que no pese tanto) puede ayudar a flexibilizar la creencia a que hacía referencia.

La esencia puede ser útil, como flor secundaria, en procesos de deshabituación de sustancias diversas, ayudando a no volver hacia atrás cuando surge la tentación. En suma, HON es aplicable a cualquier estado en el que brota el impulso de volver al pasado, como recaer en una relación afectiva ya caducada y un sinfín de situaciones. En estos casos, podría ser de utilidad el añadido de Chestnut Bud, para no volver a cometer los mismos errores una y otra vez, y de Cherry Plum, para controlar el impulso desde la voluntad.

Otra aplicación interesante, aunque poco conocida, es la toma de HON para llenar lagunas de memoria que han quedado pendientes de resolver.

Como vemos, en algunos casos la toma de la esencia nos ayuda a superar (no a olvidar), temas del pasado, relegando a un segundo plano lo innecesario, mientras que en otras ocasiones facilita el traer a la mente aquello que estaba archivado en el olvido pero sin resolver.

Bach escribió:

«La toma de HON aleja de la conciencia toda pena y preocupación por el pasado. Neutraliza la influencia, deseos y añoranzas de los tiempos pretéritos y nos devuelve al presente».

FLOR ASOCIADA

Walnut, al ayudar a mejorar la adaptación y al contribuir a cortar o debilitar las ataduras del pasado.

NIVEL ESPIRITUAL

El pasado representa un punto de referencia imprescindible en el proceso del aprendizaje y, por lo tanto, de la evolución. Pero el pasado es útil siempre que no nos quedemos aferrados a él. Como Bach indica, tenemos que estar absolutamente lúcidos y libres para poder aprender las lecciones que nos depara la vida «en este día de colegio»; de ahí la importancia de que la mente esté bien receptiva a los mensajes de nuestra alma.

Una serie de condicionamientos del pasado: educacionales, creencias negativas, distorsiones cognitivas, etc. pueden hacer que no estemos del todo presentes en el aquí y ahora o que percibamos las enseñanzas más trascendentales de manera deformada. Todo esto afectará nuestro nivel de autoconciencia y puede impedir la flexibilidad y libertad necesarias para arbitrar los recursos que conduzcan a un mejor aprendizaje.

Según Scheffer, la vuelta atrás puede representar una inmovilidad que impida seguir nuestro camino. Para ello, recurre a un pasaje bíblico en el cual la mujer de Lot, desoyendo las indicaciones de su ángel-guía, en lugar de huir de Sodoma, vuelve la vista atrás y se convierte en estatua de sal.

NIVEL TRANSPERSONAL

Regresión. Adherencia.

En lo personal, uno regresa al pasado, o bien el pasado regresa a por uno. En cualquier caso, siempre se habla de un excesivo peso del pasado.

Actualmente, existen bastantes referentes positivos del uso de HON en niños que «regresan» al pasado mediante su comportamiento a actitudes ya superadas en su crecimiento, como, por ejemplo, volver a orinarse en la cama. También existe información positiva cuando síntomas ya desaparecidos del pasado regresan al tiempo presente. En cierta forma, esto coincide con Chestnut Bud en el sentido de lo no aprendido o lo no superado que vuelve.

Aunque HON es una importante esencia de desapego, aún falta por comprobar su poder desadherente en lo referente, por ejemplo, a mucosidades, eliminación, etcétera.

Hay alguna experiencia en el uso de HON en prolapsos. Según Pablo Noriega, esta relación viene dada por el vínculo existente en la Medicina China entre la nostalgia y el Bazo, una de cuyas funciones es mantener los órganos en su sitio.[186]

NOTAS

Un catalizador muy presente

El decir que somos un producto del pasado que a veces mira hacia el futuro resulta una afirmación coherente para muchas personas.

Sin necesidad de llegar a un determinismo muy recalcitrante, no hay duda de que el pasado pesa lo suyo en cualquiera de nosotros. La educación recibida, los traumas vividos, los mandatos paternos, los apegos, las creencias y las experiencias vitales constituyen causas que cristalizan en la consecuencia de lo que actualmente somos.

Como HON trata del excesivo peso del pasado, el planteamiento terapéutico surge cuando nos preguntamos sobre la conveniencia de utilizarlo en casi todos los casos en los que el cliente busca modificar algo significativo de su conducta o necesita un cambio en la manera de procesar determinada información de su vida actual. ¿Acaso nuestra forma de actuar, nuestra manera de pensar y sentir, no se basa en las vivencias del pasado? ¿Qué patrón negativo cronificado del presente no tiene sus raíces en el pasado?

186. Noriega, P. (2012). *Medicina china y Flores de Bach*. El Grano de Mostaza.

Esta sutil esencia nos está ofreciendo un apoyo nada desdeñable en los tratamientos actuales. Se la podría considerar como un buen catalizador, puesto que, al ayudarnos a dejar parte del lastre del pasado, aligera y predispone a encarar el presente con herramientas y recursos más versátiles y nuevos. Esta flexibilidad acelera cualquier tratamiento. Solo por poner algún ejemplo, imaginemos a alguien fuertemente resentido y frustrado (Willow) o, en su polo contrario, a alguien que se siente crónicamente culpable (Pine): ¿Acaso el pasado no pesa demasiado para ellos?

HORNBEAM (HOR)
Carpinus betulus. Hojaranzo o Carpe.

LO QUE BACH DIJO DE HORNBEAM

«Para quienes sienten que no tienen fuerzas suficientes, mentales o físicas, para sobrellevar la carga que la vida les ha impuesto. Los asuntos cotidianos les parecen demasiado pesados para llevarlos a cabo, si bien suelen cumplir con su tarea de forma satisfactoria. Para los que creen que alguna parte de la mente o del cuerpo necesita ser fortalecida para poder realizar fácilmente su trabajo».

PALABRAS CLAVE

Pereza selectiva ante actividades obligatorias. Laxitud. Cansancio mental y físico de génesis mental. Debilitamiento local. Negligencia. Procrastinación. Apalancamiento. Negatividad.

HORNBEAM COMO RASGO DE PERSONALIDAD Y COMO ESTADO

HOR engloba actitudes de falta de esfuerzo, de pereza y de postergación o evitación, frente a actividades obligatorias que no se pueden evitar.

Existe una falta total de alicientes ante lo que se anticipa como rutinario o incluso estresante.

Causales de HOR muy extendidos son: el trabajo dentro y fuera de casa, el estudio, la vida social «obligatoria», los trámites y un largo etcétera.

Al principio del día, al despertarse, en HOR se duda de si se podrá soportar otro día igual de pesado, aburrido o estresante. Para levantarse, se puede necesitar una serie de etapas preparatorias, como hacer sonar el despertador varias veces, un lento ritual de desayuno, etc. Pero, a medida que pasa el día, en general se va cumpliendo con las tareas, aunque sea con lo mínimo indispensable para no ser castigado. Lo cierto es que muchas personas con este patrón, que no están bajo la vigilancia coactiva de una autoridad, alcanzan cotas de negligencia e irresponsabilidad muy perjudiciales para los demás, puesto que no saben poner un límite a su pasividad.

Contrariamente a lo que pueda creerse, no solo las actividades aburridas y monótonas favorecen los patrones de HOR. A menudo, profesiones que hemos escogido, o actividades en principio placenteras, pueden generarnos estrés y, a partir de él, desarrollar el cuadro, como veremos en el caso de Sara en el apartado de Notas. Este HOR es diametralmente diferente del descrito en el párrafo anterior, al no ser ni despreocupado ni negligente.

Podría hablarse en HOR de un cansancio o «apalancamiento» de génesis mental que inmediatamente pasa al plano físico. Lógicamente, cansa más cualquier actividad no placentera que lo contrario. En cualquier caso, el cansancio es desproporcionado a la actividad realizada, por lo que el Olive constituye un complemento muy adecuado de HOR.

La persona en estado HOR apuesta por la falta de ejercicio y el sedentarismo, duerme excesivamente y descansa sin necesidad. ¿Para qué estar sentado si puedo estar estirado? Y ¿para qué estar de pie si puedo estar sentado?

La actitud inicial ante lo obligatorio que no apetece es la evitación. Si ello no es posible, se actúa posponiendo al máximo. Cuando esta última actitud tampoco es factible, se hacen las cosas pero con una inercia negativa. Incluso, en ocasiones, bajo mínimos y con una actitud bastante apática y, como se apuntaba, negligente. La frase «no dejes para mañana lo que puedas hacer hoy» no es aplicable a HOR.

Toda esta falta de tono, esta actitud perezosa, ese cansancio desaparecen como por ensalmo en cuanto surge una actividad interesante, lo que no hace sino confirmar la génesis mental del estado.

Muchos padres se preocupan cuando ven a sus hijos adolescentes desfallecer al cumplir con alguna tarea menor previamente pactada, como por ejemplo recoger la mesa después de cenar. No hablamos aquí de trabajos «hercúleos» como ordenar la habitación ni otras empresas aparentemente desmesuradas. «¿No estará enfermo?, ¿Anémico tal vez?, ¿Acaso deprimido?». Pero estos temores desaparecen rápidamente en cuanto se ve al chico salir catapultado de casa para encontrarse con sus amigos. ¿Enfermo? No, el virus se llama HOR.

Muchos adolescentes viven tan instalados en un HOR permanente: las tareas obligatorias de casa, los estudios, etc., que parece que forme parte del núcleo de su personalidad. Pero, en realidad, el estado se extiende a todas las capas de la población y edades.

Bastantes ancianos pueden experimentar HOR cuando deben cumplir con una serie de tareas obligatorias, como levantarse y asearse.

Vivimos en una sociedad bastante HOR, orientada hacia el placer inmediato: el hedonismo.[187] Por ello, para un número importante de personas, todo lo que no produzca un goce más o menos inmediato es percibido como negativo, una pérdida de tiempo y, por tanto, digno de ser evitado o, cuanto menos, postergado. De hecho, gran parte de la publicidad de los medios de comunicación apunta a nuestro nivel de HOR, ofreciendo la liberación absoluta mediante loterías o placeres compensatorios a nuestra dura vida de «condenados a perpetuidad a la esclavitud».

Por otro lado, la falta de tiempo para el descanso, que sufre una proporción importante de la población, determina que gran parte de las actividades se hagan desde una actitud HOR. Precisamente en España, en comparación con otros países europeos, tenemos los horarios de trabajo más expandidos y que menos tiempo dejan para el ocio y la conciliación familiar.[188]

HOR podría definirse como la flor de arranque del sistema floral, puesto que la esencia es muy útil en convalecencias y rehabilitaciones, así como a la vuelta de vacaciones y otros supuestos. En suma, cuando hay que reanudar el trabajo pero no nos sentimos preparados para ello.

Bach definió a HOR como «la flor de la mañana del lunes». Para quienes tienen un horario convencional de librar el fin de semana, el domingo es un día gris, de espera penosa.

No parece una buena idea tabicar el cansancio entre psíquico y físico, adscribiendo el primero a HOR y a Olive el segundo, aunque esto se ha venido haciendo desde que se empezó a considerar necesario el establecimiento de algún tipo de diagnóstico diferencial entre las esencias. Quien haya experimentado el HOR verá que esta especie de fatiga de origen mental se acompaña de un auténtico cansancio físico, por más

---

187. Teoría que establece el placer como fin y fundamento de la vida.

188. Es habitual que una persona tenga una jornada laboral «partida» de 9:00 a 14:00 y de 16:00 a 20:00 horas, con lo cual, si vive lejos del trabajo y quiere tener una cierta vida familiar, puede que se vaya a la cama sobre las doce de la noche o más tarde. Si se tiene que levantar muy temprano, lo más probable es que lo haga bajo el signo de HOR.

que nos acabemos de levantar de la cama. ¿No subiríamos a saltos las escaleras del metro si fuésemos a encontrarnos con una persona amada? Probablemente, esas mismas escaleras que subimos cansadamente al dirigirnos a un trabajo nada apetecible.

Cuando experimentamos un agotamiento importante con una clara relación causa-efecto (Olive), ¿está la mente preparada para resolver los grandes enigmas de la humanidad o tan siquiera para contestar algunas simples preguntas? Quiere esto decir que, posiblemente, la diferencia entre HOR y Olive dependa más de la siguiente división: HOR es el cansancio previo a... (todo lo que no nos apetece), mientras que Olive abarca el cansancio posterior a...

Toda persona que se sorprenda con pensamientos frecuentes tales como: «¡Uf!, qué palo..., ahora tener que...», es destinataria directa de este magnífico remedio.

En HOR no suele existir, en general, una conciencia de haber decidido en algún punto llegar a este estado. Por ejemplo, un estudiante puede verse agobiado y rematadamente perezoso ante la montaña de materia que tiene que estudiar para aprobar, pero no ser consciente de que, al no haber estudiado durante todo el mes, ha decidido en algún momento llegar al estado en el que está. Innecesario comentar lo mismo de cuando nos enfrentamos al desorden de casa y nos resulta tan penoso dedicarnos a limpiar u ordenar.

De todas formas, no conviene mitificar el efecto de la esencia, ya que, en el fondo, este estado no es una cuestión de «hoy me da pereza levantarme porque tengo mucho trabajo, me tomo HOR y voy contento a afrontarlo cantando como *Los siete enanitos*», aunque siempre me he planteado si no sería Blancanieves la que llenara de sentido la vida de los entrañables enanos, aunque prefiero no especular sobre los hipotéticos métodos que utilizaría.

A menudo, el problema es complejo, puesto que se trata de patrones muy arraigados y, muy a menudo, de una forma negativa de ver la vida, de un sistema de creencias aprendido que nos lleva a esta fatiga. Es aquí donde, una vez más, la toma de Gentian puede ayudar mucho en las dinámicas HOR, puesto que parece que en ellas solo se pueda abordar lo obligatorio desde una lectura eminentemente negativa, y la flor de la negatividad es Gentian.

Pero ¿qué cabría esperar de la toma de HOR en un estudiante que se enfrenta a unas difíciles oposiciones? Sería mejor empezar hablando de lo que no le va a proporcionar la toma de la esencia. Cuando lea los soporíferos artículos del Código Civil, no va a encontrar una gran revelación que le haga cambiar su vida. No se va a sentir feliz y realizado. A lo que sí le puede ayudar la toma de HOR es a que, en lugar de proponerse horarios de estudio demasiado ambiciosos, que va posponiendo y finalmente abandona, planifique a más corto plazo y teniéndose más en cuenta. Esto podría consistir en confeccionar un calendario en el que pequeños objetivos diarios se vayan cumpliendo en dirección a un gran objetivo: aprobar las oposiciones.

Es posible que note que le cuesta menos sentarse a estudiar, que logra cumplir los plazos que se ha puesto y que no resulta tan terrible. En pocas palabras, lo que puede ofrecer la toma de la esencia es más dinamismo y voluntad para cumplir dignamente con las obligaciones de la vida cotidiana, sin necesidad de convertirse en un Rock Water.

Otro terreno donde veo que HOR es muy útil, es en las dietas de adelgazamiento, o en adicciones que requieran constancia, como el dejar de fumar. Por supuesto, que la flor más importante es Cherry Plum para ayudar a controlar el impulso, pero HOR ayuda en la constancia del día a día, en el afrontamiento de lo obligatorio, aunque esa obligación nos la hayamos puesto nosotros mismos.

Como posible rasgo de personalidad, podemos encontrar HOR, en mayor o menor medida, en diversas tipologías. En algunas de ellas, predomina como activador la inmadurez y la aversión al aburrimiento: Heather, Agrimony y Vervain.

En otras, es la apatía (Wild Rose) la que marca el compás, como en Clematis y Water Violet.

En Mimulus y Gentian, se hace evidente la falta de recursos y habilidades sociales para afrontar muchas situaciones obligatorias de la vida cotidiana.

En Scleranthus, hasta lo más elemental resulta complicado.

El narcisista Beech considera que debe ser eximido de toda tarea vulgar, por lo que tiende a evitar o delegar la misma.

En resumen, la toma de la esencia ayuda a mejorar la autoestima en gran medida, puesto que muchos HOR saben que son vagos.

Generalmente, el entorno apunta unívocamente en esa dirección, y el sentir que uno no puede cambiar su «aciago destino», salvo por un golpe de suerte tipo lotería, no les ayuda a una correcta valoración de sí mismos.

HOR ayudaría a mejorar la autoestima desde la voluntad, desde la acción: «lo que hago», a diferencia de otras flores, como Larch, que la refuerzan desde lo estructural: «lo que creo que soy».

FLORES ASOCIADAS

Gentian, porque destaca la visión negativa ante las actividades obligatorias que no apetecen.

Olive, dado que el cansancio y agotamiento que se produce en HOR es desproporcionado.

NIVEL ESPIRITUAL

En HOR, se tiene una actitud demasiado individualista, se confunde en cierto modo la felicidad con la búsqueda inmediata de placer. Luego toda obligación se convierte en un verdadero obstáculo a esa mencionada felicidad. Es lógico pensar que esta percepción lleve a un mayor índice de insatisfacción.

La búsqueda de una felicidad auténtica, como indica el psicólogo Martin Seligman, implica poner un mayor enfoque en el compromiso y el significado. La vida comprometida está basada en gratificaciones que no pueden ser adquiridas por atajos, como aprender un oficio, el deporte, etc.

En HOR, la personalidad está orientada hacia lo material y no ve los matices ilimitados que ofrece la escuela de la vida. Para Scheffer:

«Hornbeam se comporta como «corto de vista» y «duro de oído» respecto a los impulsos del alma, para entregarse a cómodos automatismos cotidianos».[189]

---

189. Scheffer, M. (1992). *La terapia floral de Bach. Teoría y práctica*. Urano.

Como apuntan Katz y Kaminski:

«La toma de Hornbeam a menudo aporta percepción interna de la necesidad de adoptar una nueva perspectiva, o un nuevo estilo de vida, para que el individuo pueda recuperar toda su energía y así vivir más efectiva y alegremente en el mundo».[190]

A partir de estas mejoras que apuntan los autores citados, se puede salir del autocentramiento hedonista al que se llega en HOR y así poder ser más empático con los demás y poner en práctica determinadas virtudes.

Desde un punto de vista evolutivo, seguramente el estado HOR representa una inercia negativa a la que se ha llegado desde distintas tipologías florales por una serie de factores educacionales, socioculturales, etc. Una capa de fatalismo que, en cierta forma, homogeiniza diversos temperamentos en una franja gris y fría de la vida.

Quizá resulte exagerado, pero parecería una especie de muerte en vida, donde se conecta con unos automatismos a todas luces involucionistas. Todo esto no ocurriría si se tuviese el Wild Oat positivado, ya que en este estado de fluidez (mejor dicho de flujo) nos sentiríamos realizados en lo que hacemos.

Por descontado, muchas de las competencias de la inteligencia emocional están adormecidas, secuestradas por el manto gris de HOR.

Lo que más destaca es la incapacidad de automotivación. Parecería que solo pudieran venir del exterior los alicientes necesarios para hacer que lo cotidiano en verdad valiese la pena. Y para mucha gente en una dinámica HOR, esos estímulos parece que tengan que ser cada vez más y más especiales.

La autoconciencia es escasa. La autovaloración y la autoconfianza son negativas. La capacidad de adaptación e innovación está muy mermada. La conciencia social y el nivel de compromiso brillan por su ausencia, así como la iniciativa.

De optimismo, mejor ni hablar, ya que, en muchos casos, existe una sensación muy Gorse de «condena a remar en las galeras a perpetuidad».

---

190. Katz, R. y Kaminski, P. (1998). *Repertorio de esencias florales*. Índigo.

Llegados a este punto, creo que resulta muy adecuada una cita atribuida a Goethe que podría servir también para Wild Oat: «Lo que convierte la vida en una bendición no es hacer lo que nos gusta, sino que nos guste lo que hacemos».

NIVEL TRANSPERSONAL

Laxitud. Debilitamiento local

El propio Bach habla en esta esencia de «cuando alguna parte del cuerpo o de la mente necesita ser fortalecida». Esto nos advierte del uso transpersonal de la flor bajo el concepto de debilitamiento localizado o puntual. Entendemos la laxitud como una falta de tono a cualquier nivel. Ya vimos este concepto aplicado a la mente. ¿Pero qué quiso decir el Dr. Bach con «alguna parte de la mente»?

Posiblemente, se refería a la voluntad, tal vez a la memoria, la concentración o algunas habilidades concretas, como el resultado terapéutico de la esencia indica. Queda mucho más claro cuando lo debilitado es alguna parte del cuerpo.

Aplicaremos la esencia cuando algún órgano, función o sistema se encuentra debilitado en relación al resto del organismo, tanto en toma oral como en aplicación local, como por ejemplo cremas para problemas de retorno venoso en piernas, artrosis, rehabilitación en general, disfunción eréctil, etc. En resumen, todo lo que se deba fortalecer.

HOR es una flor excelente en estética, puesto que parece tener gran afinidad con el tejido conjuntivo (tejido de sostén). Todo lo que signifique flacidez, laxitud, falta de tono, nos habla de la necesidad de aplicar la esencia.

NOTAS

Sara, enfermera, 45 años

Divorciada, vive con una nueva pareja desde hace siete años. Tiene un hijo de dieciséis años de su relación anterior. Trabaja en un enorme e importante hospital público. Desde niña quería ser enfermera, carrera que estudió de forma vocacional.

Desde hace varios años, se siente desmotivada, cansada y muy estresada por el trabajo. Se trata de una persona muy responsable, e incluso perfeccionista, que encaja bien en un perfil de Elm bastante positivizado.

Se queja de la forma en la que se gestiona su trabajo. Muy pocos enfermeros para la cantidad de pacientes. Organización caótica. Trato deshumanizado. Ambiente frío, impersonal, masificado, donde la empatía brilla por su ausencia. Se extraña de que no ocurran más fallos humanos, dado el desorden reinante, y no proliferen las denuncias.

Cuestiona algunas actitudes éticas de parte de la plantilla y, sobre todo, de los mandos. Como quiera que la falta de personal sanitario es endémica, siempre tiene que hacer su trabajo velozmente, con el temor de cometer algún error que perjudique a los pacientes, «que, al fin y al cabo, no tienen la culpa de esta planificación delirante». Vuelve a su casa «destrozada», agobiada, impotente. Cada día se le hace más cuesta arriba levantarse para ir a trabajar.

Cuando empieza vacaciones, todo cambia, aunque la última semana la idea de tener que volver al hospital le impide casi disfrutar esos días de merecido descanso. Ha pensado en optar a alguna plaza de enfermería en otro lugar, pero afirma que «la sanidad está igual de mal en todas partes». Por otro lado, como la jubilación está muy lejana, no ve salida.

A veces fantasea con que le toque la lotería, aunque esa posibilidad no parece demasiado probable. Lo que sí está claro es que necesita el sueldo para vivir.

CONCLUSIÓN

Se trata de un caso de HOR, desgraciadamente muy habitual. Vemos aquí, contrariamente a otras personas que se encuentran en una situación similar, que no existe una actitud negligente: a Sara le importan los pacientes del hospital, puesto que se trata de una persona empática y con principios éticos.

Traza un panorama que probablemente sea bastante familiar para cualquiera que conozca el sistema sanitario español. Está desanimada (Gentian), agotada (Olive), y parece haber tirado la toalla (Gorse), puesto que no ve salida.

En el trabajo, su sentido de la responsabilidad la lleva a estresarse en Elm, al hacer más de lo que le toca. Todo ello lleva a un estado HOR a la hora de plantearse el inicio del día.

Obviamente, está preocupada y a menudo su cabeza «no para» (White Chestnut).

El problema es que si Sara no mejora, lo más probable es que enferme, que desarrolle un cuadro depresivo o un trastorno de ansiedad. También puede aparecer cualquier enfermedad que la aparte literalmente del trabajo, aunque hasta ahora ha gozado de buena salud.

Aunque la situación de Sara es complicada, el tratamiento floral es aquí fácil y esperanzador. Probablemente, lo primero que ocurra sea que baje su nivel de ansiedad y pesimismo y entienda que en realidad no está «condenada» a languidecer en este trabajo si no lo desea.

Es posible que, cuando vea las cosas con más optimismo, empiece a buscar otro empleo, seguramente de tipo asistencial, donde pueda desenvolverse de una forma emocionalmente más ecológica. Pero cabe la posibilidad de que siga donde está, intentando mejorar las cosas, por difícil que esto parezca.

En cualquier caso, las respuestas tienen que venir de sí misma y ser producto de un proceso de conciencia interior, donde el terapeuta debe actuar como un acompañante de la información floral y no proponer soluciones, sino más bien servir de espejo.

Lo más probable será que este proceso dure alrededor de un año, lo que no quita que en los primeros meses encuentre ya mejoría.

He elegido este caso porque sale de la idea habitual de HOR, en la que el patrón se desarrolla a partir de situaciones aburridas o poco estimulantes. En este ejemplo, el estrés y el agotamiento son los que generan el HOR. El no ver una salida lo cronifica y empeora.

IMPATIENS (IMP)
Impatiens glandulifera. Impaciencia.

LO QUE BACH DIJO DE IMPATIENS

«Para los que son rápidos de acción y de pensamiento y quieren que todo se haga sin vacilación y sin demora. Cuando enferman, esperan con ansiedad una pronta recuperación. Les resulta muy difícil tener paciencia con la gente lenta, ya que la lentitud les parece un error y una pérdida de tiempo. Hacen toda clase de esfuerzos para lograr que los lentos actúen con mayor rapidez. Frecuentemente, prefieren trabajar y pensar solos para poder hacer todo a su propio ritmo».

PALABRAS CLAVE

Impaciencia. Aceleración. Ansiedad. Irritabilidad. Intolerancia ante la lentitud. Tensión mental y física exageradas. Rigidez dinámica.

IMPATIENS COMO TIPOLOGÍA

Se trata de una persona acelerada, impaciente e impulsiva. En muchas ocasiones, su elevado ritmo mental la lleva a percibir su entorno como demasiado lento. En otras, es consciente de que es ella quien va demasiado deprisa.

Podríamos hablar de un «aumento de revoluciones» generalizado a todos los niveles, y no limitado únicamente a la función mental.

Suele captar con rapidez las indicaciones y ser muy eficiente para los temas de números, contabilidad, etc. Es eminentemente práctico y materialista, lo que lo lleva a un abordaje demasiado simplificado y superficial de la vida y sus entresijos.

Quiere ir al grano en todos los órdenes de la existencia, cosa que le impide valorar muchas sutilezas y matices psicológicos del lenguaje no verbal. Esta dificultad para captar el clima emocional de las situaciones obstaculiza su empatía y explica su característica falta de tacto.

La vida para él va demasiado despacio, incluso si vive en una gran ciudad. Las situaciones y personas que no van a su ritmo le irritan, le sacan de quicio, alimentando y manteniendo su tensión mental y estrés.

IMP percibe los entornos «lentos» como obstáculos que intenta apartar de su camino. Cuando ello no es posible, es él mismo quien se aparta, siempre zigzagueando, para poder seguir a su ritmo. A IMP le gustaría tener un carril para él solo en todos los órdenes de su vida.

El problema surge cuando encuentra un obstáculo infranqueable a su velocidad. Es aquí donde se evidencia su falta de autorregulación, perdiendo el control (Cherry Plum) y reaccionando coléricamente (Holly) frente a la situación o persona implicada. No se trata de algo personal contra nadie, ni siquiera de odio, sino de un estallido de ira que la mayoría de IMP querría poder controlar.

Podemos hablar en IMP de una intolerancia, rechazo e irritación ante la lentitud, un auténtico Beech temático.

IMP tiende a resolver en solitario todos sus problemas y a apartarse de lo que, por una cuestión de ritmo, percibe como entorpecimientos innecesarios. En su impaciencia puede arrancar cosas de las manos a los demás, completar sus frases e incluso sus acciones, siendo percibido como una persona irritable, brusca y poco delicada.

La diplomacia no es, desde luego, su fuerte. No, decididamente no sería un buen psicólogo, ya que su frase favorita posiblemente sea: «Vayamos al grano».

En contrapartida, es un sujeto espontáneo (para muchos excesivamente), transparente, que dice lo que piensa y que no se mueve por segundas intenciones.

A pesar de su rapidez de reflejos, puede ser muy peligroso al volante de un coche. Las colas, en cualquier circunstancia y por cualquier motivo, parecen ideadas para torturarlo y, por supuesto, es algo que no puede soportar de ninguna manera. En realidad, no es que tenga prisa, sino que no puede ir despacio.

Su fisiología se mueve a la misma velocidad que su mente. Todas las funciones pueden estar aceleradas. Podemos hablar de IMP como un patrón «biológico» ya visible desde la infancia en muchos niños etiquetados de hiperactivos.

IMP se mueve en un estrés permanente, lo que, unido a su imposibilidad de relajación, le lleva a la ansiedad y sus múltiples trastornos asociados, así como a rigideces y tensiones musculares permanentes que determinan un desgaste articular prematuro (artrosis). Tiene, asimismo, propensión a sufrir úlceras gástricas, migrañas, infartos, hernias discales, accidentes vasculares cerebrales y, frecuentemente, insomnio, ya que «el motor puede seguir encendido» también por la noche.

Se debe tener en cuenta su propensión a los accidentes de tráfico, como peatón o al mando de cualquier vehículo, por no hablar de otros accidentes domésticos, todos producto de su precipitación impaciente.

Sus problemas interpersonales suelen girar en torno a su falta de tacto y, sobre todo, a su poca capacidad de autorregulación detallados anteriormente.

En gran medida, los IMP son conscientes de su tendencia al estallido colérico y suelen buscar ayuda por ello, puesto que les puede traer problemas con la familia, laborales o incluso penales, en el caso de automovilistas o motoristas que no acatan las limitaciones de velocidad.[191] Estas últimas son probablemente las únicas transgresiones que se permiten, puesto que para lo demás suelen ser muy ajustados a las normas. Esta será una de las grandes diferencias con Vervain, otro acelerado, cuya energía está enfocada al cuestionamiento de las normas y a la rebeldía, dado su temperamento antisocial.

Otro de los problemas que acusa IMP, mucho menos consciente para él que su Cherry Plum, es el de su superficialidad. Su sentido práctico de las cosas lo condena a una vida emocional bastante pobre. Por otra parte, la ternura y los vaivenes y sutilezas emocionales de la vida cotidiana parecen representar una pérdida innecesaria de tiempo. Por eso, no resulta una persona propicia para toda comunicación que no trate de asuntos materiales e inmediatos: cuentas, trámites, compras...

Cualquiera puede comprobar la impaciencia de IMP y su casi completa incapacidad para centrar la atención en cosas que no le interesan y no comprende: un problema emocional de su hijo, una visita a un museo, la contemplación calma de un paisaje..., lo que puede irritar a su entorno

---

191. Actualmente, muchos IMP han encontrado en las bicicletas y patinetes eléctricos un gran aliado para sortear a gran velocidad cualquier obstáculo, peatones incluidos, a velocidades de vértigo. El problema es que no todos los ciudadanos conectan con sus necesidades ni encuentran excitación en sus piruetas.

afectivo. Cualquier IMP considera que puede «ver» París en ocho horas y alegar que «conoce» la ciudad.

IMPATIENS COMO ESTADO

La esencia resulta muy útil para todos aquellos que en algún momento de su vida sufren impaciencia, aunque no se ajusten al perfil tipológico descrito. La impaciencia es inversamente proporcional a la edad, por lo que es una flor muy adecuada en niños pequeños.

Bastantes de nosotros vivimos en sociedades considerablemente IMP y es frecuente que mucha gente se «contagie» del patrón sin estar este presente en su tipología. A estas personas las podemos definir como *IMP secundarios*.

Para ilustrar el caso, recuerdo el comentario de una doctora cubana que estuvo unos días en Barcelona y se quedó asombrada de que la gente corriese para coger el metro cuando los trenes pasaban cada dos o tres minutos. Me planteó la siguiente cuestión: «¿Por qué todo el mundo corre si el metro pasa tan seguido? ¿Todos tienen prisa?». Seguramente, no. El ver a los demás corriendo, el hecho de escuchar la proximidad del tren que llega, el ruido de la frenada y los timbrazos reiterativos del maquinista tal vez actúen como un reflejo condicionado que estimula la carrera en aquellos con aptitudes físicas para ello. Por supuesto, deberíamos descartar a los Hornbeam, que han holgazaneado hasta última hora, los IMP tipológicos, o incluso aquellos que hubieran sufrido algún tipo de demora imprevista. Pero con todo, probablemente más de la mitad de los corredores no podría dar una explicación racional de su esprint final. Sin embargo, la estadística seguramente quede pendiente porque ¿quién es el guapo que se atreve a hacer una encuesta a pie de andén, con el riesgo de ser embestido y arrojado a la vía por la multitud acelerada?

A menudo, la única forma de diferenciar el IMP tipo del *secundario* consiste en ver cómo reacciona cuando se traslada a un lugar donde el ritmo es mucho más lento, como un pueblo pequeño o un país donde se tomen la vida de forma más pausada. O simplemente unas vacaciones. Un *IMP secundario* puede adaptarse rápidamente a ese cambio de revoluciones y disfrutar de él, mientras que uno tipológico se desespera y quiere volver cuanto antes a la «normalidad».

FLORES ASOCIADAS

Cherry Plum, por su mala autorregulación y sus arrebatos de cólera ante la supuesta lentitud de los demás.

Holly, por sus arrebatos de cólera.

Beech, por su intolerancia selectiva hacia la supuesta lentitud de las situaciones o de las personas.

NIVEL ESPIRITUAL

Para Bach, IMP había venido a corregir el defecto de *La impaciencia* y aprender la lección de *El perdón*. A mi modo de ver, esta virtud está relacionada con el ser indulgente con los demás, sobre todo la gente más lenta o que IMP percibe como menos capacitada.

Curiosamente, en un principio (1932) Bach relaciona la naturaleza IMP con la crueldad, dada en general por su impaciencia al intentar imponer su ritmo a los demás.

Katz y Kaminski describen de forma magistral la problemática de IMP desde una visión espiritual:

«IMP tiene dificultad para integrarse al fluir del tiempo. Con su prisa, se niega a sí mismo la plena inmersión en la vida, aunque puedan parecer muy ocupados y comprometidos. Estos individuos pierden los intercambios más suaves y sutiles que se pueden dar con los demás, o con el mundo que los rodea. Con la esencia, el ser interior puede tornarse más receptivo a lo que está ocurriendo en el momento».[192]

Para Scheffer:

«El error en el estado IMP negativo radica en la autolimitación de la personalidad. No ve que la vida fluye a su propio ritmo y que él es solo una pequeña parte del engranaje, debiendo encajar en el conjunto. Olvidan que cada individuo es parte de un Gran Todo en el que finalmente

---

192. Kaminski, P. y Katz, R., *op. cit.*

cada uno depende del otro, incluso del prójimo aparentemente menos capaz, y viceversa».[193]

Lo que sí queda bastante claro es que el ritmo en IMP le impide ser consciente de su propia autoconciencia, valga la redundancia. Por otra parte, su enfoque tan materialista entorpece la comprensión de las motivaciones de los demás.

Aunque no se trate de personas complicadas, ni mucho menos maliciosas o manipuladoras, puede que cometan errores por omisión, dada su dificultad para sintonizar con los demás y la escasa inteligencia emocional que poseen.

Muchas de las inquietudes de crecimiento espiritual que la gente pueda tener son interpretadas por IMP como una pérdida estúpida de tiempo, como ocurre en el caso de Pepa al final del capítulo.

Es posible que, cuando IMP baje de revoluciones, pueda dirigir algo de su energía a la indagación personal, y que algunos de ellos tengan que replantearse su vida al sufrir alguna enfermedad que actúe como freno a su aceleración: una hernia discal, un infarto, un accidente, etc. Sin duda, parece mucho más deseable que cualquier cambio de dirección que deba producirse sea gestionado con la toma de la esencia.

NIVEL TRANSPERSONAL

Aceleración. Rigidez dinámica.

IMP fue la primera esencia preparada por Bach, lo que no hace sino confirmar su impaciencia por crear un sistema como el que estamos tratando.

En un principio, el Dr. Bach vincula el remedio con el dolor, hecho que ha quedado un poco desdibujado con el paso del tiempo. Sin embargo, se debe tener muy presente que IMP es uno de los cinco remedios del Rescate, junto a Rock Rose, Cherry Plum, Clematis y Star of Bethlehem.

El hecho de formar parte de esta fórmula se debe no solo a su poder analgésico, sino a que muchas situaciones de emergencia generan estrés, el cual se vive como un estado de aceleración, ansiedad o impaciencia.

---

193. Scheffer, M., *op. cit.*

Una situación de emergencia que suponga un peligro para la supervivencia produce instintivamente una detención brusca de una serie de funciones que se estaban realizando hasta ese momento, evidenciadas por una «paralización» momentánea, que podríamos definir como de alerta máxima (Rock Rose). Dicha reacción debería durar un segundo, para desencadenar reflejamente una veloz descarga de catecolaminas, dando paso a unos mecanismos de defensa expresados a su máximo nivel. El corazón bombea sangre con rapidez, se eleva momentáneamente la tensión arterial, aumenta la frecuencia respiratoria para favorecer la oxigenación, se transpira para eliminar calor y la pupila se dilata para ver mejor. Acto seguido, la mente se acelera también para encontrar la mejor solución: huir, defenderse, esconderse, etcétera.

IMP sirve para cuando esta reacción instintiva, en principio positiva, se dispara ante situaciones que no suponen un peligro para la supervivencia, como por ejemplo hablar en público, un examen, ir al dentista, etc., o bien cuando dura demasiado más allá de la situación de peligro. De ahí su importancia en el Rescate. Por otra parte, sabemos que la fórmula comentada es útil para el dolor, así como para fenómenos inflamatorios.

La mayor parte de las acciones analgésicas y antiinflamatorias del Rescate, o tal vez su totalidad, corren a cuenta de IMP. La inflamación aguda siempre implica un aumento de actividad, es decir, una aceleración; de ahí la rojez, el calor y la hinchazón.

También debe considerarse la toma de IMP en taquicardias e hiperfunciones en general. Siguiendo con las aplicaciones transpersonales, la esencia puede ser útil en lo que entendemos como *rigidez dinámica*, es decir, toda aquella que siga un patrón inflamatorio agudo, caliente, como la que se presenta en hernias discales, contracturas agudas tipo tortícolis, etc.

IMP es un buen ansiolítico, aunque demasiado sintomático, dado su carácter general. Es obvio que la ansiedad supone siempre aceleración, una agitación, de ahí su efecto tranquilizante. La relajación que pueda aportar el Rescate debe atribuirse mayoritariamente a IMP y, en segundo término, a Cherry Plum, que mejora la capacidad de autorregulación (autocontrol).

Algunos masajistas añaden IMP a sus cremas o aceites para conseguir una buena relajación muscular.

NOTAS

¡No me vengas con gilipolleces!

Pepa y Antonio son pareja y tienen 43 años. Acuden a consulta por separado. Los dos padecen estrés cronificado, que se manifiesta mayormente por ansiedad y diversas contracturas musculares y dolores en la parte alta de la columna vertebral, sobre todo Pepa.

Llevan juntos quince años y tienen dos hijos, de 10 y 8 años respectivamente. Ella es representante comercial de una firma de tamaño medio y debe viajar bastante. Él es funcionario del Estado.

La relación de pareja no pasa por su mejor momento. Parece predominar la incomunicación y se deduce bastante crispación en la dinámica hogareña.

Según Pepa, los problemas vienen por la intensidad del trabajo que tienen y, sobre todo, por el poco sentido práctico y la debilidad de carácter de Antonio. Para él, los conflictos se deben también a la dureza del trabajo y la falta de tiempo, así como a la impaciencia y carácter irascible de ella.

Antonio reconoce que, en el fondo, cree que la responsabilidad de su ansiedad y de estresarse tanto tiene que ver con su manera de ser: «Me tomo las cosas demasiado en serio».

Pepa corresponde a una personalidad IMP bastante clara. Es franca, directa, con ciertos problemas de autorregulación en forma de estallidos, según comenta: «Tengo un pronto que me lleva por mal camino. No me puedo callar las cosas». Es simpática, extrovertida, habla con un tono rápido y fuerte, acompañando su discurso con un lenguaje corporal muy explícito donde abundan amplios y rápidos movimientos de brazos, así como de cabeza, a pesar de su cervicalgia.

Es consciente de su aceleración y le gustaría «bajar de revoluciones»: «Es que voy como una moto, soy muy nerviosa». Sin embargo, adjudica el 90% de la responsabilidad de su estado a las circunstancias externas (el trabajo).

Antonio, en cambio, es más sosegado externamente, pero resulta evidente que «la procesión va por dentro». Habla en un tono bajo y parece esperar siempre una devolución por parte del terapeuta.

Es introvertido, tímido, nervioso, correspondiendo claramente a una tipología Mimulus.

Ha sufrido ataques de pánico cuando era muy joven, y siente una cierta aprensión por los espacios cerrados, sin llegar a la claustrofobia. Reconoce su timidez y, sobre todo, que se preocupa demasiado y le da muchas vueltas a las cosas: «Es que mi cabeza no para nunca». Ello se traduce frecuentemente en problemas para dormir, por lo que toma un somnífero por la noche. Ha tenido úlcera duodenal y los nervios se le «ponen en el estómago».

Después de tres meses, las flores van surtiendo bastante efecto en ambos clientes. Los dos están más tranquilos y relajados. Los dolores y contracturas han disminuido bastante.

Las flores más utilizadas en Pepa son: IMP (tipología), Cherry Plum (problemas con el autocontrol), Holly (explosiones de ira), White Chestnut (preocupación) y Elm (estrés, desbordamiento, exceso de responsabilidad).

Las de Antonio: Mimulus y Larch (por su tipología tímida), White Chestnut (preocupación), Gentian (pesimismo), Elm (estrés, desbordamiento, exceso de responsabilidad) y Cherry Plum (represión y tensión por el estrés). La media de tomas al día fue de seis en ambos casos. A los dos se les preparó además una crema con IMP, Vervain, Elm, Oak y Star of Bethlehem para aplicarse dos veces al día en las zonas contracturadas y dolorosas.

En una de las últimas visitas, le pregunto a Pepa sobre la percepción que tiene de Antonio:

— ¿Aprecias algún cambio en la forma de comunicar de tu marido?

— Bueno, sí, ahora él me quiere contar sus problemas, pero bastante tengo yo con los míos para aguantar los de otros.

— ¡Él siempre se está preocupando por gilipolleces!

La última frase de Pepa resulta muy esclarecedora, ya que ilustra sobre la falta de matices en las apreciaciones de los IMP. Ella detesta el poco sentido práctico que tiene el preocuparse por «nimiedades». Esto le resulta irritante, lo que confirma su incapacidad para ponerse en la piel del otro (su falta de empatía). Y ciertamente, Mimulus es el campeón de las preocupaciones.

Pepa deja la terapia en cuanto encuentra un poco de mejoría. Es muy posible que piense que seguir visitándose cuando «ya se encuentra bien» constituye una pérdida de tiempo. En cambio, Antonio sigue el tratamiento más de un año, ya que entiende que su ansiedad y estrés guardan mucha relación con su forma de ser y quiere mejorar algunos aspectos de su carácter, como la timidez, el sentimiento de inadecuación e inferioridad y su poca asertividad.

LARCH (LAR)
Larix decidua. Alerce.

LO QUE BACH DIJO DE LARCH

«Para los que no se consideran tan buenos ni tan capaces como los demás, que siempre esperan el fracaso y piensan que nunca van a alcanzar el éxito, y por eso no se arriesgan ni hacen un intento lo suficientemente fuerte como para lograrlo».

PALABRAS CLAVE

Creencia distorsionada de inferioridad e inadecuación. Falta de confianza en sí mismo. Anticipación y miedo al fracaso. Abatimiento. Frustración. Sensación de incapacidad. Infravaloración. Negatividad.

LARCH COMO RASGO DE PERSONALIDAD

Algunas descripciones de LAR aseguran que se trata de personas más capacitadas que la media para aquellas cosas a las que no se atreven. Chancellor afirma:

«El tipo Larch es tan bueno y tan capaz como cualquiera y a menudo superior». Scheffer ratifica esta observación: «En su mayoría, no solo están tan capacitados como los otros, sino mucho más».

Creo que no se trata de si LAR está menos, igual o más capacitado que los demás. En su nivel más estructural, el campo de actuación de la esencia parece circunscribirse a la mejora de unos determinados rasgos de la personalidad relacionados con la creencia distorsionada de inferioridad, inadecuación, minusvalía e incapacidad.

En LAR como rasgo de personalidad, todas estas limitaciones no se viven como algo temporal, sino que forman parte del sí mismo, como manera de posicionarse y responder ante los retos de la vida. El resultado

EL UNIVERSO DE LAS FLORES DE BACH

de ello es la infravaloración comparativa con determinados parámetros. En un inicio, la comparación puede ser con un ideal planteado por los padres, o acaso los propios padres como punto de referencia, un hermano, etc. Más adelante, puede que el referente con el que uno se compare sea la media o, mejor dicho, la idea que tiene de esa media.

El sentimiento de «minusvalía»[194] suele explicarse de dos maneras en LAR: disminuyéndose uno mismo o aumentando a los demás. Por ejemplo, ante una oferta de trabajo que exige un nivel básico de inglés, una persona con rasgos LAR y un nivel medio-alto del idioma puede autodescartarse, alegando que «no sabe nada», aunque en realidad haya estudiado y tenga un alto nivel de conocimiento del idioma. En el segundo mecanismo, posiblemente afirme lo siguiente: «Es que hoy en día la gente está muy preparada. Todo el mundo sabe mucho inglés».

Como se ve, la primera afirmación está claramente distorsionada y busca evitar un reto que le genera demasiada ansiedad. En la segunda postura, se recurre a la generalización para conseguir lo mismo; «la gente» y «todo el mundo» son los términos utilizados para distorsionar la realidad. No se trata de algo meramente dialéctico, sino de la evidencia de cómo LAR interpreta el mundo a través de creencias distorsionadas, negativas y limitantes.

Pero incluso puede suceder que el primer y segundo mecanismo confluyan en la misma dirección: disminuirse al mismo tiempo que se aumenta a los demás. En cualquier caso, en LAR, uno se ve incapaz de realizar una serie de cosas a las que, probablemente, con una dosis de esfuerzo podría optar.

Dos de las competencias de la inteligencia emocional[195] que ayudan a gestionar la esencia de LAR son la correcta autovaloración y la autoconfianza. La primera de ellas consiste en conocer y valorar objetivamente los propios recursos y limitaciones. Implica, sobre todo, respeto a sí mismo y hacia los demás. La segunda se relaciona con el desarrollo de un

---

194. Personalmente, me parece bastante perversa la palabra *minusválido* (vale menos). En una clase, comenté esta opinión y un alumno portugués me respondió que eso no era lo peor, ya que en su idioma no existía el término, siendo sustituido por un terminante «inválido» (no válido). Como puede comprenderse, estas palabras resultan muy generadoras de LAR para quienes tengan alguna discapacidad. Quizá por ello, hoy en día tiende a hablarse de «personas con diversidad funcional».

195. Volver al capítulo sobre la inteligencia emocional al principio del libro.

fuerte sentido de la propia valía, de la eficacia y de la capacidad personal. Incluye la creencia positiva de que uno posee o puede implementar los recursos adecuados para resolver o mejorar situaciones. Como es notorio, ambas competencias se relacionan con la autoestima, demasiado baja en LAR.

A mi modo de ver, no existe una personalidad puramente LAR, sino LAR como rasgo en diversas personalidades, como en Mimulus, Gentian y Centaury, solo por citar tres ejemplos muy claros. No parece posible ser ninguno de ellos, al menos a un nivel de negatividad alto, sin percibirse como incapaz e inferior y sin compararse con otros.

La creencia básica de ser inadecuado, incapaz o inferior a los demás depende de diversos factores; la mayoría de ellos se fraguan en la infancia y tienen que ver con determinados aprendizajes.

En muchos casos, el niño ha crecido en un ambiente sobreexigente, demasiado rígido, intimidante, donde nunca parecía ser suficiente para las expectativas de los padres y era frecuentemente denigrado (padres Vine, Oak, Rock Water, Beech, Chicory, entre otros). Tal es la historia de muchos Mimulus o incluso de la mayoría de obsesivos que crecieron bajo la pretensión de unos padres que, más que un niño, querían un adulto responsable en miniatura.

Esa frialdad y actitud punitiva de sus padres o tutores generó una gran inseguridad e incertidumbre, así como una sensación de inutilidad, que acabó por construir una imagen externa de persona extremadamente responsable, cumplidora e intachable, es decir obsesiva (Oak, Rock Water y Elm en menor medida).

En otros casos, contribuyeron a forjar la creencia de inutilidad unos padres sobreprotectores, de tipo Red Chestnut o Chicory, que suplantaron al niño en todo momento, dejando que creciera «entre algodones» y no desarrollara habilidades por sí mismo. En realidad, lo convirtieron en un Centaury dependiente que no debía, ni podía, explorar el «peligroso» mundo exterior, animándolo a crecer y a moverse en el protector marco familiar.

En Gentian, quien acusa una personalidad depresiva, la creencia de inferioridad proviene del sentirse no merecedor, de no esperar nada positivo de la vida. Es muy probable que a esto haya contribuido una primera etapa de la vida donde no se recibieron el amor y los cuidados necesarios para forjar una buena autoestima. Así, el bebé se resignó a no esperar nada de la vida. También la percepción de uno mismo es muy desfavorable en Gentian, lo que confirma su idea de inferioridad.

La creencia fundamental limitadora en LAR sería: «Soy inútil, inadecuado, inferior». Si bien en Mimulus, Gentian y Centaury esto es bien consciente, en otras personalidades esta creencia puede estar más solapada, ser más subconsciente, como ocurre en los obsesivos.

A edificar el LAR contribuye la percepción bastante distorsionada del mundo externo y la forma en la que uno procesa las experiencias. En cualquier caso, el LAR componente de la personalidad Mimulus determinará que este adopte una estrategia de evitación en los principales campos de la vida, puesto que su miedo a fracasar, a ser evaluado negativamente, rechazado y humillado es enorme. Se construirá, por tanto, una línea imaginaria que no debe rebasar porque dispararía su angustia.

En Centaury, su LAR lo arrojará en brazos de gente que supuestamente cuide de él, lo proteja y tome las decisiones. De esta manera, evitará la mayoría de responsabilidades atribuibles a un adulto. Claro que, como vimos en la unidad de Centaury, el precio puede ser demasiado elevado.

Además de Mimulus, Centaury y Gentian, otros también pueden llegar a LAR por diversos caminos, como Scleranthus, cuya incapacidad de decisión determina que no se sienta viable para afrontar un mundo donde el nivel de decisión tiene que ser «instantáneo».

En Clematis existe la convicción de no estar preparado para la mayoría de las cosas por las que luchan los demás. Puede haber influido en esta creencia una infancia carente de estímulos o un ambiente demasiado frío y desestructurado. La apatía suele actuar como determinante para que, en el fondo, ese LAR no le resulte tan doloroso. Sin embargo, tiene mucho peor pronóstico un Clematis apático que otro más emocional que sienta que tiene que prepararse para aquello que desea o que se ve impelido a realizar.

Otros patrones que suelen coexistir con LAR son Crab Apple y Pine. En el primero, es la sensación de impureza y mala imagen (tanto física como moral) la que lleva a una comparación desventajosa con los demás. Entre sentirse ridículo e inferior hay una tenue línea divisoria, si es que la hay. Por otra parte, resulta fácil entender cómo cualquier defecto físico de nacimiento o sobrevenido a edad temprana, puede fácilmente llevar a LAR.

En el caso de Pine, la culpa es un factor que, mediante la sensación de indignidad y no merecimiento, contribuye a sedimentar la creencia de inadecuación e inferioridad.

Otro factor generador de LAR está dado por experiencias traumáticas (Star of Bethlehem) vividas en la infancia que determinan una diferencia con los otros niños, como el quedar huérfano a temprana edad, cualquier accidente que deje secuelas, haber crecido en un medio donde los niños del entorno tuviesen un nivel económico muy superior, fracaso escolar, etc.

Como se ve, los factores que alimentan el LAR son muy numerosos y asientan sobre diferentes personalidades. Del mismo modo, serán muy distintas las formas en las que se viva esta condición. Muchos lo sufrirán con abatimiento y tristeza, con una sensación de ser una especie de «pieza defectuosa». Otros, con rabia y ansiedad. No pocos se automarginarán y resignarán a una vergonzosa existencia aislada (Mimulus, Crab Apple, Gentian y Pine).

Algunos buscarán protección a cambio de fidelidad y dedicación (Centaury). Es muy posible que los anteriores aleguen o padezcan enfermedades con tal de no afrontar algo que les parezca excesivamente complicado.

Muchos se convertirán en gente respetable y trabajadora (Oak y Elm), o rígidos puritanos (Rock Water y Pine). Acaso se transformen en dictadores domésticos, de empresa o política, en una especie de huida hacia adelante (*Vine secundario*).

Y otros, finalmente, desarrollarán un fuerte resentimiento y amargura ante una sociedad injusta que «los ha perjudicado» (Willow).

El aprendizaje realizado, los sistemas de creencias desarrollados y las vivencias experimentadas serán las dinámicas que modularán las diversas formas en las que se exprese LAR.

Resumiendo, el abordaje de LAR es complejo, puesto que está sustentado por múltiples causas y patrones preexistentes que deben ser contemplados en su tratamiento con las esencias correspondientes. Asimismo, dado que los pensamientos y creencias en LAR son siempre negativos e implican un nivel de desánimo variable, resulta una buena opción añadir Gentian en la terapia.

LARCH COMO ESTADO

LAR puede experimentarse solo en alguna franja temática y probablemente temporal de nuestra vida y no afectar a los demás aspectos.

Incluso puede haber LAR de género, como, por ejemplo, la falsa idea de muchas mujeres españolas que creen no poder aprender a conducir, o el complejo que padece un considerable número de hombres que cree tener un pene pequeño. En el primer caso, aprender a conducir y hacerlo con relativa soltura hará desaparecer esta creencia. En el segundo, puede que consultar las «medidas oficiales» que cada cierto tiempo aparecen en los medios de comunicación sirva de tratamiento.

Son numerosas las personas que desarrollan estados LAR a edades no tempranas, por no adaptarse a los criterios estéticos en boga, no asumir la vejez, no haber tenido acceso a estudios medios o superiores, no disfrutar de un buen poder adquisitivo, por sufrir accidentes o enfermedades incapacitantes que afecten la estética o la movilidad, impotencia, etc.

No siempre la toma de LAR está destinada al tratamiento de casos crónicos o permanentes. Puede ser útil administrada en el transcurso de algunos tratamientos florales cuando, a pesar de haberse objetivado una mejoría, el cliente tiende a creer que en el fondo «no puede mejorar» (en combinación con Gorse y/o Gentian).

También se puede prescribir LAR frente a los sentimientos de inferioridad que surgen cuando hay que afrontar una situación para la que no nos sentimos especialmente dotados, como un examen, divorcio, entrevista laboral, etc.

Se pueden vivir episodios LAR durante épocas de ansiedad y depresión, donde la inseguridad aumenta considerablemente y uno no se ve con la solvencia de antes para tomar decisiones o hacer determinadas cosas.

También en gente que sufre traumas, como accidentes de tráfico o agresiones sexuales, y no se siente capaz de volver a conducir o relacionarse con hombres, respectivamente.

FLOR ASOCIADA

Gentian, dado que es el pensamiento negativo el que mantiene la creencia distorsionada de inferioridad.

NIVEL ESPIRITUAL

Según Scheffer:

«El error consiste en que la personalidad se aferra demasiado a experiencias negativas pasadas en lugar de dejarse guiar con confianza por su Yo Superior, consciente de que los éxitos y fracasos son valiosos en igual medida».

Un párrafo de Bach, en *Libérate a ti mismo*, resulta muy alentador; se refiere a las tareas del alma en este día de colegio:

«Venimos con el conocimiento global de nuestra tarea específica; venimos con el inimaginable privilegio de saber que todas nuestras batallas están ganadas antes de entrar en combate; que la victoria es cierta aun antes de que llegue la prueba, porque nosotros sabemos que somos los hijos del creador y, como tales, divinos, inconquistables e invencibles. Con este conocimiento, la vida es un verdadero regocijo: las dificultades y las experiencias pueden considerarse como aventuras, porque si comprendemos plenamente el poder que tenemos y somos fieles a nuestra divinidad, todas las dificultades se desvanecerán como la niebla bajo el sol».[196]

La persona con tendencias LAR debería comprender que, en cierta forma, se experimenta lo que se piensa. Es decir, que si creemos que existe el pensamiento positivo y que este es creativo, lo mismo podemos aplicar al negativo en el sentido opuesto. Por eso, de nuevo parecería que todos los caminos conduzcan a Gentian como importante catalizador de un gran número de patrones.

Cualquiera que sea la lección que hayamos venido a aprender, las limitaciones que representa LAR hacen que nuestro nivel de autoconciencia sea bastante pobre, además de las carencias manifiestas en las competencias de la inteligencia emocional que se comentaron: correcta autovaloración y autoconfianza. Pero otra importante competencia intrapersonal,

---

196. *Bach por Bach*, pp. 54-55.

la motivación, que incluye a su vez las siguientes: definición de la meta, impulso de logro, compromiso, iniciativa y optimismo, duerme en espera de tiempos mejores o está demasiado lastrada por temores diversos. Bajo este prisma, una persona tan confundida tiene muchas dificultades para sintonizar con los demás y desarrollar empatía y esto, básicamente, es lo que LAR tiene de poco evolucionado.

NIVEL TRANSPERSONAL

Incapacidad

LAR puede ser utilizado en todo lo que suponga una limitación (en este caso, real), tanto psíquica como física: secuelas de lesiones, limitación en el movimiento de miembros, etc., en toma oral o en aplicación local. Es interesante su uso en la impotencia.

NOTAS

¿Querer es poder?

Cuando explico esta esencia en clase, suelo formular la siguiente pregunta: «¿Querer es poder?». Tras varios segundos de reflexión, una parte importante de la clase responde que sí. Otros quedan sumidos en la duda, y un porcentaje menor responde que no. Entonces, cínicamente comento lo siguiente: «Bueno, aunque lo deseara fervientemente, jamás podría ser futbolista del Barcelona». Así que, la respuesta correcta, a mi modo de ver, es «depende».

Creo que se ha abusado demasiado de afirmaciones como las siguientes: «Tú puedes», «Querer es poder», o bien: «Si verdaderamente quieres algo, puedes conseguirlo».

Aunque estas premisas puedan ser en ocasiones útiles, en muchos casos surgen de postulados demasiado agrimónicos y que, por tanto, obvian una serie de procesos internos y pasos externos que llevan a la consecución de objetivos.

Un hombre de más de sesenta años, como quien esto escribe, no puede ser futbolista del Fútbol Club Barcelona, por más que le guste el fútbol, viva cerca del estadio y considere que es el mejor equipo del mundo. Incluso aunque lo desease con todo su corazón. No se trata aquí de LAR, sino de un ejercicio de lógica elemental. Puede que este ejemplo sea demasiado exagerado, pero busca evidenciar que no todo el que dice «no puedo» debe tomar la esencia inmediatamente.

Puesto que existe un margen de subjetividad en todas las valoraciones, lo primero que debería plantearse el terapeuta ante un cliente LAR es si el objetivo del que se trata es manejable, autorresponsabilizado, ecológico, concreto y positivo. Solo si los cinco requisitos se cumplen, las flores pueden resultar de ayuda. El ejemplo del aspirante a futbolista falla de entrada en las dos primeras condiciones, por lo que, obviamente, no es asumible.

Por otra parte, la enorme mayoría de lectores no podría dictar una clase de Física Nuclear en una universidad. Esto no solo es objetivo, sino que, seguramente, a los mismos lectores no les genera ningún conflicto porque ni se dedican a ello, ni les importa el no ser profesores universitarios de Física.

Otro ejemplo: no sabemos si atraviesa por un estado LAR un estudiante que dice: «No puedo aprobar el examen de Literatura». El terapeuta podría preguntar lo siguiente: «¿Qué te lleva a afirmar esto?». «Bueno, es que convocaron el examen hace un mes y me surgió la oportunidad de ir al Caribe gratis. La playa, ya sabe... No me lo pensé dos veces y, naturalmente, no me iba a llevar los libros. Volví ayer y no me voy a presentar». No, no se trata de un LAR; simplemente de un chico inteligente que ha tomado una decisión, ¡sin duda, la mejor!, y es coherente con ello.

LAR es el joven que ha estado estudiando hasta dos días antes, tiene posibilidades de superar el examen y de repente ha decidido no presentarse porque considera imposible aprobar. Seguramente, si alguna ley o circunstancia mayor le obligase a ir, pasaría la evaluación. De hecho, sus compañeros le han insistido en que se presente, pero no lo hará. Como vemos en este último caso, se trata de una valoración totalmente subjetiva y distorsionada que el estudiante hace sobre sí mismo. Muy posiblemente existe miedo a lo que representa el fracaso. Pero en cualquier caso, y esto es lo más importante para entender Larch, se valora por debajo de su «cotización oficial».

En el otro polo, encontramos gente que se atreve a todo, aun sin tener la mínima preparación para ello. En este caso, se trata de una sobrevaloración que puede resultar tan negativa como la infravaloración de LAR. Tal es el caso de muchos Vervain y Vine, que están convencidos de saberlo todo. Chicory y Heather pueden sentirse «guiados» por alguna instancia superior, imaginada por su propia necesidad de sentirse especiales. Cerato, temerario en su inconsciencia, se deja convencer por otros y puede estrellarse al no valorar las consecuencias de sus actos.

En resumen, la esencia de LAR nos ayuda a mejorar una competencia de la inteligencia emocional intrapersonal: la correcta autovaloración. Cuando está bien ajustada, uno es consciente de sus defectos y habilidades, y trabaja por mejorar aquellos aspectos deficitarios.

MIMULUS (MIM)
Mimulus guttatus. Mimulus.

LO QUE BACH DIJO DE MIMULUS

«Para el miedo a las cosas de este mundo, tales como la enfermedad, el dolor, los accidentes, la pobreza, la oscuridad, la soledad, las desgracias; los temores de la vida cotidiana. Estas personas soportan en silencio y secretamente sus miedos, sin hablarlos libremente con los demás».

PALABRAS CLAVE

Timidez. Vergüenza. Temor a la evaluación negativa, al rechazo y al ridículo. Inseguridad. Evitación. Introversión. Aislamiento activo. Ansiedad social. Temor de origen conocido. Retracción.

MIMULUS COMO TIPOLOGÍA

Se trata de una persona tímida, evitadora, vergonzosa, vulnerable, ansiosa, muy insegura, reprimida y muy introvertida, que no suele comunicar sus temores.

Los niños MIM dependen mucho del contacto materno. Son muy miedosos y vergonzosos y tienen tendencia a orinarse en la cama (enuresis) hasta edades avanzadas. Suelen ser hipersensibles a estímulos sensoriales externos como el frío, el calor, el ruido... Son, básicamente, delicados y enfermizos.

Existe en MIM un temor exagerado a sufrir cualquier tipo de humillación o situación ridícula y un enorme miedo a la evaluación negativa, a ser rechazado.

MIM se percibe a sí mismo como inútil, inadecuado e inferior (Larch). Está convencido de que si los demás descubren su verdadera naturaleza lo rechazarán y denigrarán. No se relaciona en profundidad con nadie a menos que esté seguro de agradarle o de ser aceptado, cosa que sin duda resulta, como mínimo, difícil.

Siente que los demás siempre están pendientes de él para juzgarlo, criticarlo y desaprobarlo. Esta suspicacia lo lleva a un estado de hipervigilancia permanente donde la relación con los otros se transforma en una amenaza.

Le horroriza ser el centro de atención y lo peor es que en cualquier relación interpersonal se siente, muy a su pesar, el foco de todas las miradas y juicios reprobatorios. Por este motivo, la presencia de desconocidos o situaciones nuevas merma su ya escasa vitalidad. Esta susceptibilidad genera un gran gasto de energía en un intento imposible de mantener todo controlado y así obtener algo de seguridad.

Paradójicamente, el mecanismo de hipervigilancia descrito no genera el que esté más atento, sino que determina que, en general, los MIM sean distraídos y tengan una escasa capacidad de concentración y atención. Al dispersarse con tanta facilidad en la búsqueda de indicadores de seguridad o peligro, no puede canalizar la atención en lo que se está tratando. Esto explica el porqué muchos niños MIM no asimilan correctamente las lecciones de sus profesores in situ, aunque después en casa, dado su miedo a llamar la atención, se pongan al día en sus tareas escolares.

Algunos clientes con rasgos MIM han comentado en consulta que a menudo, cuando hablan, es como si se situasen en el lugar del observador y todo lo que dijeran les pareciese inadecuado o ridículo. Esta especie de disociación no hace sino aumentar todavía más la falta de espontaneidad y atención que padecen.

MIM siempre necesita garantías para asumir el riesgo que para él supone la relación con los demás. Por ello, es reacio a implicarse y a afrontar responsabilidades, puesto que podrían quedar en evidencia sus defectos.

Cuando no puede evitar enfrentar circunstancias para las que no se siente dotado, como hablar en público o pedir un aumento de sueldo, puede caer en bloqueos tipo Rock Rose, es decir, estados de pánico, o desarrollar cualquier síntoma que lo exima del reto.

Desde fuera se lo ve indeciso, introvertido; demasiado rígido y controlado en su postura corporal. A menudo habla poco y en tono muy bajo y, dada su inseguridad, puede tartamudear. Recordemos que cree que los demás están detectando sus errores y defectos, por lo que la espontaneidad no es conveniente ni segura en ningún caso.

Emocionalmente es muy reservado y reprimido, muy poco proclive a expresar sus sentimientos, lo que aumenta si se trata de un MIM masculino.

En todo MIM se libra una batalla entre el afecto y la desconfianza.[197]

La gran contradicción en MIM es que es bastante emocional y necesita intimar, amar y disfrutar de la vida en sociedad, pero «al verse tan insignificante, debe retirarse a su vergonzoso mundo privado, en el que encuentra protección».[198] No es que le guste la soledad, pero al menos encuentra seguridad en ella.

Para compensar la frustración que le produce renunciar a tantas cosas, muchos de ellos desarrollan fantasías donde son grandes héroes, salvadores condecorados, adorados, consultados... Películas mentales donde las cabezas de los malos ruedan a docenas. En otras, viven tórridas aventuras eróticas. En realidad, todas estas fantasías no son tan negativas como parecería, puesto que representan una forma sustitutoria de «vivir» sus emociones de alguna manera.

MIM es básicamente reprimido y «tiene» que refrenar sus anhelos, emociones y espontaneidad. Esta represión se llama Cherry Plum, con la consiguiente dosis de miedo a perder el control... y mostrarse emocional y vulnerable, o acaso asertivo y contestatario cuando es víctima de alguna injusticia. Esta contención genera mucha tensión interior, que se vive como ansiedad e ira interna, la que a su vez se puede transformar en culpa, tristeza o, directamente, en alguna enfermedad.

Muchos MIM han aprendido que una determinada dosis de alcohol o alguna droga baja su nivel de ansiedad o los desinhibe, mejorando su sociabilidad y haciéndolos más divertidos e incluso atrevidos. Por este motivo, algunos de ellos caen en adicciones que, por supuesto, no admiten, puesto que ello los haría más «detestables». Recordemos que lo suyo es evitar.

Su mente está, en general, en un estado de preocupación permanente (disco rayado que puede llevarlo al insomnio), muy enfrascada en temores anticipatorios siempre referentes a problemas suscitados por las relaciones interpersonales.

---

197. La mencionada batalla es referida por Millon para describir la personalidad evitadora. Ver Bibliografía.

198. Millon, T. *et al.* (2006). La personalidad evitadora. En *Trastornos de la personalidad en la vida moderna*. Elsevier Masson. Debe quedar claro que Millon no habla de MIM, sino de la personalidad evitadora, que resulta ser la misma cosa.

El lector ya instruido en el sistema floral de Bach se preguntará por qué no dar White Chestnut a todos los MIM. Efectivamente, eso es lo que vengo haciendo desde hace años. Es más, la preocupación, que no es otra cosa que una sucesión de pensamientos reiterativos White Chestnut, constituye el motor mental de la ansiedad. Pensamientos que se inician con las siguientes palabras: «¿Y si...?», generalmente proyectados a temores futuros, aunque puede tratarse de conversaciones ya mantenidas que resuenan y sus posibles malas interpretaciones. Por tanto, la preocupación es en MIM anticipatoria y retroactiva (preocupación al cuadrado). Esto explica sobradamente la ansiedad que sufre como rasgo de personalidad y los frecuentes episodios de pánico y angustia a los que se ve abocado.

Al verse tan inadecuado e inferior (evidente Larch), su ánimo es absolutamente pesimista, por lo que se confirma que la mente de MIM está equipada con un motor Gentian de serie. Además, se desanima con facilidad cuando algo le sale mal, ya que su voluntad es demasiado débil; a causa de ello, tira la toalla en muchas áreas de su vida, por lo que Gorse es una esencia también a tener en cuenta en su tratamiento.

Frente a la ansiedad social que sufre, adopta una actitud de evitación: lo mejor es eludir a la gente y las situaciones interpersonales susceptibles de generarle temor (a veces casi todas). Por ello, tiende a un *aislamiento activo*[199] y a una marcada rigidez social. Al menos, en su aislamiento se siente seguro y la ansiedad puede disminuir o incluso desaparecer. Esta evitación puede llegar a la fobia social, además de a otros trastornos de ansiedad, como ataques de pánico, ansiedad generalizada, trastorno obsesivo-compulsivo, etc. En realidad, puede desarrollar cualquier síntoma o enfermedad que le sirva como coartada para no afrontar, para evitar, encontrando así una justificación social. ¿Quién sería tan inhumano de obligar a trabajar en una oficina a alguien que tiene claustrofobia, o como repartidor de pizzas a quien sufre de agorafobia?

MIM tiene tendencia a la depresión, propiciada por su introversión, pesimismo, tristeza, aislamiento y por su falta de habilidades sociales y

---

199. El concepto *aislamiento activo* lo tomo de Millon. Me parece muy práctico, ya que implica que uno hace cosas para aislarse. En cambio, el *aislamiento pasivo*, como el de Clematis y Water Violet, viene motivado por la apatía hacia las relaciones interpersonales.

recursos para afrontar las dificultades de la vida cotidiana. También presenta facilidad para sufrir gastritis y úlcera, producto del estrés que le supone su alto nivel de ansiedad. Muchos de ellos son hipocondríacos (tendencia a sufrir *Heather interno*).[200]

Los MIM pueden ser muy creativos y hábiles en aficiones y profesiones que se desarrollen en solitario; incluso, no es extraño que se conviertan en verdaderos ases de la informática, habilidad que han desarrollado en sus horas de aislamiento.

La autoestima de MIM es muy baja. La configuración del entorno y el apoyo que pueda obtener del mismo es algo muy importante para él, alimentando o disminuyendo este su actitud de evitación, a la que va directamente ligada su autoestima.

Un aspecto importante que merma aún más su autoestima es su exagerado sentido del ridículo. Nunca he conocido ningún MIM negativizado que aceptase su físico, ni mucho menos que se gustase. Si bien puede ocultar muchas cosas de su interior, resulta más difícil ocultar su cuerpo. Este aspecto de autoimagen física ridícula puede mejorar con la toma de Crab Apple.

No cabe duda de que unos padres poco empáticos, castrantes y duros, o que simplemente proyecten en sus hijos unas expectativas demasiado altas, contribuyen en gran medida al agravamiento y consolidación del patrón MIM y de su sentimiento-certidumbre de inferioridad, de pieza defectuosa (Larch). Asimismo, un entorno competitivo tiende a minar su ya debilitada autoestima.

Además, el aprendizaje emocional que desde su infancia vaya haciendo será el que determine el patrón de la actitud evitadora. Por ejemplo, algunos MIM desarrollarán conductas prepotentes y dictatoriales, sobre todo en el medio familiar (*Vine secundario*). Otros, justificarán su falta de logros y frustración en la animadversión del entorno y se mostrarán amargados y rencorosos (Willow). Muchos, rodeados de un ambiente excesivamente aprensivo y temeroso de las asechanzas externas, desarrollarán un considerable miedo a contagiarse de hipotéticas enfermedades (Crab Apple).

No pocos de ellos se instalarán en un temor exagerado a que les ocurra alguna desgracia a sus seres queridos (Red Chestnut).

---

200. Volver al capítulo de Heather.

Siguiendo con las estrategias de MIM, un mecanismo frecuente para evitar el compromiso consiste en defenderse con una actitud crítica y descalificadora (Beech). Esto les permite obtener una justificación socialmente aceptable para su aislamiento.

Todos conocemos hombres y mujeres sin pareja con aparentes ganas de tenerla, a los que los amigos les van presentando todo un *casting* de posibles candidatos. Ni que decir tiene que estos hipotéticos candidatos no superan ni la primera prueba, ya que en seguida les son adjudicados defectos insalvables. ¿Significa acaso que estos MIM sean demasiado exigentes? No. Se trata, simple y llanamente, del miedo a la descalificación y a la intimidad, que anticipan de forma distorsionada: «En cuanto me conozca un poco, se dará cuenta de que en realidad soy un imbécil y no valgo nada. ¿Quién podría realmente interesarse en alguien como yo, existiendo personas normales?».

Es posible seguir detallando mecanismos por los que MIM intenta no enfrentarse a las situaciones que le asustan y los estados florales por los que pasa pero, seguramente, estos ejemplos bastan para hacerse una idea dinámica de cómo el aprendizaje realizado, las experiencias frustrantes y el ambiente determinan las respuestas que lo catapultan a un *aislamiento activo*.

Por supuesto, MIM se resiste a todo cambio que lo deje expuesto a la opinión de los demás (para él, a priori, negativa), incluso si ese cambio es positivo: promociones laborales, prestigio social, etc.[201]

En MIM, existe miedo al fracaso, pero al mismo tiempo miedo al éxito, ya que esto lo pondría en un disparadero donde los demás descubrirían que «en realidad es un impostor».

El drama personal de los MIM es importante, al menos en los más negativizados. Afortunadamente, muchos de ellos mejoran con la edad o en un entorno favorable, como ya vimos; y cómo no, con el tratamiento floral y/o una psicoterapia. Pero pensemos que, antes de esa mejora, cosas que para los demás resultan insignificantes, como llamar por teléfono, preguntar la dirección de una calle o ir a comprar el pan, para ellos pueden representar una gran fuente de ansiedad.

---

201. La toma de Walnut puede ser un buen aliado para todo MIM, puesto que le ayudará a aumentar su capacidad de adaptación a los cambios y la rotura de ciertas creencias limitantes.

Para ayudar a MIM en consulta, además de sus flores, se debe hacer especial hincapié en generar un marco terapéutico respetuoso donde se sienta seguro, no juzgado ni cuestionado, y, lo más importante, aceptado como persona. Nada de un interrogatorio estructurado y exhaustivo, sino más bien pedirle permiso para preguntarle cosas personales. Recordemos que en su fuero interno, MIM cree que está asistiendo a un juicio.

Conviene practicar una escucha activa respetando su ritmo, con especial cuidado en la discreción, en inspirar confiabilidad y desplegar toda nuestra empatía y tacto. Solo cuando sienta que el terapeuta es ético y fiable se abrirá a la terapia floral. De lo contrario, abandonará el tratamiento con cualquier excusa... o sin ella.

MIMULUS COMO ESTADO

Además de las personas con tipología MIM, la esencia ofrece otras prestaciones para todos aquellos que sufran temores, siempre y cuando estos sean concretos, verbalizables y que guarden una relación causa-efecto directa. Como bien dice Bach, «los temores de la vida cotidiana».

Prefiero la palabra *temor* a *miedo*. La primera habla más de un sentimiento, generalmente anticipatorio, de aprensión hacia algo concreto, que sigue una relación causa-efecto objetivable y en el que la mente tiene un papel, con sus limitaciones o distorsiones. Incluso ese temor puede ser claramente proporcionado y útil para quien lo experimenta, al fomentar la prudencia. No se trata, pues, de una emoción súbita, secuestradora e instintiva como el pánico.

En lo anterior, tenemos un claro elemento diferencial entre MIM y Rock Rose: la intensidad del miedo. Ambos estados florales se activan frente a objetos o situaciones del plano físico de la realidad: las cosas cotidianas de este mundo. El foco de estos miedos permitirá diferenciar a las dos flores anteriores de Aspen, que se especializa en temores o miedos inespecíficos.

Ejemplos de situaciones donde puede ser de ayuda la toma de MIM:

a) Nuestra salud: enfermedades concretas, muerte razonablemente probable, sufrimiento, dolor...

b) Seres y objetos concretos: perros, insectos, serpientes, instrumentos cortantes, personas determinadas...

c) Situaciones puntuales: hablar en público, ir al dentista, subir en ascensor, volar en avión, espacios cerrados o abiertos...

Las fobias quedan amparadas por MIM como flor de fondo (temor concreto), aunque naturalmente pasan al estado Rock Rose-Cherry Plum en el momento de toparse con ellas.

MIM es una flor importante para los niños cuando comienzan a desarrollar habilidades, caminar, subir escaleras o ir a la guardería (además de Walnut, por supuesto).

Uno de los problemas diagnósticos de MIM en estas aplicaciones circunstanciales es que, a veces, existe una palabra concreta para definir algo de lo más inconcreto; por ejemplo, el miedo a la muerte. Lo único concreto que existe aquí es la palabra «muerte». Sin embargo, el miedo podría ser más a lo desconocido (Aspen), aunque, si se trata de miedo al sufrimiento que puede rodear a la muerte, queda claro que hablamos de MIM.

Otro ejemplo: el miedo a la oscuridad deviene Aspen cuando se trata de miedo a lo desconocido, a lo indefinido, lo apenas insinuado que puede acechar en la noche, siempre y cuando quien lo sufra no pueda especificarlo. Diferente sería el caso de alguien que dijera lo siguiente: «Tengo miedo a la oscuridad desde que en el piso de arriba entraron a robar por la noche». En este caso, el temor es claramente concreto y corresponde al territorio de MIM. Podemos aplicar este mismo rasero con el miedo al futuro y otros conceptos.

FLORES ASOCIADAS

Gentian, por el pensamiento negativo que sostiene todos sus rasgos de personalidad. Por el pesimismo, y el fácil desánimo en el que cae.

Larch, por la creencia distorsionada de inferioridad que tanto lo limita.

White Chestnut, porque se preocupa demasiado al ser ansioso.

Crab Apple, por su sentido exagerado del ridículo estético.

NIVEL ESPIRITUAL

Para Katz y Kaminski:

«Se trata de un miedo del cuerpo físico, o de la propia vida física que, a veces, puede remitir a una vacilación real que existió en el momento de la encarnación. Ello provoca que haya un patrón que queda profundamente arraigado en el sustrato de nuestra alma, el cual debe ser sanado».[202]

Julian Barnard aporta una imagen esclarecedora:

«Así como algunas flores crecen en campos abiertos y otras en bosques, encontramos el Mimulus creciendo junto a las piedras de las riberas de los ríos, asomándose de forma precaria sobre las aguas y siendo azotada y regada por la corriente del río».[203]

La planta vive así en un continuo peligro, ya que en cualquier momento puede ser arrastrada. Sin embargo, a pesar de los riesgos, ella elige vivir ahí. Resulta muy ilustrativa esta bella analogía del comportamiento de la planta con el que deberían tener los miedosos MIM.

Creo que en el fondo, una parte de lo que han venido a aprender en esta encarnación tiene que ver con «la sabiduría de la inseguridad», puesto que quien acepta su naturaleza vulnerable y perecedera, y ciertamente un breve repaso de la fisiología humana lleva a ello, se convierte en sabio.

Para Bach, la persona tipo MIM ha venido a corregir el defecto de *El miedo* y a aprender la lección de *La compasión*, la cual se experimenta al asumir su naturaleza sensible y al sentir empatía por aquellos seres vulnerables como él. Y no solo esto, sino también al vencer la retracción que lo caracteriza y efectuar acciones concretas de ayuda a los demás.

La comprensión de *La compasión* como lección para MIM ha representado un escollo para aquellos que aspiran a un conocimiento profundo de

---

202. Kaminski, P. y Katz, R. (1998). *Repertorio de esencias florales*. Índigo.
203. Barnard, J. y M. (1999). *Las plantas sanadoras de Edward Bach*. Flower Remedy Programme.

las Flores de Bach. Espero poder contribuir con estas líneas a aclarar el asunto.

A simple vista, parecería que la lección a aprender para todo MIM podría ser la de la asertividad, o acaso el valor, como Rock Rose. Pero la visión de Bach parece más integradora y, desde una perspectiva más amplia, siempre al servicio de la evolución del mundo en el que vivimos. Por eso, *La compasión* como enseñanza adquiere todo su sentido. Se trata de una lección que tiene que ver con los demás, es decir interpersonal. No se trata solo de sentir compasión; se debe poner en práctica de forma efectiva, en acciones concretas de ayuda a los demás.

Recuerdo un ejemplo esclarecedor que, hace ya años, tuvo la amabilidad de compartir una alumna en clase que se definió como una MIM «de manual». Ella tenía una casa cerca de la playa. Por la noche, veía por la ventana que una chica muy pobre, con una mochila y algunos cacharros, se situaba en la puerta del garaje, ponía ordenadamente sus cosas y pasaba allí la noche. Por la mañana ya no estaba. Y así durante varias noches hasta que desapareció.

Durante este período, mi alumna sintió deseos de interesarse por la muchacha, ayudarla de alguna forma, pero sus temores se lo impidieron. Es decir, que no pudo ser compasiva (de acción) con la chica.

Aunque habían pasado años del episodio, a menudo pensaba que debería haber hecho algo más que mirar por la ventana y esto le remordía la conciencia.

En realidad, no sé si después mi alumna aprovechó otras oportunidades para desarrollar la virtud de la compasión, pero el hecho de haberlo contado en clase, y el tono emocional con que lo hizo, me hacen estar casi seguro de que sí.

MIM está tan centrado en sus creencias limitadoras que no puede permitirse el lujo de ser empático con los demás. Tiene demasiada vergüenza y miedo al rechazo como para poder plantearse algún tipo de relación de ayuda al prójimo. Al fin y al cabo, «ya ayudarán otros».

Una persona aislada no puede ser empática de ninguna manera. Solo al asumir su naturaleza sensible, al ganar en autoconciencia, en autoconfianza, al aceptarse como alguien válido y valioso, podrá MIM ser útil a los demás.

Una de las experiencias más gratificantes que puede vivir un terapeuta floral es cuando ve que un MIM mejora y rompe su aislamiento, vinculándose a movimientos sociales de ayuda al prójimo o, directamente, empieza a asumir compromisos en su entorno familiar. Esto es mucho más frecuente de lo que podamos imaginar y habla de la coherencia y validez de los postulados de Bach, ya que *La compasión* como virtud, o como valor, según se prefiera, se encuentra implícita en todo MIM, por ahogada que esté.

NIVEL TRANSPERSONAL

Retracción

En la personalidad MIM existe iniciativa, pero esta se ve coartada por una especie de freno de mano de seguridad. Por eso, MIM tiene que ver con el retroceso, con el repliegue, con la retracción.

Puede aplicarse de forma local la esencia en todo lo que represente una retracción de tejidos, como por ejemplo los tendones, tanto sea esto de origen traumático, como por cualquier enfermedad.

Podría ser también interesante en el túnel carpiano. Existe experiencia positiva en un caso de aplicación de *dedos en martillo*.[204] También la retracción fibrosa de la celulitis, que genera la llamada «piel de naranja», es un campo donde MIM puede ofrecer resultados. Sin embargo, la experiencia es todavía insuficiente en estos usos de la esencia.

NOTAS

¿Puede existir Mimulus sin Gentian?

No. Queda claro que una persona con una tipología MIM muy fuerte, tiene el pensamiento negativo como núcleo de la personalidad. Incluso los rasgos de personalidad que lo definen y conforman se basan en un estilo de pensamiento negativo.

Si uno no fuera negativo, no podría creerse inferior a los demás (Larch), no se vería ridículo (Crab Apple). Tampoco se preocuparía tanto (White

---

204. Caso presentado por María del Mar Ruiz en el Congreso SEDIBAC de Terapia Floral en mayo de 2009, en Barcelona. Ver www.sedibac.org, ponencias del congreso: *Patrones Transpersonales: el pensamiento se condensa en materia.*

Chestnut) y no claudicaría tan fácilmente (Gorse). Así que, si MIM fuera un coche, no cabe duda de que el motor se fabricaría en la factoría Gentian y los cilindros del mismo en Larch.[205]

Ahora bien, a medida que MIM mejora, aunque siga siendo algo tímido, no por eso se compara con otros y se ve inferior. Aún sin convertirse en un optimista, puede entender que, aunque algo salga mal, siempre se puede mejorar, con lo que Gentian y Larch dejan de ser necesarios. Acepta su imagen física, viéndose como uno más del montón, con lo que Crab Apple pierde interés en su tratamiento.

Al controlar mejor su ansiedad, White Chestnut pasa a un segundo plano, y solo se presenta cuando tiene un problema importante. Y así es como MIM puede empezar a ser feliz y compasivo con los demás.

Dos borrachos florales en la Taberna del Miedo
Pequeña fábula floral

Hace mucho, pero que mucho tiempo, en el amanecer floral, se encontraron un día dos borrachos en una taberna y se repartieron el pastel de los miedos. Algo así como vender la piel del oso antes de cazarlo, como dice un viejo refrán español.

El primero, aunque tímido, envalentonado por el alcohol, dijo con su lengua pastosa:

—Yo me quedaré con los miedos concretos y definibles de este mundo.

—Vale, entonces yo me quedaré con los otros, aquellos que son indefinidos, inconcretos, más abstractos —respondió tambaleante el otro.

Y el primer borrachín se llamaba Mimulus, y el segundo, Aspen.

Pero he aquí que las otras flores del sistema se enteraron del reparto y se sintieron discriminadas. Acudieron corriendo a la «Taberna del Miedo». Ellas también querían una parte de la tarta del miedo.

Y así fue como Red Chestnut se quedó con todos los miedos concretos e inconcretos proyectados al bienestar de los seres queridos. Crab Apple se hizo cargo del miedo a las enfermedades infecciosas. Chicory, Heather

---

205. Se está definiendo aquí lo que es el «territorio tipológico» de MIM. Para el estudio de todos los territorios, puede consultarse la sección correspondiente de Orozco, R. (2017). *Flores de Bach. Patrón transpersonal y aplicaciones locales. Territorios tipológicos.* El Grano de Mostaza.

y Centaury se aliaron para tratar el miedo a la soledad, al abandono y a la sustitución. Cherry Plum tomó el miedo a perder el control. Scleranthus a equivocarse, Agrimony a los aspectos umbríos de su interior...

Y, de esta manera, todas las flores fueron felices y se sintieron útiles al obtener su ración en la gran tarta del miedo.

No quiero decir con esta fábula que nuestra flor protagonista haya quedado relegada a un papel demasiado limitado. Lo que sí es cierto es que, al girar todo el sistema floral en torno al miedo, MIM terminará sirviendo para los temores o miedos específicos, siempre y cuando no haya una flor más especializada que los aborde. Si ello sucediese, también se puede utilizar MIM como flor de apoyo; pero no hay duda de que cuanto más específica sea la esencia, mejor será el resultado.

Pero... ¿cómo puedo saber si mi novio o marido es Mimulus o Water Violet?

Llevo oyendo esta pregunta desde hace más de veinte años, pero en realidad es en estos últimos cuando creo tener una respuesta adecuada. Puede que la culpa de este malentendido histórico la tengan las descripciones estilizadas de Water Violet, que no suelen reflejar el aplanamiento emocional que se presenta en esta tipología floral.

El hecho de estar hablando de novio, marido o compañero ya casi descarta que el mismo sea Water Violet. Es proverbial el poco o nulo interés que tienen estos en relacionarse afectivamente, formar una pareja o tan siquiera mantener relaciones sexuales; de hecho, hoy en día pueden permanecer solteros sin sufrir demasiada presión social. Por no hablar ya de la fuerte apatía que sienten por participar en cualquier evento social.

En cambio, MIM anhela relacionarse, compartir sus sentimientos; lo que pasa es que tiene miedo al rechazo. Depende muchísimo de la opinión ajena y, como vimos, prefiere evitar los intercambios sociales que no le ofrezcan una garantía absoluta de aceptación. Pero no nos engañemos: a MIM no le gusta la soledad, aunque esta le ayude a rebajar su nivel de ansiedad.

Estoy de acuerdo en que tanto MIM como Water Violet son percibidos desde el exterior como serios, introvertidos, rígidos y aislacionistas.

Un importante elemento diagnóstico es que MIM es ansioso, se preocupa, se angustia, tiene miedo y no es apático. Ninguna de estas características es propia de Water Violet, en el que lo que predomina es el aplanamiento emocional, manifestado por una apatía monumental. No es ansioso y la opinión de los demás le importa literalmente un rábano. A diferencia del primero, el aislamiento que cultiva es pasivo.

Por otra parte, tanto en España como en cualquier país latino, abundan mucho más los MIM que los Water Violet, de manera que, en caso de duda, seguramente se tratará del primero.

Así que, ánimo, no todo está perdido. No se encuentra ante un bloque de hielo con forma humana desprendido del Polo Norte y transportado directamente a su casa. Seguramente su MIM la quiere, pero está bloqueado y no puede manifestarle su amor. Un buen inicio puede ser invitarlo a que lea este capítulo y se dé cuenta de que hay mucha gente como él, y que puede mejorar mucho con la ayuda de las flores.

MUSTARD (MUS)
Sinapis arvensis. Mostaza.

LO QUE BACH DIJO DE MUSTARD

«Para quienes están expuestos a tener períodos de tristeza y desesperación. Como si una nube fría y oscura los envolviera y obstruyera el paso de la luz ocultando el gozo de vivir. Puede que les sea imposible encontrar una razón justificada o una explicación válida para tales episodios. Bajo esta condición les es casi imposible aparecer alegres y joviales».

PALABRA CLAVE

Tristeza.

MUSTARD COMO RASGO DE PERSONALIDAD Y COMO ESTADO

Como ya se comentó en el capítulo de Gentian, desde el inicio de la terapia floral, algunos autores dividieron las depresiones en «de causa conocida» (reactivas)[206] y «de causa desconocida» (endógenas).[207] Se relacionó al primer grupo con la acción terapéutica de Gentian y al segundo con MUS. Sin embargo, esta subdivisión no tiene nada que ver con los enunciados de Bach y, lo que es peor, no se corresponde con el efecto de las esencias.

La tristeza es una de las emociones básicas del ser humano.[208] Podría definirse como un estado de decaimiento moral. Una pena interior desolada, sombría, lúgubre, que se contrapone a la emoción de la alegría. Este

---

206. Las depresiones que se manifestaban como reacción a circunstancias adversas muy diversas.

207. *Endo* = interior o dentro. Se refiere mayoritariamente a depresiones muy invalidantes, que brotan espontáneamente en sujetos ya predispuestos y que suelen tener una cierta ciclicidad.

208. Las otras son el miedo, la ira, el asco, la alegría y la sorpresa. Pero no existe unanimidad sobre esto y podemos encontrar listas más amplias al respecto. Para Daniel Goleman, en su mítico *Inteligencia emocional* (ver Bibliografía), la división entre emociones y sentimientos sería cuestionable.

dolor afectivo puede expresarse mediante el llanto y suele detectarse en la expresión facial.

No debe confundirse la tristeza con la depresión, ya que se trata de una emoción normal y no de una enfermedad.

La tristeza puede sobrevenir por causas concretas: desilusiones, problemas, muerte de seres queridos, etc., o bien aparecer en determinadas épocas del año, como el otoño; cíclicamente, en alguna fase del ciclo menstrual, o ser el corolario de razonamientos pesimistas. Sin embargo, en muchas personas, como indica el propio Bach, puede sobrevenir sin ningún activador claro.

El campo de acción de MUS se extiende sobre la tristeza, tanto si esta se presenta en el contexto del trastorno depresivo como si no. Una persona puede experimentar varios días de tristeza profunda sin por ello estar deprimida.

Si bien la tristeza prolongada puede llevar a la depresión, para padecer esta última deberán, además, coincidir en el tiempo algunos síntomas donde la tristeza es solo una parte del conjunto. En el apartado de Notas veremos esto con más detalle.

La depresión puede sobrevenir en presencia de un activador causal, como la muerte de alguien muy querido, una ruptura afectiva, la quiebra económica, el diagnóstico de alguna enfermedad grave, o bien aparecer sin una justificación clara.

En algunos casos, la tristeza tratable con MUS puede vivirse de forma larvada y pasar casi desapercibida, como si formase parte de la personalidad. De hecho, en la personalidad depresiva (tipología Gentian) es literalmente así, y puede considerarse a MUS como un rasgo de personalidad evidente.

Scheffer describe que, en este estado:

«Una intensa y desconocida vibración extraña se superpone en gran medida a la vibración propia de la personalidad y casi suspende transitoriamente su relación con respecto al mundo».[209]

Lo más habitual es que la tristeza se viva con un enlentecimiento de las funciones mentales y corporales, aunque en muchos casos se acompaña de ansiedad y angustia o se convierte en rabia o irritabilidad.

---

209. Ver Bibliografía, pp. 161-162.

Resumiendo, MUS sirve para la adecuada gestión de la tristeza, tanto si es desencadenada por una determinada causa objetivable como si no.

La esencia no es un antídoto «contra» la tristeza, como podría interpretarse desde una óptica alopática, ya que, entre otras cosas, esta emoción tiene un propósito en general positivo, como veremos en el siguiente nivel.

FLOR ASOCIADA

Gentian, porque aunque la tristeza sea una emoción primaria, generalmente va asociada a pensamientos negativos.

NIVEL ESPIRITUAL

Para Julian Barnard,[210] el estado MUS clásico es, como la propia planta, oportunista. Ocupa un espacio vacante. Habría que agregar aquí que este espacio vacante es posiblemente la vivencia del vacío, generado por el abismo existente entre el alma y la personalidad, en determinados momentos de la vida.

Esta sensación de desconexión es percibida por el ego como un rotundo derrumbe, una caída en lo más profundo del pozo, un verdadero tocar fondo. Estamos ante una auténtica emergencia espiritual, «la noche oscura del alma»,[211] en la cual la personalidad debe abrirse a un nuevo sistema de creencias, una nueva escala de valores. Puede que los viejos códigos ya no sirvan y los nuevos estén aún por venir. Probablemente, represente, al igual que el episodio Sweet Chestnut, una muerte simbólica del ego, que debe, definitivamente, aceptar el estado y abrirse a una reconexión sincera y profunda con el alma.

Me he encontrado, a lo largo del tiempo, con el hecho de que existen alumnos y terapeutas que confunden teóricamente los episodios MUS con los de Sweet Chestnut. Puede ayudar el relacionar al primero con la

---

210. Barnard, J. y M. (1996). *Las plantas sanadoras del Dr. Edward Bach*. Flower Remedy Programme. Ed. del autor en español.

211. San Juan de la Cruz. (1982). *Obras Completas*. Editorial Monte Carmelo. San Juan de la Cruz fue un místico y religioso español (1542-1591). En 1570, escribió el *Cántico Espiritual*, del cual procede la famosa frase citada.

tristeza y al segundo con la angustia, cosas bien diferentes, aunque en ocasiones confluyan.

Ambos estados se acompañan de un fuerte dolor emocional, pero, en la tristeza, la reacción fisiológica se expresa por el llanto y por un enlentecimiento de las funciones (un estado más Yin). En cambio, en la angustia, el cuerpo reacciona de la misma forma que lo hace ante una situación de alarma (como el miedo y el pánico), con excitación, aumento de la presión arterial, del latido cardíaco y de la ventilación. Se trata de un estado más Yang que el anterior y que puede llevar a urgencias hospitalarias, sobre todo cuando se vive en forma de ataque de pánico y quien experimenta el cuadro cree que se está muriendo, y no precisamente en el sentido metafórico del término.

Scheffer vuelve a describir, con verdadera maestría e inspiración, la dimensión espiritual del estado que se vive en MUS:

«Es la expresión de la pena del alma por su potencial perdido, que la personalidad debe experimentar con dolorosa impotencia. El hecho de haber vivido la inmovilidad, la separación total del alma de su fuente de vida propiamente dicha, lleva, tarde o temprano, a la personalidad a añorar ver de nuevo la luz de su alma y a aproximarse a ella».[212]

La tristeza no es un estado del que se deba escapar como de la peste bubónica del siglo XIV, tal como nuestra agrimónica sociedad propugna con demasiada frecuencia, sino una oportunidad para «bajar la persiana del negocio» y hacer las reformas e inventarios que sean necesarios a fin de reabrir de una forma renovada y congruente. Un momento de recogimiento interior que sirve para reponerse de dolorosas pérdidas.

En resumen, un episodio que, bien aprovechado, marca un antes y un después. Un espacio del que uno puede salir enormemente fortalecido. En este proceso, tiene un papel privilegiado la esencia de MUS, al ayudarnos a gestionar y a sacar toda la rentabilidad posible de la vivencia.

---

212. Scheffer, M., *op. cit.*, p. 162.

NIVEL TRANSPERSONAL (en estudio)

Depresión

Aunque ya no se pueda pensar en MUS como la flor de la depresión, sino de la tristeza, sin duda esta última significa un «bajón». Una depresión es algo que está por debajo de un determinado nivel considerado normal; por ejemplo, depresiones inmunitarias, anemias, etc.

NOTAS

Técnicamente deprimido

El término «depresión» está enormemente difundido y cada uno puede tener una idea diferente de lo que quiere decir. Ya se ha comentado al inicio de la unidad los problemas que representó este concepto en su correspondencia con las flores.

Para estar deprimido (trastorno depresivo mayor), no basta con estar triste, sino que deben confluir la mayor parte de los siguientes síntomas durante un período de dos semanas[213] como mínimo, y que representen un cambio respecto a la actividad previa.[214]

Al final de cada síntoma, se colocan las flores relacionadas con el mismo.

~ **Tristeza** la mayor parte del día, casi cada día (según indica la propia persona o la observación realizada por otros); por ejemplo, llanto. En niños y adolescentes, la tristeza puede manifestarse como irritabilidad. Mustard por la tristeza. La irritabilidad suele dirigir a Willow, Beech e incluso a Holly.

---

213. Hace un tiempo, para el diagnóstico clínico de la depresión se requería una duración mayor de los síntomas. Las sucesivas clasificaciones acortaron este espacio, con lo que algunas crisis o dificultades para afrontar la vida cotidiana fueron "convirtiéndose" en una enfermedad. Las actuales clasificaciones psiquiátricas y médicas al uso, DSM (*Diagnostic and Statistical Manual of Mental Disorders*) y CIE (Clasificación Internacional de Enfermedades) disparan el diagnóstico y la consiguiente prescripción de psicofármacos. ¿No resulta un poco sospechoso?

214. Extraído de DSM-V y CIE 10.

~ **Apatía** o disminución acusada del interés o de la capacidad para el placer en todas, o casi todas, las actividades la mayor parte del día, casi cada día (según refiere el propio sujeto u observan los demás). Wild Rose es la flor adecuada para la apatía.

~ **Pérdida** importante de peso sin hacer régimen o **aumento** de peso, o pérdida o aumento del apetito casi diariamente.

~ **Insomnio** o **hipersomnia** (sueño excesivo) casi cada día. La hipersomnia se corresponde con Clematis . El insomnio de la depresión dirige a White Chestnut.

~ **Agitación** o **enlentecimiento psicomotores** casi cada día (observable por los demás, no meras sensaciones de inquietud o de estar enlentecido). La agitación psicomotora se corresponde con Impatiens, mientras que el enlentecimiento con Clematis.

~ **Cansancio o pérdida de energía** casi a diario. Olive, Clematis y Hornbeam.

~ **Sentimientos de inutilidad o de culpa**, excesivos o inapropiados casi cada día (no los simples autorreproches o culpabilidad por el hecho de estar enfermo). Los sentimientos de inutilidad se relacionan con Larch. La culpa, con Pine.

~ **Disminución de la capacidad para pensar o concentrarse, o indecisión,** casi cada día (ya sea una atribución subjetiva o una observación ajena). Clematis y Scleranthus, esta última por la indecisión.

~ **Pensamientos recurrentes de muerte** (no solo temor a la muerte), ideas de suicidio recurrentes sin un plan específico o una tentativa de consumarlo. Gentian y Gorse. White Chestnut, por la recurrencia.

Como vemos, el tema da mucho más de sí que el simple reparto entre dos flores como ocurría antaño. Visto el desglose, sin duda la mejor estrategia ante una persona con depresión consiste en olvidarnos de la palabra «depresión» y traducir lo que vemos y escuchamos a las esencias correspondientes.

Recordemos que legalmente el terapeuta floral no puede retirar ni aconsejar la disminución de ninguna medicación que esté tomando el cliente. La terapia floral es compatible con cualquier medicación o tratamiento que se realice. En casos severos como en la depresión, la pauta de tomas no debe bajar de 8 al día.

OAK (OAK)
Quercus robur. Roble.

LO QUE BACH DIJO DE OAK

«Para aquellos que se esfuerzan y luchan fuertemente por aliviarse o por los asuntos de la vida cotidiana. Aunque su caso parezca sin esperanza, seguirán intentando una cosa tras otra, seguirán luchando. Se mostrarán descontentos cuando la enfermedad interfiera con sus deberes, o les impida ayudar a los demás. Son personas valientes que luchan contra grandes dificultades sin perder la esperanza ni abandonar el esfuerzo».

PALABRAS CLAVE

Sentido excesivo del deber. Tenacidad extrema. Sobreesfuerzo. Perfeccionismo. Dedicación excesiva al trabajo. Metodismo. Gran represión emocional. Rigidez. Dureza. Austeridad. Escrupulosidad. Inflexibilidad. Testarudez. Temor a mostrarse vulnerable. Obsesividad. Sobrecarga. Estrés. Ansiedad.

OAK COMO TIPOLOGÍA

Vistos desde fuera, los individuos con características OAK suelen parecer personas fuertes como robles. En general, el pilar o sostén de la familia: los que traen el dinero a casa, unas verdaderas bestias de trabajo. Son resistentes, tenaces, voluntariosos y leales. Luchadores infatigables.

El problema es que estas cualidades están tan rígidamente sobredimensionadas e implantadas en su ideal del yo que se convierten más bien en una amenaza para sí mismos. Parecen desconocer el significado de la palabra cansancio (o lo traducen por debilidad), lo cual no quiere decir que no lo experimenten, sino que no saben, no quieren o no pueden acatar las señales que lo acompañan, llegando así a desarrollar enfermedades.

En general, los OAK son personas honestas, responsables y dignas de confianza. Gente seria, de palabra, honorable, con una capacidad asombrosa de trabajo y resistencia, lo que a menudo determina que los demás descarguen sus responsabilidades en ellos, atraídos por su fortaleza.

Son demasiado moralistas y escrupulosos. Al igual que Elm y Rock Water, OAK presenta una personalidad obsesiva.

Seguramente, la diferencia sustancial entre Elm y OAK estribe en el aprendizaje realizado en la infancia. En el apartado de Notas, se ahondará en las diferencias entre las dos esencias.

Muchos OAK han sido educados de forma rígida, sobreexigente, por padres o tutores punitivos y severos. Tal vez se tratase de tiempos difíciles, incluso de posguerra.

Algunos provienen también de familias con pocos recursos y muchos hijos, o bien, simplemente, ambientes parentales y/o educacionales donde primasen el trabajo duro y la represión emocional sobre cualquier otro aspecto de la vida. Por eso, han crecido con mucha inseguridad y temor a cometer errores (Mimulus y Scleranthus) y, por consiguiente, a ser castigados o humillados (ineludible sentimiento de Pine y Crab Apple en menor medida).

Para compensar esta evidente baja autoestima, o como mínimo atenuar su inseguridad, han debido desarrollar una identidad de persona intachable, fuerte, responsable, seria y muy trabajadora; sobre todo, muy ceñida a las normas y obligaciones.

Las creencias fundamentales en OAK son «yo debería» y «la vida es una dura lucha». De esta manera, el ser muy trabajador se convierte en una virtud moral, pero también en un refugio y coartada socialmente aceptable para quienes evitan afrontar una vida emocional plagada de temores.

Resulta evidente que OAK confunde emocionalidad y sensibilidad con vulnerabilidad y sensiblería, o algo aún peor: descontrol. Esto último lo arrojaría a una situación vergonzosa y dolorosa, como cuando era niño. La defensa se articula en torno a una fuerte racionalidad compensatoria. De todo esto, proviene su miedo a perder el control y su gran represión emocional (Cherry Plum).

La tensión interior generada por esta represión puede traducirse en ansiedad y, a menudo, en rabia (Willow y Holly) que no puede, en general, expresar.

Se entiende así el porqué los OAK son mentalmente muy rígidos y dogmáticos; demasiado austeros y metódicos; perfeccionistas; tenaces; con poca tendencia a delegar responsabilidades, a menos que se hagan las cosas como ellos quieren. Son muy controladores debido, sobre todo, a su inseguridad interior.

De opiniones fijas, que mantienen aun a sabiendas de que se han equivocado, puesto que detestan reconocer sus errores.

Los cambios les generan inseguridad y estrés, que son experimentados en forma de ansiedad. Para intentar paliar en alguna medida todo esto, estructuran un tipo de vida demasiado organizada, metódica y ritual, sin espontaneidad alguna, en la que cualquier desviación de la rutina supone un contratiempo desmesurado.

El espacio para la familia surge más como una obligación o un deber que como un deseo del corazón, ya que «el buen marido debe dedicar tiempo a su familia» y, a menudo, no tienen ese tiempo.

Es habitual constatar que sus problemas de comunicación generan carencias afectivas y quejas en su pareja e hijos. La ternura no figura entre sus habilidades ni tendencias.

OAK representa un patrón patriarcal, masculino, muy reforzado histórica y culturalmente.[215] La figura del padre trabajador que mantiene a esposa, hijos, y seguramente a más familia, ha resultado un argumento convincente para excusarle de otras responsabilidades emocionales ante los demás y ante sí mismo. Esto parece ser el motivo por el cual muchos de ellos se derrumban, enferman, o directamente mueren, cuando no se sienten útiles al ser jubilados o, lo que es peor, prejubilados, aunque sea con el sueldo íntegro. Pero puede haber algo aún mucho peor: ser despedidos de su trabajo constituye el mayor desastre imaginable y representa para ellos una «humillación pública», una especie de juicio y condena de proporciones casi apocalípticas. De ahí la necesidad de tomar en estas situaciones Walnut, además de OAK, para adaptarse a todos estos cambios reseñados; Star of Bethlehem, por el trauma, y Gorse, por la sensación de «fin del mundo».

La mayoría de OAK hablan de forma impersonal y poco espontánea. Siempre educados, reservados y, fundamentalmente, correctos.

Emocionalmente, son distantes. No se trata de que carezcan de sentimientos, sino de que se han entrenado de una forma casi espartana para reprimirlos.

---

215. Todo esto no implica que no existan mujeres OAK, aunque a ellas, en general, la sociedad les permita ser algo más demostrativas con sus emociones.

Pueden ser muy serviles con las figuras de autoridad, pero en ocasiones distantes y tiránicos con sus subordinados. Demasiado estrictos con las reglas.

Los logros profesionales representan en OAK más bien un alivio que una satisfacción, ya que para ellos la vida es una dura lucha; una lucha en la que no se puede, ni se debe, bajar la guardia.

Los OAK nunca pueden hacer lo que desean, sino en todo momento «lo que está mandado», lo que es «obligatorio». Por eso, su vida carece prácticamente de alegrías, siendo en cambio pródiga en preocupaciones (White Chestnut y Gentian) y ansiedad.

Prefieren resolver sus problemas en solitario, teniendo un sentido de lo práctico bastante ingenuo.

El criterio estético no parece figurar entre sus aptitudes.

OAK lleva, sin saberlo, una bomba de relojería adosada en el pecho. El cansancio no es un capricho, sino un mecanismo por el cual el cuerpo avisa a la mente de que se debe bajar el nivel de prestaciones y esfuerzo. La falta de descanso y espacios lúdicos en su vida hace que caiga en un estrés de rendimiento permanente.

Al tener un patrón mental tan rígido e ignorar el aviso del cansancio y de la enfermedad, probablemente requiera otro tipo de advertencia más terminante, como infartos, embolias, depresiones severas, hernias discales, etc. También es muy propenso a contracturas musculares en hombros y cuello y trastornos de ansiedad favorecidos por el estrés.

Sobre la generosidad, no cabe duda de que los robles, como árbol, lo son.[216] Este tema requiere una matización para la personalidad OAK.

Una particularidad de la mayoría de obsesivos, y OAK es un gran representante de ellos, es la tacañería y el ahorro exagerado como precaución ante supuestas épocas de crisis. Incluso, esa contención para el gasto puede llegar a límites caricaturescos. A ello ayuda su temperamento austero y su escasa capacidad para disfrutar de la vida. Esta característica también abunda en los Rock Water, donde es aún más exagerada.

---

216. Para los celtas y otras culturas, el roble era el rey de los árboles, seguramente por su fortaleza y aspecto imponente. Conviene destacar también que los bosques de robles son muy hospitalarios, albergando una gran cantidad de flora y fauna, algo muy diferente de lo que ocurre en los hayedos (Beech).

Los lujos o, simplemente, las comodidades que les puede proporcionar una buena situación económica suelen ser juzgados por su rígido e implacable juez interior como una frivolidad o despilfarro innecesarios e inmorales. Por otra parte, una vida cómoda y «disipada» podría ser malinterpretada y vista desde el exterior con recelo y suspicacia. La opinión externa importa, y mucho.

OAK quiere, sobre todo, ser y parecer decente. Pero, para OAK, existe algo más vinculante que la tacañería: la obligación.

Pensemos, como ejemplo, en un típico padre OAK. Trabajador a ultranza que ha conseguido, con su esfuerzo y tenacidad, un buen patrimonio. Su hijo o hija, independizados y con familia propia, le piden un préstamo. El patriarca pregunta lo siguiente:

—¿Para qué?

—Verás, papá, las cosas no van muy bien con mi pareja. Hemos pasado una mala temporada y pensamos que un viaje al Caribe para nosotros solos, sin los niños, podría ayudar a arreglar las cosas.

—No, hijo/a; el dinero no es para malgastarlo en cosas innecesarias. Los problemas se arreglan en casa.

Ahora bien, si ese dinero fuera, por ejemplo, para reparar una furgoneta con la que se trabaja, la ortodoncia del nieto u otra cosa que el OAK considere «de utilidad», lo más probable es que soltase los fondos inmediatamente. ¿Por qué? Porque es su obligación como padre; en cambio, no entiende y detesta todo lo que considera absurdo y suntuoso, como un viaje de placer, una cena en un restaurante caro, y un sinfín de posibilidades «superfluas».

OAK padece una rigidez mental muy evidente, ya que simplifica el mundo en exceso con el objeto de hacerlo más manejable: «Se es decente o indecente». «En el mundo existen dos tipos de personas: los trabajadores y los vagos». Esta visión tan polarizada de la vida no permite la más mínima sutileza; podría hablarse de una falta de sofisticación mental que le impide percibir una serie de matices necesarios para captar la riqueza de las relaciones interpersonales.

Los OAK poseen un sentido del deber y una tenacidad extremos que los lleva a sobreesforzarse, a menudo innecesariamente. Esta última circunstancia resulta muy importante para diagnosticar el patrón floral: la falta de motivos exteriores objetivos para ese exceso de trabajo, esfuerzo y responsabilidad.

La mayoría de nosotros, probablemente, ha pasado por circunstancias difíciles, económicas, familiares, estudiantiles y otras, en las que hemos tenido que renunciar a diversos placeres y comodidades, priorizando el trabajo o el estudio. Pueden haber sido temporadas muy duras en las que, sin embargo, anhelábamos el merecido descanso y contábamos los días que faltaban para acceder a él. En OAK, esto no existe. Lo que para muchos constituye una situación transitoria, para ellos es la vida misma. Por eso, existen tantos comerciantes, empresarios y profesionales autónomos que nunca han tenido unas vacaciones, aunque su situación económica se lo permitiese holgadamente.

Para muchos OAK, la terapia no resulta fácil, sobre todo si perciben al terapeuta como poco estructurado o demasiado inquisitivo. Seguramente, necesitan un abordaje racional, respetuoso, que, en algún punto, les permita entender, como parte de la autoexploración deseable en una terapia floral, que en realidad la mayoría de sus esfuerzos no corresponden a una exigencia real objetiva, sino a su necesidad de acallar a ese duro juez interior que tienen. Claro que para eso deben cambiar algunas creencias internas demasiado distorsionadas que les llevan a esa gran rigidez mental. La ayuda de la esencia resulta de gran valor para emprender este largo proceso interior.

En algunos casos, el efecto de la flor puede ser percibido, por la todavía rígida mente de OAK, como «cansancio», con la consiguiente alarma. Si esta sensación no va acompañada de una toma paralela de conciencia, el abandono de la terapia es casi seguro.

OAK COMO ESTADO

Guarda relación con épocas de sobrecarga, donde la persona trabaja y lucha denodadamente frente a un cúmulo de responsabilidades En estas circunstancias, la esencia puede aportar calma y serenidad frente al estrés, lo que ayuda a optimizar la energía disponible.

Es muy posible que los efectos de OAK como estado (sobrecarga) coincidan con los de Elm (desbordamiento). Puesto que el estrés constituye un grave problema social, la toma conjunta de ambas esencias plantea una buena sinergia para ayudar en estos casos.

FLORES ASOCIADAS

Pine, por la culpabilidad que lo convierte en excesivamente responsable.

Cherry Plum, por la represión y el afán de control de las situaciones.

White Chestnut, por la ansiedad en forma de preocupación.

NIVEL ESPIRITUAL

Para Scheffer, el error básico de OAK estriba en que:

«En lugar de dejarse llevar de la mano por su Yo Superior y ser conducido por él a través de los períodos difíciles y bellos de la vida, la personalidad persiste equivocadamente en un estrés de rendimiento permanente elegido por ella misma [...] La personalidad OAK ha olvidado que no solo los logros y las victorias hacen de la vida algo digno de ser vivido y que, precisamente, un luchador saca fuerzas para nuevas hazañas de los momentos más sutiles, más amenos o más sentimentales. Si el individuo no se concede estas pausas creativas, su vida interior se vuelve cada vez más espartana y pobre. Trabaja, pero el corazón no le acompaña ya como es debido».[217]

La rigidez mental representa un grave obstáculo para la evolución espiritual. Bajo estos rasgos de personalidad, la autoconciencia es muy pobre, estando sepultada por un sistema de creencias demasiado estricto, distorsionado y limitador.

Como casi siempre, el problema nuclear es el miedo a afrontar aquellos aspectos que puedan significar indefensión o debilidad. Esta falta de conciencia emocional impide la empatía puesto que, para acceder a ella, además de autoconciencia se requiere flexibilidad.

OAK debería entender que en realidad la vida no es una lucha, sino más bien una negociación permanentemente interactiva y novedosa. Por otra parte, más que austero, tal vez le convenga ser un poco más honesto con sus propias limitaciones y reconocer que tiene derecho a

---

217. Scheffer, M., *op. cit.*

equivocarse, a descansar y a disfrutar; pero, fundamentalmente, aceptar que no ha venido a este mundo a satisfacer las expectativas de nadie, ni siquiera las de su implacable juez interior.

NIVEL TRANSPERSONAL

Sobrecarga

La esencia puede ayudar, tanto en toma oral como en aplicación local, a fortalecer zonas o funciones que han sido sometidas a un sobreesfuerzo o sobrecarga excesivos. Es interesante su uso en lesiones deportivas por excesiva demanda.

El uso de OAK como flor importante en situaciones de estrés ya ha quedado reflejado en el nivel de estado, aunque este prácticamente entronque con el uso transpersonal.

NOTAS

Oak y Elm: dos hermanos bien avenidos. Dudas diagnósticas.

Desde el inicio de la terapia floral, se ha planteado la necesidad de diagnósticos diferenciales entre diversas esencias, sobre todo aquellas que trabajaban sobre algunos territorios comunes, como es el caso de estas dos flores. Conviene entender que, aunque tengamos una necesidad intelectual de trazar una línea divisoria clara, y posiblemente inalterable, entre un territorio floral y otro, este hecho resulta más un deseo que una posibilidad real. Sin duda, existen numerosos terrenos compartidos, como he sostenido repetidamente a lo largo del libro.

Para diferenciar OAK de Elm, durante años trabajé con algunos tópicos muy arraigados:

Los OAK son rústicos; los Elm, sutiles. En ello, como refiere Julian Barnard, interviene la contemplación de los respectivos árboles: evidentemente, el olmo es más estilizado que el roble.

OAK corresponde a lo que sería un operario de una fábrica; Elm, a un profesional o incluso a un ejecutivo.

Los Elm son perfeccionistas; los OAK, no.

Elm trabaja por vocación; OAK, por obligación.

Para OAK la vida es una lucha, para Elm, un reto.

Elm es capaz de reconocer su cansancio, OAK no.

Sin embargo, a lo largo de mi experiencia profesional, fui constatando que algunos supuestos Elm parecían responder más al tratamiento con OAK que a su propia flor. Ello me hizo pensar que, seguramente, las caracterizaciones florales (los retratos teóricos) que estábamos empleando no se correspondían del todo con el efecto de sus respectivas esencias.

Con el tiempo, también recibí clientes que parecían corresponder a estados intermedios entre Elm y OAK. Terapéuticamente, esto no ofrecía complicaciones, ya que eran tratados con ambas esencias simultáneamente.

Cuando me sumergí en el apasionante mundo de la psicología contemporánea y empecé a familiarizarme con determinadas lecturas, sobre todo Theodore Millon, pude constatar con alegría que Elm parecía corresponder a la descripción del estilo obsesivo de la personalidad y OAK al trastorno obsesivo de la personalidad.

Dicho de otra forma, OAK representaba, según mi interpretación de entonces, un agravamiento de Elm; algo así como que «al multiplicar Elm por dos, obtenemos OAK».

Actualmente, creo que la diferencia entre Elm y OAK parece estribar, sobre todo, en el estilo de aprendizaje que ambos han vivido y la atmósfera del hogar donde se han criado.

Tanto Elm como OAK tienen importantes rasgos obsesivos: seguramente el aprendizaje del primero se ha realizado en un ambiente más abierto en lo cultural y, posiblemente, algo más elástico que en el segundo. De alguna forma, menos endogámico que el de OAK. Esta ligera flexibilidad sería suficiente para que en Elm, si bien se prime por encima de todo la profesión, se valoren más que en OAK algunas otras facetas de la vida, como, por ejemplo, determinadas aficiones o, como mínimo, no se huya del tiempo libre.

Por otra parte, al haber crecido Elm en un clima emocional algo más permisivo y abierto que OAK, o acaso menos culpabilizante, parece más predispuesto a disfrutar de sus logros que este último y a expresar determinados matices emocionales con algo más de libertad. Elm puede sentir orgullo y satisfacción al salir triunfante de un reto profesional; lo que suele experimentar OAK es alivio.

En cualquier caso, OAK parece representar un patrón más de super-vivencia que Elm. A mi modo de ver, OAK corresponde a un modelo ob-sesivo tradicional prototípico, mientras que Elm guarda relación con un obsesivo más moderno y, por tanto, más individualista.

Si volvemos a la botánica, los robles son más gregarios y forman comu-nidades más numerosas que los olmos, independientemente del hecho de que estos últimos estén afectados por la grafiosis desde hace décadas.

Por último, OAK representa un principio masculino, patriarcal, mien-tras que Elm es un principio mixto, tanto masculino como femenino.

En definitiva, en el siguiente gráfico se aporta una visión integrativa sobre la personalidad obsesiva. Puede apreciarse cómo Oak y Elm com-parten un 80% de territorio común, mientras que Rock Water, el obsesivo puritano, presenta más territorio exclusivo.[218]

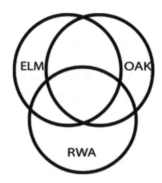

El consejo práctico es dar a todo supuesto Elm u Oak, las dos flores simultáneamente.

---

218. Para profundizar en el tema, ver Orozco, R. (2011). *El nuevo manual del diagnóstico dife-rencial de las Flores de Bach*. El Grano de Mostaza.

OLIVE (OLI)
Olea europaea. Olivo.

LO QUE BACH DIJO DE OLIVE

«Para los que han sufrido mucho mental o físicamente y están tan agotados y cansados que se sienten sin fuerzas para hacer el mínimo esfuerzo. Para ellos, la vida cotidiana representa un duro trabajo carente de placer».

PALABRAS CLAVE

Agotamiento físico y mental posterior a esfuerzos físicos, mentales, o al sufrimiento físico o emocional.

OLIVE COMO RASGO DE PERSONALIDAD

Podemos observarlo en los Clematis tipológicos, casi permanentemente agotados. En ellos, cualquier mínimo esfuerzo los agota más que a cualquier otra tipología.

OLIVE COMO ESTADO

A pesar de la mención de OLI como rasgo de personalidad, en los Clematis, los usos de la esencia revisten importancia en su estudio como estado, tanto pasajero como cronificado. Se trata de un estado de agotamiento que puede presentarse en cualquier ser viviente, lo que hace pensar en una dimensión mayoritariamente transpersonal.

A diferencia de Hornbeam, en OLI suelen existir antecedentes causales que, en gran medida, justifican el estado: sobresfuerzos físicos o intelectuales, sufrimiento emocional ligado al dolor o a conflictos y preocupaciones persistentes de tipo circular (White Chestnut).

Podría así hablarse de «un cansancio posterior a...», a diferencia de Hornbeam, donde el cansancio es «previo a...», todo aquello que no apetece, no interesa, pero no puede evitarse al ser obligatorio.

También hay que considerar la toma de OLI en el agotamiento que acompaña a procesos febriles, depresiones, en ocasiones al cáncer, anemias, el síndrome de fatiga crónica, y un largo etcétera.

No soy partidario de hacer una diferenciación Hornbeam /OLI del tipo cansancio psíquico versus cansancio físico, ya que ambos son psicofísicos. Lo que difiere es el origen de los estados, aunque queda bastante claro que ambos se retroalimentan, dado que una persona en estado Hornbeam se agota mucho más que si no tuviera esta actitud negativa. Por otra parte, alguien en una situación de agotamiento OLI, sobre todo si es cronificada, desarrolla Hornbeam ante actividades que antes del cansancio le resultaban placenteras o, al menos, no representaban una pesada carga.

Scheffer habla de algunos estados OLI que se derivan de «intensos procesos evolutivos interiores que han consumido demasiada energía en los planos inconscientes». En estos casos, se puede percibir un cansancio diferente del motivado, por ejemplo, por un proceso gripal. El cliente puede expresar: «Me siento como si me hubieran quitado las pilas», o bien: «Es como si se me hubiese acabado la batería».

Considerando que la esencia de OLI gestiona la energía más física, general, la de «toma de tierra», es lógico deducir que ante una necesidad extra se recurra a consumir la que tenemos más a mano. En estos casos, la toma de la esencia reconduce rápidamente la energía disponible, haciendo que este proceso de reajuste evolutivo no deje otras áreas al descubierto.

Es interesante observar que la energía que aporta (o recanaliza) la esencia queda en gran medida supeditada a su buen uso. Recordemos que no estamos aquí frente a un fármaco alopático ni ante una metanfetamina, sino ante la esencia viva e inteligente de una flor, como veremos en el apartado de Notas.

Hay que considerar los estragos del agotamiento crónico inherente a la sobreactividad generada en muchas sociedades modernas de corte obsesivo. Ya se comentó en Hornbeam la particularidad de los dilatados horarios laborales existentes en España y su incidencia en el reforzamiento de ese patrón. Es preciso remarcar aquí que las mencionadas jornadas de trabajo contribuyen a cronificar los estados OLI, así como el estrés que supone la precariedad laboral existente, la crisis, etc.

Del mismo modo, muchos niños se ven sobrecargados de actividades extraescolares, deberes totalmente innecesarios a la vez que absurdos, más la adaptación a un dilatado horario familiar. Como consecuencia, muchos chavales de hoy en día están estresados, desbordados, crónicamente agotados, con falta de sueño y muy pero que muy cabreados, incluso deprimidos. Sus padres harían bien en recordar que, posiblemente, a la edad de sus hijos disfrutaban de mucho más tiempo de ocio.

El resultado inmediato del estrés es la ansiedad. Ambos cuadros llevan al agotamiento crónico (OLI), que, unido al pesimismo (Gentian) y a no vislumbrar una salida a corto o medio plazo (Gorse), conducen a la depresión o a cualquier enfermedad que nos haga salir, de una forma socialmente justificada, de ese callejón sin salida. Incluso, hay quien recurre al suicidio ante una presión insostenible, probablemente desde un estado Cherry Plum.[219]

Sin duda, entre el agotamiento crónico y la depresión existe solo una delgada línea divisoria.

FLOR ASOCIADA

Existe una interesante retroalimentación entre OLI y Hornbeam, puesto que un estado genera el otro y viceversa.

NIVEL ESPIRITUAL

El estado OLI es una llamada a la humildad y, según Katz y Kaminski, nos ayuda a tomar conciencia de que el yo físico está profundamente conectado con estados más elevados de conciencia espiritual.

Si malversamos la energía en proyectos solo alentados por el ego, caemos en un estado de embrutecimiento que termina por anestesiarnos e insensibilizarnos a los mensajes intuitivos del alma. Por otra parte, la adhesión a falsas necesidades patrocinadas por un consumo desenfrenado, la codicia, la envidia, etc. pueden hipotecar todo nuestro tiempo

---

219. Un caso sonado en Francia fue la ola de suicidios registrados entre 2007 y 2010 entre los empleados de France Télécom, que podría haber llegado hasta la cifra de 60.

disponible en la obtención de dinero a fin de conseguir lo que creemos imprescindible para nuestra vida.

También mucha gente se ve impelida a un ritmo de trabajo deshumanizante solo para mantenerse en el umbral de la subsistencia.

Las dos vías mencionadas conducen al agotamiento y este, a su vez, a un entumecimiento de las competencias de la inteligencia emocional. Resulta lógico relacionar este hecho con una involución desde el punto de vista espiritual.

OLI puede ayudarnos a optimizar nuestros recursos, puesto que en muchos casos favorece la toma de conciencia acerca de cómo estamos utilizando nuestra energía. No es extraño que durante su ingesta surjan «casualmente» nuevas perspectivas relacionadas con una mejor ecología emocional que valore más la búsqueda de tiempo libre para crecer, dedicar a la familia, el ocio, etc. En otros, la toma de OLI se siente como una especie de calma trascendente, significativa.

A quienes realmente no pueden bajar el ritmo, OLI les ayuda a aprovechar mejor el descanso, e incluso es posible que los obsesivos empiecen a conectar con su necesidad de descanso, haciéndose por tanto más conscientes de ello, lo que en ocasiones puede llevarlos a abandonar el tratamiento.

NIVEL TRANSPERSONAL

Agotamiento

Como se ha comentado, estamos aquí ante una flor mayoritariamente transpersonal. Incluso he dudado bastante sobre si no sería mejor anular el nivel de estado e incluirlo en el transpersonal. Sin embargo, algunos autores hablan de una «persona OLI», describiendo, en realidad, otras personalidades ya contempladas en el sistema floral: Elm, Oak, Rock Water, Impatiens, Vervain... Es cierto que en estos individuos predominan fuertes patrones que no toman en consideración la necesidad de descanso, agotándose de golpe, pero cualquier persona, por débil que sea, como por ejemplo Clematis, puede caer en estados OLI con total facilidad.

La esencia es muy útil en aplicaciones locales como fortalecedor claro e inequívoco. Puede añadirse con éxito a fórmulas destinadas a mejorar la circulación, rehabilitación, estética, cicatrización...

NOTAS

¡No, Jordi! OLI no es una anfetamina

Es tal vez en esta flor donde se ve más claramente el trabajo inteligente de las esencias. Por ello, no deberíamos utilizar modelos mentales alopáticos para valorar el efecto sutil de las esencias. Lo contrario puede llevar a disparates tales como creer que la toma de OLI puede ser peligrosa para alguien que trabaja demasiado y necesita descansar. Algo así como si uno se sostuviese artificialmente con metanfetaminas, cocaína o cosas de este género. Pero, como siempre, lo mejor es un ejemplo.

Jordi es abogado y tiene treinta y un años. Casado desde hace cuatro, es padre de una niña de dos años. Finalizó hace seis su carrera con muy buenas calificaciones. Está bastante contento con su trabajo en un bufete de abogados, a pesar de las presiones que recibe. Pero su sueño es llegar a ser notario, por lo que ha decidido preparar unas difíciles oposiciones.

Su jornada laboral no está del todo definida. Depende del trabajo que haya y muchos días tiene que dedicar entre diez y doce horas, incluyendo algunas tareas que se lleva a casa.

Como conclusión, está bastante estresado y le gustaría tener más tiempo libre para el descanso y la familia, cosa que espera conseguir cuando apruebe las oposiciones.

Con su mujer todo parece ir bien. Aunque ella suele quejarse del poco tiempo de que dispone Jordi para la vida familiar, comprende bien la importancia que para él tiene su profesión. Ella tiene un trabajo del que está contenta, puesto que le permite recoger a su hija de la guardería y atenderla por la tarde.

Las oposiciones a notario son de las más difíciles que existen. Jordi calcula que debe invertir unas tres o cuatro horas al día de promedio, si quiere tener alguna probabilidad de aprobarlas. Estudiar, por ejemplo, de 11 de la noche a 3 de la mañana. Para estar en el trabajo a las 9 debe levantarse a las 7:30.

Aunque aún no están convocadas las oposiciones que le interesan, piensa preparar unos temas de otros concursos como entrenamiento para las próximas. En uno o dos años, podría conseguirlo.

Lleva solo una semana estudiando y es más duro de lo que creía. No se concentra y el último día se duerme a pesar de todo el café que ha tomado. Decide, a instancias de su esposa, buscar ayuda en algún producto natural. Le hablan de las Flores de Bach y llega hasta OLI, alentado además por la carencia de contraindicaciones, sencillez de administración y precio económico del botellín de stock, que adquiere en un herbolario.

Le aconsejan que lo tome unas seis veces al día (dos gotas por toma), directamente del frasco, ya que «así obtendrá más efecto». Mientras estudia por la noche, le recomiendan que lo ingiera «cuantas veces sienta la necesidad».[220]

Los dos primeros días de toma de OLI, Jordi nota un efecto positivo. Se concentra mejor, no acusa tanto sueño y se siente invadido por un sano optimismo.

La tercera noche se siente tan cansado como al principio y totalmente descorazonado. «¡Idiota de mí! ¿Cómo he podido ser tan cretino como para tragarme que esta estúpida florecita podría darme energía?», reflexiona indignado. «Simplemente se trata de un placebo para tontos. Menos mal que por lo menos me ha costado poco», remata.

El botellín de OLI queda relegado a un cajón, para días después terminar en la basura. ¿Qué ha ocurrido realmente? ¿No ha funcionado OLI? ¿Acaso el cuerpo se ha acostumbrado a la esencia? La respuesta es algo más compleja.

Si, como en el caso de Jordi, el ego programa actividades sin tener en cuenta la necesidad de descanso, es muy probable que OLI gestione el aumento de energía solo un par de días, o bien, como se ve en muchas ocasiones, nos conecte de forma física con nuestra necesidad de descanso, lo que puede ser erróneamente interpretado como un efecto paradójico o contrario al deseado.

También podría haber ocurrido que nuestro abogado empezase a plantearse cosas tales como: «¿Verdaderamente es acertada esta decisión que he tomado? ¿No estaré exigiéndome demasiado y arriesgando

---

220. En realidad, no se obtiene más resultado al tomar directamente las flores del stock que en la dilución habitual de dos gotas por treinta mililitros de agua y coñac. Lo que ocurre es que la lógica alopática puede llevar a la creencia de que si se toma «puro», sin diluir, el efecto es mayor. Como es sabido, el resultado no depende de la concentración o cantidad del producto, sino de la frecuencia de tomas.

mi salud? ¿Qué pasa con mis otras necesidades? ¿Beneficia realmente esta decisión unilateral a mi familia?». En este contexto, sería lógico que decidiese posponer o abandonar la idea de las oposiciones. Pero lo más probable es que nadie relacione su cambio de planes con la toma de OLI.

A un terapeuta floral bien experimentado, que conozca la sabiduría de las esencias (esa gran fuente de inteligencia emocional líquida), un hecho como el descrito le resultará totalmente coherente. Dicho de otra forma, las Flores de Bach no son para lo que queremos, sino para lo que necesitamos. Naturalmente, no nos ayudarán en quimeras perjudiciales para nuestro equilibrio interno. Lo contrario sería echar «más leña al fuego».

En cambio, cuando el agotamiento es algo sobrevenido que no está en nuestro proyecto de vida, OLI nos ayuda de forma clara y generosa: una buena prueba de ello es cuando volvemos a casa agotados, porque ha surgido un imprevisto laboral que nos ha hecho quedarnos más tiempo en el trabajo, y tomamos dos gotas de la esencia en un vaso de agua a sorbos cortos. También cuando no hemos podido dormir bien, y un largo etcétera de situaciones. Esta selectividad de acción, esta sutileza, este efecto inteligente, es lo que verdaderamente convierte al sistema floral del Dr. Bach en algo más que una técnica: en un fabuloso modelo de equilibrio, conciencia y crecimiento personal.

Clara está agotada

Una alumna mía, comentó en clase su experiencia con OLI. Se sentía muy agotada desde hacía tiempo. Mientras tomaba OLI no sintió ninguna subida de energía, pero sí que ocurrió algo muy significativo. Se dio cuenta de lo que tenía que hacer para poder descansar. Vio con claridad algo que hasta el momento había permanecido oculto para ella, o confundido en una maraña de pensamientos.

Para descansar debía poner unos límites, decir que no a unas situaciones y posponer para más adelante otras cosas. Reestructurar un poco algunos planteamientos. Y aclaró que ella para nada se veía como Centaury, por eso del «no saber decir que no» y el no poner límites.

En este ejemplo de Clara, vemos que el efecto de OLI no ha sido algo mecánico, sino que la ha ayudado a acceder a una información que le permitirá conseguir lo que desea en unas semanas: terminar con su agotamiento.

PINE (PIN)
Pinus sylvestris. Pino silvestre.

LO QUE BACH DIJO DE PINE

«Para quienes siempre se culpan a sí mismos. Incluso cuando han tenido éxito piensan que podrían haberlo hecho mejor y nunca están satisfechos de sus esfuerzos o de sus resultados. Son grandes trabajadores y sufren mucho por los errores; aunque sean cometidos por otra persona, ellos se adjudican la responsabilidad».

PALABRAS CLAVE

Sentimiento de culpa y de no merecimiento. Autorreproche. Abatimiento. Autoagresión. Remordimiento. Ansiedad.

PINE COMO RASGO DE PERSONALIDAD

La esencia de PIN se relaciona con la culpabilidad. Muchas personas llevan una gran dosis de ella incrustada en su personalidad. Este hecho condiciona pensamientos, sentimientos y acciones.

Más allá de que se pueda pensar en componentes arquetípicos del inconsciente colectivo como, por ejemplo, «la transgresión», que encontramos en diferentes épocas y culturas, la mayor parte de la culpabilidad que se pueda tener guarda relación con el aprendizaje.

«Para experimentar culpa, una persona debe sentir que ha transgredido un código moral que ha sido aceptado como parte de su propio código de valores. [...] En la emoción de la culpa, no nos ocupamos de la culpa real —como en un juicio penal sobre un crimen—, sino del sentimiento subjetivo de culpabilidad. Cuando se siente culpa es que la conducta ha sido valorada como una transgresión contra unos valores morales, tanto si este juicio es realista como si no».[221]

---

221. Lazarus, R. (2000). *Pasión y razón.* Paidós.

En numerosas ocasiones, los padres exigen demasiado a sus hijos y pretenden, como ya se ha avanzado en otras partes del libro, que sean como adultos en miniatura, imponiéndoles disciplinas totalmente desmesuradas e inapropiadas para la edad. Toda «infracción» es castigada implacablemente, por lo que el niño desarrolla un estado de inseguridad permanente donde en cualquier momento puede sobrevenir el castigo y en el que los éxitos se dan por supuestos, no siendo recompensados.

En muchos de los casos expuestos, el niño se educa en un ambiente restrictivo en el que casi siempre se siente culpable (PIN), inadecuado y avergonzado (Larch, Mimulus y Crab Apple), y la mayoría de veces asustado (Mimulus y Rock Rose). Para mitigar lo descrito, contentar a sus padres y disminuir la ansiedad que todo esto conlleva, debe reprimir cualquier conato de espontaneidad (Cherry Plum) y desarrollar una imagen de sujeto intachable, eficiente y responsable.

La emocionalidad es casi sustituida por la hiperracionalidad. Este mecanismo, donde la culpabilidad juega un papel tan importante, es el que con el tiempo puede determinar la construcción de una personalidad obsesiva, como Oak, Rock Water y Elm. Así se explica por qué muchos de ellos mejoran con la toma de PIN.

A todo lo anterior, se suma la influencia culpógena de la mayoría de modelos religiosos imperantes. La culpabilización, como herramienta para obtener poder, es probablemente uno de los recursos más antiguos que existen. La iglesia, la mezquita y la sinagoga aprendieron a beneficiarse bien pronto de este mecanismo.

Conviene tener muy presente que, en la mayoría de casos, quien se siente culpable también se siente sucio, impuro (Crab Apple) y, por tanto, suele tener necesidad de redimirse o de ser redimido, lo que le pone en una situación propicia para ser manipulado.

Pero no hay por qué pensar que solo en un ambiente religioso pueda ocurrir esto. Muchos modelos familiares, como los patrocinados por Chicory, están sustentados en la culpabilidad. También otros tipos de padres o educadores ponen su granito de arena en la extensa playa de la culpabilidad, como los sobreprotectores y tiránicos: Chicory y Vine, respectivamente.

Mención aparte merece la represión sexual, donde sexualidad no reproductiva se asimila a pecado. Resulta innecesario comentar cómo puede este hecho generar culpabilidad o cómo la misma se esconde debajo de no pocos bloqueos sexuales, como la frigidez y la impotencia.

Puede entenderse fácilmente el porqué el PIN afecta a una proporción tan importante de la población. Los pensamientos en PIN tienen que ver con patrones autoinculpatorios, de autorreproche, poca valía, indignidad y, en general, poco merecimiento. ¡Una verdadera maquinaria trituradora de la autoestima!

Las creencias y modelos de pensamiento que sustentan la culpabilidad como parte importante de la personalidad son sostenidos por la rigidez mental. Bajo esta condición, solo se barajan dos posibilidades, sin matices intermedios: bueno/malo; inocente/culpable; decente/indecente. Esto solo es posible mediante una simplificación, necesariamente artificial, del mundo con el objeto de hacerlo más manejable.

Los patrones mentales que llevan a integrar la culpabilidad como componente de la personalidad implican, en una medida variable, inmadurez y falta de sofisticación mental. Este tipo de pensamientos determinan el sistema de creencias de muchas personas.

Algunos sentimientos que acompañan la culpabilidad suelen ser el abatimiento, el desasosiego, la tristeza, la angustia, la rabia, el resentimiento... La ansiedad merece una mención especial, puesto que la culpabilidad está íntimamente ligada a ella.

Otro sentimiento hermano de la culpabilidad es la vergüenza. En el capítulo de Crab Apple, se analizó este parentesco.

La forma de actuar en PIN es muy variable. Puede ir desde patrones de sumisión y dependencia, contemplados en Centaury, a conductas manifiestamente masoquistas en las que se busque ser denigrado, o reacciones de vergüenza, enfado o agresividad.

Algo muy frecuente es que la culpabilidad derive en un exceso de responsabilidad; la creencia distorsionada de que uno debe hacerse cargo de muchas más situaciones de las que en realidad debería. Se comprende así que estas personas prisioneras de la culpa se recriminen ante la menor contrariedad, piensen que deberían haber previsto todo de antemano y, naturalmente, haberlo hecho mejor, como indica el propio Bach en el párrafo inicial del capítulo. Es como si debieran ser perfectos.

Como la perfección no existe, intentan mitigar el desasosiego que esta idea les produce centrándose en el detalle e intentando controlarlo al máximo, con el fin de prevenir y evitar errores. Como posiblemente el lector habrá deducido, nos encontramos nuevamente ante el mecanismo de funcionamiento de los obsesivos.

Esa búsqueda de perfección imposible se vive con ansiedad ante las innumerables dificultades que acechan, puesto que hay mucho miedo a cometer errores y ser censurado o castigado. Llegamos otra vez aquí, aunque por diferentes caminos, a una importante emoción: el miedo.

Como vemos, la culpabilidad suele estar mantenida por una constelación importante de miedos muy diversos, tanto abstractos como concretos, tanto indefinidos como muy precisos.

Pero el panorama anterior puede aún ser peor. La culpabilidad, vestida de hiperresponsabilidad, lleva a considerar la alegría como una emoción claramente debilitante y dispersante; en todo caso, algo incómodo y contradictorio. Así, el merecido descanso puede convertirse en un acto impropio y negligente. Por eso, en general, la culpabilidad lleva a una especie de «alergia a la felicidad».

En PIN siempre parece haber un motivo para no poder disfrutar de la vida. En estos casos, es fácil imaginar una especie de juez interior Vine instalado en la mente de estas personas, que se activa implacablemente ante la menor señal de relajación, emitiendo veredictos de continua culpabilidad, a la vez que sentencia con su antipático martillo. Se trata de componentes o mandatos integrados en nuestra mente, en nuestro sistema de creencias, como si de una voz en off se tratase.

La autoestima, como puede deducirse de lo expuesto hasta aquí, tiende a ser baja en PIN. Algunos, como los que construyen una personalidad obsesiva en torno a la culpa, pueden mitigar su inseguridad mediante rígidas fachadas de solvencia profesional y moral. En estos casos, el reconocimiento que puedan obtener del exterior representa un paliativo a su ansiedad, aunque más que alegría suelan sentir alivio.

Otros, más bien parecen seguir disculpándose por el mero hecho de haber nacido, mostrándose humildes e incluso sintiéndose responsables por los errores o delitos ajenos. En todo caso, situándose los últimos de la fila. Esto explica el que algunos se conviertan en una especie de «chivo expiatorio», como se describe en el apartado de Notas. No reaccionarán ante los halagos, regalos y recompensas ni siquiera con alivio, sino más pronto con incomodidad, al prevalecer el sentimiento de indignidad.

Recapitulando, PIN es un rasgo de personalidad presente en los obsesivos: Oak, Rock Water y en menor medida Elm. También en los dependientes Centaury y, por último, en quienes tienen una personalidad depresiva, como es el caso de Gentian. En estos últimos, existe una creencia clara de indignidad y de no merecimiento. Además, son bastante conscientes de que, con su bloqueo y falta de habilidades sociales, están defraudando, una y otra vez, las expectativas de los demás.

PINE COMO ESTADO

Se ha descrito hasta aquí la culpabilidad como rasgo de la personalidad; pero la misma puede vivirse como estado, pudiendo ser este más o menos circunstancial o cronificado. Se trata aquí de personas que, sin tener la culpa integrada como algo permanente en su vida, cometen algún descuido o equivocación que las hace sentir culpables.

También es posible que muchas de ellas se sientan culpables al ser manipuladas afectivamente por una pareja Chicory o por alguien con rasgos psicopáticos, como el *Vine primario*.

Las relaciones afectivas de los Chicory siempre giran en torno a la culpabilidad que puedan generar en los demás, como mecanismo de control y posesión.

También una mujer puede sentirse culpable cuando es maltratada por un compañero Vine. El tratamiento de los que son víctimas de esta culpabilidad inducida debe ser PIN y Centaury, esta última para saber poner límites y no dejarse someter. Walnut también puede contribuir a cuestionar un injusto orden preestablecido, así como Larch por la creencia de inferioridad o incapacidad.

Algunos niños pueden sentirse culpables cuando sus padres se separan, al creer que esto ha ocurrido por haberse «portado mal». El fracaso escolar también provoca culpabilidad en numerosos chicos.

En casos de abusos sexuales, son muchos los niños que creen haber hecho algo malo, y se sienten culpables.

Se pueden vivir episodios de culpabilidad en el duelo y en un sinfín de situaciones, como «la culpabilidad del superviviente». Cuando se trata de la muerte trágica de algún ser querido, como en un accidente de tráfico, es mucha la gente que piensa que hubiera podido evitarlo. Bajo

PIN, se tiende irracionalmente a pensar que uno podría haber impedido el accidente mediante una omnipresencia u omnipotencia claramente imposibles.

En otros casos, bastante gente se siente culpable de no haber dicho a sus padres fallecidos que, en el fondo, a pesar de cómo eran, siempre los quiso.

Ya por último, los propios Estados totalitarios, España incluida, pueden beneficiarse de la culpabilidad inducida en la ciudadanía por los medios de propaganda y manipulación masiva, para justificar medidas claramente abusivas y obtener todavía más poder y control sobre la población: «Como hemos gastado más de lo que podíamos, ahora tocan restricciones»; «Como hemos contaminado tanto y generado el cambio climático, ahora tocan restricciones». O peor aún, los vergonzosos mensajes que se vieron durante el COVID, incluso en laterales de autobuses o vallas publicitarias, dirigidos a la juventud: «Si sales hoy de fiesta = Funeral de tu abuela»... ¡Y toma restricciones!

FLOR ASOCIADA

Gentian, puesto que la visión de sí mismo de quien mantiene el rasgo de personalidad o el estado PIN es negativa También los sistemas de creencias que mantienen la culpabilidad son de contenido negativo.

Crab Apple suele ser útil para limpiar la suciedad moral inherente al sentimiento de culpabilidad.

NIVEL ESPIRITUAL

En el estado PIN negativo, el ego suplanta la labor del alma y se erige en juez y rector en la vida de uno. De esta manera, la evolución espiritual se ve truncada, ya que la existencia gira en torno a las supuestas faltas y errores, sin poder ver estos como parte de un proceso evolutivo.

Como mínimo, el autocentramiento es inevitable en la culpabilidad: «Por mi culpa, por mi culpa, por mi grandísima culpa», resuena en las iglesias. Y puede ser esclarecedor el pensar en cómo la evolución espiritual parece ser inversamente proporcional al nivel de autocentramiento.

El sano y sincero arrepentimiento posterior a un error no debe ser confundido con la culpabilidad y el autorreproche cronificados. No se trata aquí de satanizar la culpa ni de considerar la carencia de culpabilidad como una virtud altamente espiritualizada. Baste recordar que los psicópatas carecen de sentimiento de culpa y nadie en su sano juicio podría considerarlos como el modelo espiritual a seguir.

Venimos a este mundo a aprender, a menudo en base a nuestros errores, no a satisfacer a nadie. Por ello, sería bueno comprender que seguramente tengamos que frustrar las expectativas de quienes, aunque nos quieran, no entienden que tenemos un camino trazado por el alma que no tiene por qué coincidir con sus anhelos ni proyectos.

Bajo PIN, probablemente se vivan las autoestimas más bajas posibles.

En los niveles altos de este patrón, la inteligencia emocional está francamente comprometida, obstruida. Intrapersonalmente, no existe una autoconciencia mínimamente desarrollada, puesto que la visión del sí mismo está gravemente dañada.

La correcta autovaloración, deseable en todos los seres humanos, flota en un purgatorio permanentemente condenatorio. De esta forma, la capacidad de automotivación e iniciativa están fuertemente desviadas hacia objetivos ajenos, como por ejemplo los de los padres.

La autorregulación ha sido sustituida por una dura carcelera: la represión.

En lo interpersonal, las relaciones bajo PIN son forzadas, desde un lugar insano, a veces dependiente (Centaury) y otras tiránico (Oak o Rock Water). La empatía no es posible en estos casos.

La rigidez mental en la que se retroalimenta la culpabilidad determina que la evolución espiritual sea poco menos que una proeza.

La toma de PIN nos ayuda a cuestionar los condicionamientos y creencias más inmovilistas. Este replanteamiento casi siempre es el paso previo a una transgresión necesaria, en la que la ayuda de Walnut puede resultar decisiva. Solo así podremos movernos con la flexibilidad que el crecimiento personal y el camino del alma reclaman.

NIVEL TRANSPERSONAL

Autoagresión

Extrapolando lo descrito hasta aquí de PIN, vemos que tiene mucho que ver con patrones autodestructivos, lesivos para uno mismo en todo sentido, de ahí que el término «autoagresión» pueda parecer, al menos de momento, el más adecuado como Patrón Transpersonal.

El uso de PIN puede ayudar en las llamadas enfermedades autoinmunes, como artritis reumatoide, lupus, esclerosis múltiple, espondilitis anquilosante, etc. En ellas, se produce una reacción de autoagresión del sistema inmunitario contra órganos y tejidos propios.

Existe la posibilidad de que en enfermedades o síntomas de larga duración, que no ceden a ninguna terapia, en el fondo haya un patrón inconsciente de autocastigo y de autoagresión, como se detalla en el siguiente apartado.

NOTAS

Lo que llevo dentro, lo que me ponen de fuera. El enemigo en casa.

Lo que no sabemos de cada uno de nosotros participa del inconsciente colectivo. Este concepto se debe al importante trabajo del psiquiatra suizo Carl Gustav Jung (1875-1961).[222]

El inconsciente colectivo es todavía más profundo que el personal y sería algo así como un lenguaje primordial común a todos los seres humanos, tiempos y culturas. Está relacionado con los instintos y tiende a expresarse mediante arquetipos:[223] *ánima* (principio femenino), *ánimus* (masculino), *la sombra* (lo desconocido o inexpresable), *el anciano sabio*, *la doncella*, etc.

---

222. Jung, C.G. (1999). *Obras completas*, vol. 9. Trotta.

223. *Arjé* o *arké*, del griego, significa origen o principio. *Tipos*, también del griego, significa tipo o modelo. Llegamos así a que arquetipo, etimológicamente, quiere decir *modelo original*. Jung también los llamó *imagos*, imágenes primordiales o mitológicas.

Mitos como el del héroe, el ave fénix, el paraíso perdido, el fin del mundo, etc. constituyen la manifestación de ese inconsciente colectivo, que conviene recordar que es precisamente eso, inconsciente y, por tanto, imposible de definir. En cualquier caso, según Jung, los arquetipos son ilimitados.[224]

La culpa, como consecuencia de la transgresión a un orden fundacional, primigenio, sin duda juega un papel importante en ese inconsciente colectivo y, de hecho, muchos mitos y arquetipos giran a su alrededor.

Por otra parte, seguramente llevamos una especie de vago recuerdo de ciertos deberes de aprendizaje, o acaso de errores cometidos en otras existencias. A menudo, esta especie de débito o de impulso orientador del aprendizaje, según se mire, es definido como *karma* y no es extraño que muchos lo vivan como una sensación de incomodidad, infracción o directamente en forma de ansiedad o angustia. Sin duda, se trata de una traducción equivocada, por inconsciente que sea.

Algunas religiones, como exponía unas líneas atrás, han obtenido una gran rentabilidad de este sentimiento inconsciente, echando más leña al fuego.

Cuando la culpa es consciente, su tratamiento es más sencillo, aun a sabiendas de que ese sentimiento pueda ser la expresión de algo mucho más inconsciente. Pero se trata precisamente de cómo se desplaza lo inconsciente hacia nuestra manera de sentir, pensar y actuar.

Lo más probable es que una parte de los que sienten ese desasosiego interior, traducido erróneamente por culpabilidad o sensación de infracción, busquen alguna forma de expiación o de redención y lo confundan con castigo. Todo esto los puede llevar a deambular por la vida con «su cruz a cuestas», esperando un castigo o, mejor dicho, una redención, que se aguarda con una mezcla de temor metafísico (Aspen) y anhelo, debido a la ansiedad subyacente.

Otra vez, resulta esclarecedor recurrir a Scheffer:

«Y cuando no llega castigo alguno de arriba, se lo imponen ellos mismos. [...] Algunos tienen una manía de sacrificarse casi masoquista y, por ejemplo, se castigan de por vida con un compañero desconsiderado, sin

---

224. También resulta interesante consultar: Grecco, E. (1995). *Volver a Jung*. Continente.

conocer la causa interior. Dan amor, o lo que ellos consideran amor, sin poder reclamarlo para sí mismos. Un error trágico de la personalidad, en varios sentidos, que destruye la vida».[225]

Pero esa falsa necesidad de expiación puede llevar a otras situaciones que comporten un castigo, ya que básicamente se vive con una especie de indignidad, de no merecimiento. Por ejemplo, una clienta que tuve hace tiempo se las ingeniaba para ser expoliada económicamente por varios sobrinos y alguna amiga. Ella no era consciente de los mecanismos que arbitraba para conseguir ser estafada. A medida que mejoró su autoestima, empezó a tener más en cuenta sus propias necesidades.

Algunos se convierten en «chivos expiatorios», aceptando el castigo por actos que no han cometido.

Otra vía equivocada podría ser la de la enfermedad como castigo, visible en algunas personas que parecen no poder mejorar. Sin embargo, no recomiendo pensar en esto como primera hipótesis cuando no se obtiene mejoría en un tratamiento del tipo que sea, ya que casi siempre hay motivos mucho más frecuentes para ello. Teorizar de entrada con el argumento de que esa persona «no se quiere curar» parece, como mínimo, frívolo.

Es posible que algunas enfermedades congénitas o genéticas tengan por finalidad instrumentar un aprendizaje especial o dar un mensaje simbólico. Es obvio que esto constituye una simple especulación, pero en todo caso PIN debería ser acompañada por Chestnut Bud.

Como conclusión, todavía nos falta mucho por saber de esta enigmática esencia y todas sus posibilidades terapéuticas.

En bastante gente que toma PIN, se puede apreciar una mejoría variable, no atribuible en principio a ninguna culpabilidad, al menos consciente. Incluso en algunos casos de enfermedades congénitas, parece proporcionar un cierto tipo de alivio.

Tal vez no sería descabellado pensar en PIN como una especie de «amortizador kármico», algo así como un «redentor floral», probablemente a partir de estas reflexiones del propio Bach:

---

225. Scheffer, M. Ver Bibliografía.

«Quizás no sean los errores de esta vida, de este día de clases, lo que estamos combatiendo; y aunque en nuestras mentes físicas no seamos plenamente conscientes de las razones de nuestros sufrimientos, que pueden parecernos crueles y sin sentido, nuestras almas (que somos nosotros mismos) conocen el propósito final, y nos están guiando hacia lo que más nos conviene. Sin embargo, la comprensión y la corrección de nuestros errores puede acortar nuestra enfermedad y devolvernos la salud».[226]

Pues eso, que queda mucho por aprender... de las flores y de la vida.

---

226. Bach, E. (2006). Cúrate a ti mismo. *En Bach por Bach* (p. 96). *Obras Completas*. Continente.

RED CHESTNUT (RCH)
Aesculus carnea. Castaño rojo.

LO QUE BACH DIJO DE RED CHESTNUT

«Para aquellos que no pueden dejar de preocuparse por los demás. Frecuentemente son personas que han dejado de preocuparse por ellas mismas, pero sufren mucho por sus seres queridos, a menudo pensando por adelantado que les va a ocurrir alguna desgracia».

PALABRAS CLAVE

Miedo, ansiedad, o demasiada preocupación por el bienestar de otros seres.

RED CHESTNUT COMO RASGO DE PERSONALIDAD

RCH es un patrón de excesivo apego y representa un tipo de miedo bastante especializado. Existen rasgos de personalidad RCH que asientan en varias tipologías florales de base, mayoritariamente Centaury y Chicory, aunque también puede verse en bastantes Mimulus.

La esencia rompe el «reparto» inicial de los miedos entre Mimulus y Aspen, para hacerse cargo de todos aquellos que se proyectan al bienestar y la seguridad de los seres queridos, sean estos humanos o no.

RCH se expresa mediante un círculo vicioso de pensamientos desasosegantes y repetitivos (White Chestnut).

Como hablamos de temores, generalmente anticipatorios y a menudo irracionales y distorsionados (posibilidad de caída del avión en el que viajará un hijo), resulta evidente que se experimenta ansiedad o angustia en las dinámicas RCH, al menos cuando son de alta intensidad, e incluso pánico Rock Rose.

La vida vivida a través de la lente de RCH no es, desde luego, ni fácil ni tranquila; tanto es así, que muchos de ellos se definen como «sufridores», siendo incluso conscientes de la desproporcionalidad con la que viven sus miedos.

La calidad de los pensamientos-sentimientos RCH es siempre negativa (componente Gentian consustancial) y bastante distorsionada por su catastrofismo. Como mínimo, RCH debería sopesar que si su hijo se retrasa no solo existe la posibilidad de que le haya sucedido algo terrible, sino que también podría haberse encontrado un billete de 500 € y estar gastándoselo encantado de la vida.

Si bien los acontecimientos que se barajan en este estado son posibles, resultan casi siempre poco probables, hallazgo de billete incluido.

RCH hace trampa con la ley de probabilidades. Por ejemplo, puede estar muy angustiado porque su hijo o pareja debe viajar en avión dentro de unos días. Ante la objeción de cualquier persona, al intentar hacerle entender que es un medio de transporte seguro, la respuesta del típico RCH puede ser la siguiente: «Pero es que los aviones se caen», y a continuación citar algún suceso real.

Los clásicos casos de RCH son los de padres a hijos, aunque también se dan de hijos a padres. Aquí, el cordón umbilical no ha sido cortado del todo y prácticamente se vive la vida del otro como si fuera la propia. Pero también puede observarse el patrón desde amos hacia animales –como la gente que pone abriguitos a sus perros en invierno, aun sin vivir en un clima demasiado frío–, parejas y, aunque parezca disparatado, algunos propietarios hacia sus coches o motos.

En el caso de padres a hijos, cuando estos son pequeños, se los sobreprotege y coarta hasta límites difíciles de imaginar, lo que puede ser causa de una gran inseguridad en la vida adulta: no es extraño que muchos Mimulus, Larch y, sobre todo, Centaury tengan padres, abuelos o tutores RCH, siempre asustados y sobreprotectores. Estos niños pueden sentir que el mundo es un peligro continuo y que no se deben alejar del entorno protector de casa. Todo intento de explorar o descubrir ese mundo externo puede ser reprimido porque resulta demasiado peligroso.

Los RCH son partidarios de traer el mundo externo a los niños, en lugar de que estos intenten descubrirlo. Como vimos en la probable génesis de Centaury, los niños pequeños son de por sí intrépidos, exploradores natos. Si se reprime este instinto, o el niño no se rebela ante la sobreprotección, no se producirá la sofisticación mental necesaria para la maduración cognitiva, con lo que puede pasar que como adultos sean demasiado infantiles. En realidad, lo mejor que les puede ocurrir a estas criaturas es que las lleven bien temprano a la guardería y se socialicen con otros niños; de lo contrario, las secuelas pueden ser muy difíciles de superar. No siempre es la mejor opción dejar al niño al cuidado de los abuelitos si estos son RCH, aunque lo quieran mucho, esté bien cuidado y resulte gratis.

Cuando los hijos se convierten en adolescentes o adultos, los padres con características RCH provenientes de Centaury se limitan a sufrir en silencio, quedándose por ejemplo despiertos hasta que vuelven a casa.

De una manera permanente y, como si de una letanía se tratase, en RCH se alerta machaconamente de todos los peligros habidos y por haber.

Como es de suponer, la posible enfermedad del otro es una fuente permanente de temores de todo tipo, hasta el punto de que podría decirse que RCH es un «hipocondríaco del otro».

Dependiendo de cuál sea la personalidad subyacente a RCH, es posible que no sufra para sí mismo ninguno de los miedos que proyecta en los demás (Centaury) o que, por el contrario, los padezca en alguna medida (Chicory y Mimulus).

Sin duda, los Centaury viven instalados en un RCH permanente. Esto se debe a que su personalidad es de tipo *dependiente*[227] y no se ha desarrollado una verdadera personalidad autónoma más allá de la vinculación exageradamente apegada a los demás. Es decir, que los Centaury viven la vida del otro al no poseer una identidad propia desarrollada. Es fácil imaginar el miedo que se siente cuando ese otro se «expone» a una serie de «peligros» sin consultar para nada sus acciones.

Cuando leo cualquier descripción de RCH, no puedo dejar de entrever una personalidad Centaury subyacente, sobre todo cuando se dice que «no experimenta para sí mismo el miedo que proyecta hacia los demás», aunque como veremos en seguida, el RCH integrado en Chicory es algo diferente.

El miedo a la soledad es enorme en Centaury, pero también en Chicory, otro gran productor de RCH.

En Chicory, existe una posesividad tan grande que no entiende que el otro pueda tener necesidades que no lo incluyan a él todo el tiempo. La separación, por momentánea que sea, suele generar un miedo irracional

---

227. Como quedó patente en la unidad de Centaury, la correspondencia entre esta tipología floral y el tipo *dependiente* de la psicología contemporánea es absoluta.

disparado por una supuesta exposición, totalmente innecesaria, a toda suerte de peligros.

Chicory posee mecanismos de manipulación para retener a quienes quiere. Sin duda, los más socorridos y efectivos son la culpabilización del otro y la autocompasión. Por ello, el RCH vivido por Chicory obtendrá una alta rentabilidad. En el siguiente ejemplo, quedará muy claro.

Cuando los hijos de una madre Centaury salen de noche, es muy probable que ella permanezca despierta hasta que oye abrirse la puerta de casa. Lo más frecuente es que apague discretamente la luz y se haga la dormida para evitar el enfado de los chicos.

En el caso de Chicory, lo habitual es que se quede despierta en el salón y que, cuando entren en casa, los recrimine por ser tan desconsiderados con su delicado estado de salud, que obviamente empeorará a causa de estos «sobresaltos».

En algunos casos, el RCH puede estar potenciado culturalmente, como en aquellas sociedades donde una de las funciones asignadas a la madre parece ser la de sufrir por sus hijos, aunque estos estén muy bien. Se trata aquí de un patrón aprendido, transmitido generacionalmente. El no desarrollar RCH en estos casos puede ser interpretado como de «mala madre», lo que sin duda demuestra la influencia de la educación Chicory recibida.

Existe la posibilidad de que el pensamiento negativo que RCH proyecta cree un campo energético que atraiga sobre los demás aquello que precisamente se les quiere evitar. Por ello, Bach recomendaba la toma de esta esencia no solo por el emisor del patrón, sino también por el destinatario del mismo.

Es interesante reseñar que los temores RCH no se limitan solo a la integridad física del sujeto amoroso, sino que también se extienden sobre el bienestar social: pareja, trabajo, estatus, etc.

RED CHESTNUT COMO ESTADO

A diferencia de RCH como rasgo de personalidad, que siempre es desproporcionado, es posible vivir un estado RCH proporcionado al peligro real. Un ejemplo de ello sería un accidente de un hijo a resultas del cual está hospitalizado en grave estado. También en estos casos se debe tomar la esencia.

Pero también se puede vivir el estado de manera desproporcionada, como el de aquellos padres que han vivido la trágica muerte súbita de su bebé y sobreprotegen a los otros hijos de forma exagerada. En este caso, la toma de la esencia ayuda a rebajar la angustia considerablemente, facilitando una visión más serena y estadística de la situación.

Es frecuente encontrar personas que, debido a la ansiedad o a otras circunstancias, traumas recientes incluidos, se vuelven especialmente vulnerables y experimentan un miedo inusual por el bienestar de sus seres queridos. Incluso, a veces, este temor se proyecta más allá del entorno afectivo, hasta abarcar a toda la humanidad.

FLORES ASOCIADAS

Gentian, porque el pensamiento negativo es el núcleo de los contenidos catastrofistas en RCH.

White Chestnut, dado que RCH tiene entidad en tanto que sus pensamientos o imágenes se repiten aceleradamente en su mente.

NIVEL ESPIRITUAL

Para Scheffer:

«La persona RCH ha perdido su verdadero punto de evolución y se ha quedado estancada en el plano emocional, evidenciando un exceso de apego. En definitiva, el estado RCH es una unión en un plano equivocado, subjetivo, lleno de angustia, en lugar de en el plano espiritual entre el Yo superior de dos personas».

La preocupación y el cuidado de los demás, así como el ayudarlos en todo lo posible, incluso protegiéndolos, pueden considerarse como elevadas virtudes. Sin embargo, no cabe duda de que estos bellos sentimientos y acciones, vividos con exageración, se transforman en un defecto. Además, se alejan del motivo inicial, dejando de ser útiles y resultando claramente contraproducentes para todo el entorno.

En RCH, la autoconciencia está disminuida, ya que cuesta hacerse consciente de las propias emociones (por ejemplo, el miedo personal) y llevarlas a un territorio mental más estadístico u objetivo: «Sí, aunque realmente albergue temores, la posibilidad de que le suceda eso es ínfima».

Esto quiere decir que uno, en esencia, puede desconocer los verdaderos mecanismos que lo llevan a esta distorsión mental tan evidente, aunque algunos son conscientes de que «les viene de familia», por lo que ya se comentó el peso de la educación en RCH.

El autocontrol emocional es pobre y uno cae prisionero de las emociones más catastrofistas. La posibilidad de adaptación es también muy poca: «Me acaban de dar una muy mala noticia: mi hija quiere ir de cooperante a Guatemala. ¡Se ha vuelto loca!».

La capacidad de automotivación es escasa o nula en muchos RCH. Por mucho que se quiera a los hijos y a otros seres, no se puede vivir la vida del otro como si fuera la propia. Incluso esas personas necesitan libertad para seguir el propio camino, ya que han crecido y tienen una existencia individual. De manera que, en este punto, parece muy evolutivo el intentar abrirse a otros objetivos que den sentido a la propia vida, aunque ello implique enfrentarse a nuevas responsabilidades y retos personales hasta entonces no afrontados y que pueden dar también miedo: «¿Qué hago con mi vida ahora que mis hijos son mayores y ya no me necesitan?».

En lo interpersonal, no existe una verdadera empatía, aunque lo parezca. Uno no sabe situarse en el lugar del otro, ni comprender sus motivaciones. En RCH, no se puede asumir que alguien querido quiera hacer un viaje, nadar en el mar, etc., ya que, para quien vive este estado, ello representa un peligro seguro, una temeridad insensata. No se entiende tampoco que el otro necesite tener una vida autónoma y asumir sus propios riesgos.

Queda patente por qué a una persona prisionera de RCH, tan pendiente de sus temores, le cuesta tener la claridad y flexibilidad suficientes para aprender las enseñanzas de la escuela de la vida. Para ello, debe confiar un poco en ella. Sin duda, como bien dijo el Dr. Bach, aquí se expresa mejor que nunca aquello de que el miedo es el gran carcelero.

NIVEL TRANSPERSONAL

Adherencia. Contagio.

Sabemos que RCH trabaja la independencia, la autonomía, pero también un tipo específico de protección. En consecuencia, es una flor excelente para aquellas personas que sienten en carne propia las cosas que les ocurren a los demás, aunque no se ajusten al perfil descrito hasta aquí. Esto puede vivirse de diferentes maneras. Por ejemplo, con una gran propensión a experimentar el sentimiento de otras personas como si fuera propio: «el otro está triste y yo me siento triste también». Algo así como contagiarse. O bien de otra forma: alguien está triste o tiene cualquier otra emoción y me contagio, experimentándola como un dolor concreto o una sensación extraña de agotamiento...

Muchos terapeutas o personal sanitario experimentan dolores o molestias físicas diversas después de atender a determinados pacientes, así como también ocurre en el personal que trabaja en centros de mucho sufrimiento: hospitales, prisiones, geriátricos, bancos, etc.

La esencia es útil como flor secundaria de desapego en rupturas afectivas y muerte de seres queridos, cuando las primarias no resultan suficiente.[228]

RCH ha sido utilizada con éxito como fluidificante de mucosidades y, en algunos casos, de adherencias posquirúrgicas del pie.[229]

NOTAS

Bendito hachazo

A muchos nos hubiera gustado conocer las circunstancias que rodearon la preparación de cada esencia por Bach. Desafortunadamente, de

---

228. Las flores primarias de desapego son Chicory (soltar), Honeysuckle (pasado emocional) y Centaury (sometimiento).

229. La podóloga M.ª del Mar Ruiz tiene experiencia en esta aplicación en cirugía menor del pie. También ha empleado RCH con éxito en heridas que se pegan a las gasas; por ejemplo, en úlceras varicosas.

muy pocas podemos seguir el rastro. Red Chestnut es una de estas pocas excepciones. Veamos qué cuenta sobre ello Chancellor:[230]

«Pocos días antes de descubrir Red Chestnut, el doctor Bach sufrió un feo accidente con un hacha: sus allegados se sintieron muy ansiosos mientras se dedicaron, como primera medida, a restañar la sangre. Cuando se recuperó, el Dr. Bach dijo que había experimentado el estado mental del remedio que buscaría luego, un remedio que contrarrestara el temor de los demás. Añadió que nuestra ansiedad por él, aunque hicimos todo lo posible por ocultarla, no lo había ayudado para nada. Su sensibilidad era tanta que no podía evitar sentir y reaccionar ante nuestros sentimientos del momento; cualquier pensamiento de depresión, preocupación o temor en otra persona le causaba un dolor físico agudo».

Adiós, papá, adiós...

Hace ya años, Carlos Cruz, mi maestro floral y uno de los primeros terapeutas florales en España, comentó el siguiente caso, que recuerdo más o menos como sigue.

Se trataba de una chica cuyo padre había muerto hacía más de un año. Al parecer, ambos tenían una relación muy empática y sincronizada. La muchacha tomó en su momento sus flores correspondientes de duelo, pero seguía teniendo la sensación de «presencia» de su padre, hecho que la inquietaba y sin duda la coartaba.

La toma de Aspen y Walnut como protectores no parecía haber servido de gran ayuda.

Entonces, se decidió darle RCH. A la semana, tuvo un sueño muy lúcido en el cual acompañaba a su padre a la estación del ferrocarril y se despedían en el andén. El hombre subía al tren, se asomaba por la ventanilla, volvía a despedirse de su hija hasta que el convoy partía y se perdía en el horizonte. Al día siguiente, la chica despertó con una sensación de fin de etapa, de liberación.

Existen otros casos parecidos donde RCH ha demostrado una acción muy sutil en materia de desapego afectivo.

---

230. Chancellor, P.M. (1990). *Flores de Bach. Manual ilustrado* (p. 109). Lidiun.

Naturalmente, la toma de esta esencia no nos convierte en psicópatas desalmados carentes de empatía. Sin ir tan lejos, no favorece tampoco estados de aplanamiento emocional como los de Clematis o Water Violet; simplemente, como todas las demás esencias del sistema, ayuda a encontrar nuestro propio equilibrio.

RESCATE (RES) Y TETRA REMEDY PLUS®

Nora Weeks relata en su libro[231] lo siguiente:

«Preparó [el Dr. Bach] una combinación de tres remedios para usarla en emergencias, en casos de accidente, shock, inconsciencia, gran dolor, miedo o pánico. Bach llamó a esto el *Rescue Remedy*, llevando siempre en el bolsillo una botella con la mezcla. Los tres remedios del *Rescue Remedy* eran: Rock Rose, Clematis e Impatiens. Rock Rose para emergencia, terror, pánico y peligro; Clematis para la inconsciencia, desmayo, coma; Impatiens para el estado de tensión y resistencia mental que causa contracción física y dolor».

Weeks explica un ejemplo de la utilización conjunta de los tres remedios, que se produjo entre el invierno de 1933 y comienzos de la primavera de 1934, cuando Bach aún no había preparado las esencias de Cherry Plum y Star of Bethlehem, ambas de 1935:

«En cierta oportunidad, fue traído a la costa, en un salvavidas, un hombre que había estado durante cinco horas amarrado al mástil de un bote que se hundía en medio de una tormenta terrible. Estaba delirante, echando espuma por la boca, desvalido y casi congelado, se lo daba casi por muerto. Mientras se lo llevaba por la arena a una casa cercana, Bach le humedeció repetidas veces los labios con el *Rescue Remedy* y, antes de que le quitaran las ropas y lo envolvieran en mantas abrigadas, el hombre estaba sentado y lúcido, pidiendo un cigarrillo. Lo llevaron al hospital y, después de descansar algunos días, se había recuperado por completo de su terrible experiencia».

PALABRA CLAVE

Emergencia

---

231. Weeks, N. (1993). *Los descubrimientos del Dr. Edward Bach* (p. 104). Lidiun.

NIVEL TRANSPERSONAL

El RES no es el remedio número 39 del sistema floral, sino una combinación de 5 de ellos: Rock Rose, Impatiens, Clematis, Cherry Plum y Star of Bethlehem.

Cada fabricante designa el RES con un nombre patentado diferente. Existe en el mercado, entre otras, con las siguientes denominaciones: *Rescue® Remedy, Five Flowers Remedy®, Estratto Universale®, Remedio de Urgencia®, Urgencias del Jardí®, Recovery Remedy®*, etc. Generalmente, lo encontraremos al final de las cajas de las esencias, envasado de origen en dos botellitas idénticas.

La denominación «Rescue Remedy» aparece asociada a Rock Rose en la primera edición de *The Twelve Healers,* publicado como folleto en 1932,[232] hecho que se mantendrá en las siguientes ediciones aumentadas con las flores que se van añadiendo: *The Twelve Healers and Other Remedies* (Daniel, Epson, 1933). Esto confirma la importancia del Rock Rose como matriz de lo que más delante será la famosa fórmula de las cinco flores.

No parece existir una certidumbre absoluta acerca de que el Dr. Bach haya utilizado la fórmula con las cinco flores tal como la conocemos actualmente, pero esto no disminuye un ápice sus magníficos y míticos resultados. Lo cierto es que, entre el descubrimiento de la última flor del actual *Rescue®Remedy,* Star of Bethlehem, y la muerte del Dr. Bach no parece haber, hasta donde yo conozco, ninguna carta o documento que hable del uso conjunto de las cinco esencias componentes del actual RES.

El RES es una combinación eminentemente transpersonal, dado que no se relaciona con ningún tipo de persona, sino con unas determinadas circunstancias. Su objetivo es el de servir de ayuda en situaciones que representen una emergencia, un trauma o un shock, ya sea este físico o psíquico, grande o pequeño.

La idea primitiva fue la de cubrir la mayor cantidad de situaciones de urgencia posibles con una fórmula estándar, lo que representa una excepción dentro del sistema floral.

---

232. Julian Barnard da la fecha de 1932 en su libro *Forma y Función* (2008), aunque Nora Weeks data la primera publicación en 1933, como puede leerse en *Los descubrimientos del Dr. Edward Bach* (1993).

Para ingresar en esta elite floral, en este cuerpo de asalto, son imprescindibles dos requisitos:

a. Acción rápida, puesto que se trata de una fórmula de urgencia.
b. Amplio espectro de actuación, ya que debe servir para actuar en todas las emergencias de todos los seres vivientes.

Como se verá en las más recientes formulaciones de emergencia, no son solo las cinco flores del RES las que reúnen estos dos requisitos.
El efecto del RES viene dado, tanto por la acción de cada uno de sus componentes, como por el producto de la suma de cinco energías compatibles, armonizadas en un mismo frasco.
El desglose de las esencias que lo componen y el motivo de su presencia en la fórmula es el siguiente:

STAR OF BETHLEHEM	Para el trauma y la reparación subsiguiente de las secuelas.
CLEMATIS	Para el desmayo o el aturdimiento del shock. Aporte de energía de reparación.
ROCK ROSE	Para el pánico y la paralización brusca.
IMPATIENS	Para el estrés, aceleración y ansiedad. Para el dolor y la inflamación.
CHERRY PLUM	Para el descontrol o el miedo a perder el control.

El RES es una auténtica fórmula de nivelación energética. En cierto modo, una manera de «salir del paso» a la espera de un tratamiento de fondo.
Otra forma de analizar cada una de las flores que lo componen es desde el punto de vista de lo que ocurre con la energía en las situaciones de emergencia. Para ello, puede ser de utilidad el empleo de un símil coloquial electrónico:

Impatiens: para la sobrecarga de la línea eléctrica.
Cherry Plum: para el cortocircuito que se produce o puede producirse.
Rock Rose: para la detención brusca del suministro (el «apagón»).
Clematis: para el «apagón» energético, y para el restablecimiento del suministro eléctrico.

Star of Bethlehem: es el electricista que intenta reparar la avería.

Naturalmente, no todas las situaciones descritas en estos esquemas tienen por qué coincidir en un estado de emergencia. Sin embargo, se considera al RES como un único remedio. Por ello, algunos terapeutas que en ocasiones desean emplear al menos tres flores incluidas en la fórmula del RES, incluyen directamente este para así contabilizarlo como una única esencia.

Pero este hecho es un error, ya que es como si las flores constituyentes del RES perdieran parte de su efecto individual en beneficio de una acción conjunta. Esto último resulta bastante evidente cuando se añade, si la situación así lo requiere, cualquiera de las esencias de forma individual. En estos casos, puede detectarse el efecto particular de la misma.

Profundicemos en este concepto: cuando en una situación de emergencia tributaria de ser tratada con RES, predomina mucho el aspecto contemplado por alguna flor de la fórmula, conviene añadir esta además. Por ejemplo, en una persona un poco obnubilada por haber sufrido un golpe en la cabeza, el RES puede ayudar bastante pero, como lo que predomina de una forma notable es la pérdida de conciencia (la desconexión), es conveniente agregar Clematis e incluso Star of Bethlehem para el traumatismo.

Comprendo que este tema pueda resultar algo complicado, ya que a primera vista puede pensarse lo siguiente: pero si el RES se compone de las cinco flores que todos conocemos, añadir además alguna ¿no sería algo así como aumentar la concentración del producto, cuando es bien sabido que no hay mayor resultado por ello? Si bien esto parece que debiera ser así, es probable que algunas combinaciones determinadas terminen haciendo un efecto en cierta forma diferente de los componentes por separado; al fin y al cabo, se trata de cinco esencias conviviendo un tiempo en un mismo espacio.

Lo que sí parece claro es que una persona que haya tomado un mes RES no puede esperar el efecto de un mes de Clematis, Impatiens, Rock Rose, Cherry Plum y Star of Bethlehem. No siempre el compuesto tiene las propiedades de los componentes. Un ejemplo extremo sería el de las propiedades del agua, bien diferentes de los dos gases que la generan, oxígeno e hidrógeno. Seguramente, en el caso del RES no ocurra esto del todo, pero puede que haya algo de ello. Por esto mismo, recomiendo que el RES sea considerado como la flor número 39 del sistema, cuya Palabra Clave es *emergencia*.

La lista de situaciones susceptibles de ser tratadas con el RES es interminable, pero algunas de ellas son las siguientes: accidentes, agresiones, dolores, inflamaciones, malas noticias, discusiones violentas, fuerte tensión física o psíquica, aturdimiento, agitación, ansiedad, angustia, crisis nerviosas, desvanecimientos, coma, tener que afrontar situaciones comprometidas como hablar en público (gente tímida), entrevistas que generen miedo o ansiedad, exámenes, antes y después del parto, e intervenciones quirúrgicas, visitas al dentista, etc.

Como se ve en esta relación, no solo debe utilizarse el RES en momentos extremadamente difíciles. De hecho, Chancellor relata casos en los que lo recomienda, por ejemplo, en niños pequeños que registran cambios de comportamiento, a veces casi inapreciables, ya que son la evidencia de desajustes energéticos que llevarán a la enfermedad en días posteriores.

También al inicio de una enfermedad infecciosa, cuando aparecen fiebre y malestar, puede, con la ayuda de Crab Apple, ser de gran utilidad.

El RES puede compatibilizarse en el mismo tratamiento con otros remedios, en cuyo caso será contabilizado, como ya se avanzaba, como uno solo. Es importante tener en cuenta al preparar el frasco para el cliente que el RES se dosifica en doble cantidad que las demás flores. Es decir, que, si de las otras se ponían 2 gotas para 30 ml de agua y coñac, en este caso deben ponerse 4 gotas de RES.

Existen tratamientos en los que el estado habitual del individuo (problemas psiquiátricos graves, emergencias prolongadas y otros) no permite prácticamente trabajar sobre una base más o menos estable. En este caso, se puede prescribir RES junto a otros remedios florales o en solitario, hasta que se consiga una mínima estabilización del cuadro. En estos supuestos, la toma del RES puede mantenerse durante semanas o incluso meses.

Los animales pueden beneficiarse del RES; de hecho es el remedio más prescrito en ellos. La fórmula puede aplicarse en el agua de la que beben o en la comida.

Las plantas también son muy agradecidas al RES. Por ejemplo, un cambio de maceta (entre otras muchas situaciones) puede significar un shock importante para ellas, por lo que deberá dárseles RES y Walnut, agregándose al agua de riego y en ocasiones vaporizándolos sobre sus hojas.

El RES se puede administrar en el frasco gotero ordinario como los demás remedios; directamente en la boca (2 gotas de stock por vez); o bien en un vaso de agua (4 gotas), indicándose al cliente que lo beba a sorbos cortos y espaciados. La frecuencia de toma es variable según el caso. Puede ir desde cada 5 segundos (hasta estabilizar el cuadro) hasta 8 tomas al día, en un caso más crónico.

En casos en los que la persona esté inconsciente, se le pueden humedecer los labios con unas gotas de RES, ponerlo detrás de las orejas, en los chakras, o aplicar en las muñecas.

El añadir Walnut al RES le confiere nuevas propiedades, en el sentido de *cortar* con la situación traumática o de *adaptarse* lo mejor posible a ella, hecho que minimiza las secuelas.

En determinadas emergencias, hay un fuerte componente de *angustia* y sufrimiento, como por ejemplo la muerte de un familiar muy querido. En este caso, es importante la mezcla de RES + Sweet Chestnut.

Toda emergencia constituye de por sí un *desbordamiento* y plantea un determinado estrés por lo que Elm resulta muy adecuado.

En 2003, diseñé la fórmula llamada *Tetra-Remei*:[233] RES + Walnut + Sweet Chestnut + Elm, que constituye un RES potenciado. Se prepara en 30 ml de coñac, en el que se añaden 4 gotas de RES y 2 de cada una de las otras 3 flores. También es posible prepararlo añadiendo en un frasquito de 10 ml de RES una gota de cada una de las tres flores restantes.

En 2016, modifiqué el *Tetra-Remei,* añadiendo White Chestnut para crear el *Tetra-Remedy Plus®*, marca que comercializa el Laboratorio Erboristico Di Leo en Italia.

White Chestnut ayuda en la parte mental de la ansiedad, la preocupación, que acompaña a muchas situaciones de emergencia que se prolongan algo en el tiempo. En resumen, la composición del *Tetra-Remedy Plus®* es la siguiente: RES + Walnut + Sweet Chestnut + Elm + White Chestnut.

Existe una crema del Rescate a la que, además del RES, se le ha agregado Crab Apple sobre una base. Está concebida para tratamientos

233. *Tetra* significa «cuatro» en griego; *Remei*, «remedio» en catalán.

localizados y, al efecto destraumatizante del RES, se suma el factor limpiador y depurativo de Crab Apple. Resulta de una gran eficacia en quemaduras, picaduras, traumatismos, torceduras y patologías dermatológicas agudas muy diversas. El secreto consiste en aplicarla inmediatamente después de la situación de emergencia, y seguir haciéndolo cada poco. Los resultados son muchas veces espectaculares.

El RES debería formar parte de todos los botiquines caseros ya que la gama de problemas domésticos en los que puede ayudar es inmensa. Mucha gente que desconoce el sistema floral de Bach es asidua usuaria del RES, tanto en su forma líquida como en crema.

ROCK ROSE (RRO)
Helianthemum nummularium.
Heliantemo.

LO QUE BACH DIJO DE ROCK ROSE

«El remedio de rescate. Es el remedio de emergencia para los casos en que parece ya no haber esperanza. En accidentes o enfermedades repentinas, o cuando su condición es lo suficientemente grave como para causar gran temor a quienes lo rodean. Si el enfermo no está consciente, se le pueden humedecer los labios con el remedio y agregar otros que se consideren necesarios, como por ejemplo Clematis, si hay inconsciencia, es decir, un estado de sueño profundo. Agrimony si hay tortura, y así sucesivamente».

PALABRAS CLAVE

Miedo extremo. Terror. Pánico. Paralización.

ROCK ROSE COMO TIPOLOGÍA

RRO es la última esencia de *Los doce curadores*, estando por tanto vinculada a una personalidad concreta. Es quizá el tipo más difícil de describir y sobre el que existe menos literatura.

La tipología correspondería a una personalidad básicamente inestable, sensible, delicada, vulnerable, sobre todo a agentes externos, como ruidos, movimientos rápidos, sustos, etc.

Gente demasiado sobresaltable, que reacciona desproporcionadamente en determinados casos, como, por ejemplo, una mano que los toca por la espalda, un petardo, alguien que asoma la cabeza por el pasillo de casa, un movimiento rápido alrededor de uno... De hecho, los supuestos citados tenían un significado instintivo de supervivencia para el hombre primitivo, puesto que un ruido de fuerte intensidad advertía de la posibilidad de un rayo que lo fulminase, una avalancha o la presencia de una manada que lo aplastase; algo que tocara por la espalda podía ser un animal o insecto venenoso; un movimiento rápido en el entorno visual, algún proyectil que cayese de un desprendimiento o fuera arrojado por alguien, o acaso la aparición de algún animal peligroso o atacante, igualmente peligroso.

La reacción de sobresalto suele manifestarse por un grito, un movimiento rápido y exagerado, caída de los objetos que se tengan en la mano y algunas otras respuestas estereotipadas que suelen generar la hilaridad de la gente del entorno.

Quien padece este tipo de RRO lo tiene en general tan asumido, que lo considera del todo normal.

Se han hecho muchas conjeturas sobre si en realidad existe esta tipología RRO como entidad propia. Se podría especular sobre bebés que han estado expuestos prematuramente a determinados traumas que les habrían dejado demasiado sensibilizados, en un estado de alerta permanente.[234]

Si nos ceñimos a la visión filosófica de Bach, al ser RRO una de las doce tipologías natales, esta personalidad conlleva un defecto a corregir y una lección a aprender.

ROCK ROSE COMO ESTADO

Para entender el importante papel que RRO ha tenido en la historia de la fórmula del Rescate, recomiendo leer previamente el capítulo de esta última, es decir, el inmediatamente anterior a este. Y aunque esto parezca una advertencia innecesaria, estamos ante un manual, lo que conlleva el que mucha gente no lo lea por orden, sino que vaya al capítulo que quiere consultar. Por eso, a veces resulto un poco reiterativo.

RRO como estado abarca el uso más generalizado de la esencia. Representa el terror, el pánico, generalmente paralizante, desencadenado como respuesta frente a una amenaza, que casi siempre viene del exterior, y en la que existe una relación causa-efecto evidente.

Esta respuesta emocional súbita se acompaña de reacciones del sistema nervioso constitutivas del pánico: taquicardia, sudor frío, aumento de la frecuencia respiratoria y de la tensión arterial, posible paralización

---

234. Theodore Millon llama a esto «trectismo».

momentánea, etc. Generalmente, el estado RRO se percibe como un vuelco (un golpe) a nivel del plexo solar.

En un principio, el pánico, como estado instintivo, tiene una función de supervivencia, en la cual, frente a un peligro supuestamente vital, debe producirse un «acuartelamiento energético» destinado a emitir una respuesta instantánea ante una amenaza.

Hasta aquí podríamos decir que el pánico representa un episodio sumamente útil que nos puede salvar la vida, ya que los procesos que se activan son extremadamente rápidos; mucho más que los mecanismos cerebrales corticales, en los que la mente analiza primero la situación y después activa la respuesta neurofisiológica de emergencia. Quien en un primer momento toma el mando es la amígdala cerebral.

Para ilustrar lo anterior, pensemos en nuestra reacción ante un ruido muy fuerte. Instintivamente, reaccionamos con un sobresalto, evidenciado por un ligero movimiento de hombros hacia arriba. Esto se produce fracciones de segundo antes de que nuestra mente haya podido asociar la detonación con algún signo de alarma. Si fuera, por ejemplo, un disparo, la mente coordinaría con nuestro cuerpo una serie de respuestas para huir o protegerse. Si por el contrario se tratase de un petardo o el reventón de un neumático, en seguida nuestra mente llamaría a sosiego y a seguir la vida normal.

Entonces, si este mecanismo de defensa es, como digo, beneficioso, ¿qué sentido tiene la esencia floral? En primer lugar, recordemos que el saber popular afirma lo siguiente: «Todavía tengo el susto en el cuerpo», lo que quiere decir que el efecto del pánico RRO queda de alguna forma registrado en el cuerpo y puede generar multitud de secuelas, por proporcionada que haya sido esta emoción primaria.

Pero quizá el problema más preocupante surja cuando este dispositivo de adaptación se dispara frente a situaciones que no representan un peligro real para la supervivencia, como ir al dentista, hablar en público, etc., o bien cuando su duración se prolonga más de lo necesario. Sin duda, el ser humano actual no está afinado como el hombre primitivo de cara a los peligros reales que atentan contra la supervivencia.

El pánico RRO puede ser objetivamente proporcional a la amenaza exterior: quedar atrapado en un incendio, una agresión (escena de la ducha de la película *Psicosis,* de Hitchcock), un accidente de circulación, un intento de atraco, un diagnóstico de mal pronóstico, una noticia escalofriante, etc., o claramente desproporcionado, si tomamos como referencia la media de la población: la visión de un insecto, un objeto o situación fóbica, hablar en público, subir a un avión...

También puede presentarse pánico RRO en enfermedades psiquiátricas tipo paranoia, esquizofrenia, en el síndrome de abstinencia de algunas drogas y en otras circunstancias muy diversas en las que contenidos ajenos a la realidad pasan a procesarse como si fueran verdaderos.

En otro campo menos grave, la esencia es excelente para tratar terrores nocturnos y pesadillas en niños, generalmente con la ayuda de Aspen.

Una aplicación muy interesante de RRO es el tratamiento de traumas antiguos, donde el pánico estuvo presente (naturalmente, con la colaboración de Star of Bethlehem). Es muy probable que el trauma no resuelto del nacimiento genere secuelas que raramente se suelen vincular a este factor.

Incorporé el uso de «RRO retroactivo» después de leer a D. Krämer,[235] creo recordar que en la edición italiana, algunos años previa a la española.

Hasta entonces, como muchos colegas, era de la idea de que el tratamiento floral del trauma era patrimonio exclusivo de Star of Bethlehem. Si bien esta flor es esencial en los traumas, ¿qué duda cabe de que el concepto de «trauma» es demasiado amplio e inespecífico?

Conviene profundizar en este aspecto. Si, por ejemplo, nos rompemos la uña del dedo meñique y lo miramos con una lupa, observamos una especie de «carnicería». Ahora bien, este pequeño accidente no provocará en nosotros un gran dolor emocional, ni mucho menos activará ningún circuito neuroquímico del pánico, como ocurriría por ejemplo al quedarse encerrado en un ascensor durante un incendio. Cuando revisemos Star of Bethlehem, volveremos sobre el tema, al sugerir esencias que deben coincidir con ella en el tratamiento de diversos traumas.

En realidad, no solo el nacimiento puede habernos producido pánico. Pensemos en circunstancias traumáticas, como niños abandonados o separados prematuramente de sus madres. Es evidente que en criaturas esencialmente dependientes, como otros mamíferos, esto se interpreta instintivamente como un peligro evidente para la supervivencia y se experimenta pánico.

---

235. Ver Krämer, D. (2000). *Nuevas terapias florales de Bach*. Sirio.

Pero aún hay más: este pánico vivido parece que de alguna manera es algo atemporal que queda registrado en la memoria celular, energética o, como se le quiera llamar, manteniendo algún tipo de trauma o bloqueo.

Son muchos los traumas que van acompañados de pánico o, como mínimo, tienen la característica de ser algo súbito e impactante.

La conclusión de todo esto es que, gracias al valioso aporte de Krämer, muchos de mis clientes se vieron beneficiados en el tratamiento de traumas antiguos con la sinergia de RRO y Star of Bethlehem.

Por otro lado, RRO es de elección para tratar el miedo en animales y niños pequeños, puesto que, como hemos visto, es una flor que trabaja con una emoción primaria, instintiva.

Muchos dueños de perros que detestan las fechas donde los petardos forman una parte sustancial de los festejos han encontrado mejoría preparando a sus animales una semana antes con la toma de Rock Rose, Walnut y Cherry Plum.[236]

Si repasamos la descripción del Dr. Bach, vemos que confiere a RRO un espectro de actuación amplio, en el sentido de tratar «emergencias».

FLORES ASOCIADAS

Star of Bethlehem, por la relación entre el trauma y el RRO.

Cherry Plum, por el descontrol de la reacción en RRO tipológico y por la gestión del pánico en general.

NIVEL ESPIRITUAL

Las personas tipo RRO sufren con frecuencia secuestros emocionales que tienen que ver con el pánico. Si estos episodios son frecuentes, suponen sin duda una limitación para la vida cotidiana y, por tanto, para el aprendizaje. De hecho, en estos estados se experimenta la separación abismal entre el alma y la personalidad, que queda a merced de sus limitaciones terrenales con una sensación límite de posible e inminente final.

---

236. Como especialistas en el uso de la terapia floral en animales, consultar: Homedes, E. (2010). *Manual de Flores de Bach aplicadas a los animales*. Formación Bach Enric Homedes. www.floresdebach.eu También conviene consultar: Paramio, A. (2010). *Psicología del aprendizaje y adiestramiento del perro*. Díaz de Santos. www.lord-can.es.

Por otra parte, quien ha sufrido traumas donde el miedo fue el protagonista, suele presentar bloqueos que limitan e interfieren no pocas relaciones interpersonales.

Queda claro que numerosas competencias emocionales se ven comprometidas: conciencia emocional obnubilada, autoconfianza disminuida, autoestima mermada, etcétera.

El autocontrol emocional suele verse afectado: pensemos en el miedo a perder el control (Cherry Plum) que podemos experimentar después de episodios traumáticos terroríficos. La motivación también puede quedar expuesta en cuanto al impulso de logro y a tomar determinadas iniciativas.

Para Bach, la persona RRO había venido a este mundo a superar el defecto de *El terror* y a aprender la lección de *El valor*.

NIVEL TRANSPERSONAL

Paralización súbita

RRO actúa en la detención brusca de cualquier función; el pánico es solo una forma de esa «parálisis». Anteriormente, vimos cómoImpatiens se relacionaba con lo contrario: la *aceleración*.

Es muy significativo que el Rescate integre sabiamente estas dos esencias tan de batalla y de espectro tan amplio.

Son muchas las situaciones de emergencia donde la forma de manifestación pasa por la paralización, como observamos en el pánico, o la aceleración de Impatiens.

La ansiedad o el estrés presente en tantas emergencias, se manifiesta como *aceleración*.

Por tanto, RRO es recomendable en el tratamiento de todo lo que suponga una detención brusca de alguna función que, hasta el momento, se realizaba correctamente: digestión, habla, etc. Incluso cuando la parálisis es física y repentina, como en el caso de hemiplejias tras un accidente vascular cerebral, puede ayudar en la recuperación.

La aplicación local[237] de RRO ha sido de gran importancia en lumbalgias

---

237. Obviamente, la aplicación de las Flores de Bach no queda limitada al uso de la crema del *Rescue® Remedy*. Sería absolutamente irracional pensar que unas flores actúen localmente

agudas, con o sin pinzamiento. Aunque aquí no pueda hablarse de «parálisis», es bien cierto que el dolor y la contractura muscular inmovilizan la zona como medida de protección. Pasada una primera fase, contractura y dolor ya no resultan beneficiosos.

Un experimento interesante que podemos realizar cuando hemos comido más de la cuenta, y sentimos que los alimentos permanecen en el estómago a pesar de haber pasado ya varias horas, es tomar un vaso de agua con dos gotitas de RRO a sorbos espaciados, por ejemplo, un minuto entre sí. En muchos casos, el estómago aumenta su motilidad, con lo cual empieza a remitir la sensación de repleción. En este caso, tampoco se trataría de parálisis, pero sí de cierta detención de una función.

NOTAS

¿Qué pasa con el ataque de pánico?

Lo que conocemos con este nombre no es otra cosa que un ataque de angustia. Un episodio de emergencia, inscrito en lo que conocemos como ansiedad, que se dispara sin un activador causal aparente. Es decir, que uno puede estar viendo la TV, despertándose, o comprando en un supermercado. Esto difiere conceptualmente del pánico propiamente dicho, donde sí que existe un activador evidente.

Es precisamente el hecho de que no haya una relación causa efecto inmediata, lo que lo incluye en lo que conocemos como angustia, quedando así amparado por Sweet Chestnut y Cherry Plum.

Ahora bien, en la medida en la que quien lo padece cree verdaderamente que puede morir, dado que tiene dificultades para respirar, sensación de arritmia, y otros síntomas nada agradables, sobreviene el pánico Rock Rose. De manera que el tratamiento floral de emergencia del ataque de pánico queda amparado por estas tres flores, a las que

---

tan bien y otras no tengan nada que ofrecer. El autor de este libro lleva desde 1994 difundiendo y sistematizando los beneficios de las aplicaciones locales, hoy utilizadas por muchos terapeutas de diversos países. Una clara explicación de los protocolos de prescripción local puede consultarse en: Orozco, R. (2017). *Flores de Bach. Patrón transpersonal® y aplicaciones locales*. El Grano de Mostaza. También puede obtenerse una capacitación sobre los usos locales de las Flores de Bach en www.anthemon.es y en www.ricardoorozco.com.

podemos añadir Elm por el desbordamiento. De esta manera, esta última flor refuerza a Cherry Plum (descontrol). También se obtienen buenos resultados si añadimos el Rescate al anterior trío de flores. En los últimos tiempos, me han transmitido los efectos positivos de Heather, si lo agregamos a lo anterior, puesto que en los ataques de pánico es evidente que uno queda secuestrado por el episodio, sin poder pensar en otra cosa (*Heather interno*).[238] La toma de la mezcla debe ser cada 5 segundos, hasta que se consiga controlar la situación.

Obviamente, todo lo anterior está pensado para que quien ha sufrido ya un ataque lleve encima el frasco por si le da otro. La experiencia es tan desagradable, que es el propio cliente quien suele preguntar si hay algo para controlar un posible nuevo episodio.

238. Se recomienda volver al capítulo de Heather para refrescar este concepto.

387

ROCK WATER (RWA)
Agua de Roca

LO QUE BACH DIJO DE ROCK WATER

«Para aquellos que son muy estrictos en su manera de vivir. Se niegan muchas de las alegrías y placeres de la vida porque consideran que pueden interferir en su trabajo. Son severos amos de sí mismos. Desean estar sanos, ser fuertes y activos y harán cualquier cosa que crean que les puede mantener así. Esperan ser el ejemplo que cautive a otros para que después imiten sus ideas y como resultado se vuelvan mejores».

PALABRA CLAVE

Obsesividad. Represión. Rigidez moral. Culpabilidad. Puritanismo. Dogmatismo. Metodismo. Deseo de ser tomado como ejemplo. Sublimación. Perfeccionismo. Ascetismo. Fanatismo. El mártir. El que lleva puesto el cilicio. Cristalización. Rigidez estática. Dureza. Ansiedad.

ROCK WATER COMO TIPOLOGÍA

Esta es la única esencia que no deriva de una flor, sino que es agua proveniente de diversos manantiales, tantos como elaboradores hay.[239]

Se trata de personas rígidas y duras, con un exagerado afán de perfección. Son severos y de puntos de vista rigurosos e inamovibles. Muy reprimidos, presentan una gran incapacidad para disfrutar de la vida, orientando la misma al logro de ciertas metas con dedicación exclusiva, así como con una gran dureza, privándose de los placeres y rechazando todo aquello que, según ellos, los apartaría de sus objetivos. Tienen una concepción ascética y severa de la existencia.

Se reprimen de pensamiento, sentimiento y acción para no caer en tentaciones que los pudieran desviar de sus rígidos objetivos. Si ceden por

---

239. Existe otra esencia que no deriva de una flor: Chestnut Bud, que se obtiene del brote del castaño de indias.

determinados vaivenes de la vida, enseguida surgen la culpabilidad y el autorreproche (Pine), así como una sensación de suciedad, vergüenza e impureza (Crab Apple). En realidad, estos sentimientos, que ya tienen muy arraigados, se acentúan ante la posibilidad de cualquier «depravación».

Los RWA son, en realidad, puritanos. En la mayoría de casos, se llega a RWA desde un estilo de personalidad obsesivo (obsesivos puritanos). Como en todos los obsesivos, existe una batalla interior permanente entre la obediencia y el desafío.

En general, se puede encontrar en ellos antecedentes de una educación demasiado rígida y represiva, incluso castrante, donde para «sobrevivir» se ha debido desarrollar un férreo control emocional, reprimiendo una serie de impulsos catalogados como sucios (Crab Apple) e infames.

Muchos han crecido con una gran culpabilidad (Pine) y un temor considerable a perder el control (Cherry Plum). En suma, con una considerable inseguridad e indecisión (Scleranthus, Larch...).

«Sus instintos e impulsos son tan fuertes, y a la vez reaccionan contra ellos con tal intensidad, que buscan protección en la justicia divina para purificarse, transformarse y contenerse. La mayoría de ellos sienten la persistente presión de repugnantes e irracionales impulsos agresivos y sexuales, y adoptan un estilo de vida ascético y austero que les prohíba sus oscuros impulsos y fantasías».[240]

En estos casos, las emociones resultan inaceptables para el sujeto y se canalizan en conductas socialmente aprobadas e incluso admiradas. Este mecanismo de defensa se conoce como *sublimación*.

Los RWA viven en torno a teorías y dogmas demasiado estrictos, en lugar de en una generosa e indulgente aceptación de las debilidades y limitaciones humanas. El dogma siempre constituye el salvavidas de los inseguros. Por ello, en los RWA se parte de una baja autoestima y de una falta de aceptación de sí mismos.

Muchos RWA diseñan un autoproyecto de «perfección» o recurren a algún modelo preexistente, como, por ejemplo, una corriente religiosa o

---

240. Theodore Millon, para los obsesivos puritanos.

su equivalente. La meta a alcanzar puede ser de índole religiosa, espiritual, deportiva, alimentaria, política, estética,[241] etcétera.

Ahora bien, para ser un auténtico RWA hay un requisito indispensable: la autorrepresión, siempre al servicio de censurar y contener los impulsos naturales que conspiran contra la meta seleccionada. En realidad, lo más importante es comprender que el logro de la meta sublimada es solo una excusa para contener y controlar los impulsos «repugnantes» que los acosan. De ahí su alto nivel de represión y miedo a perder el control.

Una de las preguntas que suelo hacer a mis alumnos sobre RWA es la siguiente: ¿Realmente son repugnantes los pensamientos e impulsos que los acosan? Hay quien responde en seguida que no, pero yo prefiero la respuesta «depende». Podrían ser cosas verdaderamente monstruosas desde cualquier lectura, como, por ejemplo, violar niños. Muchas veces se trata de algo «monstruoso» solo desde un código determinado, como por ejemplo un RWA vegano que siente la tentación de comer un trocito de queso.

Todo RWA necesita tomar de entrada, además de su propia esencia, Cherry Plum, Crab Apple y Pine.

A diferencia de otros obsesivos, como Elm y Oak, existe en el origen de RWA todavía más represión en los aspectos sexuales y morales (castración). Esto hace que Crab Apple sea verdaderamente necesaria aquí, lo que no ocurría en Oak y Elm.

En muchas ocasiones, el puritanismo depende de una forma integrista de concebir la religión. Pero este requisito no es obligatorio, ya que en las últimas décadas se ha sustituido mucho del rancio puritanismo religioso por el deportivo.

Existen así numerosos RWA de gimnasio y algunos de política. También han conquistado su cuota de mercado otros sustitutos de religiones convencionales, pero tomados con el mismo integrismo fanático: sectas diversas, corrientes alimentarias, etc.

Las distintas tendencias socioculturales de cada época canalizarán los individuos con este patrón de obsesividad hacia las ofertas existentes en ese momento.

---

241. En el orden estético, basta mencionar la anorexia en jovencitas, donde la meta consiste en alcanzar un canon estético tipo *top model*. Claro que en este camino la mente pierde el control del proceso (Cherry Plum), llegando a una percepción estética deformada de la realidad (Crab Apple).

En RWA, se trata de protegerse de las tendencias y pensamientos «peligrosos» mediante una vida metódica, aislada y ritual donde no pueda surgir ningún imprevisto.

Su capacidad de adaptación es inexistente, por lo que Walnut se erige en una flor interesante en su tratamiento.

Desde el exterior se los ve raros: demasiado rígidos y fríos, reservados, mecánicos y nada espontáneos. Incapaces de relajarse y de captar la atmósfera emocional interpersonal. Usan un lenguaje demasiado metálico, sin matices emocionales.

Como buenos obsesivos, son muy perfeccionistas y escrupulosos, terriblemente ordenados, metódicos y remilgados. La mayoría son avaros y mezquinos en el terreno material.

Los RWA pueden llegar a convertirse en mártires al ponerse a prueba con disciplinas inhumanas. De ahí también el apelativo de ascetas y faquires.

El ascetismo pasa por la privación de lo que consideran placeres impuros y debilitantes del espíritu, como el sexo, la alimentación, el ocio o directamente la diversión. Incluso, puede que se mortifiquen con determinadas disciplinas. Por eso he decidido conservar en las palabras clave «el que lleva puesto el cilicio», imagen que alude a las disciplinas que utilizaban o utilizan algunos devotos para martirizar sus carnes, lo que incluye instrumentos francamente desagradables.

Otra característica importante en RWA es su pretensión de servir de ejemplo a los demás. Una filosofía y estilo de vida tan digno como el vegetarianismo no surge en RWA de manera natural, guiada por el amor a los animales o a la naturaleza, o como una vía ecológica de compromiso, salud y desarrollo personal, sino más bien como una necesidad de sentirse superior a otros, puesto que el patrón asienta sobre una gran falta de seguridad. En cualquier caso, hay una vanidad interior del tipo: «Yo sí que estoy en el camino correcto. Los otros no saben, no entienden. Pero si quieren ser alguien, tienen el deber moral de venir a tomar ejemplo de mí».

Otro problema sobreañadido es que pueden ser, además de dogmáticos e intransigentes, fanáticos y fundamentalistas como los antiguos inquisidores. O especializarse en ser amantes de la letra pequeña: burócratas implacables que gustan de complicar la vida a los demás.

En estos casos, pueden ser sádicos (Vine). Son muchos los terapeutas que piensan de RWA: «Bueno, en realidad, si ellos se aplican sus propias disciplinas sin meterse con nadie no hay problema...». Pero conviene recordar que no están en un recinto apartado de los demás. Los podemos encontrar en todos los órdenes de la vida, donde cumplirán y harán cumplir las normas y leyes a rajatabla. El hecho de que no incumplan la ley no quiere decir, ni mucho menos, que sean éticos. Tienen mucha ira en su interior y resentimiento para repartir.

Los antiguos inquisidores eran celosos guardianes de las leyes religiosas de la época y, sin embargo, muchos de ellos eran crueles y siniestros personajes sin la más mínima muestra de ética ni compasión.

La agresividad de los RWA se explica por la rabia interior que sienten al tener que reprimirse. Están empeñados en seguir las reglas, pero al mismo tiempo experimentan resentimiento al estar tan limitados por ellas (Willow), y aún les enfada más el que otros puedan saltárselas. Desplazan así su hostilidad hacia el exterior.

La mayoría de los RWA son excesivamente críticos con las «imperfecciones» ajenas y casi siempre despreciativos con los que no están «en el camino». Todo esto habla de un evidente Beech.

La actitud mental de RWA a menudo se manifiesta también de forma física mediante falta de elasticidad, durezas diversas y rigidez articular a menos, claro está, que sea profesor de yoga.

En el aspecto emocional, es frío y poco o nada demostrativo, ya que la vida afectiva podría representar un «obstáculo» para la consecución de sus metas. Por ello, buscará (si es que busca) compañeros sentimentales que sigan sus mismos preceptos y tengan metas similares, aunque, sin duda, el aspecto sexual de las relaciones íntimas es algo que le suele repugnar, lo que vuelve a evidenciar sus altos contenidos de Pine y Crab Apple.

Quiero, por último, insistir en el tema del aislamiento. Viene dado como una medida de protección para no ser desviados de sus metas sublimadas. Pueden relacionarse con personas que sean de su mismo sectarismo.

ROCK WATER COMO ESTADO

RWA es lo contrario de la dispersión, por lo que algunos adolescentes o adultos jóvenes con rasgos Cerato o Scleranthus pueden, en algún momento de la vida, bascular al polo opuesto en busca de compensación.

Otras personalidades inseguras, como Mimulus o Larch, también intentan crecerse en breves temporadas RWA y, además, justificar su aislamiento defensivo.

Recuerdo el caso de un cliente varón, de más de treinta años, muy tímido y ansioso, que encajaba claramente con un perfil Mimulus-Larch. Acudió a consulta por problemas de ansiedad y algo de tartamudez. Pertenecía a un extraño movimiento espiritual que, como remarcó varias veces, exigía la abstinencia sexual, además de un comportamiento más o menos riguroso en cuanto a meditaciones, alimentación, etc. Pero parecía que lo más importante fuera la castidad.

A lo largo de sucesivas entrevistas, al mejorar de su timidez, terminó confesando que jamás había mantenido relaciones sexuales con ninguna mujer, cosa que lo acomplejaba bastante. El hombre no había parado hasta encontrar un movimiento de ideología RWA que le permitiera solapar su carencia, en un ejemplo claro de sublimación.

En otros casos, RWA es la vía elegida para escapar del dolor de un trauma, como, por ejemplo, una persona que, después de sentirse burlada por su pareja, se machaca en el gimnasio durante muchas horas al día. Antiguamente, el equivalente podía ser ingresar en un convento. Como vemos, esta vía RWA de aislamiento intenta disminuir el sufrimiento emocional «renunciando» en cierta manera a la vida que se llevaba hasta el momento.

La huida contraria sería la de Agrimony, en la que uno intenta evadirse de sí mismo mediante fiestas y una temporada frívola y desenfrenada.

FLORES ASOCIADAS

White Chestnut, por sus monólogos preocupados y por la ansiedad.

Cherry Plum, por su represión y por el miedo a perder el control que tiene.

Pine, por lo culpable que se siente.

Crab Apple, por su percepción de suciedad moral y por sus pensamientos e impulsos «monstruosos».

NIVEL ESPIRITUAL

«Su error consiste en una gran porfía y perspectivas de tinte material por completo equivocadas. Egoístamente, quisiera imponerse un desarrollo y confunde el efecto exterior con la causa interior. Ignora que un efecto exterior, por ejemplo un cambio en la manera de vivir, se produce por sí solo cuando se dan las condiciones interiores para ello».[242]

Como escribe Barnard en su analogía:

«El agua siempre adopta el camino de menor resistencia [...] Puede adaptarse respondiendo al cambio, mientras la piedra se interpone en su camino [...]».[243]

Para Katz y Kaminski:

«La esencia ayuda a desarrollar una mayor flexibilidad interna y, en particular, una capacidad de sentir lo que está vivo y las corrientes pulsátiles de su vida emocional».[244]

Resulta muy interesante disfrutar de estas bellas descripciones de autores tan prestigiosos, y todos tienen razón en sus aseveraciones, pero creo que hay que tener en cuenta que RWA no busca verdaderamente una evolución espiritual, ni una excelencia. Todo es una tapadera, una excusa socialmente aceptada, incluso admirada, para ocultar esa serie de pulsiones repugnantes que lo atormentan.

Las descripciones precedentes servirían más bien para aquellos que no tienen RWA como rasgo de personalidad, pero adoptan el estado con unos fines pretendidamente espirituales. Seguramente, caen en una verdadera trampa del ego.

---

242. Scheffer, M., *op. cit.*

243. Barnard, J. y M. (1999). *Las plantas sanadoras de Edward Bach*. Flower Remedy Programme.

244. Kaminski, P. y Katz, R., *op. cit.*

Según lo expresado por Chancellor:

«No se trata de dominio de sí mismo, porque el verdadero autodominio procede del olvido del ser y no de concentrarse en él».[245]

La disciplina que se aplica RWA lleva a un inevitable autocentramiento. De esta forma, lo único que se fortalece parece que termine siendo el ego, precisamente lo contrario de lo que pretende cualquier modelo de evolución espiritual.

En última instancia, el aprendizaje no se instrumenta cuando y como el ego decide. Por tanto, con su actitud pretenciosa y nada humilde, en el estado RWA solo se consigue alimentar el ego. El querer ser perfecto ya es un indicador de RWA. El alma no nos exige que seamos crueles y tiránicos con nosotros mismos.

En cualquier caso, resulta sorprendente la gran cantidad de personas que se creen más espirituales o evolucionadas por no fumar, no tomar alcohol, meditar, leer determinados libros... En realidad, como se ha comentado en otras ocasiones, y según los escritos de Bach, se puede deducir fácilmente que la evolución espiritual depende mucho más de lo que se es que de lo que se pretende ser. Es decir, del desarrollo y aplicación de determinadas virtudes o lecciones que siempre, absolutamente siempre, tienen que ver con un alto nivel de autoconciencia y de empatía, como pilares de una buena inteligencia emocional. Y no olvidemos que las Flores de Bach son inteligencia emocional líquida. El propio vehículo en el que las ingerimos, el agua, es ejemplo maestro de flexibilidad.

Bach escribió sabiamente en *Cúrate a ti mismo* (Capítulo IV):

«Debemos conservar un criterio flexible y receptivo, sin prejuicios ni preconceptos que puedan robarnos la oportunidad de captar conocimientos nuevos y más amplios. En todo momento, deberíamos estar listos para expandir nuestra mente y descartar cualquier idea, por más arraigada que se encuentre, si una experiencia nueva nos aporta una verdad más sólida».

---

245. Chancellor, P., *op. cit.*

En conclusión, la toma de RWA, tanto para tratar la personalidad como el estado, trabaja la autoaceptación objetiva y humilde, requisito indispensable para comenzar el viaje hacia cualquier modelo de espiritualidad.

NIVEL TRANSPERSONAL

Dureza. Cristalización. Rigidez estática.

Puede usarse RWA en todo lo que represente una dureza o una rigidez estática (en frío, autolimitada), es decir, que no irradie hacia el exterior o tenga componentes inflamatorios. Ejemplos: patología vertebral por fijaciones, exceptuando pinzamientos (Vervain); artrosis en las que no predomine la inflamación, callosidades, verrugas, queloides, etcétera.

También es recomendable en fibromas y algunos quistes no inflamatorios. Se han obtenido resultados positivos en cálculos renales y biliares (cristalización y dureza) acompañado de Crab Apple.

Es una buena esencia para todo lo que signifique sequedad en la piel, conjuntiva, vagina, etc.[246]

NOTAS

Algunas incógnitas sobre RWA

Siempre me ha llamado la atención esta esencia. El agua por el agua; sin vegetal alguno que imprima una cualidad específica.

Partiendo de la base de que la esencia es empíricamente eficaz para las personas con las características descritas en las páginas anteriores, me asaltan a menudo algunas dudas. Una de ellas es el porqué el perfil de personalidad que trata es algo tan específico: un obsesivo puritano.

Que el agua es paradigma de flexibilidad resulta evidente para todos, pero ¿por qué RWA trata esta especificidad tan clara y no, por ejemplo,

---

246. Estas aplicaciones son generalmente de forma local y se abordan sistemáticamente en otro de mis libros: Orozco, R. (2017). *Flores de Bach. Patrón Transpersonal® y aplicaciones locales. Territorios tipológicos*. El Grano de Mostaza.

otros patrones de rigidez mental? Me surge aquí otra cuestión: ¿acaso no ayudará también en todos los perfiles de rigidez mental? Al fin y al cabo, se trata de uno de los siete ayudantes y, al menos, en aplicación local parece no hacer ascos a ningún tipo de rigidez.

Lo más probable es que RWA sea un catalizador de flexibilidad, un coadyuvante mucho más útil de lo que parece. Pero, por lo que constato a mi alrededor, se trata de una de las esencias menos utilizadas.

Por otra parte, el que el Dr. Bach haya situado a RWA como la última flor del séptimo grupo no parece algo casual. Seguramente, como todo en la obra de Bach, tiene un significado profundo. ¿Acaso no estará simbolizando el final de un camino espiritual? ¿Una alegoría de un proceso de alquimia interior que termina en la disolución del ego? Un viaje iniciático que comenzó en la primera flor del primer grupo: Rock Rose. El inicio en lo instintivo, lo germinal; la supervivencia del alma recién encarnada en la tierra que debe iniciar un camino de perfeccionamiento hasta su transmutación definitiva, esto es, su muerte simbólica en la disolución del agua.

Si estudiamos la cronología floral, nos encontramos con que la primera flor es Impatiens, pura toma de tierra, otra vez lo instintivo. Y si pensamos en la última del sistema, Sweet Chestnut, nos volvemos a encontrar con la metáfora de la muerte del ego, la desintegración total...

En cualquier caso, no soy yo quien posea los conocimientos para emprender este tipo de trabajo hermético sobre la disposición de las Flores de Bach en los siete grupos, ni tampoco para hacer un análisis alquímico de la cronología del descubrimiento de las esencias.

SCLERANTHUS (SCL)
Scleranthus annuus. Scleranthus.

LO QUE BACH DIJO DE SCLERANTHUS

«Para quienes sufren mucho por ser incapaces de decidir entre dos cosas; primero, les parece bien una; luego, la otra. Generalmente, son personas calladas que sobrellevan solas su dificultad, ya que no se sienten inclinadas a comentarla con otros».

PALABRAS CLAVE

Incertidumbre. Indecisión entre dos cosas. Desequilibrio. Inestabilidad. Miedo a equivocarse. Descoordinación, Alternancia. Desfase. Asimetría. Ciclicidad. Confusión. Ansiedad.

SCLERANTHUS COMO TIPOLOGÍA

En SCL, existe un nivel de incertidumbre manifestado por indecisión e inestabilidad, lo que lleva al individuo a debatirse entre dos polaridades opuestas. En cualquier caso, es como si todo tuviera que ser blanco o negro y no existiera la posibilidad de una gama de grises.

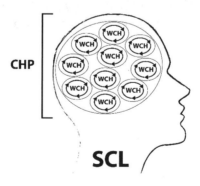

Si imaginamos la mente de SCL como un ojo de mosca, dividido en multitud de celdillas esféricas, entenderemos que la polaridad antes expuesta se expresa en cada uno de los mencionados compartimentos.

Siguiendo el ejemplo, se dispara una de ellas en una determinada temática: «salgo o no salgo»; ahora otra: «si salgo, puedo ir al cine o no»; aunque «puedo no salir» (celdilla anterior); y otra: «si no salgo, puedo quedarme a ver la tele o no»; pero «puedo salir o no» e «ir al cine o no».

Lo normal es que se sigan abriendo celdillas bipolares sobre un mismo tema e incorporándose a la interminable lista de posibilidades. Un detalle importante es que todo lo anterior se manifiesta con aceleración, y además de forma caótica.

La traducción floral de la mente SCL lleva a pensar que en cada celdilla del ejemplo oscile un White Chestnut permanente en paralelo, independiente uno de otro.

Al conjunto de dinámicas White Chestnut podemos definirlas como Cherry Plum,[247] ya que se trata de un claro descontrol. De lo anterior, se desprende que todo SCL de nivel medio debería ser tratado, además de con su propia flor, con White Chestnut y Cherry Plum.

La duda en SCL es entre dos cosas, otras dos, otras dos, y así hasta el infinito. De resultas de ello, la vacilación termina siendo entre multitud de posibilidades simultáneas en las que es imposible encontrar una opción que pese más que otra. Así, la mente en SCL parece moverse en un maremágnum de análisis y contraanálisis frenéticos, automáticos y a menudo irracionales. En consecuencia, la voluntad no puede canalizarse en acciones concretas.

Podría hablarse de una especie de paralización en agitación, con evidente miedo a cometer errores o a escoger la opción equivocada. Le falta un punto central de referencia que le permita jerarquizar los conceptos de forma coherente y lineal. La figura metafórica de «mente en saltamontes» ha sido tradicionalmente aplicada para explicar esta circunstancia, pero cabría pensar en una especie de saltamontes frenético. Yo lo compararía más con la mítica «máquina del millón», donde una bola plateada es impulsada velozmente por una serie de palancas que la zarandean en todas direcciones.

---

247. Cherry Plum es una esencia de espectro muy amplio, puesto que tiene que ver con el *descontrol*. White Chestnut representa un aspecto más específico del descontrol, dado por una dinámica de repetición continua de algo. En el caso que nos ocupa, los pensamientos circulares.

Ni que decir tiene que todas estas tribulaciones generan mucha ansiedad en SCL, pudiéndose afirmar que suele haber un elevado nivel de sufrimiento.

SCL puede acusar inestabilidad en el plano físico: vértigos, fiebres recurrentes, alternancia entre diarrea y estreñimiento, alergias estacionales. Inestabilidad en lo emocional: facilidad para alternar llanto/risa; optimismo/pesimismo; alegría/tristeza; euforia/depresión; «No sé si te quiero o no te quiero», etc., y todo lo que, en suma, sea indicador de desequilibrio.

Resulta significativo el hecho de que en las primeras descripciones de SCL, Bach lo defina como «el estratega». Seguramente, se refiere al SCL positivado, aquel que puede tener una visión integradora de las cosas y su posible evolución en paralelo; algo así como un buen ajedrecista capaz de compaginar en su mente, de forma plástica y dinámica, un gran número de combinaciones posibles.

Como es de suponer, en SCL existen problemas evidentes de concentración, ya que la mente se encuentra ocupada en una sobreactividad incontrolada y dispersa. A menudo, esta circunstancia se acompaña de agotamiento psicofísico e insomnio.

Precisamente, uno de los problemas de SCL consiste en la imposibilidad de ver las circunstancias de la vida con matices, puesto que todo aparece en su mente vestido de blanco o negro y alternante entre opuestos. No podemos, a la hora de describirlo, aplicar el mismo rasero: «SCL es o no es tal cosa»; por ello, conviene contemplar psicodinámicamente diversos niveles, que pueden ir desde las formas más leves y tolerables a las más invalidantes y patológicas, como quedó reflejado en la figura en herradura que vimos en la Introducción.

Seguramente, es el ambiente familiar y el aprendizaje del niño SCL el que puede llevarlo a desplegar su patrón en formas diferentes. Es lógico pensar que en un entorno familiar y educacional óptimo le sea más fácil subjetivizar su nivel de duda e incluso ir hacia el positivo, y entender y ejercitar la lección de *La firmeza*.

Muchos SCL compensados se reconocen como gente dubitativa en esencia, pero ello no les impide llevar una vida normal, ya que han desarrollado estrategias para poder decidirse. Otros muchos son ciclotímicos, siendo bien conscientes de sus cambios de estado de ánimo estacionales.

Sin embargo, muchos SCL crecen en ambientes obsesivos, con padres sobreexigentes y punitivos, o sistemas educativos que no toleran los vaivenes emocionales propios del niño y le exigen que sea una especie de adulto en miniatura, perfectamente formal e impecable en todo. Esto determinará que la indecisión e inseguridad propias de SCL se acentúen todavía más. Además, surgirá un miedo evidente al castigo (Mimulus) y a cometer los errores que llevan al mismo. Por otra parte, el niño se sentirá culpable (Pine), inútil (Larch) y, en cierta forma, sucio (Crab Apple). La forma de sobrevivir consistirá en reprimir toda emocionalidad y espontaneidad para no ser castigado, es decir, Cherry Plum.

Pronto, el niño criado en este medio, aprenderá qué cosas pueden hacerse y cuáles no, puesto que para protegerse emocionalmente y evitar broncas necesita ceñirse a las normas. Asimismo, su autoestima será baja, ya que los logros no suelen recibir ninguna recompensa, al darse por supuestos, y las infracciones son severamente castigadas, además de objeto de denigración.

El SCL en un ambiente obsesivo compensará su indecisión interior con una vida rígida, muy metódica y rigurosa en las formas, que en el lenguaje floral se traduce en Oak, Rock Water, Elm y Crab Apple. Sujetos escrupulosos, demasiado formales y cumplidores, trabajadores, perfeccionistas, rígidos, estrictos. En suma, personas obsesivas.

A pesar de esta compensación, interiormente son inseguros y con un alto nivel de rumiación mental (White Chestnut) automática, de muy difícil control (Cherry Plum), que les genera mucha ansiedad y rabia interior.

Otros SCL se encuentran con un marco familiar propicio para desarrollar desde los popularmente denominados «cambios de humor» a graves patologías como el trastorno límite de la personalidad[248] y la enfermedad bipolar.

Cualquier terapeuta floral fogueado en años de terapia se ha tenido que topar con casos «extraños» en los que resulta curioso y desconcertante ver la expresión de patrones florales muy acusados y cambiantes:

---

248. También conocido por *borderline*. En realidad, este término, junto con el de límite, hablan de un tipo de trastorno entre la neurosis y la psicosis.

«Un problema de regulación emocional, que sugiere una combinación de vulnerabilidad emocional e incapacidad para regular los estados afectivos. Intensidad afectiva crónica. Vida interpersonal tempestuosa, como si de una permanente montaña rusa emocional se tratase».[249]

Probablemente, nos hallamos ante el mencionado trastorno límite de la personalidad, con una incidencia en la población que puede llegar al 2% y una relación mujer/hombre de 3 a 1.

Desde un punto de vista floral, la base de la terapia es con la toma de SCL por la inestabilidad del cuadro y, naturalmente, Cherry Plum por la dificultad extrema de la autorregulación (descontrol). Otras flores muy recomendables son Hollly (por los episodios de ira) y Heather (importante autocentramiento) como mínimo.

Siguiendo a Millon, afloran datos nucleares muy interesantes, por ser típicos de SCL:

«Los límite presentan una disociación entre las imágenes buenas y malas de las cosas, configurando dos sistemas de identificación separados, con lo que se facilita la rápida alternancia entre amor y odio hacia el mismo objeto».

Según el mismo autor, lo más probable es que personas que se desarrollan en una sociedad que se está desintegrando acaben tomando vías que potencian el comportamiento límite. Incide bastante en el desencadenamiento del estado una familia caótica, desestructurada (abuso de sustancias); también, abusos sexuales y físicos, y un estilo de vida dramático. Es probable que, siendo niños, se sintieran maltratados y defraudados, en una intensa lucha de poder entre sus cuidadores, que utilizaban al niño como moneda de cambio. Para ellos, los afectos no estuvieron exentos de conflictos.

Como ya se apuntó en Heather, algunos de ellos pueden desarrollar el trastorno límite de la personalidad, que adopta un modo de presentación SCL. Así, no debe extrañar que, tanto una personalidad Heather, como otra SCL puedan converger en esta enfermedad.

---

249. Millon, T., *op. cit*. Sobre el trastorno límite de la personalidad.

Otra manifestación negativa típicamente SCL es la conocida como enfermedad bipolar, cuya incidencia en la población podría ser similar o incluso mayor que el trastorno límite de la personalidad. El bipolar alterna períodos cíclicos de depresión con temporadas de euforia (fases maníacas). Los objetivos de este libro no pasan por describir esta última enfermedad, de la cual se puede obtener información muy fácilmente.

El motivo de extenderme más sobre el trastorno límite de la personalidad es simplemente porque es menos conocido que el anterior, a pesar de que tenga igual incidencia. Por esto mismo, es muy superior el número de clientes que acuden a terapia medicados e informando de que están diagnosticados como bipolares, en comparación a los que lo están por el trastorno límite de la personalidad. Por otra parte, si esta información puede contribuir para que el terapeuta no se desespere, intentando encontrar alguna coherencia floral en lo que percibe de su cliente, creo que habrá valido la pena.

Como vemos, la vida de un SCL no es nada fácil y puede ser muy limitada e invalidante, por eso es tan importante la detección precoz de esta tipología en niños y la toma de la esencia, junto a Cherry Plum y White Chestnut, durante períodos muy prolongados (incluso años). Estamos así hablando de una verdadera medicina floral preventiva.

SCLERANTHUS COMO ESTADO

SCL es útil para todos aquellos que atraviesan períodos de inestabilidad emocional, como los adolescentes, en la menopausia, antes de la regla en algunas mujeres, etc.

También se puede recurrir a la esencia cuando tenemos que tomar una decisión rápida y nos debatimos entre dos opciones que se presentan a un mismo nivel de importancia. Incluso, ha habido casos en los que personas que se encontraban en esta tesitura han recurrido al método del vaso de agua, consistente en verter dos gotas de SCL en un vaso con agua tomado a sorbos cortos, espaciados unos 30 segundos entre sí. Bastantes de ellos afirmaron ver más claramente una de las dos opciones.

Muchas personas atraviesan períodos de estrés en los que la ansiedad se cronifica. Una de las consecuencias más frecuentes es que se desate la inestabilidad y ello se viva con inseguridad y una confusión e indecisión muy SCL, que hasta entonces no existía. Naturalmente, el tratamiento se ampliará a las esencias apropiadas para cada individuo y circunstancia.

FLORES ASOCIADAS

White Chestnut, por la repetición continua de monólogos «bipolares». Cherry Plum, por el descontrol mental.
Impatiens, por la aceleración en el interior de su mente y por la ansiedad.

NIVEL ESPIRITUAL

Para Bach, SCL había venido a corregir el defecto de *La indecisión* y a aprender la lección de *La firmeza*.

Me parece muy adecuada la siguiente cita que se acopla perfectamente a la visión filosófica de Bach:

«La fortaleza (o fuerza) del alma se manifiesta como firmeza cuando la acción (o el deseo) de cada individuo se esfuerza por conservar su ser. La firmeza impide considerar como ética cualquier acción destinada a hacer de mi cuerpo lo que yo quiera, limitando la posibilidad del suicidio, y se manifiesta como generosidad en el momento en que cada individuo se esfuerza en ayudar a los demás».[250]

Sin embargo, para que esta virtud pueda ser ejercida, es necesario superar antes el defecto citado por Bach: *la indecisión*. Para ello es necesario un duro trabajo personal de integración entre las dos polaridades que rigen todo lo que existe en el universo: Yin/Yang. No se trataría aquí de encontrar un equilibrio perfecto, sino de moverse en una zona más cercana al centro que permita salir de la confusión interior. Solo así podrá la persona SCL actuar más equilibrada y firmemente hacia el exterior y desplegar su generosidad.

SCL está demasiado confundido como para plantearse objetivos o desplegar habilidades sociales (y mucho menos virtudes) en su relación con

---

250. García Sierra, P. *Diccionario filosófico*. www.filosofia.org

el entorno. Sus competencias emocionales parecen estar afectadas en su totalidad, desde la autoconciencia hasta la empatía, por lo que se trata, sin duda, de una de las lecciones más difíciles de toda la escuela floral.

NIVEL TRANSPERSONAL

Inestabilidad. Alternancia. Ciclicidad. Desfase. Descoordinación. Asimetría

Desde los albores de la terapia floral de Bach, SCL es una de las esencias más utilizadas en el aspecto transpersonal y parece tener un espectro de actuación muy amplio, tal vez solo superado por Walnut como flor de adaptación.

SCL es una esencia que ayuda a que todas las funciones se produzcan adecuadamente, y en su momento cronológico correspondiente, entre las dos polaridades que gobiernan la vida.

La propia naturaleza, en cierta forma poliédrica, de SCL determina que sea imposible sintetizar todo su efecto en un solo término. Si existiese una «normativa» que obligase a ello, creo que me decantaría por la palabra *inestabilidad*, aunque irónicamente debo confesar que SCL siempre me ha parecido la esencia más difícil de describir y que más dudas me ha suscitado. Sin embargo, su espectro transpersonal de acción resulta un buen ejemplo de cómo se pueden utilizar las flores a pleno rendimiento.

Los seis patrones transpersonales de SCL son los siguientes:

Inestabilidad: En todas sus presentaciones. En el aspecto somático, puede emplearse SCL en la inestabilidad en el espacio, en forma de mareos y vértigos. Inestabilidad emocional, cardíaca, etc. El temblor puede ser encuadrado en este apartado.

Alternancia: Se refiere a cualquier cambio rítmico entre dos polos: dolor/no dolor; dolor intenso/dolor moderado; fiebre/no fiebre; contracción/dilatación, etc.

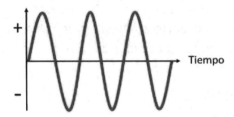

Ciclicidad: Concepto parecido al de alternancia, pero en un vector de tiempo mayor; por ejemplo, eccemas estacionales, ciclotimias, trastornos menstruales (entendiendo la regla como algo cíclico), etc. El vector de tiempo considerado debería no ser superior a un año. Así, consideramos ciclos de tres meses, un mes y una semana.

Para aclarar la diferencia con el término anterior (alternancia), baste decir que alguien puede tener un dolor alternante que dure media hora en su vida y no por ello ser cíclico. Sin embargo, todo lo cíclico es a su vez alternante.

Desfase: Se refiere a manifestaciones que no ocurren en su momento cronológico correspondiente. Por ejemplo, retrasos menstruales; la mente se queda en blanco a la hora de emitir una respuesta, produciéndose esta más tarde o nunca; el sueño no sobreviene en su momento, etc. El *jet lag* es un buen campo para emplear SCL junto a Walnut (adaptación a los cambios).

De alguna manera, parece que SCL sea una especie de «desfragmentador del disco duro» en el aspecto mental, si aplicamos un símil informático. Algo así como si ayudase a disminuir el tiempo de respuesta, un agilizador mental, en suma.

Descoordinación: Concepto importante para incluir SCL en el tratamiento de problemas neurológicos. Descoordinación psicomotriz. Tics (también Cherry Plum). Descoordinación en ancianos.

De elección en todo trastorno de lectura, escritura o lenguaje. Muy recomendable en dislexia[251] (junto a Chestnut Bud para todo lo referente a aprendizaje y entrenamiento), cosa bien sabida por los logopedas que han accedido a mi formación floral o han leído libros anterior a este.

---

251. Trastorno de la lectura que imposibilita su realización correcta. Aunque convencionalmente el término se aplica también a la dificultad para una correcta escritura.

SCL es una interesante flor para ayudar en los trastornos del espectro autista,[252] en el sentido de la mejor compresión de los códigos de comunicación interpersonales.

SCL tiene que ver con la coordinación interhemisférica y las funciones derivadas de ella, es decir, todo lo neurológico.

Afasias[253] posteriores a accidente vascular cerebral, hemiplejias, etc.

Imprescindible en zurdos corregidos, en los que no es difícil encontrar dificultades en el lenguaje y la lectoescritura.

Asimetría: Todo lo que rompa la simetría, como una hemiplejia o lesiones cronificadas en un hemicuerpo, así como lo concerniente a la lateralidad. SCL es muy interesante para aquellas personas que tienen problemas de orientación en el tiempo, aunque no he obtenido resultados en algunos casos de personas con poco sentido de la orientación en el espacio, esos que se pierden fácilmente en la calle, entre los que me incluyo.

NOTAS

Cerato vs. Scleranthus

Si solo analizásemos las flores de una manera superficial, sin conocerlas a fondo, podríamos pensar que es mejor ser Cerato que SCL. El primero «duda entre muchas posibilidades» y el segundo «duda entre dos».

Es importante entender que la duda en SCL es entre dos cosas que, a su vez, se subdividen, cada una de ellas, en otras dos, otras tantas, etc., tal como se explicó en el modelo del «ojo de mosca». Por ello, SCL termina dudando entre muchas opciones simultáneamente, lo cual es francamente desasosegante y, además de confuso, paralizante.

En conclusión, SCL daría cualquier cosa por convertirse en un simple Cerato, que puede incluso ser feliz si tiene suerte y no se mete en líos. Así pues, el sufrimiento es mucho mayor en el primero que en el segundo.

---

252. Otras flores muy relacionadas con este tipo de trastorno son el Chestnut Bud (integración y aprendizaje), Water Violet y Clematis (dos esencias para salir del aislamiento), más todo lo que la individualidad del niño indique, como, por ejemplo, descontrol (Cherry Plum), repetición de frases, gestos, actitudes (White Chestnut), nerviosismo (Impatiens), ira (Holly) y un largo etcétera.

253. Pérdida de capacidad para articular y/o comprender el lenguaje.

CÓMO SE ARTICULA EL ESTUDIO DE LAS FLORES EN ESTE LIBRO

En Cerato, el nivel de duda es más superficial, menos invalidante y, además, se puede canalizar la voluntad en acciones concretas, cosa que en el SCL profundo es imposible.

Cerato se deja convencer por alguien y actúa decididamente hasta que sopla otro viento equivalente en otra dirección. No se trata de que alguien en la calle le pregunte la hora y cambie de opinión. Recordemos que Cerato cree necesitar la guía de supuestas «autoridades en la materia».

A diferencia de Cerato, SCL no busca consejo en los demás. Esto puede deberse a su grado de confusión, sin duda más nuclear que en Cerato, o a que ya haya procesado todas las posibles opciones que cualquiera pudiera sugerirle.

Cerato es locuaz y se podría decir que piensa en voz alta, mientras que SCL suele ser introvertido.

SCL es mucho más acelerado que Cerato, lo que le añade unas características ansiosas que no tienen por qué presentarse en este último.

STAR OF BETHLEHEM (SBE)
Ornithogalum umbellatum.
Estrella de Belén. Leche de gallina.

LO QUE BACH DIJO DE STAR OF BETHLEHEM

«Para los que sufren un gran malestar debido a acontecimientos que les han producido una gran infelicidad. El shock causado por graves noticias, la pérdida de un ser querido, el susto que sigue a un accidente o cosas parecidas. Este remedio trae alivio a quienes durante algún tiempo se niegan a aceptar consuelo».

PALABRAS CLAVE

Trauma físico o psíquico, reciente o antiguo, consciente o inconsciente. Resistencia. Resiliencia.

NIVEL TRANSPERSONAL

Resistencia. Trauma

No existe una personalidad SBE. Estamos aquí ante una esencia eminentemente transpersonal. Bach definió este remedio como «el que consuela y calma los dolores y las penas». Es la flor especializada en el tratamiento de los traumas. Son muchas las experiencias que pueden generar un trauma, dependiendo ello de la magnitud del suceso y de los recursos que se tengan para hacerle frente.

El factor estresante que genera o precipita el trauma puede involucrar la muerte de una persona cercana, la amenaza de la propia vida o de un ser querido, un grave daño físico, o algún otro tipo de peligro para la integridad física o psíquica, en una medida que las defensas mentales del sujeto no pueden asimilar.

No se debe pensar siempre en el trauma como algo súbito e impactante, generador de un shock inmediato. Existen situaciones, más o menos dilatadas en el tiempo, que pueden resultar traumáticas para la mayoría de personas: una temporada de penuria económica sostenida, un período de desempleo largo o una relación tormentosa de pareja, una enfermedad prolongada, entre muchas otras.

Según Scheffer:

«Por shock se entiende toda repercusión energética directa que nuestro sistema energético no puede asimilar y a la que reacciona con una distorsión, independientemente de que esta distorsión haya sido registrada en forma consciente por la personalidad o no. En todo caso, todo shock se mantiene en el sistema energético y acusa un cierto entumecimiento en su campo de influencia».

SBE resulta muy eficaz en cualquier trauma físico (contusión, herida, torcedura, fractura, etc.), donde existe una relación evidente entre la toma o aplicación local de la esencia y el efecto.[254]

La función del remedio puede ir desde la acción analgésica y antiinflamatoria a la cicatrizante. A menudo, el efecto individual de esta flor ha quedado solapado por el más global del Rescate.

En todo lo que sean traumas psíquicos, así como en la repercusión mental y emocional de los propios traumas físicos, la prescripción de SBE debe ser complementada por otras esencias. Esto se debe a que se trata de una flor de espectro muy amplio. Como tal, no puede abarcar la especificidad que muchos traumas conllevan. Por ejemplo, un ligero arañazo constituye un trauma. Sin embargo, es de suponer que este pequeño accidente no tenga una repercusión emocional importante; poca cosa si se compara con quedarse atrapado en un incendio y ser rescatado en el último momento por los bomberos.

Como conclusión, se podría puntualizar que el concepto de trauma resulta demasiado amplio como para ser reducido de inmediato solamente a SBE.

En la unidad de Rock Rose, se aludía a Dietmar Krämer, el cual proponía

---

254. Cuando se mencionan las aplicaciones locales, no se está aludiendo al uso directo de la esencia, sino a su vehiculización en soportes como cremas, geles, aceites, etc. Puede consultarse en Orozco, R. (2017). *Flores de Bach. Patrón Transpersonal y aplicaciones locales. Territorios tipológicos.* El Grano de Mostaza.

el tratamiento con esta esencia para el pánico del nacimiento, aunque este hubiera ocurrido bastante tiempo atrás. Según esta línea, sin duda muy recomendable, no se puede «despachar» floralmente un trauma donde haya habido pánico solo con SBE, sino que resulta necesario prescribir las dos esencias conjuntamente. La sinergia entre SBE y Rock Rose es a menudo sorprendente.

Pero el tema va más allá, ya que no solo el pánico resulta un componente importante de muchos traumas. Por ejemplo, la recurrencia a nivel mental de imágenes y pensamientos relacionados con el trauma habla de la necesidad de agregar White Chestnut. Si esto ocurre después de un tiempo considerable, podemos pensar en Honeysuckle, por el excesivo peso del pasado. Si se trata de un trauma de abandono en un niño, además de Rock Rose y SBE, se deberá explorar cómo se relaciona el pequeño con su entorno y añadir Holly si predomina la rabia o el odio; Chicory, si actúa de forma posesiva; Centaury, si se somete o muestra excesiva dependencia y ansiedad por ser aceptado; o Heather, si la actitud es de una gran demanda de atención.

Otra característica de muchos traumas consiste en el nivel de desconexión que pueden comportar; en el plano físico, pueden producirse desmayos o incluso cuadros de coma. Se trata de un mecanismo defensivo por el que el cuerpo intenta protegerse de una sobrecarga de estímulos traumáticos para economizar energía. Si pensamos en el sistema eléctrico doméstico, equivaldría a que salte el diferencial del cuadro de instrumentos (antiguamente se fundían los plomos). Por otra parte, se trata de economizar energía para ponerla a disposición de los mecanismos de reparación.

Acierta el lector si está pensando en Clematis. Por ello, el Rescate, en el que están presentes SBE y Clematis, es una fórmula tan inteligente. Si no sobreviniese el «apagón», podría ocurrir un cortocircuito (Cherry Plum), o acaso este ya se ha producido y es precisamente por eso que se produce una desconexión temporal en espera del electricista que venga a reparar la avería (SBE).

En el plano emocional, también puede haber una desconexión (disociación), donde uno vive la experiencia traumática como si fuera algo irreal que no le está pasando a él. Esto incluso puede llevar a borrar el recuerdo de la situación. Otra vez la alianza de SBE y Clematis se impone en esta circunstancia.

Si volvemos al plano físico, existen algunas situaciones en las que la labor de reparación de SBE debe ser asistida por la gestión energética de Clematis. Tal es el caso de las úlceras de decúbito en enfermos encamados y muy debilitados. Algo así como si el soldador necesitase la energía para sellar (los aparatos de soldar necesitan gas o electricidad, una fuente de energía para poder funcionar).

En conclusión, el trauma debe ser contextualizado. Existen un sinfín de sentimientos o situaciones que matizan, acompañan y configuran lo que entendemos como trauma, por lo que podría concluirse que el axioma «Da Estrella de Belén sin mirar a quién», tan suscrito por infinidad de terapeutas, no siempre funciona, al menos en lo referente a los traumas y como esencia en solitario.

El desconocimiento de un trauma no exime del mismo, por lo que en terapia podría deducirse que este puede evidenciarse de diversas formas o como diferentes bloqueos:

«Para todas las enfermedades que se resistan al tratamiento, hay que considerar la administración de Estrella de Belén, porque en estos casos la causa de las dolencias podría ser un trauma emocional».[255]

La toma de SBE puede considerarse en fobias y muchas conductas y aversiones de difícil explicación. En la línea anterior, deben incluirse traumas prenatales, e incluso son muchos los que contemplan la incidencia de traumas de otras vidas en la actual, por lo que se entenderá que las competencias de SBE podrían ser ilimitadas.

La actuación de la esencia es rápida cuando se trata de traumas recientes, por lo que está incluida en la fórmula de emergencia del Rescate. Sin embargo, cabe esperar resultados más a medio y largo plazo cuando se trata de sucesos antiguos, donde sería ilusorio pensar en efectos milagrosos. Tal vez lo más prudente sea tener una expectativa a seis meses vista, aunque los tiempos son absolutamente diferentes para cada persona, puesto que dependen de demasiadas variables.

Es posible que la toma de SBE ayude a hacerse consciente de vivencias olvidadas, incluso dolorosas, como parte de su función reparadora. En otros casos, la superación de los traumas no requerirá una actitud consciente y se realizará durante el sueño, en el inconsciente.

---

255. Krämer, D., *op. cit.*, aunque, previamente a este autor, ya existen referencias en este sentido de Scheffer, e incluso anteriores, concretamente de Chancellor.

Frecuentemente, estas «obras de reparación» pasarán absolutamente inadvertidas y solo se harán evidentes en el reinicio de algunas actividades suprimidas por el trauma, como volver a relacionarse con los amigos, la reactivación de una función corporal o bien un cambio de visión o postura, ante una circunstancia determinada.

En el plano físico, además de un excelente cicatrizante, puede ser útil en todo lo que suponga resistencia y rigidez, como los dolores que se acompañan de una reacción muscular de contractura: cólicos de riñón, dolores menstruales y abdominales en general.[256]

Para que exista un trauma, debe haber una resistencia previa a algún nivel. Esto se entiende perfectamente en un plano físico, puesto que si una bala es disparada contra alguien, crea un traumatismo en función de la resistencia que le ofrece la estructura física del receptor. Si se tratase de una entidad etérica, el proyectil no le causaría ningún daño. Esta resistencia puede existir en todos los planos: físico, emocional o mental.

La rigidez muscular (resistencia) puede ser tanto de la musculatura voluntaria (un músculo de una extremidad que limita un movimiento) como de la involuntaria (contracción de la musculatura bronquial en el caso del asma).

SBE debe incluirse en toda crema o toma que se prescriba para tratar secuelas traumatológicas y en rehabilitación (traumatismo - rigidez - resistencia).[257]

Siguiendo con el concepto de «resistencia», la pregunta es si SBE puede resultar útil para cuando el cliente arbitra resistencias en la terapia. Esta idea deriva de lo que dice Bach en la definición de SBE: «Este remedio trae alivio a quienes durante algún tiempo se niegan a aceptar consuelo». Las formas de resistencia que pueden aparecer en una relación terapeuta-cliente son muy variadas y no es el objetivo de este capítulo detallarlas, pero baste decir que SBE puede ser útil en esos difíciles momentos.[258]

---

256. Existen tres flores cuya asociación es muy útil para aliviar dolores abdominales de tipo cólico, compuesta por SBE, por la resistencia muscular; Scleranthus, por la alternancia de los dolores y Elm, por el desbordamiento.

257. El concepto «rehabilitación» también remite a Hornbeam (parte debilitada) y a Larch (incapacidad). Siempre resulta conveniente en estos casos añadir Walnut como esencia de adaptación.

258. Sobre las dificultades que el terapeuta puede encontrar en la relación con su cliente, puede ser muy útil el siguiente libro: Orozco, R. y Hernández Rosety, C. (2013). *Flores de Bach. Recursos y estrategias terapéuticas.* El Grano de Mostaza.

Cuando un trauma aún no ha ocurrido, pero tiene una fecha fija, como, por ejemplo, una intervención quirúrgica, un juicio, un examen, etc., es muy importante utilizar SBE como preventivo, probablemente con la ayuda de Rock Rose y Walnut, esta última para favorecer la adaptabilidad.

Después de traumas especialmente graves, ya sean físicos o psíquicos, puede aparecer un trastorno de ansiedad conocido como estrés postraumático. En él, se vuelve a experimentar el evento traumático persistentemente, no solo en forma de recuerdos o imágenes, sino también como pesadillas y *flashbacks*,[259] con la sensación de que está ocurriendo nuevamente. Como consecuencia de ello, se adopta una actitud de evitación continua de estímulos que evocan o recuerdan los que existieron en el episodio traumático original, como el sonido de la sirena de una ambulancia, un olor, etc. Todo esto puede llevar a un gran sufrimiento, aislamiento social, dificultades para conciliar el sueño, ataques de pánico, irritabilidad, problemas para concentrarse, pesimismo, sobresaltos, hipervigilancia, etc.

El estrés postraumático puede aparecer varios meses después del acontecimiento causante del trauma, motivo por el que se impone el tratamiento preventivo con SBE y Walnut, así como las flores colaterales necesarias (Rock Rose, Honeysuckle, Cherry Plum, etc.), hasta bastante tiempo después del suceso; probablemente, unos seis meses.

FLOR ASOCIADA

Rock Rose, por la sinergia que existe con SBE, y por la presencia de pánico en multitud de traumas. También por la existencia de cierta «paralización» inicial o «acuartelamiento energético», que ocurre en la fase inicial de los traumas.

NIVEL ESPIRITUAL

Muchos traumas de fuerte intensidad representan un daño irreparable y tienen unas secuelas terribles. Sería por tanto muy agrimónico, o incluso cínico, el intentar plantearlos a toda costa como algo positivo.

---

259. Un hecho del pasado vuelve de forma repentina e inesperada a la mente.

Aun así, existen algunas personas que han podido crecer espiritualmente a partir de una situación traumática. Tal es el caso, por ejemplo, del ya mencionado Viktor Frankl, psiquiatra judío que desarrolló parte de su obra como prisionero en un campo de exterminio nazi.

Otras experiencias traumáticas sirvieron seguramente para activar la actitud de búsqueda en el propio Bach, como la operación a vida o muerte que sufrió en 1917.

Si bien en muchos casos el trauma constituye una experiencia que conlleva secuelas embotadoras, o bien despierta un resentimiento y una agresividad que nos separan de los demás; en otras ocasiones, actúa como un activador del crecimiento personal (espiritual), ayudándonos a ser más empáticos y trascendentes, lo que se conoce como capacidad de resiliencia.

Al haber metafóricamente muerto, y en algunos casos casi literalmente, son bastantes los que se abren a un nuevo sistema de creencias y valores, a un novedoso y vívido contacto con el alma. Es así como puede ocurrir una verdadera metamorfosis. Ahí están los testimonios de personas resucitadas que, a raíz de un grave accidente o enfermedad, han permanecido un corto espacio de tiempo clínicamente muertas.[260] Algunas de ellas han referido experiencias místicas que las han llevado a vivir de una forma más rica y más inteligente desde el punto de vista emocional.

La toma de SBE no solo representa un bálsamo para disminuir el sufrimiento y las secuelas subsiguientes de todo trauma, sino que puede servir además de verdadero trampolín espiritual; no en vano forma parte de la última generación floral, a la que Bach definió como de esencias más espiritualizadas.

Aunque ni terapeuta ni cliente estén conectados con nada evolutivo, o aun cuando exista una resistencia, en el fondo es como si en todas las aplicaciones terapéuticas de SBE subyaciese el mensaje de una inestimable cualidad que nos protege de la mayoría de traumas: la flexibilidad.

---

260. Van Lommel, P. (2011). *Near-death experiences: the experience of the self as real and not as an illusion.* New York Academy of Sciences.

NOTAS

Un buen catalizador

Como se ha descrito hasta aquí, SBE es un reparador floral. Si, como en otras ocasiones, se aplica un símil electrónico al ser humano, podríamos concebir a este como una suma de circuitos donde circula, frenética e interactivamente, la información por una gran red. Es muy probable que en esa reparación efectuada por SBE se recanalice información que, hasta ese momento, permanecía suspendida por la desconexión inherente al trauma.

Si se trata de un trauma reciente y objetivo, los efectos de la reparación son evidentes. Pero podría hablarse, tal vez, de otros «circuitos averiados», posiblemente desde hace mucho tiempo, incluso desde siempre. Al tomar SBE para alguna contingencia temporal, como una fractura, o simplemente de forma exploratoria como soldador de traumas desconocidos, podría producirse la reconexión de circuitos interrumpidos. El resultado puede ser, por ejemplo, la reaparición de un talento olvidado o incluso el despliegue de una aptitud desconocida hasta el momento.

En la década de los noventa, se registraron en Barcelona algunos casos de embarazos de mujeres aparentemente estériles con la ayuda de SBE. En al menos tres de ellos, existió una relación causa-efecto significativa entre la toma de la esencia y el embarazo. La explicación aquí podría ser la catalización mencionada.

Además de SBE, se incluyeron, a modo de fórmula, otras dos esencias: Clematis y Scleranthus. La primera, porque la idea de «concebir un hijo» es una abstracción que debe concretarse en el plano físico. La segunda, porque no se producía lo que estadísticamente debía producirse. Esto es, que había un «desfase» en el tiempo.

Como quiera que sea, esta fórmula siguió obteniendo resultados a lo largo de los años sucesivos, tomada un mínimo de 3 meses.

SWEET CHESTNUT (SCH)
Castanea sativa. Castaño dulce.

LO QUE BACH DIJO DE SWEET CHESTNUT

«Para esos momentos que sufren algunas personas en los que la angustia es tan grande que parece insoportable. Cuando la mente o el cuerpo sienten que han soportado hasta el último extremo del sufrimiento y que ahora tienen que ceder. Cuando parece que ya no queda más por afrontar que la destrucción y el aniquilamiento».

PALABRAS CLAVE

Angustia extrema. Límite de la resistencia. Desesperanza. Desolación agitada. Desesperación. Angustia existencial. Desintegración. Resiliencia.

SWEET CHESTNUT COMO ESTADO Y RASGO DE PERSONALIDAD

SCH es uno de los estados peor comprendidos del sistema. Bach habla de «cuando la mente o el cuerpo sienten que han soportado hasta el último estado extremo del sufrimiento». Al referirse Bach a la «mente», parece incluir en este concepto las emociones, puesto que la estructura dual en la que suele manejarse al referirse a la personalidad habla de cuerpo/mente.

Textualmente, si leemos el facsímil de la edición de 1936 de *The Twelve Healers and Other Remedies*,[261] en ningún momento se habla de «angustia mental»: «When the anguish is so great as to seem to be unbearable».

Más adelante, Chancellor incluirá en sus famosas palabras clave el concepto «angustia mental», que es recogido por numerosos autores posteriores. Scheffer y Pastorino son dos ilustres excepciones a esa «mentalización» de las descripciones florales, que tanta confusión ha generado durante décadas.

---

261. Facsímil publicado por Julian Barnard para Flower Remedy Programme, en Hereford, Inglaterra, 2005. Puede comprarse en https://www.healingherbs.co.uk/product/the-twelve-healers/

SCH tiene que ver con el concepto de angustia. El término procede del latín *angustus*, que significa «estrecho», «angosto». De esta última palabra, también derivan vocablos como «angor» o «angina», que aluden también a un estrechamiento.

Como ya se comentó en Aspen, la angustia está incluida dentro de la ansiedad. Representa una vivencia emocional más fuerte que aquella, con una sensación de congoja, de sobrecogimiento y opresión en el pecho, disnea y nudo en la garganta o en el plexo solar. El temor a morir (Rock Rose) y la sensación de pérdida de control (Cherry Plum) ralentizan el paso del tiempo.

Por otra parte, también la angustia SCH se puede confundir con la que puede darse en los episodios intensos de Aspen; ambos patrones comparten un territorio común y se llega a un diagnóstico de Aspen cuando prevalecen en el sujeto antecedentes extrasensoriales o paranormales. Por otra parte, en Aspen, la sensación es de que «el problema viene de afuera», mientras que en las vivencias SCH la percepción es que «algo está ocurriendo dentro». En cualquier caso, ambos episodios pueden terminar en el pánico Rock Rose.

Pero, como se ha advertido en diferentes pasajes del libro, las competencias terapéuticas florales y sus correspondientes territorios diagnósticos tienen muchas más zonas en común de lo que pudiera suponerse en una visión simplificada. Esto no es extraño si pensamos en el ser humano como un inmenso territorio compartido.

Además del compromiso emocional, la angustia tiene un correlato más físico que la ansiedad. Es muy similar a lo que el sujeto identifica como miedo puesto que, como en este, el organismo reacciona de la misma manera que cuando tiene que huir o enfrentar un peligro exterior: aumenta la frecuencia cardíaca para aportar más sangre a los tejidos, la respiratoria para oxigenarla, sube la tensión arterial, se tensan los músculos para huir o defenderse, aumenta el sudor para eliminar calor, etcétera.

En condiciones normales, estos mecanismos instintivos de supervivencia sirven para defendernos de ciertas amenazas. Sin embargo, así como el miedo puede considerarse una reacción normal frente a peligros o amenazas que vienen del exterior y son claramente definidos por el sujeto, la angustia surge como una emoción aparentemente inmotivada y, en la mayoría de los casos, independiente de las circunstancias objetivas externas.

En la angustia, los sistemas nervioso y endocrinológico son los protagonistas por delante de la mente, que tal vez solo atine a pensar si en realidad se trata de la muerte. Por todo ello, el concepto «angustia mental» parece inapropiado, salvo para quizá algún agobio filosófico de carácter eminentemente leve.

Algunas descripciones de SCH, cuando se refieren a un episodio límite, «donde la destrucción del ser parece inminente» y que «no pueden durar más allá de un corto espacio de tiempo», están aludiendo a lo que se conoce como ataque de pánico.[262]

Es evidente que la sensación de falta de aire, o la percepción de arritmia o taquicardia, resultan bastante inquietantes. Estos casos son de una duración limitada (alrededor de media hora, con un pico máximo a los diez minutos aproximadamente) y realmente la muerte parece inminente. De hecho, la mayoría de personas acude a urgencias y, cuando llegan, el ataque ha disminuido de intensidad o incluso concluido. La sorpresa puede ser mayúscula cuando el médico efectúa el diagnóstico y en cierta forma banaliza el cuadro, puesto que, en general, se tiene la sensación de haber sobrevivido de milagro.

Las crisis de pánico tienen que ver con la ansiedad y carecen de un activador objetivo. Por ejemplo, pueden ocurrir en la cola del supermercado o cuando uno se despierta, viendo la TV...

Existen otros episodios de angustia más permanente y con activadores claros, que sobrevienen por ejemplo después de la muerte de un ser querido, una ruptura afectiva, un diagnóstico o enfermedad grave, la quiebra económica, una guerra, etc. En estos casos, la angustia va teniendo sus

---

262. Sería más correcto llamar a este episodio «crisis de angustia», puesto que, normalmente, el pánico guarda una relación causa-efecto concreta, pero ha prevalecido el segundo término. En cualquier caso, desde un punto de vista floral, los ataques de pánico deben atenderse con alguna fórmula compuesta por *Rescue® Remedy*, Cherry Plum, Sweet Chestnut y Rock Rose; esta última porque uno cree que se está muriendo y reacciona con pánico frente a ello. Incluso, el añadir Elm (desbordamiento) resulta una buena idea. Esta prevención es más probable para aquellos que ya han vivido un ataque de pánico y creen que pueden tener otro. En ese caso, se recomienda empezar a tomar la mezcla cada cinco segundos a partir del primer síntoma. Queda claro que debe existir un tratamiento de fondo que contemple la personalidad del sujeto, su ansiedad, etc.

picos a lo largo de los días y se vive como una sensación de desolación agitada con un alto nivel de sufrimiento. Una desesperación muy severa en la que la mente no encuentra solución, al tratarse a menudo de pérdidas irreparables. En este punto, es importante pensar en Gorse como coadyuvante del tratamiento de SCH, así como Elm, por la magnitud del desbordamiento y Star of Bethlehem, al tratarse de situaciones traumáticas.

Por otra parte, como todo lo anterior puede ser vivido con tristeza, la presencia de Mustard resulta muchas veces necesaria. Todos estos casos requieren pautas de toma muy frecuentes: desde cada pocos segundos en el ataque de pánico, hasta cada hora o dos horas (ocho veces al día), en los casos citados anteriormente.

En conclusión, se podría hablar de dos clases de SCH, uno de origen interno y otro que obedece a activadores externos más o menos inmediatos. Aunque la división resulta algo arbitraria, se expone aquí solo para facilitar la comprensión del estado.

Es importante entender que, para quien la vive, la propia naturaleza de la angustia supone una pérdida de control. Por otra parte, para que el organismo reaccione de esta forma tienen que haber fallado una serie de mecanismos de autorregulación, por lo que la toma conjunta de Cherry Plum resulta muy recomendable.

No siempre el estado SCH es tan genuino como lo descrito hasta aquí, ni mucho menos tan reconocible por el terapeuta. En ocasiones, puede discurrir de manera atenuada, no teniendo el sujeto plena conciencia del mismo. Se vive, en estos casos como una especie de «nostalgia de haber perdido algo» imposible de precisar. A mi modo de ver, esa mencionada nostalgia de pérdida es, con toda probabilidad, la conexión de la personalidad con el alma.

Existen algunas tipologías florales que llevan el SCH como rasgo de personalidad, incluso podría afirmarse que forma parte del núcleo de su personalidad. Agrimony y Heather intentan tapar su angustia existencial con la construcción de dos personajes sociales. Divertido, optimista y vital, el primero; atractivo, glamuroso y deseable, el segundo. Como este mecanismo casi nunca funciona del todo, recurren a otras estrategias complementarias: adicciones, agendas muy agitadas, búsqueda ansiosa de experiencias nuevas y excitantes, etcétera.

Otras tipologías con un núcleo SCH son: Chicory y Centaury. En ellas, se procura llenar el vacío, y la desolación y el miedo que este genera, con la construcción de vínculos demasiado empastados y dependientes.

Podría sintetizarse afirmando que en todas las tipologías florales donde existe miedo a la soledad, como en las citadas anteriormente, existe una angustia existencial llamada SCH. Como no se puede vivir con esta desolación agitada, se arbitran mecanismos para llenar este vacío o se generan personajes para enmascararlo. De esta manera, el miedo a la soledad física termina siendo una metáfora de la angustia existencial, de la distancia entre el alma y la personalidad, y la consiguiente existencia de ese vacío terrible.[263]

Otros, aunque no se pueda decir que tengan miedo a la soledad, padecen frecuentemente y en diferentes medidas, estados SCH. Tal es el caso de Mimulus que, mediante el aislamiento activo, intenta evitar toda circunstancia que pueda resultarle angustiosa. Debido a su personalidad depresiva, la mayoría de los Gentian sufre angustia con gran facilidad.

FLORES ASOCIADAS

Cherry Plum, por el descontrol que implica la angustia.
Star of Bethlehem, por lo traumático del proceso.

NIVEL ESPIRITUAL

El estado SCH puede considerarse como una verdadera emergencia espiritual y, en gran medida, se relaciona con el arquetipo de la muerte y la resurrección. Para Katz y Kaminski:

«Este remedio es el heraldo de una gran transformación espiritual [...] A través de esas formas de sufrimiento intenso, el Yo se rinde ante un Poder Superior y es capaz de renacer. Es justamente de este modo que la sanación transformadora se hace posible, pues cuando el alma ha

---

263. De las cuatro tipologías citadas: Agrimony, Heather, Centaury y Chicory, en las que se aprecia miedo a la soledad, la primera de ellas es la única que no es consciente del mismo. Esto no quita que evidentemente tenga miedo, por más que lo tape con una serie de actividades para no estar nunca solo o en silencio.

sido empujada hasta sus límites también se vuelve trascendente. Sweet Chestnut ayuda al alma a rendirse y a abrirse a una nueva identidad espiritual».[264]

En Wild Oat, se puede hablar de vacío existencial, vivido con una sensación de insatisfacción desorientada, de no pertenencia, de pérdida de tiempo; incluso de imperiosidad por «hacer algo».

En SCH, resulta mejor hablar de angustia existencial, es decir un vacío lleno de angustia. Esta angustia operaría así como un activador de búsqueda. Una especie de «corrector de vuelo», como podría definirse metafóricamente. La personalidad se ha alejado demasiado del itinerario, del camino trazado por el alma. Ha sido demasiado desviada por diversos vientos y vicisitudes. El episodio SCH sería un intento de realineación brusco hacia la meta original. Puesto que lo que debe ser realineado es generalmente la actitud o la personalidad en desarmonía, es lógico que esta lo viva como una especie de muerte y, sobre todo, con un gran sufrimiento. Este se produciría ante la vivencia de esa separación profunda entre el alma y la personalidad.

«Es el momento en el que la personalidad está completamente sola, por así decirlo, con la espalda contra la pared, y se siente indefensa y desvalida como un polluelo que se ha caído del nido. Se encuentra entre cielo y tierra sin ningún sostén, como el paracaidista que tira infructuosamente de la anilla del paracaídas [...] Es la hora de la verdad, la confrontación más rigurosa de la personalidad consigo misma y, al mismo tiempo, su último equivocado intento de cerrarse y defenderse contra un decisivo cambio interior. Es la noche, sin la cual no puede volver a amanecer».[265]

La noche oscura del alma, descrita por San Juan de la Cruz,[266] detalla el fin del proceso en el cual la personalidad retorna al dominio del alma. Al haberse desviado tanto la personalidad del rumbo trazado por el alma, el ego debe morir simbólicamente (tocar fondo) para renacer de sus cenizas

---

264. Katz, R. y Kaminsky, P., *op. cit.*

265. Scheffer, M., *op. cit.*

266. Volver al capítulo de Mustard para más datos sobre San Juan de la Cruz.

transformado. Los códigos y escalas de valores que hasta el momento habían sido, en cierta forma válidos, ya no sirven y se transforman en papel sin valor, como si de un cambio de moneda se tratase. Los nuevos códigos están aún por venir, y quien sufre este estado se siente absolutamente desnudo y desasistido. Se trata de una maravillosa oportunidad de poner el cuentakilómetros a cero y empezar de nuevo desde otro lugar, desde una posición más receptiva a los dictados del alma.

En suma, lo que está planteando el estado SCH es la necesaria muerte de un ego caduco y el nacimiento de una nueva personalidad mucho más orientada a la tutela intuitiva del alma.

Pero ¿cómo se suele vivir este estado a nivel mental? En su máxima intensidad, como «el final», un estado de desintegración vital. ¿Y emocional y físicamente? Como angustia pura y dura, tributaria de ser diagnosticada como el ataque de pánico descrito anteriormente. Uno, verdaderamente, cree que puede morir en este episodio.

Hay que recordar que el estado SCH puede aparecer de forma imprevista, como en los referidos ataques de pánico, o bien a causa de alguna desgracia personal, como las que se relataban al principio del capítulo. En ambos casos, los resultados pueden ser los mismos, al plantearse la necesidad de un cambio sustancial de los sistemas de creencias vigentes hasta el momento.

Resulta fácil pensar en tanta gente que, a raíz de una gran pérdida o de una grave enfermedad, ha visto cómo su mundo se desmoronaba. Esto puede vivirse como una gran tragedia, y no hay mucho más que hablar. Sin embargo, a muchas personas estas situaciones tan críticas les han servido para cambiar, después de la tormenta inicial, sus escalas de valores: la importancia del tiempo, el valor de las cosas simples de la vida... El episodio traumático ha supuesto un antes y un después, un punto de inflexión para evolucionar, lo que se conoce con el nombre de «resiliencia».

Sin duda, existe mucha más posibilidad de transitar adecuadamente los difíciles momentos descritos, de navegar en la tormenta, con la toma de SCH. Pero, sobre todo, la esencia busca, además de la disminución del sufrimiento mediante el aporte de conciencia, rentabilizar el episodio para que quien lo atraviesa pueda convertirse en alguien más profundo y espiritualizado.

SCH ayuda a trabajar decididamente sobre los conceptos de transformación, regeneración, fe, aceptación, conciencia y, cómo no, resiliencia.

NIVEL TRANSPERSONAL

Desintegración

Como vimos, SCH guarda relación con los conceptos de muerte y resurrección. En este sentido, se puede utilizar en aplicación local en todos los cuadros de degeneración y muerte de tejidos. Se trata de un Patrón Transpersonal muy reciente del que aún existe poca evidencia, aunque los primeros resultados son satisfactorios y hacen que podamos tener muchas expectativas positivas sobre esta importante flor de regeneración y reconstrucción.

Se consiguieron muy buenos resultados en aplicación local en una anciana de 92 años con una fea mordedura de perro en un brazo. Los tejidos se regeneraron en un tiempo récord.[267]

Existe experiencia del uso de SCH en quemaduras, aunque en combinación con otras esencias.

NOTAS

Mejorando el Rescate. Un dolor terrible

No hay duda de que la fórmula del Rescate constituye una gran combinación que seguramente ha ayudado a muchísimas personas en todo el mundo. Sin embargo, no todas las emergencias son iguales. No es lo mismo torcerse un tobillo o un examen de instituto que perder un hijo en un trágico accidente. El haberme enfrentado, como médico de urgencias domiciliarias, a asistir en un par de casos así a las familias de las víctimas, me llevó a incluir SCH como flor de emergencia en la fórmula del Tetra Remedy-Plus,[268] puesto que SCH contempla el dolor emocional más profundo e inconsolable que se pueda llegar a experimentar. El paso del tiempo ha confirmado el eficaz aporte de SCH a esta fórmula.

---

267. García, Y. (2017) Mordedura de perro tratada con Sweet Chestnut. *En Revista SEDIBAC 83.*
268. Volver al capítulo de Rescate y Tetra Remedy Plus®.

La última esencia[269]

SCH tiene el privilegio de haber sido la última flor del sistema del Dr. Bach preparada al final de la primavera de 1935.

Desde mi punto de vista, esto reviste una especial importancia, dado que Bach es consciente de que su sistema, ahora sí, está terminado.

Puede objetarse que ya debió tener esta misma sensación cuando concluyó *Los doce curadores* con Rock Rose y *Los siete ayudantes* con Wild Oat, pero la diferencia estriba en que, desde la preparación de SCH, a Bach le quedan 14 meses de vida, 13 de los cuales permanece activo, atendiendo pacientes y dictando conferencias como había venido haciendo hasta el momento.

Podría haber elaborado muchas más esencias, dado que en solo cinco meses había preparado 19 flores (las de tercera generación), por el sistema abreviado de cocción. Pero el hecho de no hacerlo confirma la certeza de haber concluido su gran obra.

Cuando entendemos el sentido de SCH y su rico simbolismo, vemos que es una esencia de final de ciclo, del final de la vida física en el caso del Dr. Bach. Se trata, como he venido describiendo, de una muerte y de un necesario cambio de plano, para una nueva forma de vida.

---

269. Ver Orozco, R. (2015) La última flor. En *Revista SEDIBAC 79*.

VERVAIN (VER)
Verbena officinalis. Verbena.

LO QUE BACH DIJO DE VERVAIN

«Para aquellos con principios e ideas fijos que solo cambian en raras ocasiones porque confían en que son correctos. Tienen un enorme deseo en convertir a quienes les rodean a sus propios puntos de vista sobre la vida. Poseen voluntades fuertes y mucho valor cuando están realmente convencidos de aquello que desean enseñar. Durante la enfermedad, siguen luchando aun cuando otros ya se hubieran dado por vencidos».

PALABRA CLAVE

Sobreentusiasmo. Exageración. Cuestionamiento de las normas. Rebeldía. Desafío. Antisocial. Independencia. Autocentramiento. Exasperación por supuestas injusticias. Tensión. Intolerancia. Impulsividad. Ira. Agresividad activa. Impaciencia. Aceleración. Ansiedad. Imprudencia. Inadaptación. Desconfianza. Idealismo exacerbado. Fanatismo. Rigidez dinámica. Sobreexpresión. Irradiación.

VERVAIN COMO TIPOLOGÍA

Se trata de individuos en los que lo predominante es el sobreentusiasmo que ponen en lo que hacen, situándose en las antípodas de los apáticos Wild Rose.

Los VER son personas inconformistas, rebeldes, indómitas, que tienen su propio sistema interno de valores, que se impone sobre el del grupo. Esto los suele llevar a conflictos con los demás y, por supuesto, con la ley.

VER presenta una personalidad antisocial, lo que significa que tiene un verdadero problema para adaptarse a las normas sociales, saltándoselas de forma desafiante. Quiere ser independiente a toda costa.

Posee un temperamento fuerte, agresivo, impulsivo, audaz, temerario, por lo que la toma de Cherry Plum y Holly puede ayudarle bastante.

La clave para comprender VER consiste en la constatación de que tiene un verdadero problema en la competencia de la autorregulación. No puede llevar a la mente sus impulsos emocionales y modularlos desde allí, como ocurre en la mayoría de personas. Dicho de otra forma, tiene baja o nula tolerancia a la frustración, al límite. Si no puede materializar el impulso inmediatamente, estalla en un arrebato Holly de agresividad activa, de violencia. Es por esto que también necesita tomar Cherry Plum. No admite un no por respuesta.

Existe también una gran intolerancia al aburrimiento, una necesidad de excitación que lo lleva, a menudo, a una búsqueda continua de peligros y experiencias novedosas. En el fondo, se trata de aventureros, de capitanes intrépidos de sí mismos y de los demás.

«A estas personas, la aventura puede proporcionarles una manera aceptada de ser libres, una vía que es incluso admirada como estereotipo masculino [...] Los aventureros viven al límite, desafiando las restricciones y las barreras. Son individuos intrépidos, que han superado las fronteras cruzando los océanos. Su recompensa es el riesgo y los descubrimientos».[270]

VER esgrime opiniones fuertes, que intenta imponer a los demás arrastrándolos hacia sus ideales y mostrándose intolerante con sus interlocutores. Esta intolerancia extrema se manifiesta en explosiones de cólera, dado que le indigna y exaspera el ser contrariado, por lo que Beech puede serle de cierta ayuda. Se escuda en una supuesta superioridad que solo él ve.

Decididamente, palabras como empatía y diplomacia no figuran en su diccionario. Existen otros términos que ayudan a comprender su temperamento y a definirlo: «super», «hiper», «mega», «maxi», «ultra»...

Los VER consideran que el mundo es un lugar hostil y existe en ellos una clara desconfianza hacia los demás, puesto que creen que todos son egoístas y ambicionan el control y el poder. Esta concepción de la sociedad y del mundo determina un fuerte resentimiento Willow, puesto que siente que es marginado y relegado por un poder miserable que no lo deja ser libre.

Como mecanismo de supervivencia, los VER desarrollan la necesidad de verse a sí mismos como fuertes e independientes. Solo así suponen que podrán defenderse de una sociedad que intenta controlarlos y

---

270. Millon T. *et al., op.* cit., para la personalidad antisocial.

anularlos. Ellos no son «unos borregos», como todos los demás, e intentarán demostrarlo continuamente, con una actitud claramente desafiante y rebelde.

Interior y exteriormente estos individuos se ven tensos, nerviosos, exaltados, agresivos. Son hiperactivos e impacientes, careciendo en general de la capacidad de relajarse, por lo que pueden recurrir a drogas que rebajan la ansiedad y les hacen sentirse poderosos: alcohol, cocaína, heroína, cannabis, y un largo etcétera. Además, este hecho representa un patrón transgresor de las normas que sirve para reforzarlos en sus creencias contra la sociedad.

Siguen su propio camino, en la seguridad de tener la razón y de estar siempre en posesión de la verdad.

Los VER, aunque sean muy individualistas, pueden inflamar a los demás con su energía y fanatismo. Como una especie de contagio, en gran medida involuntario, que anula la voluntad propia de los otros y los impulsa a la acción.

Las supuestas injusticias les sublevan y frecuentemente se creen llamados a combatirlas. En este empeño, están dispuestos a luchar hasta la muerte por su ideal, e incluso pueden llegar a autoinmolarse, confirmando así su fanatismo.

Pero a menudo ocurre que el concepto de «injusticia» es muy autocentrado en VER, y termina siendo «injusta» cualquier norma que les quieran imponer, cualquier límite. En otros casos, sí que se podría hablar de injusticias que se extienden sobre muchas personas que encuentran en VER un líder ocasional. Pero a mi modo de ver, esto es algo accidental y, sobre todas las cosas, los VER negativos quieren ser independientes y no sentirse encadenados a una serie de personas aburridas y dependientes de ellos.

Sin duda, para VER el fin justifica los medios, por lo que pueden convertirse en un peligro para el entorno al arrastrar con su fuerza a toda una tropa de influenciables o temerosos: Cerato, Mimulus, Centaury, Clematis, Larch, etc. Incluso, su falta de moderación y estrategia puede perjudicar la causa que dicen defender, puesto que su excesiva presión y apremiante prisa impiden que los demás conecten a su propio ritmo con la causa o proyecto en cuestión. Lamentablemente, la historia es pródiga en ejemplos de VER que han llevado a grandes masas a la guerra o al exterminio.

Mucho se ha hablado del supuesto idealismo de VER, que incluso ha sido situado, de forma exclusiva, en el territorio de la esencia. También se ha dicho de ellos que eran «unos Impatiens con ideología». Conviene matizar un poco este punto. Resulta importante tener en cuenta que, como ya he anticipado, en VER prima el individualismo, y esto hace que no sea proclive a abrazar causas colectivas, al menos de forma continuada, más allá de la suya: «lo que yo quiera, cuando yo quiera y como yo quiera». Por otra parte, recordemos que los VER necesitan excitación y emociones fuertes y son muy cambiantes en esa búsqueda. También influye el que detesten el aburrimiento, y frecuentemente un ideal puede resultar monótono y terminar por aburrir...

El idealismo no tiene por qué ser patrimonio de ninguna personalidad floral. Y, ciertamente, existen muchos Mimulus, Chicory, Rock Water, Clematis y otros que podrían serlo, sin necesariamente haber pasado a VER por ello.

Los VER más positivados, como el Dr. Bach, o los que por el contrario han alcanzado, mediante su fusión con Vine, cotas elevadas de frialdad, pueden mantener sus ideales de forma permanente y vivir en consecuencia.

En realidad, lo que explica y define a VER es que es «aventurero» y «rebelde». Muchas veces, por debajo de la aventura existe un ideal, pero a lo que se apuntan los VER es a la aventura; el ideal subyacente es algo secundario para ellos. Por otra parte, son demasiado individualistas como para tener que soportar a una masa de seguidores incómodos y dependientes, como ya se anticipaba. VER quiere ser libre a toda costa y no contraer tediosas responsabilidades.

Muchos de ellos viven muy segregados de la sociedad, sin trabajo y sin pareja, ya que interpretan estas asociaciones como coacciones y convenciones sociales destinadas a coartar la libertad que necesitan. Por otra parte, la pareja de un VER tendría que renunciar a tener proyectos personales o conjuntos e incluso una vida estable:

—Recoge tus cosas. Nos vamos a vivir a La Quinta Puñeta (país inexistente, pero lejano).

—Pero, cariño, si acabo de conseguir este trabajo que...

—¡Ese trabajo es una mierda! ¡O vienes conmigo o me largo yo solo!

Los VER más negativos se sienten atraídos por la adrenalina del peligro y son totalmente inconscientes de las repercusiones que sus actos pueden tener para sí mismos y para los demás.

Básicamente, son irresponsables para planificar un futuro económico o, como mínimo, para responsabilizarse de asumir determinadas obligaciones, como conservar un trabajo, hacerse cargo de un hijo, etc.

En muchos VER tipológicos, existen antecedentes familiares de desestructuración, con patrones de violencia, abusos, o simplemente modelos inexistentes, negligentes o indiferentes.

Parecería que no hayan tenido referentes empáticos de ternura en los que reflejarse y educarse. Por otra parte, pueden haber visto cómo la violencia era un método eficaz para conseguir cosas. Bastantes de ellos acumulan historiales de problemas tempranos de comportamiento, conflictividad escolar, drogadicción y delincuencia juvenil.

Los VER son muy intolerantes y críticos. No pocos de ellos tienen rasgos narcisistas, por lo que Beech puede ayudarles, sobre todo a los que son claramente megalómanos y presuntuosos.

Algunos VER negativos luchan por cambiar el mundo a su manera. Es el caso de predicadores, fanáticos religiosos, políticos y deportistas, mártires, extremistas y fundamentalistas de todo tipo. Como esto es bastante difícil, muchos de ellos se sitúan en la periferia de la sociedad, como una especie de marginales represaliados y rencorosos (Willow). Pueden escoger una vida nómada y desarraigada, como la de algunos vendedores ambulantes.

Muchos son deshonestos y mienten descaradamente para obtener lo que quieren. Pensemos que creen vivir en una sociedad intrínsecamente malvada y egoísta, donde para sobrevivir se debe ser duro, espabilado e independiente. Si se necesita dinero, ¿hay algo más transgresor que atracar un banco a punta de pistola? El VER diría que, al fin y al cabo, el dinero que acumula el banco lo roba a otros. Se entiende que en este punto puede haber diferentes opiniones, pero VER solo atiende a una: la suya. Por consiguiente, muchos de ellos terminan entre rejas. Por otra parte, si necesitan sexo, no admiten un «no» por respuesta, por lo que el resultado de sus impulsos puede ser el mismo: la prisión.

Las cárceles están muy pobladas de personalidades antisociales con características VER (atracadores, estafadores, traficantes, terroristas, ultras, maltratadores, homicidas, violadores, etc.).

Un dato interesante es que la población reclusa en Europa y en el resto del mundo es mayoritariamente masculina. En 2015, se calculaba que en España el 92% de presos eran hombres.[271] De estos, no se sabe la proporción de personalidades antisociales que se pueden convalidar por VER, pero seguramente sean muchas. Pero ¿significa esto que no existen mujeres VER? Sin duda las hay, pero los hombres tienen más propensión a expresar la conducta antisocial mediante agresiones físicas y menos capacidad de adaptación a las normas. Seguramente, en esto influyen motivos socioculturales, de empatía, biológicos y un largo etcétera.

Todo lo anterior es para mí confirmatorio de lo que sospechaba hace tiempo: VER es un estereotipo masculino: el aventurero, malote, rebelde, independiente, audaz y desafiante. Se contrapone a la vampiresa Heather, otro estereotipo, pero en este caso femenino.

Según Millon, en nuestra sociedad, las características que resultan atractivas para el otro sexo tienden a convertirse en estereotipos, prácticamente en caricaturas exageradas. Y ambos polos se atraen, aunque ya podemos imaginarnos las consecuencias, en forma de cortocircuito.

Un VER positivo también puede acabar en la cárcel o ejecutado, ya que cuestiona y quiere cambiar las normas. El VER positivo tiene en cuenta a los demás y es idealista; es empático y puede dar auténticos revolucionarios o pioneros, como el Dr. Bach o Jesucristo. Incluso Don Quijote es un buen personaje VER, utópico, idealista, arrebatado... Aunque bastante loco. Y tal vez sea esta desconexión delirante de la realidad la que pueda esperar a algunos VER jóvenes.

Existen VER que, aunque no estén positivados del todo, se mueven en una franja menos negativa como, por ejemplo, aquellos que son muy espontáneos e indulgentes consigo mismos, con sistemas de valores propios que dirigen su comportamiento; con una actitud escurridiza que consigue salirse con la suya sin llegar a delinquir. Libres de las limitaciones externas, gustan de satisfacerse de manera impulsiva, aunque con ciertos límites.

En el plano físico, VER derrocha más energía de la necesaria, pudiendo llegar al agotamiento, puesto que no siempre está dotado de una

271. https://www.europapress.es/sociedad/

estructura corporal resistente. Las consecuencias de esta malversación energética, de este estrés continuado, suelen ser las contracturas musculares cronificadas, el desgaste articular prematuro (artrosis), úlceras, infartos, hernias discales, embolias, hipertensión arterial, etc.

En el plano mental, le cuesta desconectarse debido al exceso de ideación (frecuente White Chestnut). El cansancio, el insomnio e incluso la aparición de cuadros maníacos y psicosis pueden muy bien ser la consecuencia de este patrón, sobre todo en los más jóvenes.

Desde los orígenes de la terapia floral, han existido dudas a la hora de diferenciar Impatiens de VER. Sin embargo, confío en que aquí las diferencias resulten evidentes.

Simplificando, Impatiens y VER comparten algunos rasgos como la impulsividad (Cherry Plum), la impaciencia, la facilidad para encolerizarse, su poca capacidad de autocontrol, la falta de tacto y diplomacia, la brusquedad, la espontaneidad, la aceleración, el estrés, la ansiedad, la falta de empatía... Sin embargo, existen diferencias fundamentales, como el acatamiento de las normas. Impatiens solo vulnera las de tráfico, en el apartado del límite de velocidad; VER es desafiante ante todas. Impatiens tiene un sentido práctico y un materialismo sorprendentes, pura toma de tierra; VER es todo lo contrario. El primero suele ser consciente de que tiene un problema; para el segundo, el problema lo tienen los otros. Impatiens no tiene por qué apartarse de los demás, a menos que impidan su ritmo acelerado; no es desconfiado. VER siempre tiende a apartarse de los demás, puesto que es hostil y desconfiado.

Algunos VER terminan adaptándose a la sociedad, al menos en parte, pero conservando su aceleración y capacidad de exaltación. No se trata, en realidad, de una derivación a Impatiens, sino de una desnegativización moderada de VER, una especie de «domesticación». Esto suele ocurrir en VER ya mayores.

Algunos VER jóvenes acuden a consulta porque han sido presionados por sus familias. Son clientes muy difíciles. Lo más probable es que perciban al terapeuta como un agente social represivo, encargado de controlarlos. Desafiarán las normas que deben regir las entrevistas, presentándose cuando quieran y, por supuesto, se mostrarán escépticos con la terapia floral, pensando que se trata de algún producto farmacológico ideado para someterlos, algo así como una lobotomía líquida.

Una posibilidad consiste en hacerles llegar que nos hacemos cargo de lo duro que debe ser para ellos tener que venir contra su voluntad, recalcarles la confidencialidad de lo que digan, y comunicarles que pueden interrumpir la terapia cuando lo deseen. De hecho, los que están sentados en la consulta son ellos, sea por el motivo que sea. Y, sobre todo, mostrarse empático, no juzgando nada de lo que digan. También informarles de que la terapia está dirigida a cosas que les pueden interesar a ellos como personas y no a satisfacer los deseos de sus padres.

VERVAIN COMO ESTADO

Es muy probable que casi todos los niños pasen por temporadas o estados VER, aunque no tengan estas características de personalidad. Dichas etapas guardan relación con el cuestionamiento y la rebelión ante las normas. Esto no siempre es negativo, como en un primer momento se pudiera pensar. Baste imaginar un niño en un ambiente sobreprotector Red Chestnut-Chicory, que se rebela ante el círculo opresivo de seguridad que le impide explorar el mundo. De esta actitud rebelde puede depender que el día de mañana sea un Centaury o no, o incluso de que alcance una madurez mental o no. La toma de VER no le impedirá este proceso de autoafirmación sino que, por el contrario, le ayudará a diseñar nuevas, y tal vez mejores estrategias para que sus opiniones sean tenidas en cuenta.

En otros casos, las actitudes infantiles no van en esta dirección, y simplemente se trata de un problema de adaptación o una reacción agresiva ante un entorno demasiado desestabilizante. O acaso una exploración de los límites paternos.

Sobre las etapas VER de muchos adolescentes, la esencia, junto con Cherry Plum, Holly y Walnut, puede ayudar a restablecer la relación familiar, al favorecer la comunicación empática.

A veces, el sobreentusiasmo propio de la juventud se erige en el centro de la vida de un determinado número de personas. Algunos adolescentes y adultos muy jóvenes, etiquetados de «radicales», constituyen grupos en torno a una idea o simbología política, deportiva o de otra naturaleza. Se caracterizan por su intolerancia y violencia: los famosos grupos «ultra». Esta modalidad constituye una forma de VER transitorio que el paso del tiempo, o de la ley, contribuye a atemperar.

También es frecuente encontrar chicos que temporalmente pasan por estados VER, agrupándose en torno a colectivos antisistema y okupas. No siempre deben ser tomados por VER negativos.

Por último, desde hace muchos años viene utilizándose la esencia para todos aquellos que estén muy exaltados por alguna injusticia, sea esta perpetrada directamente contra uno o contra otros. VER es, en este sentido, bastante apaciguadora. Esto no implica en absoluto que la flor «sofoque» el impulso reivindicativo, sino todo lo contrario. ¿Cómo? Ayudando a canalizar esta indignación en una estrategia más viable que el arrebato personal testimonial. Contribuyendo a diseñar estrategias y a colaborar con otras personas en la obtención de una justicia que de verdad ayude a mejorar una sociedad enormemente injusta.

FLORES ASOCIADAS

Cherry Plum, porque el problema de fondo en VER radica en la falta de autorregulación.

Holly, por los arrebatos de ira y agresividad activa que explotan cuando no puede salirse con la suya.

Beech y Willow, por la intolerancia y resentimiento hacia la sociedad y sus normas.

NIVEL ESPIRITUAL

Para Bach, VER había venido a este mundo a corregir el defecto de *El sobreentusiasmo* y a aprender la lección de *La tolerancia*.

Según Scheffer, el problema parece radicar en que:

«Les inunda por momentos demasiada energía positiva, para la que la personalidad y el cuerpo no están del todo preparados. La personalidad se esfuerza en utilizar esa energía, pero le falta el conocimiento de determinadas leyes y la necesaria experiencia en el manejo de tanta energía positiva. La personalidad toma esa energía e intenta hacer algo con ella, de acuerdo con sus propias ideas limitadas».

Aprender a ser tolerante no es tarea fácil; para ello, es necesario un complejo y a menudo doloroso proceso de autoconciencia. Como puede deducirse, VER tiene muy poco de ella. Su conciencia emocional es prácticamente nula. La autovaloración es demasiado elevada. No podría hablarse aquí de una autoconfianza sana y equilibrada, sino más bien de una temeraria y desafiante imprudencia.

Siguiendo con la inteligencia emocional intrapersonal, su autorregulación es prácticamente inexistente (Cherry Plum) y la motivación está sobredimensionada y pervertida, ya que no suele tener en cuenta a los demás.

Sobre una pobre inteligencia emocional intrapersonal, solo puede esperarse el fracaso en las destrezas interpersonales de la empatía y la sintonía. Su estilo de aproximación es demasiado agresivo e impositivo y espanta a las personas sensatas. Puede utilizar este hecho para sincronizar negativamente con los demás y transmitirles emociones negativas. Por ejemplo, un fanático religioso o político que contagia su odio al auditorio.

Aunque VER pueda en algún caso defender una causa noble, como dijo Bach, la toma de la esencia:

«Contribuirá a que reconozca que las cosas grandes de la vida se hacen con amabilidad y tranquilidad, sin tensión ni estrés».[272]

Evidentemente, el VER negativo está muy alejado de cualquier nivel de crecimiento personal o evolución espiritual, dos definiciones de una misma cosa: la inteligencia emocional.

NIVEL TRANSPERSONAL

Sobreexpresión. Rigidez dinámica. Irradiación

Como Patrón Transpersonal, podemos emplear VER cuando haya una sobreexpresión, como por ejemplo una inflamación aguda (calor, tumor, rubor y dolor), la hiperfunción de algún órgano o sistema, una subida

---

272. *Libérate a ti mismo*, capítulo XIII.

importante de fiebre o tensión arterial, un sofoco menopáusico, una erupción súbita (como un brote de urticaria), etcétera.

VER significa a todo nivel: movimiento, actividad en caliente, irradiación y fuerza centrífuga. Por ello, el término coloquial *exageración* resulta muy conveniente para entender el sentido de *sobreexpresión*.

Las aplicaciones de VER coinciden en gran medida con Impatiens y, en ocasiones, con Holly.

El herpes zoster es un buen ejemplo de expresión VER, ya que todo es exagerado en él: picor, dolor, calor... En realidad, la esencia trata un tipo de descontrol, pero disparado al exceso. Quiere esto decir que Cherry Plum, como representante del descontrol, resulta demasiado amplia e inespecífica. Por ello, VER se ocupa de un tipo concreto de descontrol que tiene que ver con la manifestación máxima o exagerada de algo.[273]

VER puede aplicarse en todo lo que suponga una rigidez dinámica, es decir toda irradiación en caliente (pensemos que en VER todo va hacia afuera con fuerza) que provenga o se acompañe de una rigidez o contractura, como, por ejemplo, un pinzamiento vertebral en su fase álgida, un ataque de ciática, una contractura aguda, etc.

El concepto de *irradiación* puede aplicarse a un dolor, como las neuralgias, o a un hormigueo (parestesia).

En la infancia, VER puede emplearse en niños hiperactivos junto a alguna de las siguientes esencias: Impatiens, Hornbeam, Holly, Walnut, Chestnut Bud y Cherry Plum.

NOTAS

Pero, señor..., ¿dónde dejó olvidada su ideología?

Hace un tiempo me explicaron un interesante ejemplo de VER. Una comunidad de vecinos estaba muy molesta por unas disposiciones municipales que le afectaban directamente.

---

273. Se puede ahondar en las diferencias entre Cherry Plum y Vervain, en: Orozco, R. (2011). *El nuevo manual del diagnóstico diferencial de las Flores de Bach*. El Grano de Mostaza.

Los ánimos se fueron caldeando, especialmente por la intervención de un señor muy reivindicativo, un más que probable VER. ¡Por fin había surgido el líder que los llevaría a ganar la guerra!

El ambiente se fue caldeando y convinieron, bajo el liderazgo de nuestro amigo, efectuar una serie de acciones de protesta frente al Ayuntamiento. El día en cuestión, el Sr. Vervain no apareció, dejando boquiabiertos y desconcertados a sus vecinos. A lo mejor ese día se levantó y pensó lo siguiente: «Pero ¡qué tengo que ver yo con estos cretinos de mis vecinos!».

Este tema, que demuestra la falta de compromiso social y de credibilidad de la mayoría de VER, es mucho más frecuente de lo que se pueda suponer, sobre todo si tenemos en cuenta las descripciones más ideologizadas que de ellos existen.

La anécdota es una de las muchas que ilustran la poca consistencia de muchos VER. Lo que en un principio parece una aventura apasionante se esfuma con rapidez de su mente al ser sustituida por otra cosa «más interesante». Por eso, en demasiadas ocasiones, las «urgencias» en VER terminan siendo los contenidos que pasan caprichosamente por su mente o que acontecen en su vida cotidiana. Es como vivir todo con extremismo, incluso cosas mucho menos importantes que una ordenanza municipal.

Como mínimo, la estructuración de los pasos para conseguir o materializar algo parece demasiado tediosa o aburrida para VER. Ellos no son teóricos, sino hombres de acción, y en este último tema tampoco se puede esperar una constancia, sino más bien un fogonazo esporádico. ¡Mucho ruido y pocas nueces!

VINE (VIN)
Vitis Vinifera. Vid.

LO QUE BACH DIJO DE VINE

«Para gente muy capaz, segura de su habilidad y con fe en el éxito. Siendo tan seguros, creen que sería bueno para los demás dejarse convencer para hacer las cosas como ellos mismos las hacen, o en la forma que ellos consideran correcta. Incluso en la enfermedad dirigen su propio tratamiento. Pueden ser personas muy valiosas en los casos de emergencia».

PALABRA CLAVE

Dominación. Inflexibilidad. Autocentramiento. Autoritarismo. Prepotencia. Arrogancia. Agresividad. Ira. Desprecio. Egoísmo. Ambición desmedida. Codicia. Frialdad extrema. Maldad. Crueldad. Sadismo. Dureza. Rigidez dinámica.

VINE COMO TIPOLOGÍA

De las descripciones más difundidas de VIN se desprende que existen algunos de ellos con alta autoestima y otros con baja. ¿No resulta esto contradictorio?

A esta altura del libro, tal vez haya quedado claro que resulta poco realista, y sin duda demasiado simplista, esquematizar de una forma rígida las caracterizaciones florales. Una serie de variables determina que existan diferencias significativas dentro de una misma personalidad, lo que la psicología contemporánea entiende por variantes de la personalidad. Por todo ello, hace ya algunos años propuse una catalogación que distinguía entre *VIN primario* y *VIN secundario*.

Si bien ambos pueden ser considerados como tipológicos, puesto que presentan rasgos característicos de personalidad, existen algunas diferencias significativas entre ellos.

El *VIN primario* tiene que ver con rasgos comúnmente etiquetados como psicopáticos. El lector interesado en este tema puede consultar el magnífico libro de Vicente Garrido, psicólogo criminalista que describe el patrón de una forma científica pero muy accesible.[274] También puede estudiar, en la ya citada obra de Millon, varias claves de la personalidad antisocial que engloban a los psicópatas. En este libro, solo comentaré algunos datos para aclarar la relación del psicópata con el *VIN primario*.

Lo más importante es comprender que el psicópata sufre una desconexión gravísima entre la dimensión emocional y la mente y el razonamiento. Según Cleckley, un importante especialista:

«El psicópata muestra la más absoluta indiferencia ante los valores personales y es incapaz de comprender cualquier asunto relacionado con ellos. No es capaz de interesarse lo más mínimo en cuestiones que han sido abordadas por la literatura o el arte, tales como la tragedia, la alegría o el esfuerzo de la humanidad por progresar. También le tiene sin cuidado todo esto en la vida diaria. La belleza y la fealdad (excepto en un sentido muy superficial), la bondad, la maldad, el amor, el horror y el humor no tienen un sentido real, no constituyen ninguna motivación para él. Es incapaz de apreciar qué es lo que motiva a otras personas. Es como si fuera ciego a los colores, a pesar de su aguda inteligencia, para estos aspectos de la existencia humana. Por otra parte, es inútil explicárselos, ya que no hay nada en su conocimiento que le permita cubrir esa laguna con el auxilio de la comparación. Puede, eso sí, repetir las palabras y decir que lo comprende, pero no hay ningún modo para que se percate de que realmente no lo comprende».[275]

Millon describe en los psicópatas:

«Una incapacidad innata para entender y expresar el significado de las experiencias emocionales. Por lo tanto, son incapaces de comprender el sufrimiento que genera su comportamiento. No desarrollan una conciencia emocional y, por ende, carecen de empatía, sentimiento de culpa o tan siquiera de remordimientos. Pero muchos de ellos son inteligentes y calculadores, pueden aprender la mecánica emocional para enmascarar su personalidad y manipular a los demás. Para ellos, lo correcto y lo incorrecto son abstracciones irrelevantes».

---

274. Garrido, V. (2001). *El psicópata*. Algar editorial.
275. Cleckley, H. (1976). *The mask of sanity* (p. 90). Mosby. Extractado de V. Garrido.

Se trata de individuos, mayormente hombres,[276] con una frialdad enorme. Muchos son muy inteligentes desde un punto de vista cognitivo, como afirma Millon, aunque nada, desde los parámetros de la inteligencia emocional. A menudo, se cubren de una máscara seductora y sofisticada.

La manipulación fría y maquiavélica puede servirles para desbancar a quienes puedan hacerles sombra, incluso sin quebrantar la ley. Ellos consideran que «es bueno y divertido aprovecharse de los imbéciles que lo consienten».

El narcisismo y la grandilocuencia son características que casi siempre pueden verse en los psicópatas, por lo que parece superfluo insistir en su gran autocentramiento y egoísmo.

Sienten mucho menos miedo que los demás, o incluso ninguno. El arrepentimiento, la culpa y la ética pueden existir como conceptos en su lenguaje, sobre todo cuando les interesa manipular (cosa que se les da de maravilla), pero no pueden comprender su dimensión emocional.

Son prepotentes, orgullosos, agresivos y a menudo despreciativos con los que consideran inferiores. Exigen obediencia incondicional. Creen tener el monopolio de la verdad, por lo que consideran innecesario discutir. Una frase muy frecuente en ellos es: «Porque lo digo yo y punto».

El psicópata tiene mucho de constitucional, «ya que en ellos se han detectado anomalías en el modo en que el cerebro procesa la información emocional de acuerdo con la división entre los hemisferios cerebrales».[277]

Siguiendo con Vicente Garrido:

«Resulta evidente la influencia del ambiente, del medio. Un medio social donde se aprende la violencia y la dureza emocional puede llevar a una persona propensa a la psicopatía a ser un peligroso delincuente, mientras que un medio compensador y ordenado puede lograr que la desviación social sea moderada».

---

276. La proporción hombre-mujer, probablemente, oscila entre el 5:1 al 7:1.
277. Garrido, V., *op. cit.*

La mayoría de psicópatas son codiciosos y se consideran superiores a los demás, lo que los lleva a aspirar a lugares de poder. Por supuesto, el mundo de la política y la empresa es un campo abonado para conseguir sus propósitos. La carencia de escrúpulos morales y la mentira pueden llevarlos muy lejos en una sociedad que incluso suele premiar estas actitudes que normalmente conllevan un ascenso social importante.

Muchas de las estrategias de los grandes fondos buitres (últimamente llamados de inversión), y gran parte de la política internacional al servicio de los anteriores, están regidas por la más desfachatada «filosofía» psicopática, disfrazada hipócritamente de supuestos valores morales, humanistas, filantrópicos y globalistas. Los resultados están a la vista, y la enorme mayoría de gente no se hace una idea de la cantidad de psicópatas encorbatados que salen en los telediarios.

La mayoría de los psicópatas son crueles y despóticos; les gusta demostrar su poder e inteligencia. Algunos son, además, muy sádicos y perversos. Muchos criminales en serie, violadores, acosadores morales y maltratadores de mujeres tienen este perfil.

Ver el pánico que pueden desencadenar en los demás puede resultarles entretenido, al mismo tiempo que los hace sentir poderosos. En otros casos, pueden utilizar una violencia nada impulsiva, sino más bien instrumental como, por ejemplo, la ejecución de civiles para servir de escarmiento a la población en una guerra, campo en el que los psicópatas encuentran su paraíso, pudiendo convertirse, si la ganan, en héroes nacionales.

La ideología es solo una coartada vacía para los auténticos psicópatas, que son absolutamente amorales. Sin embargo, no es obligatorio que transgredan los límites de la ley, y pueden encontrarse psicópatas perfectamente integrados en el campo de la política y la economía. Incluso, podemos topar con prestigiosos cirujanos que tratan muy despectivamente a sus pacientes y personal sanitario, policías y militares singularmente duros, jueces extraordinariamente severos, periodistas mediáticos, y un sinfín de psicópatas distribuidos en distintos ámbitos de la sociedad. Desasosegante, ¿no?

Sobre el efecto real que la esencia pueda tener en estos *VIN primarios*, carezco de la experiencia para aventurar pronósticos, pero es posible que, en niños, el mensaje de la esencia ayude a encaminarlos hacia una actitud algo más respetuosa con los límites. Todo lo demás sería mera especulación.

En la enfermedad, los *VIN primarios* pretenden dirigir su propio tratamiento, intentando dominar y controlar al personal sanitario.

Existe otro tipo de VIN, el *secundario*. Si bien desde el exterior puede ser tan peligroso como el *primario*, resulta mucho más abordable terapéuticamente.

Se trata de un enorme mecanismo de defensa sobre el que subyace una gran inseguridad y, en muchos casos, una infancia muy dura y traumática, donde se tuvo que «insensibilizar» y endurecer para, en cierta forma, sobrevivir emocionalmente a las agresiones, burlas o humillaciones de los demás. A este tipo de *VIN secundario*, pueden llegar sujetos con características Mimulus, Larch, Pine y Crab Apple.

Generalmente, se trata de personas muy frustradas interiormente, con mucho resentimiento a cuestas (Willow), que han pasado grandes privaciones y humillaciones, y quieren asegurarse de que nunca más les ocurrirá. Ante el miedo a la agresión y la vergüenza, prefieren ser ellos los que ataquen antes.

Con frecuencia, puede encontrarse en los *VIN secundarios* antecedentes de maltrato infantil, traumas diversos o complejos severos con la imagen estética, tono de voz, algunas minusvalías, etcétera.

La historia ha dado dictadores terribles; muchos eran claramente psicópatas (*VIN primarios*), pero otros tenían antecedentes infantiles que permiten catalogarlos como *VIN secundarios*.

La frialdad, dureza y seguridad del *VIN primario* no pueden esperarse siempre en estos casos en los que predomina el sentimiento de inferioridad y vergüenza (Larch y Crab Apple, respectivamente), y el miedo a perder el control (Cherry Plum); muchos de ellos pueden arrepentirse después de sus explosiones de ira. Su autoestima, a diferencia del *VIN primario*, es baja.

Existen otras personalidades que extienden a VIN. Un posible caso es Vervain; en algunas ocasiones pueden incluso presentarse asociados. Casi siempre la adscripción de Vervain a formas más terminantes de dominación guarda relación con un especial enfriamiento.

Rock Water también puede terminar adoptando formas VIN al desplazar su ira al castigo y dominio sádico de los demás. En Oak, es relativamente frecuente constatar formas autoritarias de VIN, aunque exentas de la crueldad del anterior.

Chicory puede sufrir un «enfriamiento» parcial para exhibir otros estilos de dominación menos emocionales, principalmente cuando las circunstancias del entorno son especialmente duras, como períodos de crisis económica, viudedad o abandono, en los que una madre Chicory debe hacerse cargo de numerosos hijos y toda suerte de situaciones complicadas.

VINE COMO ESTADO

Se trata de actitudes que se manifiestan en determinadas circunstancias, pero que no encajan con los rasgos de personalidad descritos anteriormente. Suelen tener que ver con tensiones acumuladas que se descargan inadecuadamente en un ámbito «seguro», como el hogar.

Es fácil imaginar a un padre de familia que es sistemáticamente humillado en el trabajo por sus jefes y que, cuando llega a casa, descarga su rabia (Holly) convirtiéndose en un tirano doméstico y sometiendo a su familia con actitudes dictatoriales. O quien, por ejemplo, accede a un determinado cargo y «pone firmes» a sus subordinados. O también el profesor o la profesora que, ante la falta de recursos pedagógicos para hacerse respetar por sus alumnos, impone la prepotencia y siembra el terror entre ellos.

Finalmente, comentar que existen personas que al emparejarse lo hacen sometiendo al otro en Vine, o sometiéndose en Centaury.

FLORES ASOCIADAS (Al VIN secundario).

Star of Bethlehem, por traumas previos que han propiciado el que el VIN secundario se cubriese con una «armadura».

Willow, por el resentimiento, la desconfianza.

Cherry Plum, por su precario autocontrol.

Holly, por la rabia, odio y desconfianza.

Gentian, por la visión negativa de la vida.

NIVEL ESPIRITUAL

Resulta interesante constatar que Bach no preparó personalmente la esencia, sino que la encargó a unos amigos del Ticino (Suiza). La vid es una de las plantas más simbólicas presentes en el Nuevo Testamento, y esa puede ser la razón por la cual la incluye en el sistema.[278]

En el Evangelio según San Juan (15,1-8):

«En aquel tiempo, dijo Jesús a sus discípulos: Yo soy la verdadera vid, y mi Padre es el labrador. A todo sarmiento mío que no da fruto lo arranca, y a todo el que da fruto lo poda para que dé más fruto. Vosotros ya estáis limpios por las palabras que os he hablado; permaneced en mí, y yo en vosotros. Como el sarmiento no puede dar fruto por sí, si no permanece en la vid, así tampoco vosotros si no permanecéis en mí. Yo soy la vid, vosotros los sarmientos; el que permanece en mí y yo en él, ese da fruto abundante; porque sin mí no podéis hacer nada. Al que no permanece en mí, lo tiran fuera, como el sarmiento, y se seca; luego los recogen y los echan al fuego, y arden. Si permanecéis en mí, y mis palabras permanecen en vosotros, pedid lo que deseáis y se realizará. Con esto recibe gloria mi Padre, con que deis fruto abundante; así seréis discípulos míos».

Un VIN positivado sería seguramente un líder natural y empático, seguido y elegido espontáneamente, más por la solidez y coherencia de sus planteamientos que por el miedo que impone a sus seguidores. El Mahatma Gandhi quizá sea un buen ejemplo de ello.

Según Scheffer, el VIN negativo:

«Evidencia la equivocación de la personalidad que utiliza las poderosas fuerzas que fluyen a ella, para las cuales no está siempre del todo preparada, solo para su propia ventaja y para satisfacer su propia voluntad, en lugar de ponerlas al servicio de un plan superior».

---

278. Otro tanto ocurre con el olivo, preparado en Trieste, Italia.

Refiriéndose a la planta, Jordi Cañellas comenta:

«Crece y crece hacia arriba, hacia los terrenos de la mente y los ideales, y al tiempo sus pies buscan el agua y están condicionados por ella (la necesitan, pero su exceso las mata). Necesitan de las emociones y al tiempo las evitan, como necesitan de los demás porque su crecimiento siempre es a costa de otros».[279]

Bach escribió:

«La codicia conduce al deseo de poder y, por lo tanto, es una negación de la libertad y la individualidad de toda alma. En lugar de asumir que cada uno de nosotros está aquí abajo para desarrollar los dictados de su alma, la personalidad codiciosa desea imponerse, moldear y dirigir, usurpando el poder del Creador».[280]

VIN podría considerarse un verdadero analfabeto emocional, puesto que todas las competencias de esta inteligencia están seriamente dañadas. Bajo este desconocimiento interior, es imposible desplegar el más mínimo atisbo de empatía, al menos en el *VIN primario*.

En el *secundario*, aunque no siempre existe un desconocimiento tan exagerado como en el anterior, todo rasgo de comprensión y humanidad es reprimido por el miedo a mostrarse «débil y vulnerable». Aquí no bastaría con ser duro, sino que hay que demostrarlo a cada paso.

NIVEL TRANSPERSONAL

Dureza. Rigidez dinámica.

La esencia trata la dureza y la tensión en general cuando esta se presenta en forma física. Pero lo más selectivo en el uso de VIN es la dureza en tensión, «en caliente», próxima a romper, en la que existe una fuerza

---

279. Cañellas, J. (2008). *Cuaderno botánico de las Flores de Bach*. Integral RBA.
280. *Bach por Bach*. Ver Bibliografía.

centrífuga que pugna por exteriorizarse, como por ejemplo abscesos, forúnculos, quistes inflamatorios, fístulas obstruidas, etc.[281]

Si pensamos en el fruto de la vid, el grano de uva, puede entenderse que en realidad se trata de líquido en tensión.

La actuación de VIN en cuanto a la rigidez dinámica coincide con las indicaciones de Vervain del capítulo anterior y a las adelantadas en Impatiens, pero no parece tener un poder antiinflamatorio tan notorio como las anteriores. Puede, sin embargo, aportar un efecto de relajación muscular en el tema de la rigidez.

Existen algunos antecedentes terapéuticos favorables que vinculan a VIN con el tratamiento de la hipertensión arterial (líquido en tensión) en personas que no parecían tener rasgos tipológicos de esta esencia.

Como flor esencialmente masculina, es útil en aplicación local en la fórmula de la disfunción eréctil (impotencia) y en trastornos andrológicos.[282]

NOTAS

¿Se puede ser genial y psicopático al mismo tiempo?

La respuesta es sí. Del apasionante libro de Vicente Garrido, extraigo un interesante fragmento. En sus ejemplos, cita, entre otros, a Picasso y Andy Warhol. Tomo a este último como ejemplo:

«El líder de la llamada sensibilidad en los años de la 'década prodigiosa' que se inició en 1960 fue, sin lugar a dudas, Andy Warhol (1928-1987). Como artista, se reveló con sus pinturas llenas de colorido e ironía hacia la sociedad de consumo. La pintura de la lata de sopa Campbell's constituyó todo un icono en el Pop Art, así como la serie de retratos difuminados de estrellas de cine, de la canción y de otras artes, como el que dedicó a Marilyn Monroe».

---

281. Estas aplicaciones son en forma local, preferentemente en crema y, naturalmente, se deben acompañar de Crab Apple, por la limpieza, y Vervain, por el patrón inflamatorio, constituyendo una fórmula muy experimentada y eficaz.

282. Las otras esencias son Clematis, Wild Rose, Hornbeam, Scleranthus y Larch. En ocasiones, puede plantearse Oak y Olive como refuerzo. Ver Bibliografía, Orozco (2017).

En un texto escrito por él, describió su carácter psicopático y como, especialmente en las películas eróticas que dirigía, disfrutaba viendo a la gente denigrarse y humillarse, siendo testigo del proceso de destrucción de los que estaban bajo sus órdenes.

Una de las víctimas de su capacidad seductora le permitía que escuchara mientras realizaba llamadas obscenas bajo la influencia de las drogas. Otra mujer simulaba que era su hermana gemela y, cuando Warhol se cansó de ella, desapareció en el mundo de las drogas.

Warhol era divertido, encantador, inteligente y apuesto. Atrajo a todos los excéntricos y deseosos de sensaciones fuertes desde Nueva York a California. Les necesitaba para sostener su creatividad y su negocio.

No le preocupaba abandonar a la gente a la que previamente había seducido con sus habilidades y su fama. Warhol no tuvo problemas en admitir su conducta inmoral: «No me veo a mí mismo como alguien perverso..., solo alguien realista». Una de sus compañías femeninas le disparó en una ocasión, pero se recuperó y no varió en absoluto su vida.

WALNUT (WAL)
Juglans regia. Nogal.

LO QUE BACH DIJO DE WALNUT

«Para aquellos que tienen ideales y ambiciones definidas en la vida y que las están llevando a cabo, pero en algunas ocasiones están tentados de desviarse de sus propias ideas, metas y trabajo, debido al entusiasmo, la persuasión o las fuertes opiniones de otros. Este remedio da constancia y protege de las influencias externas».

PALABRAS CLAVE

Protección contra influencias negativas externas. Cambio. Corte. Inadaptación.

WALNUT COMO ESTADO

La descripción de Bach no apunta a un tipo de personalidad, sino que contempla un estado temporal, un momento clave en la vida de cualquier individuo. En estas circunstancias, se deben poner en práctica unas decisiones trascendentales para el sujeto, que probablemente supongan un determinado nivel de riesgo o, cuanto menos, de cambio. Incluso, puede ser que la persona en este estado se juegue mucho, porque ciertas decisiones implican una imposibilidad de vuelta atrás: dejar un trabajo o una relación, ir a vivir a otro país, acometer una nueva empresa, etc.

Lo destacable en WAL es que siempre se trata de cosas importantes para el protagonista. Es muy posible que uno haya tomado ya esa decisión de cambio interiormente, pero aún falte su materialización en acciones concretas. El problema estriba en que, generalmente, existen unas ataduras u obstáculos que lastran la ejecución de lo resuelto. Dichas ataduras están dadas, principalmente, por convenciones sociales, inercias, determinados sistemas de creencias propios y ajenos, mandatos paternos, la opinión y presión de gente muy vinculada a nosotros y otros supuestos.

Es en estos momentos, donde el pasado ya parece una etapa superada y el futuro es todavía una promesa incierta, cuando podemos ser influidos por el entorno y desviados de nuestro camino.

«El proceso de proteger el nuevo patrón mental quizá se ilustra muy bien, en el caso de Walnut, en la nuez. Esta tiene un fruto blanco y suave, con forma de cerebro humano, protegido por una cáscara».[283]

La acotación de Barnard sirve para explicar el que la esencia sea más operativa en el campo mental que en el emocional.

Revisemos el caso de María, una señora de 65 años con hijos y nietos, que ha enviudado 20 años atrás. Ella vive en un medio muy conservador, donde la opinión del entorno y las maneras pesan mucho.

Desde hace tiempo, un señor muy agradable y educado, en parecida situación a la suya, está rondándole y proponiéndole algunas actividades como paseos, salidas al cine, etc.

María siempre ha estado rechazando toda proposición, muy avergonzada por lo que pudiese pensar cualquier persona que se diera cuenta de ello, aunque el caballero le resulta muy simpático. De hecho, su intuición le dice que podría ser muy feliz en su compañía y, aunque no lo conoce prácticamente, parece estar sintiendo una cierta atracción.

Él, con una persistencia encomiable y con mucho sentido del humor, sigue intentándolo. Últimamente, ella está muy tentada de «darle alguna oportunidad». Lo ha comentado con una amiga íntima y esta le ha respondido duramente: «María, tú debes estar loca... ¡a tu edad! ¡Piensa en tus hijos!». A pesar de que el hombre le interesa cada vez más, tiene mucho miedo de «perjudicar» a su familia, por lo que seguramente seguirá negándose.

El anterior es un típico caso donde WAL parece diseñado a medida. Si María lo tomase, tendría mucha más posibilidad de arriesgarse a seguir su intuición y desafiar su propio sistema de creencias limitante que le repite en su mente: «Una señora viuda debe guardar luto y no solo ser decente, sino demostrarlo cada día», o bien: «Si le dices que sí a este hombre, te convertirás en una puta, en la vergüenza de la familia».[284]

---

283. Barnard, J. y M. *Las plantas sanadoras de Edward Bach*. Ver Bibliografía.

284. El sistema de creencias se construye con las experiencias e ideas que vamos acumulando a lo largo de la vida sobre cómo son, o deberían ser las cosas. Las creencias constituyen nuestras «verdades» y actuamos y pensamos en función de ellas. Cuando el sistema de creencias es demasiado limitante o se basa en premisas distorsionadas, como en el caso del ejemplo de la señora, resulta patente que debe ser modificado o como mínimo cuestionado. La educación recibida y el aprendizaje realizado constituyen un importante pilar que sostiene las mencionadas creencias.

Por otra parte, María deberá afrontar la más que posible oposición de sus hijos, nueras, cuñados, yernos, etc., seguramente unidos en una alianza egoísta que espera que apure sus últimos años sin dar problemas.

Resumiendo, si quiere ser coherente con sus sentimientos actuales, tendrá que cuestionarse los viejos modelos en que ha sido educada y frustrar a los que pretenden dirigir su vida sin tenerla en cuenta.

WAL es la esencia que le puede permitir cortar con las ataduras inmovilizantes y vivir su propia vida. También le ayudará a protegerse de las opiniones negativas y descalificadoras sobre sus actos y contribuirá a ratificarla en la decisión tomada.

Desde luego, todo esto no evitará que pase momentos difíciles, pero es posible que, a pesar de la presión, su nivel de duda sea mínimo o inexistente. Seguramente, si la relación cuaja, deberá seguir protegiéndose de la animadversión circundante y ratificándose en su elección, al mismo tiempo que se adapta positivamente a la nueva vida por ella elegida.

Nuestra querida señora puede ser ayudada, además de por WAL, con Honeysuckle, ya que su pasado pesa mucho: educación, creencias, etc. Como posiblemente tenga que poner constantes límites a sus familiares, puede además necesitar Centaury y, cómo no, Pine para no sentirse culpable. Todo esto sin saber qué flores concretas requiere su estructura de personalidad, cosa que iremos averiguando a lo largo del proceso terapéutico.

Bach escribió sobre WAL:

«Es el remedio para los que decidieron dar un gran paso adelante en la vida, para romper las viejas convenciones, para apartarse de los viejos límites y las restricciones e internarse en un camino nuevo. Con frecuencia, esto sucede con sufrimiento físico, debido a los tenues remordimientos y angustias por la rotura de viejos vínculos, viejas asociaciones, viejos pensamientos. Un gran rompedor de hechizos[285], tanto de las cosas del pasado, que suelen llamarse herencia, como de las circunstancias del presente».[286]

---

285. El término en inglés que emplea Bach es *spell-breaker*, traducido por rompedor de hechizos en un sentido metafórico. *The Walnut Tree* en Barnard, J. (ed.). (1987). *Collected Writings of Edward Bach (p. 20)*. Flower Remedy Programme.

286. Este párrafo traducido al español es citado en: Chancellor, P.M. (1994). *Flores de Bach. Manual ilustrado* (p. 141). Lidiun.

En el párrafo precedente, Bach intenta destacar la naturaleza inmovilizante, o como mínimo condicionante, de los nexos que trabaja la esencia. Por herencia, podemos entender los sistemas de creencias, la condición genética, muy posiblemente lo no resuelto por nuestros antepasados, el peso de anteriores encarnaciones, el concepto de lo kármico, etc.[287]

WAL es una flor para pioneros. Un claro ejemplo de ello lo encontramos en Bach. En 1930, dejó atrás una brillante trayectoria como médico convencional, con todo lo que ello representaba (estabilidad económica, laboratorio propio, prestigio profesional...), para entregarse a los dictados de su alma y ser guiado en el descubrimiento de las esencias. Todo ello en unas condiciones económicas precarias y con un futuro incierto.[288]

Como en casi todas las esencias del sistema floral, podemos constatar que WAL también ayuda a superar un tipo de miedo muy específico: el inherente a que la decisión tomada no sea la correcta y no podamos volver al estatus anterior ya que, como se describió, la determinación de cambio supone un «quemar las naves» y la sensación de no retorno.

FLORES ASOCIADAS

En realidad, es precisamente WAL la flor que se puede asociar ampliamente a todas las demás, puesto que es la flor de la adaptación.[289]

---

287. Resulta apasionante el ver cómo en las sesiones de las Constelaciones Familiares, sistematizadas por Bert Hellinger, aparecen, en forma de importantes condicionantes, los asuntos no resueltos por nuestros antepasados. A mi modo de ver, esto entronca con el concepto de lo kármico, entendido como sistema de gravitación moral al servicio del aprendizaje. Evidentemente, WAL tiene mucho que ver con estos asuntos. Por otra parte, recordemos que Bach era reencarnacionista, y esta creencia no solo está presente en su filosofía, sino también seguramente en la creación de las esencias que llevan su nombre.

288. Esta decisión no fue fácil y estuvo cargada de incertidumbre, máxime cuando Bach no pudo beneficiarse personalmente de la toma de WAL, ya que esta fue preparada en 1935. Para más precisiones sobre el tema, ver el libro de Nora Weeks.

289. Ver *Walnut. La pareja perfecta sí que existe*. Ponencia de Ricardo Orozco en V Congreso SEDIBAC de Terapia Floral, 2015. Artículo disponible en www.ricardoorozco.com

NIVEL ESPIRITUAL

Los dictados intuitivos del alma reclaman su plasmación en acciones concretas. Las mismas deben efectuarse en el escenario de la realidad física, aquí y ahora, en este día de colegio que conocemos como vida. Según Bach, la personalidad debe acatar los mencionados dictados sin subterfugios, dilaciones ni segundas interpretaciones. A menudo, la mente intenta desviarse, o se deja desviar, por caminos muy diferentes de los trazados por el alma. Es en este punto, al apartarnos de nuestro camino, donde se pueden perder ocasiones únicas de desarrollo espiritual

Es importante comprender que WAL solo ayuda a encontrar recursos cuando las iniciativas cuentan con el «aval» del alma, y no cuando constituyen una huida hacia adelante. En numerosas ocasiones, el vacío existencial presente en Wild Oat impulsa a efectuar cambios, por lo que puede existir la creencia de que WAL facilitará ese «empujoncito sutil» que ayude a emprenderlos. Nada más ajeno a la realidad. Cuando esos hipotéticos cambios enmascaran una huida de las situaciones actuales, un no afrontar, lo más probable es que la esencia no suscriba esta acción; si lo hiciera, sería incongruente. Una especie de ayuda al robo de un coche para huir de la situación actual.

Según Katz y Kaminski:

«Walnut está indicado para aquellos momentos de tránsito en la vida en los que el Yo debe ser transformado de forma completa e irrevocable para poder continuar con su evolución».

Para Scheffer:

«A menudo, las causas (de las ataduras de WAL) se remontan también a otras formas de existencia; pueden ser lazos kármicos no reconocidos, antiguas decisiones erradas que ejercen una influencia autosugestiva en un plano inconsciente».

Desde la óptica de la inteligencia emocional, WAL se relaciona con las competencias de adaptabilidad e innovación. La primera tiene que ver con la flexibilidad en las situaciones de cambio. La segunda guarda relación con la comodidad que sintamos al asimilar las nuevas informaciones.

También WAL se relaciona con la motivación en las competencias de definición de la meta, impulso de logro e iniciativa, pues facilita la canalización de la intuición en acciones concretas respetuosas con uno mismo y con los demás.

Como ya se anticipaba, la acción de Wild Oat y WAL se complementa. ¡Nunca se vio una pareja más unida!

NIVEL TRANSPERSONAL

Corte. Inadaptación.

WAL es una esencia con una gran acción a nivel transpersonal, desglosada en los siguientes apartados:

Adaptación al cambio de todo tipo. Sea este biológico, situacional, climático, etc. Se trata de la esencia de ayuda en la entrada en el plano físico (nacimiento) y salida (muerte). Entre medio de estos alfa y omega, colabora en los procesos de cambio más importantes: dentición, pubertad, embarazo (flor de elección), menopausia, dolores articulares en adolescentes, etc. Contribuye a mejorar la adaptación a cambios desfavorables: accidentes, intervenciones, traumas diversos, medicaciones agresivas, pérdida de seres queridos, etc., aunque también debe ser tenida en cuenta en los cambios favorables, puesto que una mala adaptación a los mismos puede representar una tragedia: premios grandes de lotería, ascensos y mejoras laborales, entre otros. También, la toma o, en su caso la aplicación local de la esencia, intervienen en la adaptación al cambio de clima: empeoramiento de artrosis en otoño e invierno, sabañones cuando hace frío, mala circulación de retorno venoso en verano, etc.

Una de las primeras aplicaciones locales que constaté, hacia 1982-83, fue la aplicación de WAL en las doloridas encías de lactantes que iniciaban el proceso de dentición.

Muy recomendable en la adaptación a nuevas situaciones: niños que empiezan a ir a la guardería; cambios de escuela, trabajo, país, pareja, etc.

Protección. Colabora de forma amplia en la protección de influencias externas de diverso tipo: opiniones, energías negativas, clima, etc. Es muy útil cuando una persona se siente «atrapada» por una fuerza desconocida, llámese karma, destino, o alguna condición hereditaria que se perciba como inexorable, como ya se describió anteriormente.[290]

Hemostático. Puede ayudar en la coagulación, tanto en aplicación externa (cortes, sangrado de nariz, extracción dentaria) como interna (reglas abundantes y otros casos). En el caso de menstruaciones que no cesan, debe tomarse cada media hora, con el añadido de Scleranthus (flor relacionada con lo cíclico).[291]

Reforzante del Rescate. La adaptación es una cualidad que disminuye el sufrimiento y las secuelas en cualquier emergencia. Se pueden preparar varias fórmulas con el Rescate, Walnut y otras flores.[292]

Apoyo sinérgico a las demás esencias. Ver Notas.

Un importante catalizador. Ver Notas.

NOTAS

La pareja perfecta sí que existe... (en el terreno floral). Otra flor que quiere ser tomada siempre. Un importante catalizador.

El nivel de complementariedad aportado por WAL a las demás esencias es verdaderamente sorprendente. Solo por citar algún ejemplo, no se puede concebir Wild Oat sin el añadido de WAL. La primera esencia opera como una especie de «brújula inteligente» que favorece la orientación. El problema es que, aunque uno pueda intuir claramente su camino, ello no quita que se vea sin recursos para emprenderlo.

Aquí es donde entra WAL en forma de «mochila inteligente» para la travesía, con sus protectores, adaptadores, herramientas de acampada, etc.

---

290. Esta inexorabilidad puede ser solidariamente abordada con la toma de Gorse, ya que representa también una claudicación, una especie de «yo no puedo hacer nada».

291. En el caso de cortes domésticos, lo mejor es aplicar unas gotas directamente del stock y comprimir con una gasa.

292. En el capítulo del Rescate, pueden consultarse estas relativamente nuevas fórmulas especiales.

Otra feliz pareja perfecta es la constituida por WAL y Beech. Al favorecer la adaptación, se minimiza gran parte del rechazo.

Mención aparte merece Star of Bethlehem. Sin duda, la adaptación al trauma constituye uno de los elementos clave en cualquier mejoría.

Supongamos que María, nuestra amiga del ejemplo, fuera tipológicamente Centaury. ¿Verdad que WAL sería la pareja perfecta?

Se podría seguir con cada flor del sistema del mismo modo, por lo que la conclusión bien pudiera ser que WAL es una flor para ser tomada siempre, como ya vimos en Chestnut Bud. Porque..., ¿acaso la vida no es una continua adaptación?

Otra función a tener en cuenta en WAL es la de *catalizador*. WAL puede aportar capacidad de adaptación a la información de las restantes esencias, resultando un importante acelerador del efecto de las mismas.

WATER VIOLET (WVI)
Hottonia palustris. Violeta de agua.

LO QUE BACH DIJO DE WATER VIOLET

«Para quienes tanto en la enfermedad como en la salud prefieren estar solos. Son sujetos muy tranquilos que se desplazan sin hacer ruido, hablan poco y suavemente. Son casi libres de la opinión de los demás. Se mantienen apartados, dejan sola a la gente y siguen su propio camino. Con frecuencia, son inteligentes y talentosos. Su paz y tranquilidad resultan una bendición para quienes les rodean».

PALABRA CLAVE

Retraimiento. No injerencia en asuntos ajenos. Soledad. Aislamiento pasivo. Apatía. Aplanamiento emocional. Rigidez estática.

WATER VIOLET COMO TIPOLOGÍA

Esta es una de las caracterizaciones que Bach describió desde su aspecto positivo, por lo que su comprensión ha planteado problemas desde entonces.

Las interpretaciones y aportes que han prevalecido durante largo tiempo han llevado a un retrato en cierta forma «estilizado» de WVI y bastante orientado hacia la sociedad inglesa de la época de Bach. Seguramente, una caricatura o estereotipo de la alta burguesía victoriana o puede que incluso de la aristocracia inglesa. Gente reprimida, distinguida, flemática y, aunque muy correcta en los protocolos sociales y en las formas, en ocasiones altanera y afectada. Independientes y autosuficientes; en cualquier caso, distantes, fríos en las maneras y con la creencia interior e inconfesa de pertenecer a una «raza espiritual» superior, lo que los hace ser orgullosos.

Continuamente invadidos y zaheridos por la incomprensión de las masas, demasiado ocupadas y alienadas en disputarse las migajas terrenales que brotan de la mediocridad humana. Personas básicamente elitistas, que creen detentar unos elevados ideales y un sofisticado mundo interior que no comparten con nadie, o casi nadie, dada la escasa y limitada elaboración de este producto tan poco corriente llamado WVI.

En el capítulo XII de *Libérate a ti mismo*, Bach adjudica grandes metas espirituales a WVI:

«¿Es una de esas grandes almas que con valentía y sin queja, sin dejar de intentar servir a sus hermanos, soporta el sufrimiento con calma y resignación, sin permitir que su aflicción interfiera en su trabajo diario? ¿Ha tenido grandes pérdidas, tiempos tristes y a pesar de todo sigue adelante silenciosamente? Si es así, la hermosa Water Violet, que flota tan libremente en la superficie de nuestros riachuelos más claros, le ayudará a comprender que se está purificando a través de su aflicción, que se está elevando a un gran ideal, para poder aprender a servir a sus hermanos incluso cuando está afligido; que está aprendiendo a mantenerse absolutamente solo en el mundo, obteniendo la alegría intensa de la libertad completa y, por consiguiente, el perfecto servicio a la humanidad. Y cuando nos damos cuenta de esto, ya no es un sacrificio sino la alegría exquisita del servicio en todas las condiciones. Además, esa pequeña planta le ayudará a comprender que muchas cosas que considera crueles y tristes en la vida realmente son para el beneficio de aquellos a los que compadece».

Este extenso párrafo resulta muy interesante, porque no solo habla de esa «aflicción» que marca el defecto que ha venido a superar, sino que aclara el tipo de «alegría» que debe desarrollar como lección a aprender.

Referente al orgullo, resulta muy valiosa la aportación de Nora Weeks, escribiendo sobre WVI en su artículo *Los doce remedios del Dr. Bach desde el punto de vista de un profano*:[293]

«La fase silenciosa, orgullosa y reservada no es tan habitual pero es muy clara. Las personas se enfrentan a todo lo que les llega —dolor, penas, dificultades— con una valentía silenciosa y calmada, nunca se quejan ni se compadecen de sí mismos, sino que son pacientes, saben lo que quieren

---

293. Publicado en *Heal Thyself* en 1933. Puede encontrarse en: Grecco, E.H., Bautista, L.J. y Jiménez, L. (eds.). (2017). *Edward Bach. Obras Completas* (p. 211). Continente.

e intentan ser el menor problema posible para los demás. Prefieren estar solos, tanto en la salud como en la enfermedad. Sufren a causa de su orgullo, que los ataca de muchas formas sutiles. Están silenciosamente orgullosos de su distanciamiento, de la forma en que pueden cuidar de sí mismos, de sus capacidades (excelentes), de su habilidad de superar dificultades. Están orgullosos de su familia, se enorgullecen incluso de ser orgullosos. No hacen nada de una manera locuaz ni jactanciosa, sino de una forma suave, silenciosa y calmada para que los demás no sufran a causa de su orgullo, aunque ellos mismos pueden sufrir mucho. Una vez superada esta condición, en realidad son personas excelentes».

Aquí vemos que el orgullo normalmente atribuido a WVI no implica una actitud altanera ni displicente, como demasiadas veces se ha dado a entender, creo que confundiendo WVI con Beech.

Sin embargo, como vemos en la última revisión de las caracterizaciones del propio Bach, la del párrafo que da origen a este capítulo, nada se comenta de todo esto.

Será más adelante cuando, en la edición inglesa de 1971, Philip Chancellor afirme lo siguiente de WVI: «A menudo se sienten superiores a otros y suelen ser desdeñosos y condescendientes», y empleará el término orgullo como una de las palabras clave.[294]

Para la Dra. Pastorino, «aristocracia y distancia son las palabras que le caben a este estado mental».[295]

En realidad, aunque sea bien fácil entender e imaginar el retrato tan estereotipado que circula sobre WVI, el tema es si verdaderamente se ajusta a la tipología floral. De hecho, a poco que esta construcción evolucionase hacia la pretenciosidad y el egocentrismo, en su búsqueda de fama y lustre, se convertiría en un narcisista más vinculado floralmente con rasgos tipológicos de Beech.

Otra cosa que ha intervenido en la construcción del estereotipo de WVI es la proyección de mucha gente sobre alguien que no habla, no saluda, no se ríe, no se relaciona... Es lógico que se proyecten sobre él muchos prejuicios e interpretaciones erróneas, o cuanto menos precipitadas:

---

294. Chancellor, P. Ver Bibliografía.
295. Pastorino, M.L. Ver Bibliografía.

«Claro, es que se considera superior»; «No quiere venir a desayunar con nosotras porque le parecemos vulgares»; «Claro, como el tipo tiene sangre azul...». Cuando la realidad indica que la opinión de los demás le trae muy sin cuidado.

A mi modo de ver, es muy posible que WVI se relacione con lo que la psicología contemporánea entiende por esquizoide.[296] Por lo tanto, a partir de este momento, la descripción del WVI tipo y la del esquizoide de la psicología contemporánea coinciden en gran medida.

Se trata de alguien distante, emocionalmente frío. Su hábitat natural es la soledad. Así como otros tipos de personalidad buscan el contacto con los demás, WVI lo rehúye, ya que no desea ni disfruta de las relaciones interpersonales próximas, incluido ser miembro de una familia o formarla. Si se pudiera resumir en una palabra el bien más preciado que desea en la vida, esta sería «soledad».

Lo que ocurre es que para él la soledad suele ser algo así como «que no me molesten ni me invadan», lo que incluye el simple saludo de un vecino en la escalera de su casa, una llamada de teléfono para felicitarlo por su cumpleaños y otras cosas que a la enorme mayoría de personas no les molesta, sino que les agrada. Por ello, el término «aislamiento» define mejor las circunstancias en las que pretende moverse.

WVI no se inmiscuye en los asuntos de los demás ni admite injerencias de ningún tipo. Bajo ningún motivo tolera dominar ni ser dominado.

Es inmune a la opinión de sus semejantes. Además de introvertido, resulta excesivamente serio, muy alejado de manifestaciones de alegría o tan siquiera de empatía. El enamoramiento, desde su aplanamiento emocional, podría ser definido como una extraña y peligrosa enfermedad que ocurre a otros y que lleva a una trágica pérdida de independencia.

Demuestra un escaso o nulo interés en tener experiencias sexuales con otras personas, por lo que podría hablarse de una clara tendencia a la apatía sexual. En este sentido, comparte algunos territorios con Clematis, como veremos en el apartado de Notas y, naturalmente, con Wild Rose. De hecho, la apatía, que como sabemos puede mejorar con la toma de

---

296. Ver Rodríguez, B. y Orozco, R. en Bibliografía. También puede consultarse Millon, T. para una descripción completa del esquizoide.

Wild Rose, constituye su rasgo de personalidad más importante y el que va a determinar su nivel de negatividad.

El WVI confunde la conciencia intelectual de una emoción con la emoción en sí misma, si bien en ocasiones puede imitar los rudimentos de las relaciones interpersonales, aunque no sienta los matices afectivos de las mismas. Por ejemplo, lo normal para la mayoría de personas a las que se les acerca un bebé de meses es hacer una carantoña a la criatura, a menudo cambiando el tono de voz.[297] Y ciertamente, más allá de las fórmulas de cortesía, la gran mayoría de nosotros siente simpatía por el pequeño cachorrillo humano que, probablemente, responderá con un sonido, a veces con una sonrisa, o acaso ocultándose en el regazo materno.

Para los WVI, esta «demanda de atención» resulta una intromisión muy desagradable. Es posible que muchos de ellos permanezcan impasibles. Otros, en cambio, seguramente algo más observadores, han aprendido que deben responder con una serie de gestos (las mencionadas carantoñas), cosa que harán con poca gracia. En realidad, lo que ellos desearían expresar es lo siguiente: «¡Aparta esta cosa de mí!». Dado que esto no es muy factible, sobre todo si se trata del hijo de su jefa, y como en el fondo WVI quiere pasar desapercibido, es probable que copie algunos rudimentos de las relaciones interpersonales básicas, para él códigos extraños en un mundo extraño.

Como habrá podido deducir el lector, WVI no puede situarse en el lugar de los demás porque, básicamente, no se conoce a sí mismo y no comparte códigos emocionales con el resto de personas.

En su descripción del esquizoide, Millon afirma lo siguiente:

«Su desvinculación afectiva hace que se mantenga al margen, no implicándose en las situaciones sociales y alejándose de todas las relaciones que supongan intimidad. Por ello, no suele tener amigos íntimos o personas de confianza, más allá de sus familiares directos. [...] Se comunica de forma seca, impersonal, poco elaborada».[298]

---

297. El cerebro humano, mejor dicho la mente, salvo algunas excepciones, es de por sí empático. Sabe intuitivamente que los bebés captan mejor los tonos agudos de voz y los elige para sintonizar adecuadamente con ellos.

298. Millon, T., *op. cit.*

La última parte de la descripción resulta clave para entender lo que suelen transmitir la mayoría de WVI: nada.

Es evidente que la riqueza de la expresión, tanto verbal como no verbal, viene dada por una serie de matices emocionales aprendidos, de los que estas personas carecen. Por eso, no pueden comunicarse de una forma próxima, elaborada y sensible. El ambiente rural de aislamiento resulta un caldo de cultivo propiciatorio para la fragua de esta tipología, aunque no es el único precipitante. En ningún caso, puede esperarse sutileza ni sofisticación alguna de estos WVI.

Conviene aclarar algunos conceptos clave para entender la evolución de esta personalidad. Lo más probable es que los niños WVI hayan crecido en un ambiente emocionalmente frío, con pocos estímulos afectivos, hecho que fomentará su apatía (Wild Rose). Esto pudo deberse a ambientes sociales austeros y represivos, donde las creencias al uso dictaminaran que la ternura era una muestra innecesaria de debilidad o ñoñería. También pudo suceder que los padres tuviesen una actitud negligente con el bebé, o bien les aquejasen problemas diversos, muchos hijos, etc.

En otros casos, al igual que en Wild Rose para la apatía y Clematis, pudo tratarse de bebés poco reactivos a los estímulos de sus cuidadores, por lo que estos centraron su atención en otros hermanos o bien perdieron alicientes a la hora de interactuar con un niño poco expresivo.

El ambiente familiar y el aprendizaje temprano del niño WVI serán decisivos en su evolución. En un medio rural, se relacionarán mejor con los animales que con las personas. Resulta bastante fácil imaginarse a un aislado pastor con estas características de personalidad.

Otros WVI, educados en un entorno intelectual podrán ser matemáticos, filósofos, informáticos o desempeñar cualquier profesión que evite o minimice el contacto interpersonal, ya que, sin duda, prefieren relacionarse con símbolos, números o libros que con personas.

Muchos pueden haber obtenido altas calificaciones en su época estudiantil, dado que, mientras la mayoría de sus compañeros exploraba el excitante mundo de las emociones, ellos no se sentían en absoluto atraídos por la vida sentimental y sexual, viviendo en un aislamiento pasivo, donde el estudio y la lectura ocupaban su tiempo.[299] Son precisamente

---

299. Sin embargo, estas altas calificaciones a las que accedían antaño los WVI se ven hoy

estos WVI los que pueden ser percibidos por los demás como seres inaccesibles, especiales, rodeados de una aureola de misterio y superioridad, o directamente como «bichos raros».

Algunos WVI pueden considerarse superiores a los demás, aunque no tengan una actitud altanera. Lo más probable es que, solo cuando se sienten demasiado invadidos y acosados por las circunstancias o por las personas, reaccionen de forma orgullosa y despectiva hacia los demás, perdiendo su tradicional no implicación y actuando con soberbia y arrogancia: «Para qué te lo voy a explicar si de todas formas no lo entenderías». Esta reacción se engloba dentro de las competencias de Beech.

El tiempo no juega a favor de WVI, pues la vejez lo puede llevar a necesitar ayuda de los demás, que no solicitará. Es muy frecuente que los intentos por prestarle asistencia sean interpretados como un atentado a su intimidad y reaccione con franca hostilidad. Más aún, podría convertirse en un Beech irritable, intolerante y muy antipático, ante una sociedad que «lo acosa y no lo deja en paz».

El estado natural de los WVI es la soltería. En el caso improbable de que establezcan una relación sentimental, lo que puede darse en los menos negativizados, no son nada posesivos ni celosos; dan entera libertad a su pareja. Ahora bien, no se puede contar con ellos para la vida social, a la que consideran un teatro y una pérdida de tiempo innecesaria. La pareja del WVI debe, por consiguiente, acostumbrarse a afrontar sus relaciones sociales como si viviera sola.

Son enemigos de encuentros familiares, bodas, bautizos, aniversarios y una larga lista de supuestos. Este tema es absolutamente innegociable para ellos, incluso parece una cuestión de principios, por lo que podría hablarse de rigidez social.

Psicosomáticamente, los WVI pueden tener propensión a la rigidez cervical y tendencia a trastornos digestivos en forma de intolerancias. Lo primero se entiende fácilmente como una extrapolación de su rigidez mental. Lo segundo se explicaría por su tendencia al rechazo (Beech).

---

en día mermadas, puesto que la enseñanza actual valora de forma considerable el trabajo en grupo. WVI no tiene predisposición para ello, al considerarlo una pérdida innecesaria de tiempo.

WATER VIOLET COMO ESTADO

En el aspecto no tipológico, la esencia sirve para gestionar esas temporadas en que algunas personas tienen el deseo de aislarse y no relacionarse con nadie. Podría hablarse de épocas de reserva interior y desvinculación en las que se desea no ser molestado por nada ni nadie.

A diferencia de otros estados temporales de desvinculación, como los de Clematis, no se presenta aquí un embotamiento o merma sensorial.

FLOR ASOCIADA

Wild Rose (apatía) constituye el rasgo más importante de su personalidad.

NIVEL ESPIRITUAL

Tenemos un cerebro (una mente) eminentemente social y programado para la empatía; diseñado para evolucionar a medida que nos relacionamos afectivamente con los demás, que establecemos vínculos con el exterior.

No se puede desarrollar una inteligencia emocional competente desde el aislamiento. Ni tan siquiera se puede ser empático. Por eso, el aislamiento prolongado es tan negativo para la evolución espiritual, casi desde cualquier punto de vista. Por otra parte, nos lleva a perder contacto con la realidad, posible paso previo a algunas patologías psiquiátricas graves.

Según Bach, las lecciones espirituales a desarrollar guardan relación con la autoconciencia y con una actitud positiva hacia los demás que, básicamente, implica empatía y capacidad de sintonía, cosa que el WVI negativo no está en disposición de lograr. Tal vez por eso, WVI ha venido a este mundo a corregir el defecto de *La aflicción* y a aprender la lección de *La alegría*. Porque para una persona que sufre tal incapacidad de experimentar placer, la alegría es una emoción que impulsa hacia el exterior, que es contagiosa e inevitablemente lleva a la comunicación y solidaridad con el entorno.[300] Pero Bach, como vimos antes, se refiere a otro tipo

---

300. Soy consciente de que el defecto a superar, «la aflicción», no resulta demasiado visible, a mi modo de ver, en WVI. Sin embargo, como se vio en la primera parte del capítulo, puede

de alegría, «la alegría intensa de la libertad completa y, por consiguiente, el perfecto servicio a la humanidad».

Dicho esto, podemos entender que la toma de la esencia no lo convierta en un animador de discoteca o lo impulse a bailar el chachachá en las fiestas de barrio, pero sí que le ayude a ser más accesible y sociable con los demás, incluso a interesarse genuinamente por ellos y, sobre todo, a ser más alegre y tomarse la vida de una forma más lúdica, mientras el proceso espiritual profundo se va consolidando.

El hecho de volverse más comunicativo y permeable a los demás no quita que siga disfrutando de sus momentos de soledad, que tanto necesita, pero abre la posibilidad de salir de ella a voluntad y de integrarse, aunque sea discretamente, en el grupo.

Nuevamente, Katz y Kaminski vuelven a resumir magistralmente el reto de WVI:

«Estos individuos verán impedida su evolución futura hasta que acaben por darse cuenta de que el ser solo puede evolucionar hasta cierto punto como una identidad separada. El verdadero ser espiritual debe expandirse hasta incluir la humanidad toda. La toma de la esencia ayuda a estos seres a hacer una transición hacia un estado de conciencia más inclusivo que les ayude a experimentar una conexión compasiva y alegre con la familia humana».

NIVEL TRANSPERSONAL

Aislamiento. Rigidez estática

La aplicación de WVI como patrón transpersonal se puede considerar en todas las enfermedades que lleven al aislamiento por pérdida de movilidad, audición o visión, o donde pueda evidenciarse una rigidez estática.

Entendemos por rigidez estática aquella que, además de ser crónica, no tiene un componente inflamatorio, como las motivadas por la pérdida

---

que se trate de un trabajo antiguo del alma y no estrictamente de la personalidad en «este día de escuela». Sin duda, el tema filosófico de los defectos a superar y las lecciones a aprender resulta apasionante y da para mucho.

de flexibilidad en ancianos, secuelas de fracturas antiguas, parálisis por hemiplejias, etc.

WVI es una flor importante en los trastornos del espectro autista, básicamente por el tema del aislamiento, junto con Clematis, Scleranthus[301] y Chestnut Bud. Las tres esencias favorecen la comunicación emocional y la empatía.

Al igual que Rock Water, existe una relación entre WVI y la sequedad, aunque la primera flor está mucho más experimentada que la segunda.

NOTAS

Water Violet y Clematis: el desapego negativo

A menudo, escuchamos hablar del desapego en un sentido positivo. Por supuesto que si tomamos como punto de referencia el excesivo apego, constatable en Chicory, Centaury, Heather y Red Chestnut, qué duda cabe de que el desapego afectivo es una virtud a desarrollar en ellos.

Los problemas que se viven en estos patrones negativos, y las dependencias patológicas a las que adscriben, no dejan lugar a dudas si tenemos en cuenta las dificultades que sufren y las que crean a su alrededor.

Sin embargo, no se habla tanto de los que tienen una seria dificultad para vincularse afectivamente y construir relaciones empáticas y comprometidas. Esto tal vez viene dado por la relación que guarda un cierto tipo de desapego con determinadas vías de crecimiento espiritual. Hablamos en este último caso de un desapego material emocionalmente sano, en cierta forma logrado desde «arriba», desde la autoconciencia y la comprensión de los sentimientos humanos, y no desde «abajo», desde la incapacidad de apego, como es el caso de WVI y Clematis.

Puede que ni estilizado, ni elitista, ni sutil

Como ya se habrá podido constatar, mi visión de WVI difiere de la mayoría de las que he tenido noticia. Mi teoría es que una persona que no puede procesar adecuadamente el lenguaje no verbal, ni leer el clima

---

301. Scleranthus está relacionada con el lenguaje y los códigos de comunicación.

emocional, no puede ser sutil ni sofisticada. Por otra parte, alguien que parece inmune a la opinión de los demás, ¿qué necesidad tendría de mostrarse orgulloso y displicente?

Incluso Katz y Kaminsky llegan a decir lo siguiente de WVI en la obra citada anteriormente:

«Muchas de esas almas han elegido nacer en familias ricas y de preeminencia social, y son personas cultas y educadas».

De acuerdo, pero ¿qué hacemos entonces con la gran cantidad de WVI rurales?, que no son cultos ni educados, sino más bien rústicos. Porque, evidentemente, una personalidad no puede quedar acotada a una clase social.

Como ya indiqué anteriormente, estoy convencido de que mucho del estereotipo construido de WVI proviene de proyecciones personales y, cómo no, del retrato final del propio Bach.

WHITE CHESTNUT (WCH)
Aesculus hippocastanum.
Castaño de indias.

LO QUE BACH DIJO DE WHITE CHESTNUT

«Para aquellos que no pueden evitar que los acosen pensamientos, ideas y razonamientos indeseados, lo que suele pasar cuando el interés por el momento presente no es lo bastante fuerte como para llenar completamente el pensamiento. Son ideas que preocupan y persisten y, si se desechan por un momento, regresan enseguida. Parecen dar vueltas y más vueltas alrededor causando tortura mental. La presencia de estos pensamientos tan desagradables ahuyenta la paz e interfiere, no permitiendo que la persona pueda concentrarse en su tarea cotidiana o en gozar plenamente el día».

PALABRAS CLAVE

Pensamientos persistentes e indeseados. Diálogo interno torturante. Rumiación mental. Preocupación. Círculo vicioso. Repetición acelerada. Ansiedad.

WHITE CHESTNUT COMO RASGO DE PERSONALIDAD

No existe una persona tipológicamente WCH. Sin embargo, sí que existen rasgos de personalidad ansiosa que conllevan una activa dinámica mental *preocupada*.

WCH es un patrón sin contenido, una mecánica de «disco rayado» donde los pensamientos o las imágenes quedan atrapados en un círculo del que no se puede salir voluntariamente. No se trata de la temática del «disco», sino del mecanismo del brazo del tocadiscos, que no funciona bien y se encalla, aunque tampoco parece funcionar el dispositivo que haría levantar el brazo del aparato, o que simplemente lo apagaría.

WCH podría definirse como un parloteo mental incontrolado que se apodera de la mente, no dejando apenas espacio para la concentración y la atención, por lo que la gente en este estado permanece generalmente ensimismada. En muchos casos, podría hablarse de una verdadera tortura mental. Además, estos pensamientos repetitivos impiden a menudo el sueño e implican un gasto energético considerable, por lo que el cansancio suele estar presente.

Muchas personas definen la presencia de WCH como preocupación o ansiedad, y aciertan plenamente en este autodiagnóstico.

Las temáticas de los discos propensos a «rayarse» dependen de la personalidad de base. Por ejemplo, en Mimulus, la discografía más escuchada tiene que ver con temores al rechazo, la evaluación negativa, el ridículo, la hipocondría, situaciones concretas, fragmentos de conversaciones con contenidos humillantes o inquietantes, etc.

Aunque los pensamientos WCH suelen tener características auditivas, las personas más visuales viven el estado en imágenes. En el caso de los Mimulus auditivos, se experimenta el WCH como un pensamiento sonoro. En los más visuales, se puede percibir como escenas en las que el Mimulus se ve con una imagen deformada, como por ejemplo hablando en público mientras la gente ríe cruelmente.[302]

En Scleranthus, los contenidos son mucho más inespecíficos y caprichosos. A decir verdad, su mente recuerda a esas máquinas antiguas en las que se echaba una moneda y con unas teclas se seleccionaba un disco. Pero imaginemos ahora una máquina frenética que va bajando un disco tras otro a una velocidad pasmosa. O aún peor, cinco de esos aparatos funcionando de esa forma continuamente...[303]

En Red Chestnut, los discos rayados tienen que ver con supuestos peligros que acechan a los seres queridos.

Otras personalidades donde vemos instaurado un mecanismo WCH son: Gentian, Impatiens, Pine, Willow, Chicory, Heather...

Mención aparte merecen los obsesivos como Elm, Oak y Rock Water, prisioneros de un alto nivel de ansiedad y preocupación y, por tanto, de una rumiación mental infinita.

---

302. Los términos auditivo, visual y cinestésico se refieren a los códigos de representación mentales con los que funcionamos. En muchas personas, se comparten por igual varios de ellos, pero, en otras, predomina alguno en particular. La disciplina que se ha encargado del estudio de estas mecánicas es la programación neurolingüística (PNL).

303. Es conveniente recordar que la propuesta de representación mental para Scleranthus consistía en multitud de celdillas WCH a modo de «ojo de mosca».

En el caso de otro obsesivo como Crab Apple, los niveles de WCH se focalizan en temáticas de suciedad, contagios, limpieza, etc.

WCH constituye el motor mental de la ansiedad, tan presente en la mayoría de los patrones florales mencionados.[304] Este importante aspecto se describirá en el apartado de Notas.

WHITE CHESTNUT COMO ESTADO

Guarda relación con el término «preocupación». Si analizamos la composición de la palabra, vemos que la mente está ocupada con antelación. ¿Con qué? Con un pensamiento inquietante, generalmente de tipo negativo.[305] ¿Sobre qué? Habitualmente, un temor anticipatorio.[306]

La preocupación no es algo negativo en origen, puesto que sirve para diseñar una estrategia ante una situación en la que cabe alguna clase de prevención o un cierto tipo de actitud especial, como, por ejemplo, generar ingresos para poder pagar el alquiler del piso a fin de mes. El problema surge cuando la mencionada preocupación se transforma en una rueda de pensamientos reiterativos y estériles, o se retroalimenta de la interpretación distorsionada de los acontecimientos. Por ejemplo, el temor continuado de un Red Chestnut ante el próximo viaje de un hijo en avión.

La mayoría de nosotros puede sufrir una interminable lista de problemas o temores y caer fácilmente en dinámicas WCH, incluso sin tener una tendencia clara a la preocupación. Esto es, vivir el WCH como estado y no como rasgo de personalidad. En este caso, todo dependerá de las circunstancias: problemas de salud, económicos, afectivos, diversos peligros, etcétera.

WCH puede manifestarse como una cadena de imágenes recurrentes que ocupan nuestra mente, como es el caso de haber presenciado un hecho muy desagradable como un accidente o un asesinato.

---

304. Si al lector no le queda clara la presencia de WCH en las personalidades mencionadas, puede ayudarle el sustituir la abreviatura WCH por el término «preocupación».

305. «Negativo» significa Gentian.

306. Conviene relacionar el concepto de temor anticipatorio con Mimulus si se trata de algo concreto, y con Aspen si es algo más difuso o impreciso.

Se trata de un estado del que uno querría salir, una tortura de la que desearíamos liberarnos. En aquellos casos en los que alguien se refiere a esta dinámica como «tortura o tormento», suele ayudar la toma conjunta de Agrimony, cosa que en la descripción de Rock Rose el propio Bach recomienda.

Cuando el cliente indica claramente que quiere quitarse el pensamiento recurrente de encima, tirarlo a la basura, o directamente pide que «se lo quiten», resulta una buena idea añadir Crab Apple a WCH como limpiador de imágenes y pensamientos intrusivos.

FLOR ASOCIADA

Cherry Plum, puesto que WCH es una forma específica de descontrol.

NIVEL ESPIRITUAL

Para Scheffer, el error consistiría en que aparentemente no se ha desarrollado un sistema por el cual discriminar qué impulsos ideológicos deben ser relegados y cuáles procesados, produciéndose una sobresaturación del sistema.

Según Katz y Kaminski:

«WCH recanaliza la congestión energética del plano mental, permitiendo que el individuo tenga una mayor percepción de su vida emocional, en especial en los chakras del plexo solar y corazón. Cuando se reequilibran estos centros energéticos, se pueden procesar los sentimientos antes de que se conviertan en pensamientos reiterativos y agitados, tipo WCH. Así, la esencia libera la vida mental para la actividad clara y calma de la mente superior».

Esto ayuda a entender la génesis de WCH en un Mimulus, pasando por Rock Rose. Por ejemplo, el caso de una persona Mimulus a la que su jefe le comunica que debe exponer un trabajo en... ¡público! (golpe en plexo solar = Rock Rose, más pensamiento repetitivo WCH).

Como denominador común, encontramos en WCH un déficit en la capacidad de autoconciencia, que tiene que ver con los procesos que intervienen en nuestra forma de pensar. Existen problemas para identificar las propias emociones, lo que fomenta la aparición de pensamientos reiterativos, así como poca capacidad de autorregulación en lo referente al control del flujo de pensamientos, a menudo irracionales y aleatorios, que ocurren en este estado floral.

En resumen, la inteligencia emocional parece estar obstaculizada en aquellos que viven instalados en un WCH permanente. La mente no tiene la suficiente paz y tranquilidad como para aprender en este día de colegio.

NIVEL TRANSPERSONAL

Repetición acelerada

La toma de WCH sirve para todo lo que suponga una repetición acelerada: tics, hipo, tos irritativa, picor, etc.

Para la escuela india del Dr. Vohra,[307] debe prescribirse el remedio en toda enfermedad crónica. Si entendemos la cronicidad como un círculo vicioso, queda bien empleado el ejemplo, puesto que, para que algo se cronifique, es lógico pensar en una repetición continua de un estímulo.

También puede prescribirse WCH en adicciones, ya que existe una repetición continua de algo: la imagen de la sustancia u objeto adictivo. Claro que, en este caso, se debe acompañar de otras flores, como Cherry Plum,[308] que se relaciona con lo compulsivo (impulsos, generalmente acciones, de muy difícil control) y Walnut (corte con inercias, decisión y protección de influencias externas), más, naturalmente, las flores de cada individuo, tanto de personalidad, como, por ejemplo, Mimulus, Chicory o lo que sea, como de estado: Impatiens, por la aceleración debida a la abstinencia de nicotina, además de otras. Centaury puede ser una buena flor para poner límites.

Algunos casos de acúfenos (sonidos agudos en los oídos) han mejorado o desaparecido con esta esencia.

---

307. Vohra, D.S. (1997). *My Clinical Experiencies in Bach Flowers Remedies*. B. Jain Publishers.

308. La asociación de WCH y Cherry Plum es de una sinergia sorprendente. De hecho, WCH es un tipo específico de descontrol, por lo que Cherry Plum representa un patrón más amplio y, por tanto, siempre la segunda esencia es susceptible de apoyar a la primera.

NOTAS

**Que alguien apague la radio, por favor. Un importante catalizador.
Una herramienta para el tratamiento de la ansiedad**

Existen niveles bajos de WCH que pasan prácticamente desapercibidos. Muchas mentes (tal vez casi todas) tienen como mínimo pequeños grados de parasitación WCH. Algo así como una radio encendida permanentemente dentro de nuestra cabeza. Únicamente podemos escuchar lo que dice cuando está a volumen alto, lo que no quita que esté encendida y solo notemos su ausencia, en forma de alivio, cuando se apaga.

Muchas personas se dan cuenta del parloteo mental inconsciente que tienen cuando, por ejemplo, se inician en alguna técnica de meditación o de relajación, o bien toman la esencia en un sentido transpersonal, como una tos que no cesa, un ataque de hipo, etc. En estos casos, no es extraño que se den cuenta de que se concentran mejor, que captan con más rapidez los contenidos impresos en un texto, que se hacen repetir menos las cosas o que, simplemente, han tenido mejor calidad de sueño.

Podemos afirmar que WCH es un buen catalizador mental, al ayudar a disminuir una serie de automatismos mentales inconscientes.[309]

Mucha gente que habla sola tiene un nivel alto de WCH.

El concepto de círculo vicioso, o la repetición continua de algo, es lo que configura el espectro de actuación de WCH. La mayoría de estados mentales negativos cronificados (incluidos los rasgos de personalidad negativos) provienen de esta repetición continua de ciertos contenidos.

Por ejemplo, para que una persona sea Mimulus, es necesario un flujo de pensamientos negativos, circulares y reiterativos que mantengan su sentimiento de inadecuación: «Soy torpe e inútil», «Los demás se darán cuenta de lo poco que valgo», «No sirvo», etc. En Centaury, las creencias negativas se convertirán en las temáticas de disco rayado: «Sola no puedo sobrevivir», «Sin la protección de los demás no soy nadie», «Soy inútil y defectuosa».

Se podría seguir relacionando patrones florales con dinámicas de mantenimiento WCH, pero seguramente estos ejemplos basten para afirmar

---

309. Otras flores que actúan solidariamente, ayudando a aclarar y afinar la mente, son: Scleranthus, Clematis, Hornbeam y, naturalmente, Crab Apple.

que la esencia constituye un auténtico catalizador, ya que si se consigue resquebrajar la mecánica repetitiva, tanto con la toma de WCH y las flores apropiadas, como por el trabajo consciente de la persona, es mucho más probable una pronta mejoría de los estados comentados.

Por otra parte, podemos considerar a WCH como un pilar importante en el tratamiento de la ansiedad, tanto si esta se presenta como un rasgo de la personalidad (por ejemplo, en Mimulus, o en todos los obsesivos), como si lo hace en forma de estado ante un determinado contratiempo. En ambos casos, existe un importante componente de preocupación, verdadero motor mental de la ansiedad, evidenciado por monólogos preocupados y constantes que suelen empezar de la siguiente manera: «¿Y si...?», o bien: «¿Qué pasaría si...?».

Como conclusión, se puede decir que WCH es un verdadero «ansiolítico floral»,[310] aunque se debe tener presente que el abordaje profundo y causal de la ansiedad pasa por las flores personales de cada cliente. En este sentido, esta valiosa esencia debe considerarse más bien como un importante coadyuvante en el tratamiento de fondo.

---

310. Otro ansiolítico es Impatiens, puesto que la ansiedad es siempre aceleración.

WILD OAT (WOA)
Avena silvestre. Bromus ramosus.

LO QUE BACH DIJO DE WILD OAT

«Para aquellos que ambicionan hacer algo importante en la vida, que quieren adquirir mucha experiencia y gozar todo lo que les sea posible, viviendo plenamente. Su dificultad consiste en poder determinar qué ocupación deben seguir ya que, aunque sus ambiciones son fuertes, no tienen una vocación que los llame más que otra. Esto les puede acarrear demoras e insatisfacciones».

PALABRAS CLAVE

Incertidumbre. Desánimo. Insatisfacción por vocación dudosa. Dispersión. Vacío existencial. Desorientación.

WILD OAT COMO ESTADO

WOA no es un tipo de persona, sino momentos o etapas en la vida en los que resulta especialmente necesario orientarse en una dirección adecuada.

Muchas veces, se experimenta en este estado una especie de insatisfacción profunda, una sensación de que la vida pasa de largo y de que nos movemos a la deriva sin encontrar nuestro sitio. Es mucho más fácil entender este proceso con las siguientes palabras: vacío existencial.[311]

Nuestra sociedad occidental actual, ingeniosamente definida por Carmen Hernández Rosety como *Planolandia*, es una gran generadora de WOA, puesto que, al estar regida por un materialismo salvaje, emplea muy poco tiempo en intentar resolver las grandes dudas filosóficas de fondo: «¿De dónde venimos? ¿Quiénes somos? ¿Hacia dónde vamos? ¿Para qué vivimos?».

---

311. Este vacío existencial puede llenarse de angustia en el estado que conocemos como Sweet Chestnut, de tristeza (Mustard), de pesimismo (Gentian), de necesidad de compañía (Agrimony, Heather, Centaury, Chicory), de miedo, de resentimiento hacia alguien de nuestro entorno...

El consumo indiscriminado y la acumulación de riquezas se erigen como fuentes de motivación y, por tanto, de aparente sentido vital. Pero este sucedáneo no resulta suficiente aliciente para una gran capa de la población, sobre todo cuando, al alcanzar algunas de estas metas, se sigue sintiendo incompleta: «Bien, esto por lo que suspiraba y creía que me haría feliz ya lo tengo. El caso es que me sigo sintiendo igual de insatisfecho. Creo que lo que me falta es...».

Pero claro, siempre existe la posibilidad de no llegar a ninguna de las hipotéticas metas materiales y afectivas, cuya carencia justificaba nuestra insatisfacción, y morir en la creencia de que ese ha sido el fracaso de nuestra vida.

Existen ciertos momentos en la vida que actúan a modo de «auditorías internas». Si el balance es negativo, lo más probable es que suframos alguna de las llamadas crisis existenciales: de los treinta, cuarenta, cincuenta..., solo por citar algunos ejemplos.

Otras veces, estas crisis acontecen en fechas de alguna forma significativas, como cumpleaños y fin de año. De ahí, que tanta gente se fije plazos: «A partir de tal día, empezaré tal cosa», o bien: «Me pongo de plazo tal día para dar un giro a mi vida». El resultado de todo esto suele ser una dosis adicional de desencanto y frustración ya que a menudo, aunque las empresas acometidas salgan bien, se sigue sintiendo el mismo desarraigo y vacío existencial de siempre. Por ello, algún autor ha calificado a WOA como «el eterno aprendiz, siempre a la búsqueda y sin encontrar nunca la meta».

Otro detonador importante de WOA puede ser la muerte repentina de alguien del entorno. «¿Pero entonces, yo también me puedo morir en cualquier momento?», «¿Pero qué sentido tiene todo esto?». Y, efectivamente, WOA es una flor de sentido vital.

Son muy comunes en WOA expresiones como: «Buscarme o encontrarme a mí mismo», «Realizarme»...

En WOA hay mucha dispersión, aunque, por supuesto, no tan superficial como en Cerato; de ahí que se haya definido a WOA como un Cerato existencial.[312] Quizá sería mejor hablar de desorientación.

Muchas veces, quien padece este estado no es consciente de su verdadero origen. Lo más probable es que busque en lo material la causa

---

312. Raúl Pérez.

de esa insatisfacción. Naturalmente, lo más socorrido es señalar como culpables al trabajo, la pareja, el poder adquisitivo, los padres, los hijos, la ciudad de residencia, etcétera. Y, como no siempre es posible cambiar muchos de los elementos anteriores, a menudo se recurre a la rotura de la pareja como bálsamo salvador y simplificante: «Es que no me llena». Verdaderamente, no sé qué marca de carrera libre podríamos batir algunos de nosotros en la huida si nuestra pareja nos exigiese que la llenásemos «completamente», cosa por cierto imposible.

En otras ocasiones, bajo el impulso de la insatisfacción, se abandonan precipitadamente trabajos en los que uno se siente estancado, enfadado o infeliz, para acometer proyectos autónomos que, al menos en teoría, permitirían alcanzar cotas mayores de felicidad y realización personal o, al menos, de libertad: «es que mi trabajo no me entusiasma».

Esta práctica no siempre funciona, ya que a veces se toma este tipo de decisión más como una huida hacia adelante de una situación en la que quien la vive se ve sin recursos personales, que como una meta o iniciativa, producto de una sana evolución personal. Dicho de otro modo, se idealiza la meta futura como excusa para evadirse de un presente complicado. Y esto casi nunca funciona.

Resulta interesante reseñar que, en muchas ocasiones, la toma de WOA ayuda a ver claramente que el sitio de uno está en otro trabajo o incluso en otro país. Sin embargo, en otros casos favorece la percepción del presente con más objetividad, con más conciencia. Ello puede llevarnos a derogar plazos que nos habíamos fijado para tomar decisiones importantes o, directamente, a permanecer donde estábamos, pero apoyados por una visión más objetiva y positiva de nuestra situación presente.

Un uso muy aceptado de WOA es el vocacional. Se trata de una flor que resulta muy efectiva para adolescentes que deben elegir una carrera o profesión. Esta aplicación tiene mucho que ver con todo lo descrito hasta ahora.

A menudo, el hecho de ver claramente el camino a seguir no significa tener las herramientas para iniciar la travesía, ya que esta puede ser difícil y plena de obstáculos. Aquí WOA debe ser apoyado, por otra flor del sistema: Walnut. En un sentido metafórico, podemos imaginarnos a alguien dispuesto para el viaje con la brújula y el mapa (WOA) en la mano. Pero aún falta algo, la mochila "inteligente" (Walnut), con los utensilios para ayudarle en el camino: herramientas de corte, protectores, adaptadores...

Del párrafo anterior, se infiere que es incompleto tomar WOA sin Walnut, puesto que la sinergia entre ambas flores es extraordinaria, constituyendo seguramente la pareja floral más perfecta.

FLOR ASOCIADA

Walnut es el complemento ideal, porque ofrece los instrumentos (la mochila inteligente) adecuados para la travesía de Wild Oat.

NIVEL ESPIRITUAL

La génesis y «sintomatología» del estado WOA pudiera muy bien ser la siguiente: según la visión filosófica de Bach, el alma intenta, a través de la intuición, encarrilar la personalidad hacia la perfección y el aprendizaje. Cuando esta se aleja de la conducción del alma, puede experimentarse el vacío existencial ya mencionado y la insatisfacción, desánimo e incertidumbre subsiguientes, indicativos de la falta de sentido y respuestas que nos hagan sentir integrantes significativos de un todo. Esta situación lleva, asimismo, a una sensación de desarraigo inexplicable para la mente, que además nos puede hacer vulnerables a influencias externas que nos desorienten todavía más.

La toma de la esencia facilita una especial repermeabilización de la personalidad a la información del alma, lo que hace más fácil «ver el camino». De alguna manera, revierte la orientación de la búsqueda exterior hacia el interior.

Dependiendo del mensaje del alma, muchas veces la toma de WOA nos hace cambiar y tomar decisiones trascendentes que nos alejan de nuestras actividades hasta entonces: un cambio de etapa en suma. En cambio, en otros casos, como se reseñaba de una forma más general en el nivel anterior, la toma de la esencia nos permite ver que el aprendizaje espiritual se está instrumentando en el sitio donde estamos, cosa por otra parte lógica.

En WOA negativo, a pesar del distanciamiento alma/personalidad, la primera sigue enviando información a la segunda, pero esta hace una lectura muy superficial de la misma, traduciéndola de la siguiente forma: «¡Muévete! ¡Busca, haz algo!». La persona recibe esta información trascendental para ella y siente que debe dar cauce a esa imperiosa secreción que le llega de sus estructuras más sutiles, aunque no sabe muy bien cómo hacerlo. Bastante mediatizado por la sociedad actual, busca en el exterior modelos en los que realizarse y reflejarse, tanto de corte material como espiritual: deportes de riesgo, negocios empresariales, viajes exóticos, movimientos religiosos, cambios de profesión y pareja, consumo de drogas, etc. Incluso los hay que se hacen alpinistas y escalan las montañas más altas. La pregunta es evidente: ¿es necesario subir tan alto e irse tan lejos para encontrarse a sí mismo?[313]

Es importante entender que lo que haga cada uno en WOA depende mucho de su personalidad de fondo. Las personas más activas intentarán muchas de las cosas explicadas un poco más arriba. Otros, más pasivos, vivirán con tristeza su estado. Algunos manifestarán resentimiento hacia su entorno, culpándolos de su frustración. Como vemos, no se puede generalizar a la hora de explicar la forma en la que uno se comporta en WOA.

WOA ayuda a canalizar la energía de búsqueda exterior hacia el interior y nos enseña que no es necesario ser nada importante ni especial en esta vida. Nos muestra que la solución está en nuestro interior. Que siempre podemos construir momentos mejores y nuevos porque tenemos el poder de convertirnos, algún día, en *nosotros mismos*.

WOA ofrece serenidad, claridad y seguridad y nos ayuda a obrar intuitivamente, al dictado de lo que nos sugiere nuestra alma.

Para Bach, la lección que hemos venido a aprender se imparte aquí y ahora; de ahí que, como algunas otras flores del sistema, la toma de WOA nos aleje de planificaciones y quimeras a largo plazo. La esencia se relaciona con el echar raíces y encontrar un sentido y significado en lo que estamos haciendo ahora mismo. Podríamos decir que ayuda a fomentar importantes competencias de la inteligencia emocional, como la *iniciativa* y la *capacidad de automotivación*.

---

313. En la película Everest (2015), un grupo de escaladores aficionados paga para escalar la montaña, venciendo con su dinero la reticencia de los guías. La motivación es la aventura, algo especial que les haga sentirse vivos, que los saque del aburrimiento de su vida cotidiana. Desgraciadamente, como era de prever, varios de ellos morirán en el intento o quedarán con graves lesiones De hecho, consiguen algo "especial", aunque no en el sentido deseado.

El neurólogo y psiquiatra austríaco Viktor Frankl (1905-1997), creador de la logoterapia,[314] afirma lo siguiente: «El hombre se autorrealiza en la misma medida en que se compromete al cumplimiento del sentido de la vida». En su libro *El hombre en busca de sentido*,[315] plasma su durísima experiencia como prisionero de los nazis en varios campos de exterminio. Mucho de lo que dice se puede agregar a nuestro conocimiento de WOA y nos ayuda a comprender la importancia de encontrar un sentido a la vida.

NIVEL TRANSPERSONAL

Desorientación

Una evidente función transpersonal de WOA es la de catalización. Según Bach:

«Hay ocasiones en que el enfermo parece necesitar un gran número de remedios y es difícil para el terapeuta decidir cuáles son los más urgentes. Es entonces cuando WOA es verdaderamente valioso para los enfermos que se muestran desalentados, indecisos y que se dejan influir con facilidad por otros».[316]

En *Los doce curadores* y *Los siete ayudantes* (1934), comenta lo siguiente:

«Cualquier persona puede necesitar este remedio. Cuando no haya respuesta a los otros remedios o resulte difícil decidir cuál debe administrarse, probar con este al menos durante una semana. Si el paciente mejora, seguir con este remedio mientras mejore antes de cambiar a otro».

---

314. La logoterapia es una modalidad de psicoterapia que propone que la voluntad de sentido es una motivación primaria del ser humano, una dimensión psicológica inexplorada por paradigmas psicoterapéuticos anteriores, y que la atención clínica a ella es esencial para la recuperación integral del paciente.

315. Frankl, V. (2015). *El hombre en busca de sentido*. Herder.

316. Chancellor, P.M. (1974). *Curación por medio de flores*. Yug.

WOA es, pues, uno de los dos catalizadores primarios enunciados por Bach.[317] Para prescribirlo como catalizador, no es necesario que concurran muchas flores y estén plenamente justificadas, sino que exista una imposibilidad de jerarquizar lo más importante. Es decir, que se aprecian indicadores mínimos de demasiadas flores, sin que la ayuda del consultante ni nuestra observación nos permitan discernir qué es lo más urgente. Entonces, si vemos que predominan en el sujeto patrones florales de pasividad, es cuando debemos dar WOA sola (cuatro a seis tomas al día) y volver a entrevistar entre dos y cuatro semanas después. Es posible que se aprecie con más claridad qué es lo jerárquicamente más importante para el cliente. Podemos definir así a WOA como un catalizador Yin.

Existen experiencias positivas que relacionan esta esencia con el encajamiento cefálico del bebé antes del nacimiento (cambio de orientación). El terapeuta y formador francés Bruno Schmucki, recopiló 11 casos en los que existió una relación clara entre la toma y/o aplicación local de WOA con este efecto positivo.[318] En 2022, los casos resueltos por este terapeuta con la ayuda de WOA eran ya 15.

NOTAS

Cuento: El forastero que vino de Wild Oat

Una persistente lluvia azotaba Perdida City, convirtiendo nuevamente su calle principal en un caótico barrizal y haciendo todavía más dura la vida en este pequeño pueblo del Oeste.

Desde hacía mucho tiempo, tal vez años, la banda de Renegado Jim tenía aterrorizado al pueblo entero. Llegaban algunas tardes con sus terribles caballos encolerizados, siempre disparando y profiriendo alaridos infernales. Lo más entretenido era romper todo lo posible, incluso lo ya roto con anterioridad.

---

317. El otro catalizador, para personalidades activas, es Holly.

318. (2017). Testimonio de Wild Oat en el reposicionamiento del bebé antes del nacimiento. *Revista SEDIBAC (Sociedad para el Estudio y Difusión de la Terapia del Dr. Bach de Cataluña)*, Nº 87.

De nada sirvió cuando decidieron cerrar el *saloon*. Destrozaron las puertas y bebieron hasta caer derrumbados. En otra ocasión, sacaron al dueño a rastras y le dieron una brutal paliza.

La diversión para aquellos malvados siempre consistía en dosis de alcohol que hubieran llevado al coma o matado a cualquier persona normal, disparar a los pies de algún borracho para que bailase, violar, destrozar, e incluso matar.

Cuando la presión popular sacó literalmente al *sheriff* de su escondite, una bala en la cabeza, disparada por el propio Renegado Jim, anuló en origen toda posible ilusión de justicia.

Fue una tarde tan lluviosa como cualquier otra cuando la fantasmal silueta de El Forastero fue poblándose de ropa y presencia.

Movimientos lentos, rostro imperturbable, gatillo fácil, disparos certeros, palabras ausentes. Un pequeño cigarro barato perennemente colgando de sus labios y, de vez en cuando, escupitajos al suelo que parecían realzar su bravura.

En el momento en que la puerta del *saloon* se abrió para dar paso a El Forastero, la estéril vida de varios de los malvados se apagó para siempre. No importa si fue un gesto, una palabra o una mirada lo que desató el infierno de fuego y plomo. Quienes pudieron huyeron despavoridos, tal vez pensando en no volver. O acaso en volver para una batalla final, en la que aquel bastardo salido de la nada fuera reducido a una papilla sanguinolenta.

Durante los días sucesivos, volvió la alegría al pueblo. Y, sobre todo, la esperanza. Gente que prácticamente no frecuentaba la calle salió de sus escondrijos para conocer al nuevo Mesías.

El Forastero intentó en vano crear una especie de milicia popular, con pocas palabras, casi sin armas; aunque era evidente que se trataba de gente de paz, incapaz de defenderse.

Ni que decir tiene que Anita, la muchacha más bella del lugar, se interesó por él. Pero El Forastero parecía tener otras prioridades, como, por ejemplo, la batalla final, la cual no tardó en llegar.

Nunca se vio nada igual: uno tras otro, los malvados fueron cayendo bajo aquella especie de ángel exterminador. Incluso, quienes no quisieron perderse la epopeya vieron, por las rendijas de sus ventanas, caer el fuego sobre aquellos canallas desde posiciones tal vez imposibles. A veces lo distinguieron a él, a cuerpo descubierto, con su larga capa negra y su ancho sombrero, disparando desafiante. Reclamando quizá el propio derecho a una muerte que tardaba demasiado en llegar.

El día siguiente fue fiesta en Perdida City. Incluso un sol inusual pareció confirmar que ya nada sería como antes. Una improvisada banda de música alegró con canciones típicas el gran día. Algunos tenderetes brindaron bebidas gratis a todos. Los niños corrieron y jugaron, al fin libres de peligros.

Todo el pueblo esperó paciente a que El Forastero saliera de la más que dudosa pensión de Kitty. También la bella Anita aguardó nerviosa en primera fila la aparición del hombre. Su intuición y acaso alguna mirada furtiva parecieron confirmarle que era la candidata ideal.

Todo estaba planeado, los vecinos y las autoridades locales habían ensayado una y otra vez el discurso, las pausas para la música. Las ofertas, porque no cabía duda de que El Forastero se quedaría allí. ¿Para qué si no habría arriesgado cien veces su vida por unos insignificantes desconocidos? Lo nombrarían *sheriff* o, si no quería, lo nombrarían lo que fuese. Un rancho, unas reses, caballos, una familia..., Anita, un tropel de forasteritos corriendo traviesos por el pueblo, tan valientes como su padre. ¿Qué hombre podría desear algo más en la vida?

Sin embargo, ocurrió lo inexplicable. Aquello que con el paso del tiempo se convertiría en algo quizá más sorprendente que la propia aniquilación de la banda de Renegado Jim.

El Forastero apareció imperturbable como siempre. Ensilló su caballo, escupió y saludó parsimoniosamente al grupo, despidiéndose. Le preguntaron estupefactos que adónde iba. ¿Tendría una familia? ¿Una venganza pendiente? «No sé», contestó. «Tal vez al sur...».

La silueta se perdió lenta y cansinamente por el horizonte. Para siempre.

Conclusión

Seguro que el lector habrá visto algún *western* con un argumento igual o parecido a este relato, y me viene la imagen de Clint Eastwood. Se trata en realidad de una parábola. La plasmación cinematográfica de una especie de arquetipo Wild Oat, representado por un forastero que busca, aunque no sabe bien qué es lo que busca.

En el cuento, o la película si se prefiere, existe compromiso en el protagonista. Al menos, un cierto tipo de compromiso, puesto que El Forastero arriesga la vida muchísimas veces por gente a la que ni siquiera conoce.

Sin embargo, no existe un verdadero compromiso interno, un echar raíces. A pesar del empeño y la decisión que demuestra el jinete en defender a la gente de Perdida City, no es eso lo que da sentido a su vida. Ni siquiera la posibilidad de entablar una relación con la bella Anita. Por ello, cree que debe rechazar las tentadoras propuestas que le ayudarían a arraigar. El Forastero busca en el exterior porque sencillamente no puede hacerlo en su interior.

Todo esto quiere decir que en el estado Wild Oat se pueden asumir riesgos, tomar importantes decisiones, efectuar cambios situacionales, pero sentirse igual de desilusionado y desorientado, a pesar de que externamente pueda parecer todo lo contrario.

El verdadero problema del protagonista del cuento es que, aunque desde el exterior pueda suponerse lo contrario, no se deja llevar verdaderamente por el viento..., el viento del alma, el único capaz de orientarlo con precisión.

WILD ROSE (WRO)
Rosa canina. Rosa silvestre.

LO QUE BACH DIJO DE WILD ROSE

«Para quienes sin una razón aparentemente suficiente se resignan a todo lo que les pasa y se deslizan por la vida tomándola como viene sin hacer el menor esfuerzo por mejorar las cosas ni por encontrar la felicidad. Son personas que sin queja alguna se han dado por vencidas en la lucha por la vida».

PALABRAS CLAVE

Apatía. Indiferencia. Aislamiento.

WILD ROSE COMO RASGO DE PERSONALIDAD

Históricamente, la comprensión de WRO parece haber planteado algunas dificultades. Por ello, resulta conveniente comenzar por la siguiente pregunta: ¿Existen en realidad personas WRO? o mejor aún: ¿Existen rasgos de personalidad WRO más allá de las tipologías Clematis y Water Violet? Por el momento, no tengo respuesta a esta pregunta, pero espero que este capítulo ayude a una mejor comprensión del patrón.

Hablar de WRO significa hacerlo de la apatía. No se puede ser Clematis ni Water Violet sin tener una buena dosis de apatía, por lo que puede considerarse a WRO como un rasgo de personalidad principal, muy presente en ellos.

La apatía también puede detectarse en varios estados florales, como se expone a continuación:

Clematis y Water Violet: apatía hacia numerosas circunstancias de la vida de relación, como crear una familia, mantener relaciones interpersonales y sexuales, acceder a una buena cualificación profesional, etcétera.

Hornbeam: actitud apática ante lo obligatorio que no apetece.

Olive: apatía vinculada al agotamiento extremo.

Mustard: apatía ligada a la tristeza profunda.

La toma de WRO puede ayudar, además de las esencias mencionadas, a quienes sufren estos estados. Si existiera una personalidad netamente

WRO, y se trata solo de una especulación, hablaríamos de alguien con una apatía pura no generada ni vinculada a ningún otro patrón floral desencadenante.

La persona con un fuerte componente de WRO puede verse desde el exterior como apática, vacía, indiferente, aburrida; tremendamente pasiva. Emocionalmente plana, aislada y con el deseo abolido.

Otro elemento diagnóstico sería el que no experimentaría prácticamente sufrimiento, del mismo modo que casi no experimenta placer. Y no hablamos aquí de personas reprimidas a las que la expresión emocional les hace sentir vulnerables, como los obsesivos. Tampoco de aquellos que posponen la respuesta emocional, como ocurre en el duelo diferido. Hablamos de alguien para el que su forma de expresión, mejor dicho de no expresión, es siempre así, sin existir antecedentes que justifiquen su apatía.

WRO es seguramente el producto de un aprendizaje en donde han faltado los estímulos afectivos necesarios para que el niño desarrollara un sistema emocional mínimamente empático y competente. Posiblemente, padres o tutores negligentes o con vidas muy complicadas, sin tiempo o deseo para interactuar afectivamente con sus hijos. A esto puede contribuir el que algunos bebés (Clematis o Water Violet) sean desde un principio muy poco reactivos ante cualquier carantoña y, por tanto, todo intercambio resulte poco gratificante para el adulto, terminando este por atender al niño de forma impersonal y mecánica.

En cualquier caso, resulta difícil pensar en WRO sin hacerlo automáticamente en Clematis y Water Violet, por lo que lo más probable es que no exista como rasgo de personalidad autónomo de estas dos tipologías, sino que se trate simplemente de un aprendizaje. Como comenta Boris Rodríguez, «Clematis se nace, WRO se hace».

WILD ROSE COMO ESTADO

Es bastante frecuente encontrar niveles temporales de WRO temáticos, es decir, apatía en distintas franjas, como por ejemplo la pareja, el trabajo, el sexo, la vida social, la salud, el dinero, etc. Se trata de etapas de una duración limitada en las que las otras áreas de la vida no se ven comprometidas, por lo que uno puede ser vital, optimista, y desenvolverse positivamente en ellas. La toma de la esencia selecciona perfectamente los sectores en déficit que necesitan ser reactivados. Esto también viene favorecido porque la parte no apática del sujeto detecta como anómalo el sector afecto de WRO, siendo más probable que solicite ayuda.

No siempre podemos encontrar una relación causa-efecto entre los acontecimientos y la aparición de apatía, salvo en los casos que se citan en el apartado de Notas.

Cuando el estado WRO afecta a toda la personalidad nos encontramos con un problema mucho más grave. Esto puede venir de la mano de un trastorno depresivo severo, donde la apatía es uno de los síntomas diagnósticos principales.

Pueden vivirse las formas más severas de WRO en enfermedades psiquiátricas muy graves que llevan a un estado «catatónico». Como se verá en estos ejemplos, la coexistencia de WRO con Clematis resulta evidente. En otros casos, se puede llegar a WRO como mecanismo de defensa para evitar sufrimiento (ver Notas).

La diferencia con los estados temáticos de Gorse es que en estos últimos suele haber sufrimiento,[319] además de un elemento causal que "justifica" la claudicación. Por otra parte, si bien en Gorse podemos hablar de resignación, en WRO añadimos el concepto de apatía, ausente en el primero.

FLOR ASOCIADA

Gorse, porque de alguna manera se ha decidido "tirar la toalla".

NIVEL ESPIRITUAL

Katz y Kaminski apuntan la siguiente reflexión:

«La encarnación en un cuerpo físico es una experiencia plagada de luchas y dificultades; para WRO ese esfuerzo apenas parece valer la pena. [...]

---

319. Al menos en las personas más emocionales. Una excepción al sufrimiento puede verse cuando el Gorse es vivido por personas Clematis o Water Violet, que como vimos son de por sí apáticos.

La esencia enseña que la persona debe abrazar la oportunidad sagrada y preciosa que es la vida».

Referente al concepto «resignación», es previsible suponer que el estado WRO pueda ser el desencadenante de episodios de sufrimiento que, en cierta forma, «nos hagan levantar del asiento».

El Dr. Bach escribió:

«La resignación, que nos transforma en meros pasajeros pasivos en el viaje de la vida, abre la puerta a incontables influencias adversas, que jamás tendrían oportunidad de presentarse si en nuestra existencia diaria prevalecieran el espíritu y el gozo de la aventura. Cualquiera que sea nuestra situación, desde un trabajador en una urbe atestada de gente a un solitario pastor en las montañas, debemos luchar para transformar la monotonía en interés; el deber rutinario y aburrido en una gozosa oportunidad de adquirir experiencia, y la vida cotidiana en un intenso estudio de la humanidad y las grandes leyes fundamentales del Universo».[320]

Este bello párrafo es polivalente, puesto que también resulta válido para Hornbeam, Clematis, Wild Oat, Water Violet y Gorse. Representa un bello alegato en favor de la automotivación.

WRO supone un estado fuertemente involutivo, ya que el nivel de conciencia emocional es inexistente. Las competencias emocionales no están desarrolladas, o bien permanecen suspendidas, con lo que la capacidad de empatía es nula.

La toma de la esencia estimula el protagonismo, el compromiso y la participación en la gestión de la propia vida. Además, en su aspecto más espiritualizado, aporta un vivo interés por todos los aspectos del día a día, al mismo tiempo que puede aumentar nuestra capacidad de disfrutar. Favorece decididamente, como se citaba más arriba, la capacidad de automotivación.

---

320. Bach, E. (2006). Cúrate a ti mismo. En Bach por Bach. Obras Completas. Escritos florales. Continente.

NIVEL TRANSPERSONAL

Inexpresión. Subexpresión

WRO resulta útil en algunas ocasiones en que la respuesta al tratamiento es inexistente, apática («inexpresión») o poco evidente («subexpresión»).[321]

WRO se puede considerar como un verdadero catalizador, puesto que ayuda a acelerar la respuesta al tratamiento.

Ha resultado efectivo en bastantes casos de pérdida de libido, de apatía sexual. No en vano la rosa es mitológicamente y, por tanto, arquetípicamente, un símbolo de sexualidad y de afloramiento primaveral, entre otras cosas, del deseo sexual. También debe ser tenida en cuenta como flor de aporte o estimulación energética, aunque pienso que a un nivel menor que Olive, Clematis, Hornbeam y Centaury.

NOTAS

Sufro, luego me anestesio. De Gorse a Clematis-Wild Rose

En capítulos precedentes se describió Gorse como un mecanismo de defensa. De alguna forma, el «tirar la toalla» conforta o proporciona alivio en una situación en la que no se ve salida. Existe una especie de resignación ante lo inexorable, por lo que uno ya no intenta nada. En realidad, lo que disminuye es la responsabilidad por encontrar una salida positiva a la situación y, en algunos casos, esto puede servir para disminuir la ansiedad, al menos en un primer momento.

Sin embargo, esta claudicación termina provocando más sufrimiento, ya que quien llega aquí se siente generalmente atrapado y desesperado a poco emocional que sea. En ocasiones, este tormento es tan extremo, tan traumático, que es necesario desconectarse (disociarse) en una forma de Clematis transitorio, donde todo parece irreal, o caer en una apatía extrema (WRO), una especie de anestesia emocional.

---

321. Escogí estos términos en contrapartida a Vervain, «sobreexpresión», ya que WRO representa las antípodas del primero. Del mismo modo, «entusiasmo» es el opuesto a *apatía*, aunque en Vervain el término más preciso sería «sobreentusiasmo».

Estaríamos aquí ante un mecanismo de defensa que se añade a otro precedente. Podemos así encontrar personas que han llegado a un estado permanente de apatía WRO después de haber sufrido determinados shocks. De hecho, algunos de ellos se disocian automáticamente en casos de situaciones especialmente traumáticas, como si lo que está sucediendo fuera irreal o no les estuviese pasando a ellos. En este punto, vuelvo otra vez al Dr. Viktor Frankl en *El hombre en busca de sentido*,[322] el cual describe en primera persona cómo algunos prisioneros de los campos nazis de exterminio llegaban a «anestesiarse» ante las mayores atrocidades.

---

322. Frankl, V. (2015). *El hombre en busca de sentido*. Herder.

WILLOW (WIL). Salix vitellina. Sauce.

LO QUE BACH DIJO DE WILLOW

«Para quienes han sufrido adversidades o infortunios y no los pueden aceptar sin quejas ni resentimiento, ya que juzgan la vida de acuerdo con el éxito que les trae. Piensan que no han merecido pasar una prueba tan grande; que la vida ha sido demasiado injusta con ellos y se convierten en amargados. A menudo pierden el interés y se vuelven menos activos en aquellas cosas de la vida de las que antes disfrutaban».

PALABRAS CLAVE

Resentimiento. Amargura. Sentimiento de frustración y fracaso. Negatividad. Animadversión. Desconfianza, Rencor. Agresividad pasiva. Retención. Irritación. Rigidez. Rumiación mental. Ansiedad.

WILLOW COMO TIPOLOGÍA Y COMO RASGO DE PERSONALIDAD

En WIL el individuo proyecta hacia el exterior sus decepciones, su rencor, su resentimiento. En él, solo salta a la vista el lado negativo de la vida.

«Se ve a sí mismo como alguien incomprendido, con mala suerte, despreciado, gafe y devaluado por los demás. Reconoce sentirse amargado, descontento y desilusionado con la vida».[323]

WIL no está satisfecho del balance de su vida y culpa de su infortunio a los demás, a una determinada persona, a la sociedad, al destino, al karma, a Dios o, en todo caso, a una fuerza cósmica que actúa sobre él condenándolo a una existencia plagada de tropiezos. En este patrón, la persona cree no tener ninguna responsabilidad de su situación: la culpa la tienen siempre los otros.

---

323. Millon, T., *op. cit*. En gran medida, WIL corresponde a los trastornos paranoide y negativista de la personalidad, de donde extraigo el párrafo.

WIL es lo opuesto de Pine, en lo que a gestión de la culpa se refiere. Se considera una víctima del perverso destino, preguntándose a menudo: «¿Qué he hecho yo para merecer esto?», o bien: «¿Por qué me suceden a mí estas cosas?», en una actitud cargada de autocompasión e hipocresía.

«Con frecuencia, se muestra susceptible, irritable y temperamental, seguido de un retraimiento malhumorado [...]; petulante e impaciente, desprecia sin motivo a las figuras de autoridad y refiere sentirse molesto con facilidad o frustrado por ellas».[324]

Esto explica la gran cantidad de personas tipo Vervain que presentan rasgos WIL, puesto que Vervain cuestiona permanentemente el principio de autoridad, debido a su personalidad antisocial.[325]

WIL está gestionado por poderosos mecanismos de defensa construidos ladrillo a ladrillo por quien se ha sentido herido y boicoteado en diversos aspectos de la vida: profesional, social, afectivo, etc.

De resultas de ello, y según su escala de valores, no ha conseguido los logros que creía merecer, por lo que se siente frustrado y fracasado.[326]

Estos agravios sufridos hacen que el peso del pasado sea verdaderamente importante, puesto que es en este pasado donde han ocurrido los agravios que «justifican» su infausto presente. En este punto, es necesario apuntar a Honeysuckle como esencia interesante para ellos, puesto que el peso del pasado es determinante.

Los agravios alegados por WIL pueden ser objetivos (reales) o meramente subjetivos (parcial o totalmente falsos), como es el caso de las personalidades paranoides, coincidentes en gran medida con lo que conocemos como WIL.

---

324. *Ibidem.*

325. El término *antisocial* se emplea aquí como referencia a un tipo de personalidad que no se adapta a las normas sociales, a las que cuestiona de forma rebelde, anteponiendo sus propios intereses a los del grupo y moviéndose en una hostilidad permanente.

326. El sentido de «fracasado» o «perdedor» se refiere en general, según la visión del propio WIL y de los usos sociales más materialistas, a logros que tienen que ver más bien con el concepto de estatus social, poder adquisitivo, prestigio social, bienes materiales, etcétera.

Por consiguiente, WIL es básicamente desconfiado. Demasiado suspicaz. Muy predispuesto a tergiversar y malinterpretar el sentido de los sucesos, palabras y gestos de los demás: «Si dice esto o hace lo otro, indudablemente es porque trama algo contra mí». Existe una gran necesidad de confirmar sus sospechas. Este y no otro parece ser el sentido de sus interpretaciones distorsionadas, mediante las que justifica su actitud vigilante y defensiva.

Si profundizamos en los mecanismos de defensa de la personalidad que sustentan el WIL, varios de ellos son claramente visibles.

Uno es la *racionalización*, consistente en explicar desde la mente el dolor emocional sufrido: «Claro, estoy resentido porque toda una serie de cabrones me ha jodido la vida».

Otro mecanismo evidente es la *proyección*, consistente en atribuir a otros actitudes y sentimientos que están dentro de uno, como la envidia, la agresividad, la negatividad, la animadversión, y una serie de sentimientos y emociones tóxicas de las que ellos van sobrados.

Por último, con la *generalización* pretende defenderse de una serie de colectivos e instituciones que solo buscan su mal: la sociedad, los hombres, las mujeres, los políticos, los jóvenes, los viejos, y cuanto sea necesario para justificar su estado y su posicionamiento.

Definitivamente, WIL no espera nada de la vida, ni del presente ni del futuro. Verdaderamente, ha tirado la toalla, por lo que Gorse parece una esencia muy apropiada para ellos, junto a Gentian, por supuesto.

Como vemos, WIL no posee las herramientas, ni la suficiente autocrítica, como para ver su parte de implicación en la gestión de los acontecimientos. Pretende sustraerse del escenario de sus acciones pasadas y presentes cargando completamente la responsabilidad en el exterior y eximiéndose de toda actitud inadecuada, lo que lo convierte en un cínico.

En muchos casos, pueden rastrearse en WIL infancias complicadas marcadas por abandonos, familias ausentes o desestructuradas, abusos infantiles, etc. Pero los anteriores no son antecedentes presentes en todos los WIL. En cualquier caso, ellos creen que estas circunstancias adversas los legitiman, algo así como una «patente de corso» para tener una actitud egoísta y desconsiderada con sus semejantes.

WIL es el típico amargado, el aguafiestas. Sus padecimientos lo hacen huraño, depresivo, cascarrabias y, con el tiempo, tiende claramente al aislamiento, a medida que van aumentando su amargura, resentimiento y edad.

Su carácter negativo, avinagrado, mezquino y malhumorado, no predispone a establecer, o tan siquiera mantener, relaciones de amistad. Además, como ya se comentó, es demasiado desconfiado. Por otra parte, muchos WIL son pendencieros, despectivos, corrosivos e incluso faltos de escrúpulos.

WIL emite una energía muy negativa y, lo que es peor, muy contagiosa, desvitalizante y destructiva. La gente que convive con él puede sentir como si perdiese energía, por lo que es muy necesario protegerse con la toma de Centaury y Walnut.

La condición WIL es algo más frecuente en ancianos, ya que han tenido más tiempo para perseverar en una actitud equivocada, pero de ningún modo es exclusiva de ellos.

WIL no es proclive a dar, pero no pone impedimentos a la hora de recibir, ya que lo considera como una compensación «que la vida le debe». Este hecho determina que sea absolutamente desagradecido. No se interesa para nada por las otras personas y excusa sus responsabilidades en que es «una víctima del destino», lo que lo convierte en un gran egoísta.

En su negatividad, WIL no comprende a los demás (empatía nula) y le molesta que otras personas puedan sentirse alegres, sanas, y se desenvuelvan bien en la vida. Esto último es percibido como una provocación que se manifiesta en envidia y que hace que se sienta llamado a combatir esa felicidad; de ahí el apelativo de «aguafiestas», como se verá dramáticamente en la parte de Notas.

Es como si en lugar de querer nivelarse en lo positivo, deseara socializar la frustración y el fracaso. Su lema parece ser: «Si yo estoy mal, ¿por qué los demás tienen que estar bien?». Para ello, cultiva un tipo de agresividad pasiva que, tradicionalmente, ha sido descrita en la literatura floral como ira contenida. Esta agresividad pasiva se puede ejercitar de muy diversas maneras. Ya mencionamos su «trabajo» de aguafiestas. Debemos añadir la crítica malintencionada y descalificadora que busca minar los méritos ajenos.

WIL se sentirá explotado en cualquier trabajo, más allá de lo que haga, relacionándose con los demás desde el descontento y la sospecha, por lo que es muy posible que exprese la agresividad pasiva de la que se hablaba, siendo poco colaborador y negándose a satisfacer las expectativas de los demás, aplazando las acciones y mostrándose ineficaz y obstinado, puesto que, en realidad, experimenta gratificación al socavar el bienestar y las aspiraciones de las otras personas (Millon). No quiere esto decir que en los trabajos siempre tenga que adoptar una actitud claramente obstruccionista, ya que ello le acarrearía muchas veces el despido (de hecho, se lo suele acarrear). Lo que ocurre es que puede mantenerse en la línea de lo mínimo posible. Esta actitud tan desconsiderada suele aumentar mucho cuando el tipo de trabajo que realiza no tiene una supervisión jerárquica directa y eficaz.

Otras formas ideales de boicot para WIL pueden ser: retener hasta el último momento un pago, sabiendo que la persona a la que va destinado necesita ese dinero de forma imperiosa; rechazar todo plato cocinado por la nuera, aduciendo que no le sienta bien, etcétera. Por supuesto, todas estas actitudes lo sitúan en la cima de la antipatía.

La ira contenida, que como veíamos va asomando de forma más o menos pasiva, ha sido comparada por Scheffer a «un volcán despierto, que arroja columnas de humo, pero sin llegar a la erupción».

Sin embargo, muchos WIL no tienen esa capacidad de contención explotando a Holly, que sí representa el volcán en erupción. Resulta fácil entender que tanta frustración, fracaso y decepción produzca, en muchas personas, rabia constante o, lo que es lo mismo, una agresividad latente que genera una presión interna, vivida generalmente como ansiedad. Un Cherry Plum interior que mantiene el volcán de la metáfora de Scheffer en actividad, pero que puede explotar en la mencionada erupción (Holly). Dicho de otra manera, WIL es un enfadado crónico, hecho que lo convierte en alguien muy peligroso: un linchador en potencia.

Para mantener la cronicidad mencionada, es necesaria una maquinaria continua de pensamientos negativos rumiatorios e irritantes. Por esto, es muy importante, en el tratamiento de todos ellos, acompañar con la toma de Gentian (negatividad) y White Chestnut para la repetición continua de dichos pensamientos.

La sociedad actual puede considerarse un gran vivero de frustraciones y, a menudo, es solo la inminencia del peso de la ley lo que consigue mantener a tantos WIL en los límites de la agresividad pasiva.

Resulta desasosegante constatar las altas cotas de audiencia que consiguen los programas televisivos del «corazón» o de la «prensa rosa»,[327] en los que mucha gente frustrada encuentra alivio al ver que personajes ricos, guapos y famosos también viven historias tristes y miserables; que también sufren. Naturalmente, estos programas se regodean en este tipo de conflictos, a la par que los airean y venden, cuando no los fabrican o simulan. Gran parte de los espectadores toman partido por unos u otros y arremeten en cualquier conversación con furia contra los «malos», sin ningún conocimiento de causa y proponiendo castigos de lo más crueles. ¿De dónde viene toda esa rabia? De WIL. No en vano, Jordi Cañellas relata en su libro que el sauce puede y suele alimentarse de aguas residuales, incluso putrefactas.[328]

Además de su vertiente tipológica, puede considerarse a WIL como rasgo de personalidad presente en otras tipologías. Al principio del capítulo, se anticipaba Vervain como un buen productor de WIL, pero es necesario añadir en la lista a Gentian, porque su negatividad y pesimismo depresivos lo abocan al fracaso y a su consiguiente resentimiento.

Chicory se resiente cuando los demás se protegen y no admiten ser manipulados ni regentados por él y, además, por la falsa percepción que tiene de dar mucho más de lo que recibe, hecho que lo hace esperar «lo que la vida le debe» con una impaciencia irritada.

En el *Vine secundario,* son los traumas y las experiencias dolorosas las que a menudo crean un resentimiento WIL, que se viste de una armadura protectora e intimidante.

También puede generarse WIL en los Mimulus, cuando en lugar de reconocer que el «fracaso» puede haberse debido a su falta de asertividad y dificultad para asumir riesgos, culpabilizan a los demás.

Muchos Rock Water son muy resentidos y amargados, al haberse tenido que reprimir de una forma tan ascética, mientras otros «viven la vida loca».

Los WIL son en la enfermedad pacientes difíciles, por su desconfianza y negatividad; poco proclives a sanar y mucho menos a colaborar. Cuando mejoran les cuesta admitirlo: «Parece que estoy algo menos mal».

---

327. En España, los detractores denominan a estos programas «telebasura», y creo que no les falta razón.

328. Cañellas, J. (2008). *Cuaderno Botánico de Flores de Bach.* Integral RBA.

Pueden padecer todo tipo de dolencias. Generalmente, sufren ansiedad y tienen tendencia depresiva. En ocasiones, despliegan síntomas fóbicos, que además les sirven de excusa para no satisfacer las expectativas de otros. Muchos de ellos instrumentan y exageran sus enfermedades para obtener bajas laborales y prestaciones sociales permanentes del tipo invalidez. No olvidemos que la mayoría de WIL son litigantes y consideran que los demás les deben algo.

Se han descrito muchos casos de artrosis cercanas a esta personalidad, así como gastritis, problemas hepáticos y de la piel.

WILLOW COMO ESTADO

Cualquier persona, aunque no sea de forma crónica, puede tener episodios WIL. Nadie está exento de sufrir graves injusticias que le generen resentimiento con algunas personas o instituciones, pero no coincidir con la descripción tipológica. Es decir, no sentirse fracasado ni tener actitudes negativas de crítica ni animadversión, e incluso ser una persona positiva y tranquila. En estos casos, WIL es una esencia muy activa para ayudar a trabajar el vínculo negativo que representa el resentimiento.

A nadie escapa que casi cualquier enfermedad puede, en un determinado momento, provocarnos rechazo y resentimiento hacia ella, al mismo tiempo que la consideramos como algo ajeno a nosotros y, sobre todo, injusto. En este caso, en que el estado WIL surge como consecuencia y no como causa de la enfermedad, también es indicado administrar el remedio.

Es una buena esencia para tratar la reacción de resentimiento hacia Dios (o el destino, el karma, la vida, etc.), que puede surgir en la fase de duelo posterior a la muerte de alguna persona muy querida.

La toma de WIL puede ayudarnos cuando, por un espacio de tiempo, una serie de infortunios nos hacen sentir que la vida está en contra nuestra o bien que somos «gafes».[329]

Existen casos de WIL temático donde, debido a algunas experiencias negativas, o incluso sin ellas, uno está resentido con algún colectivo (taxistas, policías, políticos, perros, etc.) o con todo un género (hombres o

---

329. En España, se dice popularmente de las personas que atraen la mala suerte.

mujeres), lo que sin duda puede resultar muy limitante. Como ya vimos, se trata de un mecanismo de defensa de la personalidad llamado *generalización*. Representa una simplificación del mundo para hacerlo más manejable. En base a alguna experiencia negativa, y para defendernos del agente que ha causado nuestra frustración o dolor, intentamos prevenirnos y apartarnos de él lo más posible; por ello, necesitamos incluir a todos los seres u objetos de la misma clase. Sin duda, es un mecanismo que demuestra una clara inmadurez, dada la falta de discriminación que implica.

Tristemente, son muchas las ocasiones en que los gobiernos totalitarios, e incluyo aquí tantas supuestas democracias occidentales actuales, fomentan campañas de resentimiento y odio contra determinados colectivos que resultan incómodos al sistema. Este es un recurso muy antiguo, que los medios de comunicación y propaganda del sistema contagian en pocos días. Uno de los catalizadores para inducir este WIL impostado es el miedo trasmitido por los medios de comunicación. ¿Y qué consigue un sistema autoritario con esto? Tener toda una tropa de vigilantes, delatores, detractores y eventualmente linchadores de disidentes, de los que puede disponer en cualquier momento.

Ni siquiera el Dr. Goebbels,[330] en sus sueños más eufóricos, hubiera soñado con las herramientas de propaganda que hoy en día facilitan la creación de nuevos WIL. En estos nuevos resentidos, no tiene por qué haber antecedentes de experiencias negativas, sino una base de Cerato y baja inteligencia emocional.

En consulta, se puede emplear alguna herramienta cuando el cliente incurre en frecuentes generalizaciones. Por ejemplo, ante afirmaciones tales como: «Es que todos los hombres son unos cretinos», el terapeuta podría preguntar: «¿Todos?», o bien: «¿A qué hombres te refieres concretamente?». La primera pregunta pretende cuestionar las creencias del cliente para ayudarlo a hacerse consciente de su mecanismo. La segunda, constituye una pregunta de clarificación, destreza imprescindible en la práctica de la escucha activa que todo terapeuta debería conocer y manejar, y que intenta ayudar al cliente a darse cuenta de su mecanismo

---

330. Paul Joseph Goebbels (1897-1945) fue un político alemán que ocupó el cargo de ministro para la Ilustración Pública y Propaganda del Tercer Reich entre 1933 y 1945.

de generalización, transmitir interés en lo que nos está diciendo y, sobre todo, recabar información más específica.[331]

FLORES ASOCIADAS

Gentian, porque los sentimientos y pensamientos en WIL son negativos.

Gorse, debido a que han tirado la toalla, han claudicado ante la vida.

White Chestnut, por la rumiación mental de pensamientos negativos reiterativos que mantienen el enfado crónico.

Honeysuckle, por el excesivo peso del pasado, en este caso negativo.

Holly, por su predisposición negativa hacia la gente y sus sentimientos y emociones tóxicas. También por sus erupciones de odio y rabia.

Star of Bethlehem, por los antecedentes traumáticos que contribuyeron a convertirlo en una persona amargada y frustrada.

NIVEL ESPIRITUAL

Las personas WIL parecen muy aturdidas por una serie de sentimientos negativos y creencias sobre la vida demasiado nocivas. El moverse en un estado de enfado crónico hace que numerosas informaciones del exterior se perciban con un importante nivel de distorsión. Evidentemente, no todo el mundo quiere controlar o perjudicar al prójimo.

Casi todas las competencias de la inteligencia emocional se ven afectadas en WIL. La autoconciencia es mínima. Su capacidad de autorregulación es casi nula, ya que no puede manejar positivamente sus emociones al encontrarse prisionero de un flujo de pensamientos tóxicos rumiativos que mantienen su nivel de enfado crónico.

En lo interpersonal, la carencia de empatía es total, ya que los demás no solo parecen no importarle, sino que, a menudo, se erigen en una especie de diana contra la cual disparar su irritación crónica. Por otra parte, se debe considerar que muchos WIL perciben a los demás como seres despreciables, guiados por aviesas motivaciones.

---

331. Ver Orozco, R. y Hernández Rosety, C. (2013). *Flores de Bach. Recursos y Estrategias terapéuticas.* El Grano de Mostaza.

Su agresividad mal disimulada los separa definitivamente del resto de los humanos. «Los otros» forman parte de esa concepción abstracta y difusa que él nombra como «la vida». Y recordemos que «la vida le debe». Luego, todos los demás están en deuda con él.

De alguna manera, ha renunciado a gestionar su propia vida de forma responsable y ética. Queda claro por qué la persona WIL parece estar en las antípodas de la evolución espiritual, puesto que sus sentimientos y actitudes constituyen un fuerte obstáculo para el aprendizaje de cualquier lección de Bach.

El siguiente párrafo del Dr. Bach de *Libérate a ti mismo* (Cap. X) resulta muy esclarecedor:

«No son necesarios la violencia, ni el resentimiento, ni el odio, ni la brusquedad. Nuestros oponentes son nuestros amigos; ellos hacen que el juego valga la pena, y todos nos estrecharemos las manos al final del partido».

Se refiere básicamente a nuestros enemigos, o a quienes de alguna manera parecen dificultar nuestra vida. Desde un punto de vista espiritual, Bach entiende, y a menudo comenta, que estas dificultades contribuyen a probarnos y a afinar nuestro aprendizaje en «este día de colegio» llamado vida.

Pero aún me resulta más esclarecedora la última parte del párrafo: «[...] Todos nos estrecharemos las manos al final del partido». Se está refiriendo seguramente a esa toma de conciencia a la que accederemos después de la muerte, al desencarnar y tener una visión panorámica del verdadero sentido de nuestra vida, de las lecciones aprendidas (o no) en esta escuela llamada Tierra. En ella, estos supuestos enemigos han sido en realidad profesores invitados a enseñarnos las lecciones que teníamos pendientes.

La esencia del sauce es de las más espiritualizadas (tercera generación floral) y, por tanto, siempre puede ayudar a reconducir la personalidad distorsionada a la tutela del alma de quienes han sido desviados por ese conglomerado de rasgos negativos que denominamos WIL.

NIVEL TRANSPERSONAL

Retención. Irritación. Fermentación. Rigidez

Desde una visión transpersonal, la latencia y el hecho de que el conflicto de WIL se alimente en planos interiores (retención e irritación) ha llevado a aplicar un símil a nivel dermatológico. La esencia puede ser útil en enfermedades crónicas de la piel que tiendan a producir brotes irritativos, como la psoriasis, eccemas, herpes labial, etc.

WIL tiene que ver con la humedad y los líquidos. Este hecho parece derivarse del propio comportamiento del árbol que, como dice Julian Barnard, crece reumáticamente en riberas y zonas húmedas.

La esencia es recomendable para evitar la producción excesiva de mucosidades y eliminar líquidos retenidos. También debe ser considerado su uso en procesos reumáticos (artrosis),[332] al relacionarse con la rigidez y la irritación-inflamación de nivel medio.

El concepto «fermentación» se aplica en procesos de mala digestión cronificada, gastritis, trastornos intestinales, etc. También resulta extensible a levaduras, como las micosis.

NOTAS

Papá detesta el carnaval. Papá detesta la alegría

La siguiente anécdota fue referida por una alumna mía del curso regular de terapia floral. Por lo visto, la muchacha quedó muy impresionada cuando en el estudio de WIL descubrió el vivo retrato de su padre. Tanto es así, que bromeó con traer una foto del hombre para ser proyectada junto a las imágenes del sauce.

Cada mañana, compartía con su padre un tramo de trayecto diario en coche; creo que la llevaba al trabajo o a la universidad. Como podemos suponer, el diálogo con un WIL no resulta muy alentador para iniciar el día con optimismo; más bien se despliega como un monólogo irritado

---

332. No en vano la corteza del sauce es rica en salicilatos, precursores de la actual aspirina (ácido acetil salicílico).

contra el tráfico, los motoristas macarras, los ciclistas descerebrados, las diversas categorías de desaprensivos, los ladrones del ayuntamiento y un largo etcétera.

Sin embargo, nuestra protagonista estaba contenta. Se acercaba el carnaval y participaba en una de esas coreografías de grupo, algo así como una comparsa con disfraces para desfilar en algún momento de la fiesta. Después de explicarle los detalles del disfraz (supongo que con entusiasmo y alegría), cometió el error de preguntar a su padre: «¿Qué te parece, papá?», a lo que el susodicho respondió: «¡Que parecerás una puta!».

Ya puede imaginar el lector adónde fue a parar toda la alegría de la pobre chica...

BIBLIOGRAFÍA

Bach, E. (1936). *The Twelve Healers and Other Remedies*. The C. W. Daniels Company Ltd.

Bach, E. (1993/1999). *Bach por Bach. Escritos florales.* Continente.

Bach, E. (1987). *Collected Writings of Edward Bach.* www.healingherbs.co.uk

Bach Varney, E. (2019). *Soy Bobbie. Memorias de la hija de Edward Bach.* Continente.

Barnard, J. (2019). *Remedios florales de Bach. Forma y función.* F.R.P. www.healingherbs.co.uk

Barnard, J. y M. (1999). *Las plantas sanadoras de Edward Bach.* F.R.P. www.healingherbs.co.uk

Cañellas, J. (2008). *Cuaderno botánico de las Flores de Bach.* Integral RBA.

Casino, G. (2019, 8 de septiembre). *Usted no está sano, está preenfermo.* El País.

Chancellor, P.M. (1992). *Flores de Bach. Manual ilustrado.* Lidiun.

Chancellor, P.M. (1974). *Curación por medio de flores.* Yug.

Checkley, H. (1976). *The mask of Sanity.* Mosby.

Cormier, W. y S. (1994). *Estrategias de entrevista para terapeutas.* Desclée de Brouwer.

Demarchi, R. (1991). *Flores de Bach. Terapia floral.* C. S. Ediciones.

Espeche, B. (1993). *Flores de Bach II. Clínica, terapéutica y signatura.* Continente.

Frankl, V. (2005). *El hombre en busca de sentido*. Herder.

García, Y. (2017). Mordedura de perro tratada con Sweet Chestnut. *Revista SEDIBAC 83.*

García Sierra, P. *Diccionario filosófico*. Ed. electrónica. www.filosofia.org

Garrido, V. (2001). *El psicópata*. Algar.

Gerber, R. (1993). *La Curación Energética*. Robin Book.

Grupo Científico Bach. (2009). *Cuadernos de investigación I*. Feijóo. www.sedibac

Grupo Científico Bach. (2010). *Cuadernos de investigación II. Hacia una práctica basada en la evidencia*. Feijóo. www.sedibac.org

Grupo Científico Bach. (2011). *Cuadernos de investigación III. Estudio de casos*. Feijóo. www.sedibac.org

Goleman, D. (1996). *Inteligencia emocional*. Kairós.

González, M.J. www.psicocentro.com

Grecco, E. (1995). *Volver a Jung*. Continente.

Grecco, E. (2005). *Edward Bach. La luz que nunca se apaga*. Continente.

Grecco, E., Bautista. L.J. y Jiménez, L.(2017). Edward Bach. *Obras Completas*. Continente.

Grecco, E., Bautista, L.J. y Jiménez, L. (2014). *Edward Bach y Charles W. Daniel*. Continente.

Homedes, E. (2010). *Manual de Flores de Bach aplicadas a los animales*. www.floresdebach.eu

Jung, C.G. (1999). *Obras completas*. Trotta.

Kaminsky, P. y Katz, R. (1998). *Repertorio de esencias florales*. Índigo.

Krämer, D. (2000). *Nuevas terapias florales de Bach*. Sirio.

Lazarus, R. (2000). *Pasión y razón*. Paidós.

Mateos Sáinz de Medrano, R. (2021). *Edward Bach, las esencias de flores y otras hierbas*. Nestinar.

Milgram, S. (1974). *Obedience to authority. An experimental view*. Harper & Row.

Millon, T, *et al*. (2006). *Trastornos de la personalidad en la vida moderna*. Elsevier Masson.

Noriega, P. (2012). *Medicina china y Flores de Bach*. El Grano de Mostaza.

Orozco, R. (1996). *Flores de Bach. Manual para terapeutas avanzados*. Índigo.

Orozco, R. (2003). *Flores de Bach. Manual de aplicaciones locales.* Índigo.

Orozco, R. (2011). *El nuevo manual del diagnóstico diferencial de las Flores de Bach.* El Grano de Mostaza.

Orozco, R. (2012). *Flores de Bach. 38 descripciones dinámicas.* El Grano de Mostaza.

Orozco, R. y Hernández Rosety, C. (2013). *Flores de Bach. Recursos y estrategias terapéuticas.* El Grano de Mostaza.

Orozco, R. (2017). *Flores de Bach. Patrón Transpersonal y aplicaciones locales. Territorios tipológicos.* El Grano de Mostaza.

Paolelli, E. (2005, marzo). La Floriterapia Transpersonale. *Revista Medicina Naturale.*

Paolelli, E. (2015). *Neurocuántica. La nueva frontera de la ciencia.* El Grano de Mostaza.

Paramio, A. (2010). *Psicología del aprendizaje y adiestramiento del perro.* Díaz de Santos editores.

Pastorino, M.L. (1989). *La medicina floral de Edward Bach.* Urano.

Quencez, F. (2019). El miedo Aspen y las personas con altas capacidades (superdotadas). *Revista SEDIBAC 92.*

Reed, H. (1991/1999). El *Despertar de los Poderes Psíquicos.* Edaf.

Rodríguez, B. y Orozco, R. (2005). *Inteligencia emocional y Flores de Bach. Tipos de personalidad en psicología contemporánea.* Índigo.

Rodríguez, B. (2009). *El sistema diagnóstico-terapéutico de Edward Bach.* Twelve Healers Trust. www.healingherbs.co.uk

Ruiz, M.M. (2009). *Patrones Transpersonales: el pensamiento se condensa en materia.* II Congreso SEDIBAC de Terapia Floral. Ver www.sedibac.org

San Juan de la Cruz. (1982). *Obras Completas.* Editorial Monte Carmelo.

Scheffer, M. (1992). *La terapia floral de Bach. Teoría y práctica.* Urano.

Schmucki, B. (2017). Wild Oat en el reposicionamiento del bebé antes del nacimiento. *Revista SEDIBAC (Sociedad para el Estudio y Difusión de la Terapia del Dr. Bach de Cataluña),* Nº 87.

SEDIBAC. (1995-2022). *Boletines y revistas de SEDIBAC.* www.sedibac.org

SEDIBAC. (2009). *Congreso SEDIBAC de Terapia Floral.* Relación de ponencias. www.sedibac.org

Sheldrake, R. (1990). *Una Nueva Ciencia de la Vida*. Kairós.

Sheldrake, R. (1990). *La Presencia del Pasado*. Kairós.

Siaud-Facchin, J. (2002). *L'enfant surdoué. L'aider à grandir, l'aider à réussir (pp. 41-42).* Edition Odile Jacob.

Stern, C. (1997). *Todo lo que las Flores de Bach pueden hacer por ti.* Tikal.

Van Lommel, P. (2011). *Near-death experiences: the experience of the self as real and not as an illusion.* New York Academy of Sciences.

Varela P. (2002). *Ansiosa-Mente.* La Esfera de los Libros.

Vlamis, G. (1994). *Il pronto soccorso con I Fiori di Bach*. Armenia Ed.

Vohra, D.S. (1997). *My Clinical Experiencies in Bach Flowers Remedies.* B. Jain Publishers.

Weeks, N. (1933). *Los doce remedios del Dr. Bach desde el punto de vista del profano. Heal Thyself.* Traducido en (2017). *Edward Bach. Obras Completas.* Continente.

Weeks, N. (1993). *Los descubrimientos del Dr. Edward Bach.* Lidiun. Reeditado en 2007 por Índigo.

Contacto con el autor:

Para contactar con el autor, o recibir formación en la terapia floral de Bach:
Mail: ro@ricardoorozco.com o info@anthemon.es
Web: www.ricardoorozco.com y www.anthemon.es